AF554099

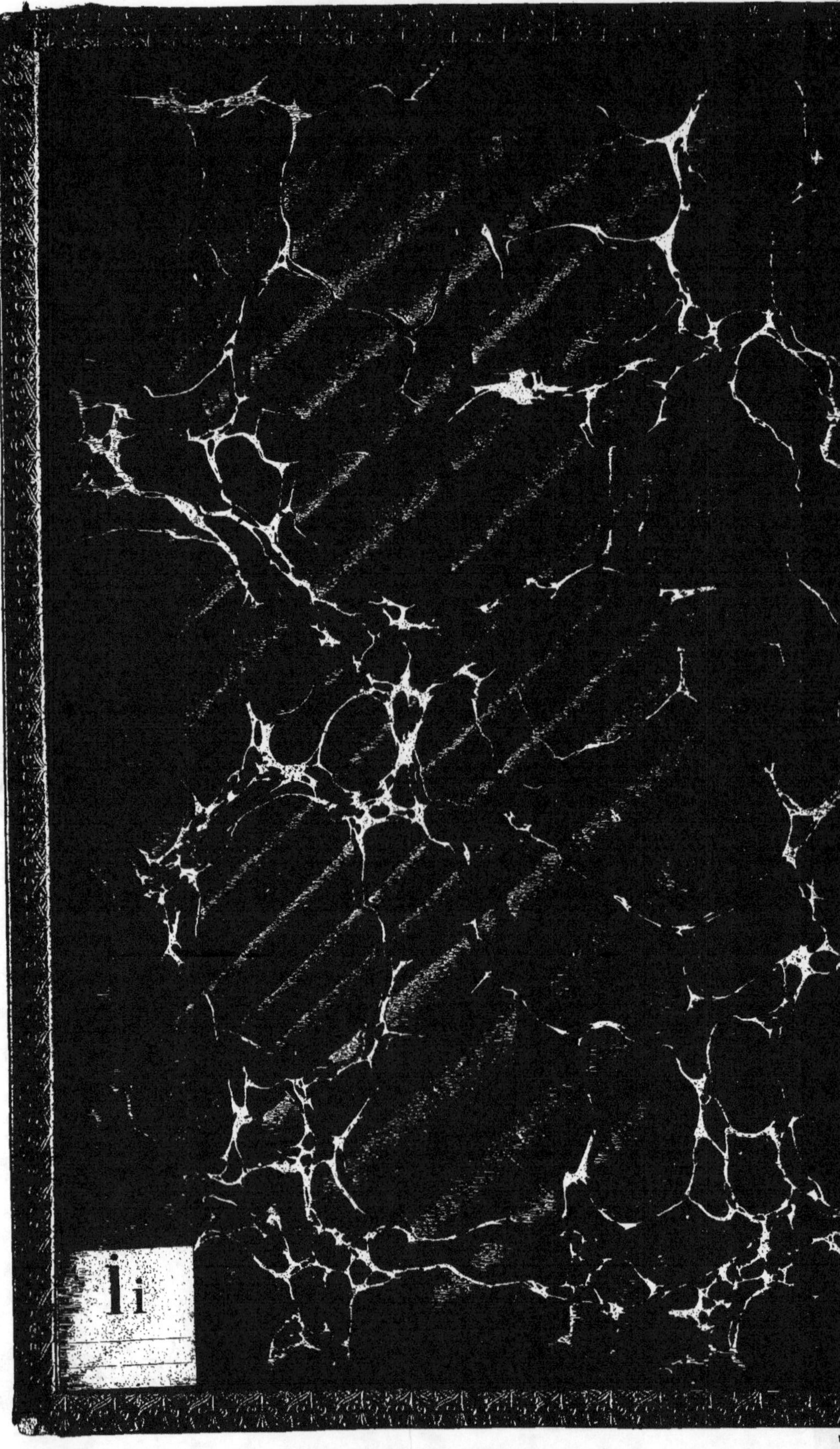

HISTOIRE NATURELLE

DE LA

SANTÉ ET DE LA MALADIE.

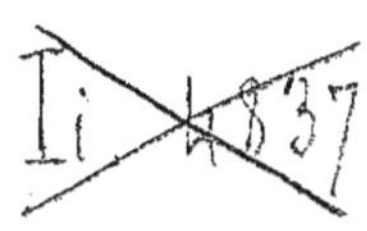

OUVRAGE RÉCEMMENT PARU DU MÊME AUTEUR :

HISTOIRE NATURELLE DES AMMONITES, suivie de la DESCRIPTION DES ESPÈCES FOSSILES DES BASSES-ALPES DE PROVENCE, DE VAUCLUSE ET DES CÉVENNES ; par F.-V. RASPAIL. In-8° de VIII-56 pages, avec quatre belles planches. Prix : 12 fr.

Il n'a été tiré que 100 exemplaires de cet ouvrage, qui sert de complément indispensable aux *Annales des Sciences d'observation*.

Paris.—Typographie de SCHNEIDER et LANGRAND, rue d'Erfurth, 1.

HISTOIRE NATURELLE

DE LA

SANTÉ ET DE LA MALADIE

CHEZ LES VÉGÉTAUX,

ET CHEZ LES ANIMAUX EN GÉNÉRAL,

ET EN PARTICULIER

CHEZ L'HOMME,

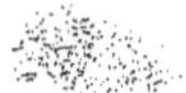

suivie

DU FORMULAIRE D'UNE NOUVELLE MÉTHODE DE TRAITEMENT HYGIÉNIQUE ET CURATIF.

PAR

F.-V. RASPAIL,

Avec des figures sur bois dans le texte et douze planches dessinées et gravées sur acier, par F.-Benj. RASPAIL, son fils.

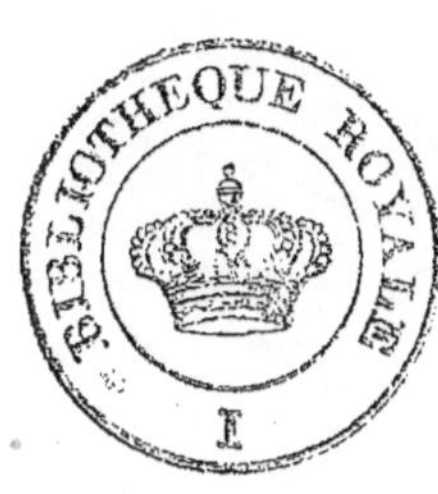

Ἀρχὴ τῆς αἰτία τῶν νούσωντο
καὶ τοῦ θανάτου. Hypp.

Metaphorica spina... in archeo.
Van Helmont.

TOME DEUXIÈME.

PARIS,

CHEZ ALPHONSE LEVAVASSEUR, LIBRAIRE-ÉDITEUR,

RUE JACOB, 14.

1843

TABLE

PAR ORDRE DE CHAPITRES

DES MATIÈRES

CONTENUES DANS LE DEUXIÈME VOLUME.

Pages.

FIN DE LA TABLE DU DEUXIÈME VOLUME.

HISTOIRE NATURELLE

DE LA

SANTÉ ET DE LA MALADIE.

HISTOIRE NATURELLE

DE

LA SANTÉ ET DE LA MALADIE

CHEZ LES VÉGÉTAUX

ET CHEZ LES ANIMAUX EN GÉNÉRAL,

ET EN PARTICULIER

CHEZ L'HOMME.

SIXIÈME CLASSE DE CAUSES MORBIPARES ANIMÉES.

PROBOSCIDIENS, OU INSECTES SUCEURS.

744. Nous comprendrons sous ce nom les insectes parasites des plantes ou des animaux qui n'ont que trois paires de pattes, et sont susceptibles, chez les mâles surtout, d'acquérir quatre ailes; ils ont des yeux composés, mais ils ne prennent leur nourriture qu'à la faveur d'une longue trompe canaliculée, qu'ils enfoncent assez avant dans le parenchyme des plantes ou dans la peau des animaux. Cette trompe, jouant à la manière des pompes aspirantes, épuise de sucs la partie envahie, attire les sucs là où elle fait le vide, et peut par son mécanisme (667) y déterminer la formation d'une ampoule plus ou moins colorée, ou d'un tissu de nouvelle création. D'un autre côté, en obligeant le liquide circulatoire à rebrousser chemin,

son action est dans le cas de ramener le sang veineux dans les canaux artériels, ce qui, selon le nombre des parasites, peut se caractériser par une fièvre assez intense, qui aura ses variations de pouls, ses accès et ses alternatives de froid et de chaud, selon que l'insecte se mettra à aspirer, ou que, repu et cuvant son sang, il cessera et suspendra son œuvre de désordre ; selon enfin que l'insecte sera nocturne ou diurne, et qu'il dormira le jour ou la nuit. Si sa trompe plonge jusque dans les capillaires du réseau circulatoire, il y aura simplement extravasation sanguine, dès que l'insecte la retirera de la plaie. Mais si la trompe pénètre simplement dans la capacité d'une cellule, son action, pour ainsi dire, plastique, occasionnant, entre les spires génératrices, des rencontres adultères, déterminera la formation d'organes de nouvelle création, et d'une régularité de formes et d'effets susceptible de se reproduire indéfiniment, sous l'influence de la même cause (21).

Nous exposerons la description, les habitudes et les effets morbides des animaux de cette classe, dans l'ordre de la complication de l'appareil, qui est la cause médiate des maladies que la présence de ces insectes détermine.

PREMIER GROUPE : INSECTES SANS MÉTAMORPHOSES (*).

PREMIER GENRE : PUCERONS (APHIS), *ou parasites morbipares des tissus herbacés.*

745. Description. Le puceron dont la figure ci-dessous représente la surface abdominale, et dont les diverses figures de la pl. 7 représentent sur diverses espèces la surface dorsale, est un tout petit insecte essentiellement phytophage, et qui ne vit que des sucs qu'il pompe, en enfonçant son long suçoir corné, dans le parenchyme ou plutôt vers la base des nervures des plantes. Cet insecte, à épiderme mou et élastique, paraît com-

(*) C'est-à-dire, qui sortent de l'œuf, avec la forme générale et les appareils et organes qu'ils conservent en grandissant.

posé de quinze anneaux ou segments, y compris la tête et le segment anal. Il n'a que trois paires de pattes insérées sur les troizième, quatrième et cinquième segments antérieurs, et qui augmentent de longueur en s'éloignant de la tête.

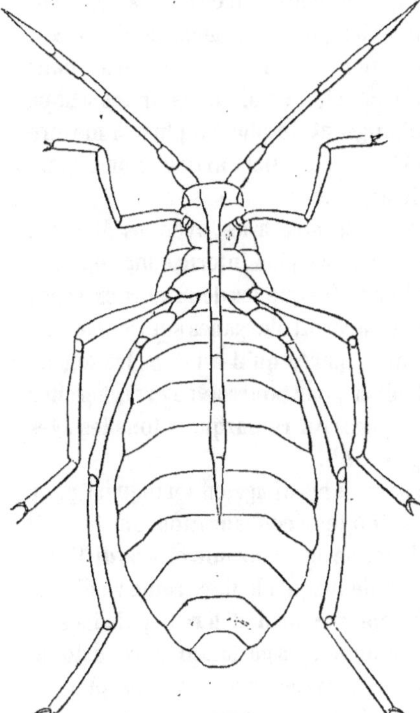

La tête est armée de deux plus ou moins longues antennes à six articles, y compris la protubérance basilaire, et dans les articles extrêmes desquelles on distingue bien la spire en relief (20); elles s'insèrent au dessus des yeux qui, toutes choses égales d'ailleurs, sont aussi bien composés que les yeux des autres insectes. Chez les pucerons verts ils sont rouges, et si on les observe au microscope, on voit que leur cornée est formée de mailles hexagonales rouges. En même temps on s'assure que ces mailles ne diffèrent, que par la couleur, des mailles hexagonales qui recouvrent tout le corps et en forment l'épiderme; en sorte que la cornée des yeux des pucerons n'est que la continuation de l'épiderme général (*).

(*) Je prends occasion de ce fait pour faire observer combien on s'est mépris sur l'organisation de l'œil des insectes. On a vu des yeux multiples dans les mailles de la cornée transparente, mailles dont les interstices vasculaires, qui en forment le réseau, existent dans la cornée des yeux des animaux supérieurs, mais avec des caractères moins distincts, et un pouvoir réfringent moins différent que le reste de la substance. L'œil des insectes est dans le corps arrondi que recouvrent les

Entre les deux antennes et les deux yeux la tête se rétrécit en une trompe articulée, ou plutôt divisée en étranglements internes, qui font l'office de soupapes d'aspiration; elle est plus ou moins longue suivant les espèces, cornée et inflexible, si ce n'est sur la première articulation, terminée enfin en cône assez aigu, pour pouvoir s'insinuer entre les pores des surfaces herbacées.

Les pattes offrent une hanche courte et cotyloïde, dans laquelle joue un fémur très-court, et puis trois articulations tarsiennes, qui vont en s'allongeant de plus en plus, à mesure que la paire s'éloigne de la tête. La dernière articulation est terminée par deux crochets divergents.

Cet insecte acquiert souvent quatre ailes, avec les diverses mues de l'âge (pl. 7, fig. 3); les deux plus internes (fig. 6), plus courtes et moins fortement nerviées que les deux plus externes (fig. 7). Les individus à qui ce surcroît d'organes surviennent ne font plus que l'office de mâles, parce qu'il est dans les lois de la nature que le mâle se déplace pour poursuivre et rechercher la femelle. Sur certaines espèces on remarque à tous les âges l'étui de ces ailes (pl. 7, fig. 11, *al*).

La forme générale du corps varie avec l'âge, en sorte que si, pour classer ces insectes, on se fiait à leur configuration, on pourrait bien s'exposer à prendre le jeune âge pour une espèce distincte de l'âge suivant, et ainsi de suite jusqu'à leur extrême vieillesse. Quand ils naissent, ils sont comme quadrilatères; puis ils s'allongent en ovale, ensuite en fuseau; la gestation les rend dodus et courtauds, pl. 7, fig. 9. Leur livrée varie avec les plantes, sur lesquelles le hasard a placé leur résidence; en sorte que la coloration noire ou verte qu'ils revêtent dépend uniquement de la nature des sucs dont ils s'alimentent. Aussi voit-on les pucerons verts du rosier, de la salade, du prunier, du troëne, etc., devenir d'un noir luisant sur le pavot, le

prétendus yeux multiples, dans ce qu'on prenait enfin pour le nerf optique des insectes. Que l'on se place sur la cornée transparente, ou au moins très-près, un morceau de carte percé de trous d'épingle, on apercevra tout aussi bien les objets extérieurs qu'on le ferait sans cet écran, mais on ne verra que par l'axe des trous qui coïncideront avec l'axe visuel; tout ce qui passera par les autres trous sera invisible. Cette carte trouée sera un œil multiple pour nous; ce sera l'équivalent de la cornée des insectes.

chenopodium, le *vicia faba* (fève cultivée), d'un violet cuivré, ou vert bouteille sur le laiteron (*sonchus arvensis*), etc.

Sur la surface dorsale du cinquième avant-dernier article du corps des pucerons femelles, on remarque deux cornes divergentes, cylindriques, canaliculées, et ouvertes au sommet, pl. 7, fig. 14, *cn*, qui chez les plus jeunes individus, et chez les mâles, à tous les âges, sont encore ou restent toujours à l'état rudimentaire, fig. 11 *cn*, et ne dépassent pas l'apparence d'un simple tubercule. Nous nous expliquerons plus bas sur la destination de ces cornes.

Chaque anneau de l'abdomen porte de chaque côté un stigmate respiratoire, qui devient principalement visible, sur les individus qui sont dépositaires d'un œuf d'ichneumon, dont, pauvres victimes, ils sont destinés à être le nid, la pâture et la coque. Voyez-en un de ce genre pl. 8, fig. 15. On y compte, sous forme de tout autant de paires de points noirs, quatre paires de stigmates.

746. Il serait possible d'étudier leur système nerveux, en les plaçant dans l'acide sulfurique, qui attaque et dissout tous les tissus avant les nerfs; à l'aide de ce procédé on suit très-bien de l'œil les ramuscules nerveux.

747. Génération. Les pucerons sont vivipares pendant tout l'été, et ovipares à l'approche de l'hiver. A quoi leur servirait d'être vivipares, à l'approche de la mauvaise saison? leur race s'éteindrait dans nos climats. Mais une circonstance qui n'a pas d'analogue dans tout le règne organisé, et sur laquelle il ne peut pas rester le moindre doute, depuis les expériences de Bonnet, Réaumur et Lyonnet, c'est que le bienfait de la fécondation peut se transmettre d'une manière héréditaire jusqu'à la cinquième génération au moins, car c'est à celle-là que se sont arrêtées les expériences de Bonnet; c'est-à-dire que si une femelle est une fois fécondée par un mâle, la femelle qu'elle pondra n'aura pas besoin de mâle pour pondre, à son tour, des femelles, qui se passeront également de mâles, et ainsi de suite. Cette circonstance nous paraîtrait moins extraordinaire, si nous avions la clef du mécanisme qui préside au mystère de la fécondation en général.

748. HABITUDES DES PUCERONS. On rencontre tout l'été les pucerons, par troupeaux serrés, sur tous les tissus herbacés des plantes, tiges ou feuilles, pourvu qu'ils y soient abrités du soleil. Chaque troupeau est une colonie, une famille, que la mère a procréée sur place; aussi y voit-on un individu qui domine en longueur tous les autres; et la taille de ceux-ci va toujours en décroissant, à mesure qu'on approche du chef. Ce troupeau se presse, comme les troupeaux de mouton, dans les jours les plus chauds de l'époque caniculaire, la tête baissée et l'anus dressé en l'air; ils restent en place et immobiles; comment se déplaceraient-ils capricieusement, puisque leur suçoir est implanté dans le parenchyme des plantes? Ils font un pas en avant, dès qu'ils ont épuisé de ses sucs une cellule organisée. Quand la colonie est fixée autour d'une tige, on observe que leurs rangs décrivent une spirale. Lorsque les premiers froids se font sentir, ils descendent aux racines herbacées des plantes, toutes les fois que la terre leur en permet l'accès : c'est ce que j'ai eu l'occasion d'observer, le 21 novembre 1838, sur un trognon radiculaire d'escaroles; les pucerons s'y étaient appliqués sous terre, en y implantant leur suçoir; ils étaient étiolés, et tous dépourvus de cornes dorsales; ils rendaient de temps à autre, par l'anus, des petits globules aussi limpides qu'une petite gouttelette d'eau.

749. QUELLE EST LA DESTINATION DES CORNES ANALES (*cn*, fig. 14, pl. 7) DES PUCERONS? Les auteurs qui ont fait une étude spéciale des mœurs du puceron avaient remarqué que, de temps à autre, cet insecte laissait sortir, de ses deux cornes anales, des gouttelettes limpides, qu'ils ont tous considérées comme un liquide sucré. Ils avaient en même temps découvert que les fourmis étaient très-friandes de ce liquide, et qu'elles se tenaient aux aguets, pour en recueillir les gouttelettes, à mesure qu'elles s'échappaient de ces deux canaux; ce qui avait fait dire à Linné : *Aphides formicarum vaccæ* : Les pucerons sont les vaches laitières des fourmis.

Voulant connaître la vraie nature chimique de ces gouttelettes, et l'analogie physiologique de cette transsudation, ainsi que celle des deux cornes anales, j'ai entrepris une série d'expériences que je vais exposer en détail.

Les gouttelettes que rendent les pucerons par leurs cornes anales, *cn*, fig. 14, pl. 7, sont toutes de la même dimension, et conservent en tombant leur forme parfaitement sphérique. Elles sont poussées dans l'intérieur des deux cornes par une force assez grande ; car pour y passer il faut qu'elles se moulent en cylindre ; et cependant on en voit souvent dans chaque corne jusqu'à trois qui se poussent les unes les autres, sans se confondre, et dont les points de contact marquent, comme tout autant de diaphragmes articulaires et tout autant d'entrenœuds. Si l'on observe le corps de l'insecte par transparence, on aperçoit, autour de chaque corne et de chaque côté du corps, un amas de ces gouttelettes sphériques amoncelées, comme des grappes d'œufs, dans deux ovaires séparés, qui se déchargent chacun dans une corne, laquelle sert pour ainsi dire d'oviducte. Cette idée pourrait bien être, en fait d'analogie, un trait de lumière ; poursuivons-la :

1° Ces gouttelettes conservent toute leur transparence dans l'eau, soit qu'on observe, plongés dans ce liquide, l'insecte ou la gouttelette qu'il vient de laisser tomber ; donc ce ne sont pas des bulles d'air, ou des vésicules pleines d'air. Dans l'eau, ces gouttelettes conservent leur forme assez longtemps.

2° Ce ne sont pas, par la même raison, des gouttelettes liquides et non organisées, parce que d'abord elles se dissoudraient ou au moins s'étendraient dans l'eau, et que, d'un autre côté, en se pressant, elles se confondraient entre elles, ainsi que deux gouttelettes de sucre liquide, qui n'en font plus qu'une dès qu'elles viennent à se toucher.

3° Dans l'acide sulfurique concentré, leur coque se fendille, de la même manière que le tégument d'un grain de fécule ; mais la gouttelette ne contracte aucune couleur purpurine qui indique un mélange d'albumine et de sucre.

4° Donc ces gouttelettes sont des corps organisés ; corps qui, par la position qu'ils occupent, ne sauraient être que des œufs ; mais des œufs avortés, puisque l'animal les rejette avec imprévoyance de leur avenir, et sans se soucier autrement de de ce qu'il en adviendra.

5° Il paraît que ces cornes oviductes s'oblitèrent à l'approche de la saison rigoureuse; car, des pucerons que j'ai observés, le 22 novembre 1838, au pied d'une salade *escarole,* aucun ne portait plus même l'indice d'une corne, que ces organes soient caduques ou qu'ils rentrent en dedans, comme les autres organes sexuels. Mais, à cette époque, les gouttelettes dont nous venons de parler leur sortaient par l'anus. Je plaçai une de ces puceronnes sur une lame de verre, elle me donna une gouttelette, qui creva en sortant et vint se répandre en liquide sur la surface de la lame; la ponte avait été sans doute contrariée par la frayeur du déplacement. La seconde gouttelette tomba sur la lame de verre, sans se déformer, et y resta appliquée, ainsi que les œufs que nous avons eu occasion de faire remarquer, sur la page inférieure des feuilles où paissent les *grises* (581), pl. 3, fig. 10. L'œuf appliqué contre la lame de verre, d'abord limpide, se colora en rouge, et sa superficie prit la dureté qui caractérise une coquille d'œuf.

6° J'éventrai en été des femelles de pucerons, pour étudier leurs ovaires et leurs œufs; j'en fis sortir leurs générations à tous les états de développement, depuis les insectes parfaits qui se mouvaient sur le verre, jusqu'aux œufs les moins avancés; les plus avancés portaient encore les traces de leur *hile,* ils avaient la forme de reins, et on distinguait dans leur intérieur le jaune ou l'amnios bien caractérisé.

7° Enfin, ni les jeunes pucerons, ni les mâles, ni les pucerons qui vivent renfermés dans des gales, et qui sont à l'abri des poursuites des fourmis, n'ont jamais de cornes anales.

750. Donc les cornes anales sont des oviductes d'œufs avortés, d'œufs non fécondés, dont l'insecte se débarrasse, comme la femme se débarrasse de ses avortements mensuels par des menstrues; et tout l'été les puceronnes sont vivipares par l'anus, et ovipares sans cornes. Leur utérus a deux issues, l'une qui se confond avec l'ouverture anale, et l'autre ou les deux autres, une pour chaque ovaire, qui débouchent à une assez grande distance de l'anus, et sont refoulées par le déve-

loppement du segment, un tant soit peu vers la région dorsale de l'article sur lequel elles s'insèrent.

751. La fourmi recherche de toutes parts la compagnie des pucerons; on la voit aller et revenir, en maraudeur, se promenant sur les pucerons immobiles, faisant vibrer ses antennes, cherchant, fouillant, flairant leur abdomen et leur anus, passant outre, comme ne trouvant pas ce qu'elle cherche, au moins à un état complet de maturité. Dès que ce qu'elle cherche lui paraît parvenu à un état complet de maturité, elle s'empare du puceron, en étreignant avec ses deux fortes mandibules les cornes anales; elle l'entraîne à l'écart, exprime quelque chose qui, en sortant, conserve sa limpidité et sa forme sphérique; la fourmi s'en saisit entre les deux pattes de devant, puis la presse de ses deux mandibules, et en boit le contenu, comme un géant vide une outre en se désaltérant. La gouttelette se déforme de la même manière. Du reste, la fourmi ne fait pas d'autre mal aux pucerons; et ceux-ci même semblent se prêter et se complaire à ce caprice, et ménager la fourmi, de même qu'on ménage un protecteur.

752. J'ai mis un jour en réserve une fourmi, du nombre de celles que j'avais vues si empressées auprès des pucerons, et je la laissai jeûner pendant vingt-quatre heures. Je la plaçai ensuite sous un verre de montre, de compagnie avec une puceronne munie de ses deux cornes anales. Cette bonne fourmi, tout affamée qu'elle était, se mit à flairer la puceronne, à la caresser avec les dix articulations des avant-bras de ses antennes coudées, à lui faire des passes amoureuses, puis à lui parler, pour ainsi dire, à l'oreille, à la solliciter de l'air le plus soumis, pour qu'elle eût à produire l'objet de sa friandise. La puceronne semblait prendre plaisir à ces caresses, telle qu'une femelle froide qui se réchauffe des caresses du mâle, et ne les rend pas. De temps à autre, la puceronne paraissait prise de petits mouvements convulsifs, à la suite d'une passe plus tendre que les autres. La fourmi, ouvrant ses larges mandibules, de joie, lui saisissait, mais avec précaution, la hanche, comme pour la chatouiller; et on la voyait en même temps avancer et retirer ses labres et ses mâchoires, pour préluder à la curée qu'elle

pressentait. La solliciteuse allait alors, toute palpitante de désirs, flairer l'organe d'où devait sortir l'objet de sa convoitise ; ensuite elle revenait palper et flairer l'animal à la tête, comme pour lui dire qu'il ne paraissait encore rien de ce qu'elle attendait. Quelquefois, la fourmi impatientée pressait l'abdomen de la puceronne entre ses larges mandibules, ainsi que le fait un accoucheur sur un ventre paresseux ; vains efforts ; la puceronne, semblable aux amantes de notre espèce, n'accordait rien à ces brutalités ; la fourmi en revenait alors à des procédés plus délicats et plus respectueux. Enfin, le succès couronna tant de prévenances et de soins affectueusement intéressés ; je vis paraître au bout d'une corne anale une bulle limpide, qui reprit sa forme sphérique, en s'échappant ; la fourmi s'en aperçut aussi vite que moi, elle s'en saisit entre ses deux mandibules dentées, la creva avec son labre supérieur, l'inférieur la pressant en dessous avec ses palpes ; et la bulle ne tarda pas à être avalée et à disparaître dans son gosier. Cela fait, la fourmi recommença de plus belle ses plus chaudes caresses et ses plus tendres sollicitations.

Sur une puceronne qui n'avait pas de cornes et qui pondait ses œufs par l'anus, la fourmi se comporta de même, et elle les recueillait par ce débouché, avec la même friandise que par l'autre.

753. Les gouttelettes qui suintent par les cornes anales des pucerons sont donc, non des gouttelettes de liquide, mais des œufs non fécondés, des œufs frais ; et, au lieu de dire comme Linné : *Aphides formicarum vaccæ*, il faut dire : *Aphides formicarum gallinæ ;* ce n'est pas du lait que les pucerons donnent aux fourmis, ce sont des œufs frais ; les pucerons sont les poules et la basse-cour des fourmis, dont elles n'ont rien à craindre, à la faveur de ce tribut, car les fourmis ne sont pas carnivores. Qui sait même si, en retour de tant de bienfaits, ou bien dans un but d'intérêt personnel, la fourmi ne protége pas les pucerons de sa présence, contre les mille ennemis de diverses races, qui sont si avides de leur chair ? En effet, les pucerons, qui sont les poules des fourmis, sont les moutons et les provisions de bouche d'une foule d'autres insectes : *Aphides for-*

micarum gallinæ, sed cæterorum insectorum oves et victualia :

Les uns les hument comme des œufs, dont ils ne laissent que la peau en forme de coquille, sur laquelle on trouve l'ouverture qu'y a pratiquée, comme par un emporte-pièce, le suçoir de l'animal carnassier, pl. 7, fig. 14; ainsi se conduit la larve du *Syrphus pyrastri,* mouche dont nous donnerons plus bas l'histoire ;

Les autres déposent un œuf dans le corps du puceron ; l'œuf y éclôt, la larve s'y développe et y subit ses métamorphoses ; le puceron, immobile et résigné à tous les maux, ne bouge pas de place ; il enfle par le progrès de cette gestation parasite, et il ne reste bientôt plus de lui que la peau, qui est gonflée comme un ballon, pl. 8, fig. 15.

En en mot, il y a toute une classe d'insectes qui ne vivent presque que de pucerons, et qui ont pris de là le nom d'aphidivores. La fourmi, plus civilisée et partant plus entendue en économie domestique, a intérêt à écarter de son poulailler ces renards affamés ; et voilà peut-être pourquoi les pucerons prennent tant de plaisir à ses caresses ; c'est par l'instinct de la conservation que leurs colonies diverses se constituent tributaires des fourmilières, en les fournissant d'œufs frais ; d'ailleurs elles déchargent d'autant leurs ovaires, dans la saison où les œufs doivent éclore dans l'utérus et en sortir à l'état parfait.

754. Les cornes anales des pucerons sont donc deux oviductes supplémentaires, deux trompes de Fallope, qui s'abouchent à l'extérieur, pour rejeter tout ce qui avorte ou échappe à la fécondation.

EFFETS MORBIDES DU PARASITISME DES PUCERONS.

755. Cloque des pruniers, pêchers, etc.... Il n'est personne qui n'ait remarqué, à une certaine époque de l'année, que les feuilles des jeunes pousses des arbres à fruit se recroquevillent en dessous, se gaufrent en dessus, s'empaquettent et donnent tous les signes d'une désorganisation violente et morbide. Les feuilles qui ont pu arriver à leur entier développe-

ment n'offrent rien de semblable. Si l'on étudie à la loupe les feuilles attaquées de ce mal, on y découvrira, sous la page inférieure, un assez grand nombre de pucerons qui y paissent et s'abritent sous leurs replis. Chacune de leurs piqûres dessèche l'épiderme, et imprime au parenchyme un développement anormal; il s'ensuit tout autant de développements partiels insolites dans un cadre qui n'avait pas été fait pour s'y prêter. De là cet état maladif des sommités des branches, dont on peut guérir l'arbre avec de fréquentes fumigations, mais qui, du reste, n'en compromet pas beaucoup la santé générale, parce que ce mal n'attaque que la partie de la branche que la taille annuelle doit retrancher. Aussi voit-on ces arbres devenir assez vieux, quoiqu'au printemps ils donnent les signes les plus nombreux de cette maladie foliacée. Peut-être même serait-il permis de croire que cette affection des sommités est favorable à la fécondation et à la maturation des fruits, en paralysant le développement ligneux par l'avortement des productions foliacées; car, dans nos climats septentrionaux, nous n'obtenons des fruits qu'en mutilant nos arbres, et qu'à l'aide de plaies et d'états maladifs. Cependant, à force de se multiplier, cet insecte est dans le cas d'épuiser la santé du plus grand arbre fruitier, et de l'asphyxier, en le privant des produits de la respiration foliacée. C'est ainsi que le puceron lanigère (*Aphis mali*, ou *lanigera*) est devenu, en Normandie et dans le nord de la France, le fléau des pommiers.

756. Cette même maladie se montre sur une foule de plantes herbacées, surtout chez les crucifères, et les juliennes spécialement, dont toutes les sommités sont quelquefois cloquées.

757. Blanc ou Meunier (*Albugo, Uredo candida*, Dec.). Lorsque les feuilles des plantes herbacées sont grasses, aqueuses, recouvertes d'un épiderme étiolé, le développement produit par la piqûre des pucerons verts fait crever la pellicule épidermique, la divise en des milliers de petits fragments, qui forment à la surface des feuilles comme une efflorescence amylacée, comme une poussière farineuse : ce qui a fait donner

par les jardiniers le nom de *blanc* et de *meunier* à cette maladie. C'est l'œuvre du puceron vert, qui dans ce cas s'enfarine lui-même des résultats de ses désordres. Pour que le *blanc* ou le *meunier* se déclare, il faut donc que la plante soit dans certaines prédispositions d'étiolement et d'hypertrophie parenchymateuse; le *Brassica napus*, ce chou rustique dont l'art du jardinier ne soigne que la racine, n'y est pas sujet comme le *Brassica oleracea* sauvage ou cultivé ; les feuilles du premier sont trop sèches, et l'épiderme en est trop rude et trop ligneux.

La fig. 5, pl. 6, représente à vue d'œil ces pustules blanches répandues irrégulièrement sur la surface d'une feuille de chou cultivé; leur irrégularité vient de l'irrégularité de la déchirure du premier épiderme, que le développement de la feuille a fait crever de toutes parts, après que les pucerons en avaient désorganisé et desséché la substance. C'est aux débris de cet épiderme qu'emprunte ses caractères ce qu'on nomme le *blanc* ou le *meunier*. La fig. 6 représente, à une simple loupe, deux des plus petites de ces pustules blanches; on les retrouve avec cet aspect, tantôt sur la page supérieure, tantôt sur la page inférieure, selon que celle-là a été reléguée dans l'ombre, comme celle-ci. Au moindre mouvement, ces pustules répandent dans les airs une farine blanche, qui se compose de granulations que représente, à un fort grossissement, la fig. 7; les grains qui restent à la superficie de l'eau paraissent noirs ; ceux qui nagent entre deux eaux ou au fond de l'eau sont jaunes par réfraction, quoique blancs par réflexion, et les grains transparents et incolores sont des cellules qui se sont vidées en crevant. Nous avons placé en dessous, fig. 8, les cellules vertes du parenchyme sain observées au même grossissement, pour démontrer, par l'égalité de la forme et du diamètre, que les granulations du *blanc* ou *meunier*, ne sont que des altérations des cellules parenchymateuses du chou, ou plutôt que ces cellules isolées par l'action de quelque cause morbipare. Chacune de ces cellules saines ou morbides a un diamètre d'un soixante-sixième de millimètre; car elle occupe au micromètre divisé en cent, une division et demie ou trois deux-centièmes de millimètre.

Un fait digne de remarque, c'est que la place de la feuille du chou qui supporte chacune de ces pustules reste bien plus longtemps verte que les places qui en sont exemptés ; en sorte que, quand celles-ci sont complétement desséchées, on voit les autres former comme une auréole inflammatoire verte autour du centre de désorganisation. A cette époque, certes, on aurait tort de se mettre, à la recherche des pucerons sur ces feuilles ; de même qu'on aurait tort de chercher des troupeaux dans les paquis, après qu'ils en ont épuisé la subtance; de même qu'on a eu tort de chercher l'acare de la gale dans la pustule qu'il produit en passant (713).

758. GALLES VÉSICULEUSES DES PÉTIOLES DU PEUPLIER. On observe, au printemps, que le sol se couvre, au pied des peupliers, de feuilles qui tombent comme en automne, et dont le pétiole porte une galle marbrée de jaune et de rouge, dont la forme varie, et ressemble souvent à un petit fruit pomacé de la grosseur d'une cerise. Les fig. 1 et 2, pl. 7, en représentent deux de forme différente *vs*. Les feuilles *fl* sont toutes développées, quand cette galle se forme sur le pétiole, qui ne tarde pas à s'atrophier et à se détacher, par la cicatricule, de la branche d'arbre sur laquelle il est implanté. Sur la fig. 2, la galle *vs* s'est développée, non sur le pétiole, mais à la base d'un jeune rameau. Dans l'intérieur de ces vésicules *vs*, on trouve une colonie de pucerons, de tous les âges, et des deux sexes, mais tous dépourvus de cornes anales (749).

Les fig. 4 et 5, pl. 7, représentent les plus jeunes ; ils sont vert tendre ; la forme de leur corps commence par être quadrilatère. La fig. 3 représente le mâle avec ses quatre ailes, dont deux internes plus courtes, fig. 6, deux externes plus longues, fig. 7, traversées toutes les deux d'une nervure longitudinale, et de trois nervures latérales, et pointillées de petits poils visibles seulement à un grossissement supérieur. Il est violet foncé, et long de trois millimètres de la tête au bout des ailes. La fig. 9

représente la mère ou la grand'mère, ou bien même la trisaïeule de la colonie. Sa capacité abdominale est encore riche en générations; son corps déborde les pattes; sa couleur générale est d'un bleu violet, avec une farine des débris de l'intérieur de la galle qu'elle habite. Sa trompe est très-courte et peu apparente; elle atteint en longueur deux millimètres et demi sur deux millimètres de large. On observe, sur une portion quelconque de ces galles, une ouverture *o* qui tient la capacité de l'organe artificiel en communication constante avec l'air extérieur; mais cette ouverture n'est pas si grande, qu'elle n'échappe facilement à la première vue; et alors la galle paraît comme un fruit coloré, à peau lisse bariolée de vert, de jaune et de rouge. Sa surface intérieure, pl. 7, fig. 8, *vs*, est farineuse, vermiculée, d'une couleur purpurine vers le point d'insertion, et violacée comme les puceronnes, fig. 9, vers le point opposé. Il paraît que c'est sur cette dernière portion que les pucerons opèrent, par leur succion continue, le développement indéfini de la galle.

L'ouverture *o* de ces galles, ouverture qui n'est nullement le produit d'une perforation après coup, démontre suffisamment que le puceron qui en est l'auteur n'a pas pris naissance sous l'épiderme de la plante; car autrement la galle serait imperforée, ou bien la perforation serait, non à bords calleux, mais en simple déchirure. Donc l'insecte en a déterminé la formation, en s'appliquant contre l'épiderme du pétiole ou des jeunes rameaux; dès ce moment les cellules nouvelles que sa trompe anime, féconde et façonne, débordent l'insecte de plus en plus, et à chaque génération de pucerons, ce travail anormal et de superfétation, prenant une plus grande énergie, finit par s'arrondir en une cucurbite, dont le goulot est formé par les bords qui se sont rapprochés.

La piqûre d'un insecte détermine donc, sur un organe normal, d'abord une exanthème, un furoncle fistuleux, sec et ardent, puis un cancer; et elle occasionne à la suite la désarticulation d'un organe complet, et la chute d'un membre.

759. Galles et vésicules de l'orme et des charmilles.

C'est sur les feuilles de l'arbre que le puceron de l'orme (*Aphis ulmi*) crée des galles, dont le développement présente des singularités remarquables. Il paraît que c'est en dessous de la feuille, et sur la page inférieure ou obscure, que, de sa petite tarière anale, il dépose son œuf. Dès ce moment il s'opère, par la présence de ce corps étranger, une bosselure qui s'allonge du côté de la page supérieure, en forme du cornet ou nectaire des *tropœolum* (capucine), des *delphinium*, des *balsamina*, etc., cornet qui est creux et dont l'ouverture est située du côté de la page inférieure; on en voit à divers âges en *b* de la fig. 12, pl. 6; en *a'* ils sont restés avortés, et sous forme de simples taches lépreuses et bosselées. Quand l'œuf du puceron éclôt, il se trouve donc en naissant dans une cavité protectrice, et à l'abri des insultes de toute espèce d'ennemi; car l'ouverture et la cavité du cornet se hérissent de poils, *f*, *i*, fig. 12, pl. 6, qui se feutrent en se contournant en spirale, vu que chacun d'eux (*i*) ne renferme, dans son sein, qu'une spire bien visible à un grossissement supérieur, spire veuve et sans antagonisme qui neutralise sa direction (20). Un botaniste à qui on présenterait ce produit à cet âge n'y verrait qu'une de ces fongosités épidermiques, qui bossellent les feuilles en dessus et poussent en dessous leur fructification ou sporanges; pour lui, ce serait un *erineum* à cause de ses pilosités, et un *xyloma* sans ses pilosités; pour nous, le cornet et les poils ne sont que l'œuvre de la présence d'un insecte dans le parenchyme de la feuille. Ce fruit artificiel et *aphigène* n'en reste pas à cet état de développement; il croît en grosseur, à mesure que la colonie de pucerons croît en nombre; il semble s'enfler et s'arrondir, il se colore comme une petite pomme; la feuille en a bientôt trois ou quatre de la grosseur *a*, fig. 12, pl. 6; ceux-là offrent une ouverture sur un de leurs côtés. On voit cette ouverture *e'*, sur l'un de ces organes qui a a été coupé par le milieu *e*, fig. 12, pl. 6, pour faire distinguer les poils qui en hérissent la surface interne. Chez ceux-là la surface inférieure *f* de la page *g*, qui correspond à leur base, m'a paru imperforée, quoique hérissée de poils; ce qui me porterait à croire que le dépôt de l'œuf a eu lieu par la surface supérieure; car le développement ayant eu lieu tout autour de ce point, et sans que les bords soient jamais en état de se rejoindre, il faut bien qu'à un certain âge, le fruit vésiculeux semble avoir été éventré par ce côté. Il s'ensuivrait de là que, quand le dépôt de l'œuf a lieu par la surface inférieure de la feuille, le parenchyme ne se développe qu'en une tache galeuse ou en un cornet imperforé, qui s'arrête bientôt dans son évolution ; que les vraies galles, et celles qui atteignent les dimensions les plus extraordinaires, proviennent du dépôt d'un œuf sur la page supérieure de la feuille. Jamais les bords *hh* ne sont attaqués et déformés, comme nous l'avons vu sur les feuilles du prunier sauvage (597). En ouvrant une de ces galles *a*, fig. 12, pl. 6, on y trouve l'ouvrier qui la façonne par ses piqûres, comme un potier enfle l'argile en la tournant avec ses doigts. C'est un puceron, fig. 11, pl. 7, d'un bleu violet, comme celui du peuplier, portant des ailes enfermées dans un étui imperforé *al*, ayant des antennes *at* courtes et assez épaisses, et, au lieu de cornes anales, des tubercules *cn*. Cet insecte a deux millimètres et demi de long.

Vers le commencement de l'été, la plupart de ces galles, se gaufrant, se contournant, s'enflant plus sur un point que sur un autre, se présentent avec la forme et les dimensions de la fig. 10; on les prendrait pour de gros échaudés collés sur une tige *tg*, au moyen d'une collerette chiffonnée, qui n'est que la feuille déformée par cet insolite développement. Gleichen, qui, depuis Réaumur (*), a décrit ces vésicules de l'orme, dit que les grandes vésicules sont habituellement remplies d'une eau qu'elles transsudent; j'en ai trouvé dans cet état le lendemain d'une averse; mais elles ne sont pleines que de vent, quand il n'y a pas eu de pluie ; l'eau y pénètre et s'y accumule, par l'ouverture qui reste béante sur un de leurs côtés, quand cette ouverture, par le poids de la branche ou de la vésicule, se présente dans la direction de l'eau qui tombe du ciel ou qui coule des branches. Les personnes qui voudraient vérifier ou continuer ce genre

(*) *Mém. sur les insectes*, tom. 3, pag. 350, pl. 23. — C'est le professeur Delius qui a publié, en 1770, le mémoire de Gleichen, sous le titre de *Versuch einer geschichte der blaflause und blatlaus fresser des ulmenbaums*, in-4°, Nuremberg.

d'études, en rencontreront tous les ans de nombreux échantillons, sur une charmille qui s'étend au pied de la côte de Cachan, petit village qui continue la route d'Arcueil.

On conçoit que, dans les déserts de l'Arabie, une pareille monstruosité végétale puisse présenter au voyageur tous les bienfaits d'un fruit normal, en lui tenant en réserve, pendant le jour, l'eau qui s'y est accumulée par la rosée de la nuit. Et c'est peut-être à ces sortes de productions aphidigènes que l'Écriture fait allusion, en parlant de ces fruits trompeurs que le voyageur cueille pour se rafraîchir la bouche, et dans lesquels il ne trouve que du vent (*).

Quoi qu'il en soit, voilà encore un exemple d'une grosse production tuberculeuse et fistuleuse, qui est l'œuvre de la nutrition et des piqûres d'un bien petit insecte.

760. Galles strobiliformes des conifères et principalement des pins. Un puceron analogue aux deux derniers que nous venons de décrire, imprime aux feuilles des jeunes pousses des pins, un développement tel, que chacune de ces feuilles linéaires, si longues à l'état normal, s'arrondit en une large écaille concave; en sorte que la sommité ressemble enfin à un jeune cône (*strobus*) composé d'écailles vertes et imbriquées, sous chacune desquelles on découvre les pucerons qui les façonnent de la sorte. Tous ces insectes sont enfarinés des débris de l'épiderme qui se détache de la surface interne de ces produits anormaux, espèces de petits ananas que, d'après Linné (**), les Lapons mangent, chemin faisant, comme des baies et des fruits naturels. De Geer a observé, à l'occasion de ce genre de pucerons, que les puceronnes deviennent ovipares à l'approche de l'hiver, après avoir été approchées par les mâles; elles déposent alors leurs œufs dans les bourgeons; ce sont des corps oblongs qui ont un quart de ligne, et qui n'éclosent qu'au printemps suivant; observation d'une certaine importance et qui con-

(*) Les auteurs rapportent ce passage à la *pomme de Sodome*, que l'*Aphis pistaciæ* fait naître sur les feuilles du *Pistacia terebinthus*, L.

(**) *Flor. laponica.* — *Voyez* Réaumur et de Geer, tome 3.

corde très-bien avec celles que nous avons eu occasion de faire sur d'autres espèces de végétaux.

761. COROLLAIRE NOSOLOGIQUE DES OBSERVATIONS PRÉCÉDENTES. Nous venons de voir que les développements morbides les plus bizarres et les mieux organisés sont le résultat progressif de la simple piqûre du puceron (*aphis*). Si nous n'en avions pas surpris l'auteur, ces effets nous auraient paru le résultat d'une entité maladive, ou bien tout autant de fongosités parasites. La désagrégation des cellules de la surface interne de ces pseudo-organes n'aurait pas manqué de nous fournir les caractères de *sporanges* et de *sporidies*, qui sont les fruits et les graines des végétaux inférieurs. Or la piqûre du puceron étant dans le cas de produire de si étonnants effets, l'inoculation de ses œufs, à la saison avancée, doit enfanter, au printemps, des résultats analogues ; car j'ai acquis la preuve que la puceronne, en état de liberté, ne pond pas ses œufs fécondés, au hasard et sans prévoyance, sur la première surface venue. Mais tous les pucerons ont, pour vivre et pour propager l'espèce, les mêmes lois à suivre, les mêmes besoins à remplir que ceux dont nous venons de décrire, plus en particulier, l'histoire ; ils ne vivent qu'en implantant leur trompe dans le parenchyme des feuilles et des tissus herbacés. Il faut donc que là, d'où ils retirent leur trompe, il se fasse un développement anormal ; sans cela la même cause ne produirait pas les mêmes effets, ou bien la cause en action resterait sans effet. Donc, partout où nous rencontrerons des pucerons vivant en place, là nous devrons nous attendre à voir se former des organes artificiels.

762. Mais ces organes ne doivent se développer que lorsque le puceron retire sa trompe ; et, de même que tous les autres organes, ils doivent mettre un certain temps à parcourir les phases du développement qui les rend visibles à nos yeux. Il arrivera donc qu'à côté de ces productions artificielles, nous ne rencontrerons plus les pucerons, dont la piqûre les a engendrées, ce qui pourra bien nous porter à les considérer comme des productions morbides spontanées ; nous ne raisonnons pas autrement en nosologie, dès que la cause physique

du mal nous échappe. Ne perdons pas de vue cette considération fondamentale, en étudiant botaniquement ces produits.

763. **Étude des productions morbides végétales qui émanent de la nutrition ou de la ponte des pucerons.** — *Jeunes pousses des branches.* Les pucerons s'attachent aux jeunes tiges avec autant d'avidité qu'aux feuilles; pour eux ce sont toujours des tissus herbacés. On les voit au printemps disposés en spirales serrées, à la sommité de tous les jeunes rameaux qui ne sont pas trop exposés à la lumière directe ; ils y restent immobiles, la trompe implantée dans le tissu, ne s'occupant de rien de ce qui se passe autour d'eux, et ne quittant plus l'organe vasculaire qui sert à chacun de mamelle, que le développement continu de la tige ne vienne refouler au dehors, comme une écorce inerte, la couche corticale dans laquelle la trompe du puceron s'était implantée. Le puceron change alors de place, monte plus haut pour avoir encore à sa disposition les produits liquides qui lui manquent plus bas. Supposons maintenant que la branche soit arrivée à l'époque d'hibernation, à l'époque stationnaire, que devra-t-elle offrir à un œil attentif? Nécessairement, les traces plus ou moins saillantes de toutes ces piqûres. Or, qu'on examine avec soin, à cette époque, une branche semblable, et l'on ne manquera pas d'y remarquer des essaims de petits écussons ovales, disposés sur une série de spirales espacées, et espacés entre eux, à cause du développement en largeur de la branche, qui a nécessairement agrandi les distances, lesquelles séparaient entre elles les piqûres des pucerons, à l'époque où les pucerons en vivaient. La figure ci-jointe représente ces écussons épars sur une jeune branche de poirier observée au mois d'août ; elle était venue après une seconde taille opérée au mois de juin, taille dont on observe vers la base la cicatrice. Ces produits morbides sont trop superficiels, sur un rameau qui se développe si vite

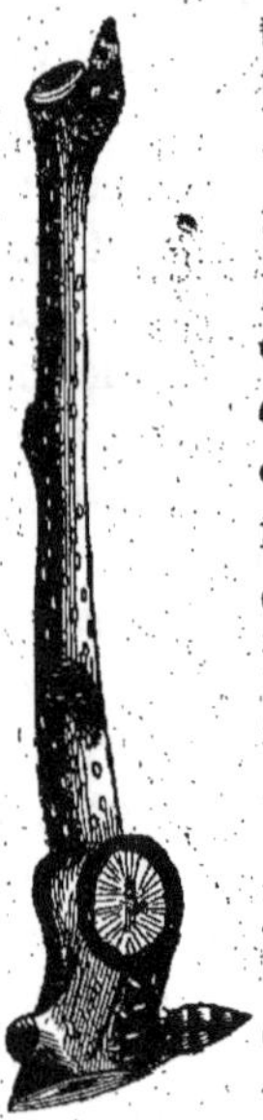

en branche ligneuse, pour qu'ils aient nui en rien à la maturation des bourgeons que l'on remarque au nombre de trois sur la jeune branche.

Quand on observe de tels rameaux, à l'époque où ils sont encore herbacés et que les pucerons viennent de les abandonner, on en trouve la surface pelucheuse, granulée d'une manière très-serrée; chacune de ces granulations est le germe de l'un de ces écussons.

En cherchant dans les livres la synonymie de ces petits écussons, nous découvrirons que c'est à ces produits que Decandolle avait cru devoir donner le nom de lenticelles, les prenant pour les germes des racines qui poussent à ces rameaux ligneux, quand on les tient plongés dans l'eau ou dans la terre humide; singulier anachronisme, qui transformait en organes d'avenir un produit inerte, caduc et superficiel d'une élaboration passée (*); le germe des racines est dans toute cellule ligneuse, et ne fait saillie au dehors que lorsqu'il est en pleine voie de germination.

764. Sur toutes les espèces d'arbres, ces produits ne s'arrêtent pas à l'apparence d'un écusson superficiel; car toutes les espèces d'arbres, ou au moins tous les individus, ne vivent pas à un soleil aussi ardent et qui les mûrisse aussi vite. Dès ce moment la piqûre du puceron produit un organe d'une plus grande étendue et d'une plus grande profondeur ; c'est ce que j'ai eu l'occasion d'observer sur un individu de cornouiller sanguin (*Cornus sanguinea*, L.), qui végétait à l'ombre de plusieurs autres arbres, et produisait en conséquence de longs jets flexibles, à bourgeons longuement espacés, et qui conservaient tout l'hiver la coloration herbacée, marbrée de rouge, signe évident que ces tiges n'étaient pas arrivées à la maturité ligneuse; le produit de la piqûre du puceron devait donc acquérir, dans les tissus corticaux de pareilles tiges à végétation, pour ainsi dire, vivace, des développements proportionnels,

(*) *Voyez* notre réfutation de cette idée, dans le *Bulletin univers. des Sc. et de l'Ind.*, 2e sect., mai 1828, art. sur les *lenticelles*. Il est fort probable encore que Decandolle a même confondu, avec ces écussons, les *kermès* (777) qui s'attachent à certains végétaux.

qu'il n'atteint pas sur des tiges dont l'écorce se dessèche plus tôt. Or, c'est ce que j'observais en automne, partout où j'avais observé des myriades de pucerons noirs au printemps. Les écussons acquéraient ici la grosseur d'assez gros tubercules rouges, productions lépreuses, qui finissaient, en hiver et au printemps suivant, par se fendre en croix et par devenir ligneuses, avec l'aspect de très-petites nèfles en maturité; la branche en était quelquefois toute galeuse.

Il me paraît probable que ces écussons, désorganisés sur l'écorce herbacée, sont précisément les mêmes qui prennent un développement fongueux, sur la branche morte exposée à l'humidité obscure, et apparaissent alors sous forme de têtes de clous jaunes à travers l'épiderme crevassé. Le botaniste leur donne alors le nom de *sphæria*.

765. *Uredo*, *æcidium*, *xyloma*, *puccinia*, *erineum*, produits divers de la piqûre des pucerons. Puisque la piqûre des pucerons détermine et implante une nouvelle organisation sur une désorganisation, partout où je trouverai des pucerons attachés au printemps, je devrai en surprendre les effets en automne, en l'absence des pucerons; car il serait contraire à toutes les règles de l'analogie, de vouloir rencontrer les pucerons cherchant leur vie, sur des produits qu'ils ont épuisés et déformés (*); et malheureusement c'est par suite d'une aussi fausse idée que ce que nous allons dire a, de tout temps, échappé aux

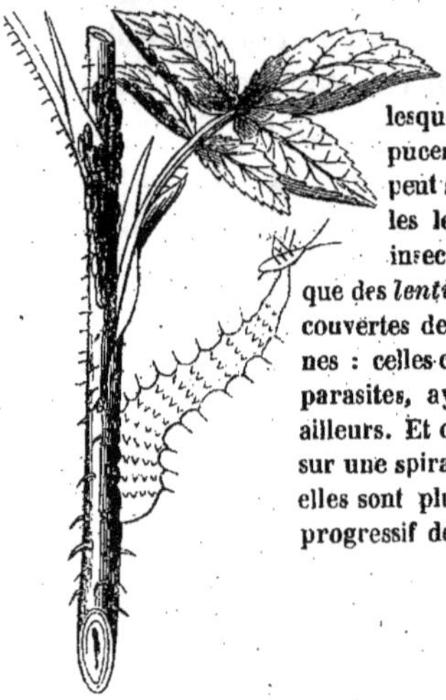

(*) Quand on observe, avec cette idée dans l'esprit, les jeunes pousses de nos rosiers, sur lesquelles se pressent en spirales des rangs serrés de pucerons, comme on le voit par la figure ci-jointe, on ne peut se défendre de soupçonner que les épines, comme les lenticelles (763), sont l'œuvre de la piqûre de ces insectes. Dans cette hypothèse, les épines ne seraient que des *lenticelles* exagérées. En effet, les jeunes pousses, ainsi couvertes de pucerons, n'offrent pas la moindre trace d'épines : celles-ci ne se développent, qu'après que la colonie de parasites, ayant épuisé l'épiderme de cette place, a émigré ailleurs. Et on s'assure, alors que les épines sont disposées, sur une spirale, comme l'étaient les pucerons, que seulement elles sont plus espacées entre elles, à cause du développement progressif des interstices corticaux.

observateurs. Quant à moi, j'ai eu soin de marquer d'un signe spécial toutes les feuilles des plantes que j'avais à ma disposition, et sur lesquelles je surprenais des pucerons, des grises (580) ou des *thrips*, et j'étais sûr, en automne, d'y trouver ou des *erineum*, ou des *uredo*, ou des *œcidium*, ou des *puccinia*. Voyez, par exemple, ces tiges languissantes d'*Euphorbia cyparissias*, dont les feuilles linéaires prennent en largeur un développement maladif, se pressent en touffes et en rosaces à l'extrémité; au-dessous de chaque feuille vous rencontrerez la grise (*Acarus foliorum*, Nob.). Mais la surface de la page inférieure ne vous offrira pas le moindre accident; les développements anormaux ne se font pas subitement, pas plus que les autres; plus tard et en automne, cette surface vous apparaîtra marquée de petits tubercules, d'abord imperforés, jaunâtres, qui crèvent ensuite par un pore au sommet, et répandent au dehors leurs petites granulations jaunâtres, leur espèce de sciure de bois. Ces granulations, cellules isolées d'un tissu épuisé, ont porté malheur à la classification, et, prenant aux yeux des botanistes les caractères de sporidies analogues à celles des champignons, elles ont donné l'idée de faire, de ces tubercules, des fongosités parasites et épidermiques sous le nom générique d'*œcidium*. Comme on a basé ensuite les caractères spécifiques sur la disposition relative de ces tubercules, leur coloration et leur grosseur, et que chaque plante affecte une coloration et une énergie de développement spéciale, que d'un autre côté le réseau de ses nervures est différent de celui de toute autre plante, il en est résulté qu'en poussant sur une plante donnée, ces productions anomales ont toujours présenté un caractère différent de celles qui poussaient sur les autres plantes, et qu'en dernière analyse, nous aurions fini par avoir autant d'espèces de ces pseudo-fongosités, qu'il existe d'espèces de plantes ; aussi ne les distinguait-on plus spécifiquement que par le nom de la plante sur laquelle on les trouvait (*).

Toute piqûre d'un insecte suceur doit produire, sur la sur-

(*) *Voyez*, à ce sujet, notre *Mém. sur les tissus organiques*, 1826, n° 93 ; ou tome 3 des *Mém. de la Soc. d'hist. nat. de Paris*.

face végétale, une pustule qui n'est qu'une déviation morbide du développement. Le développement ayant lieu par la génération indéfinie des cellules, il s'ensuit que les caractères d'isolement et de forme des cellules de la production morbide varieront, en raison de l'énergie générale du développement de l'organe normal. En effet, toutes les cellules tiennent par un *hile* à la paroi interne de la cellule maternelle; toute cellule recèle dans son sein les germes d'un développement ultérieur, et est susceptible de se cloisonner de diverses manières. La piqûre d'un acare, d'un *thrips* ou d'un puceron, qui ne produira qu'un *uredo* à granulations simples et isolées sur telle plante éphémère, produira un *æcidium* à granulations pédiculées, ou une puccinie à granulations longues, en massue, et bi ou tricloisonnées, sur la surface d'une feuille qui appartient à une espèce douée d'une certaine énergie et d'une certaine longévité. La différence des unes et des autres productions ne résulte que de la différence des sujets qui les supportent, leur origine morbipare pouvant être exactement la même.

766. En résumé, supposons que la trompe de l'insecte suceur séjourne plus ou moins longtemps dans le tissu cellulaire d'une plante à cellules allongées, mais à feuilles éphémères. La place de la piqûre sera marquée par un long sac qui crèvera en se desséchant, et répandra au dehors des myriades de cellules isolées, à hile très-peu visible, cellules simples en apparence, parce qu'elles auront été trop tôt surprises dans leur développement anormal; nous aurons alors un *uredo* des botanistes, l'*Uredo carbo* ou le *Rubigo vera* des graminacées, par exemple.

Si la succion s'exerce dans le parenchyme d'une feuille à mailles arrondies, le tubercule morbide restant arrondi, et présentant du reste les autres caractères du précédent produit, nous aurons l'*Uredo labiatarum* que la figure 9 *a*, pl. 6, représente, à la vue simple, sur la page inférieure d'une feuille de menthe poivrée. On voit ici que les prétendus gongyles, ou cellules isolées *f*, sont cloisonnées comme chez les puccinies.

767. Que si l'épiderme du tubercule s'ouvre circulairement en un pore, au lieu de se fendre transversalement en une cre-

vasse, à la place d'un *uredo* le botaniste en fera un *æcidium*. Les genres, aujourd'hui, et même les familles, ne tiennent pas par des liens plus solides.

Mais si les cellules cloisonnées de notre *uredo* des labiées, appartenant à un tissu qui se prête à leur développement indéfini, prennent une extension plus visible à la simple vue, tout en restant attachées à la surface de l'ancienne cellule dont elles ont crevé les parois, alors le botaniste classera ces produits, pl. 7, fig. 15, 16, dans son genre *Puccinia*. Nous aurons alors la *Puccinia rosæ*, œuvre du puceron de la rose, comme le *blanc* ou le *meunier* (757) est l'œuvre du puceron du chou.

768. Enfin, si la cellule affectée, par suite de la piqûre d'un insecte, de ce développement morbide et anormal, continue à pousser en longueur, d'une manière indéfinie, nous aurons sous les yeux des amas de filaments, de poils feutrés ensemble ; nous aurons les *erineum* des botanistes, c'est-à-dire un feutre survenu sur une cavité de la page inférieure de la feuille, correspondant à une callosité violette ou noirâtre qui se gaufre sur la page supérieure : ce sera l'*Erineum vitis*, œuvre d'une ancienne piqûre du puceron vert qui s'attache à la vigne, ou de la grise qui l'habite à côté de lui ; ou bien l'*Erineum juglandinum*, œuvre du puceron du noyer. Le puceron du noyer se distingue de la foule des autres par des caractères assez saillants ; il a en longueur trois millimètres, et en largeur un millimètre et demi ; son corps est ovale, aigu par les deux bouts ; ses antennes courtes, de un millimètre et demi de long, ont leur premier article beaucoup plus long que les autres et que la tubérosité frontale sur laquelle elles sont implantées ; la couleur du corps est jaune-verdâtre, mais chaque anneau porte une série transversale de quatre taches noires quadrilatères, et qui laissent entre elles un espace moitié moins long qu'elles ; la tête est noire et luisante, les yeux en sont rouges.

769. Que si les poils de la cavité inférieure tombent ou ne se développent pas, et que l'œuvre du puceron s'arrête à la gaufrure noire et ligneuse de la page supérieure de la feuille, au lieu des espèces précédentes, nous inscrirons ces produits au catalogue, sous le nom de *xyloma*, genre infiniment curieux

de champignons, naissant, d'après le botaniste, sur la page supérieure des feuilles mortes, tandis que tous les autres champignons ci-dessus lui paraissent naître sur la surface inférieure.

770. Historique philologique de ces produits morbides. Ces idées sont si simples à concevoir, pour les personnes qui ont fait une étude comparée de l'entomologie et de la botanique, qu'il est impossible qu'elles ne soient pas venues en soupçon au moins, dans l'esprit de quelque observateur, dégagé des préjugés des écoles, préjugés héréditaires et dont on a toujours quelque peine à se dégager. Sous ce rapport, les premiers observateurs sont placés plus près de la vérité que les derniers.

« Je ne ferais point difficulté, avait dit Réaumur dès 1737, de mettre au nombre des galles, un genre d'excroissances assez petites, qu'on trouve sous les feuilles de quantités de plantes, et que je nommerai des galles ou moisissures. Si on observe dans plusieurs mois de l'année, et surtout dans septembre et octobre, le dessous des feuilles de plusieurs plantes, on y voit de petites productions qui ont tout à fait l'air de moisissures. On voit sous les feuilles de certaines plantes, de petits filets chargés de poudres blanches; sous les feuilles d'autres plantes, on voit des filets chargés de poudres jaunes, et sous les feuilles de quelques autres, des filets chargés de poudres noires. Je l'ai surtout observé sous les feuilles du rosier, pommier, de la ronce; le dessous des feuilles du tithymale à port de cyprès est quelquefois tout couvert de tubercules qui ont une poussière jaunâtre et qui sont fort jolis..... Je n'ai pu encore découvrir les insectes, à qui je crois que ces productions sont dues. Sous les feuilles du rosier, on voit souvent quantité de bouquets, de filets chargés d'une poussière d'un jaune orangé, semblable à celle des feuilles du tithymale. Dans ces petites fôrets de poils, j'ai presque toujours trouvé de très-petits vers sans jambes et jaunes, qui apparemment occasionnent la naissance de toutes ces petites excroissances. » (*Mémoire pour servir à l'histoire des insectes*, tome 3, page 512; troisième mémoire.)

771. Ce diagnostic de Réaumur resta comme perdu dans la foule de toutes ses autres bonnes idées. Le botaniste n'étu-

diait pas Réaumur, et l'entomologiste s'isolait du botaniste. Linné seul aurait pu exploiter ce trait de lumière à son profit, comme il l'a fait souvent; mais le classificateur chez lui absorbait l'observateur, et il n'avait pas toujours le temps de remonter à l'origine des choses qu'il se contentait de classer; il passait souvent sous silence ce qui l'embarrassait, et il trouvait que la cryptogamie l'embarrassait beaucoup dans son système. Aussi se hâta-t-il de reléguer dans les moisissures, sous le nom de *Mucor erysiphe*, toutes ces pilosités des feuilles.

772. Bulliard, en sa qualité d'iconographe, à qui il fallait surtout des figures, donna de l'importance à ces petites productions épidermiques; et dès que le dessinateur de champignons les eut classées dans le nombre de ces cryptogames, les collecteurs d'espèces se ruèrent sur cette veine intarissable de découvertes. Persoon les divisa en classes et genres; d'autres érigèrent ses genres en familles; et le petit *Mucor erysiphe* de Linné occupe aujourd'hui tout un volume de la flore.

773. Ce n'est pas qu'un retour vers des idées plus saines ne prît quelquefois à la pensée certains observateurs; mais ce n'était là qu'un éclair qui ne portait pas loin et se dissipait bien vite; on ne le poursuivait plus dès qu'il avait disparu. Ce que nous avons dit de ces productions, en 1826, dans notre mémoire physiologique sur les tissus organiques, réveilla l'attention des amis de la philosophie de la science. Pour Fries (*Systema mycologicum*), Unger (*Die exantheme des pflanzen*, 1833) comme pour nous, ces pilosités ne furent plus que des développements morbides et anormaux d'une cellule normale. Quelques autres pensèrent que les *erineum* pourraient bien être, comme les bédegar de la rose, l'œuvre de quelque insecte inconnu; mais cette opinion ne s'étendait nullement aux autres produits analogues; Réaumur avait été plus loin. En 1834, Fée (*) manifesta le même soupçon relativement aux *erineum* seulement; mais il avoua n'avoir jamais pu surprendre l'insecte autour de ces pilosités, dans les pilosités elles-mêmes, ce qui devait être (762); et il le laissa dans les insectes inconnus, que d'après

(*) *Mém. sur le groupe des phyllériées*, in-8°, 1834.

lui on devrait bien se garder de confondre avec les pucerons (*aphis*). Du reste, l'auteur était trop peu familier avec l'étude du groupe d'insectes qui nous occupe, pour pouvoir arriver à des résultats plus précis; les insectes qu'il a figurés sur ses planches ne sont que les dépouilles froissées et chiffonnées du puceron, ou bien le dessinateur s'est montré bien peu soucieux d'exactitude; car nous ne sachions rien de plus informe que la plupart de ces images. Ainsi, par exemple, les prétendues larves de son *Erineum tiliaceum* (*erineum* du tilleul), pl. 1, fig. 1, *bbcc*, ne nous paraissent que l'*Acarus foliorum* (grise) à l'état qu'Hermann désignait spécifiquement sous le nom de *Trombidium tiliarum* (584). Il en est de même des larves *e, c*, fig. 2, qui ne sont encore que des *acares*. Ses larves *b* de la fig. 3, et *a* de la fig. 4, pl. 1, ne sont que des débris de cellules végétales. L'insecte figuré en 3 *c*, pl. 11, n'est pas un *aphis*, comme il le prétend, page 15, mais un *thrips* assez mal dessiné, et ainsi de toutes les autres figures.

L'insecte qui produit les *erineum*, *uredo*, *œcidium*, *xyloma*, *puccinia*, n'est donc plus pour nous un insecte inconnu, mais un *acarus* (grise), un *aphis* (puceron), ou un *thrips*, qui produit au printemps une déviation, laquelle ne devient appréciable qu'en se développant jusqu'à l'automne. On ne trouve ces productions que sous la page inférieure des feuilles, parce que c'est là seulement que les grises et les pucerons sont assez abrités du soleil, pour vivre à l'aise selon leurs goûts.

774. Déviations des organes floraux, produites par les pucerons. Nous avons vu que les pucerons déposent leurs œufs, à la faveur de leur tarière anale, dans le parenchyme des plantes : cet œuf se trouve là comme un parasite ; car sa nutrition c'est l'incubation. Cette incubation doit donc imprimer aux tissus ambiants une impulsion que lui imprimerait, toutes choses égales d'ailleurs, le parasitisme de l'insecte adulte. Nous avons vu les œufs des acares implantés dans le derme d'un coléoptère, y déterminer le développement d'un tube cylindrique qui lui sert, sous forme d'un long pédicule, de cordon ombilical (757); nous avons eu l'occasion plus haut (759) de faire connaître,

dans le règne végétal, un produit analogue de l'incubation de l'œuf des pucerons de l'orme ; ce produit, *b*, fig. 12, pl. 6, est un cornet herbacé ouvert par le côté de la page inférieure de la feuille. Or rappelons-nous combien de sépales de calices, et de pétales de fleurs s'ornent de cornets plus élégants sans doute et moins rustiques, vu la différence du milieu, mais entièrement analogues sous tous les autres rapports ; et demandons-nous si ces cornets floraux, que Linné classait dans cette espèce de chaos d'organes, qu'il désignait sous le nom de *nectaires,* ne seraient pas par hasard le produit de l'incubation d'un œuf de puceron ?

1° Ces cornets ne paraissent pas sur les fleurs de tous les individus de la même espèce. Bien des delphinium, des capucines, des églantines, nous ont paru, dans nos excursions, dépourvus de leurs cornets floraux.

2° Les jeunes boutons n'en offrent pas la moindre trace ; ces cornets ne surviennent et ne commencent à se dessiner en saillie qu'à une certaine époque du développement de la fleur.

3° On y remarque assez généralement des poils à l'intérieur comme à l'ouverture des galles de la feuille de l'orme (759). Mais leur sommet porte toujours une glande arrondie plus transparente que le reste, et qui me paraît le réceptacle d'un œuf de puceron. Je n'ai pas, à la vérité, surpris l'instant de l'éclosion ; mais, lorsque le bouton de la fleur de la capucine en est encore réduit à l'état le plus jeune et le plus dépourvu de son éperon, j'ai presque toujours rencontré un puceron vert attaché à sa substance. S'il en était ainsi, il faudrait bien renverser la phrase, et considérer, comme des monstruosités aphidigènes, les formes florales que nous considérons aujourd'hui comme les formes normales ; les fleurs normales étant celles que nous classons parmi les monstruosités. Nous pourrions en même temps expliquer le remplacement des unes par les autres, en admettant que les pucerons nectaripares, qui pullulent dans telle région, sont dans le cas de disparaître dans telle autre, sous l'influence d'une cause qui les chasse ou les tue entièrement.

775. Nous conclurons de toutes ces données, que la piqûre des pucerons est en état de couvrir de poils et de granulations les tiges d'aventure les plus lisses. Ce qui expliquerait pourquoi telle espèce à surface lisse à l'état sauvage, devient velue, cotonneuse et piquante dans nos jardins cultivés, et *vice versâ ;* pourquoi enfin le voisinage de l'épine-vinette ou de toute autre plante, ainsi qu'on a cru l'observer, communique la rouille (*Uredo rubigovera*) aux blés ; c'est une contagion d'insectes ; comme le voisinage d'un galeux est dans le cas d'infecter toute une communauté d'hommes.

776. Miellat des feuilles. Le *Petit Dictionnaire des sciences naturelles,* qui n'est le plus souvent que la reproduction abrégée du grand de Levrault, attribue le miellat aux gouttelettes de liqueur que le puceron fait sortir de ses cornes anales. Ce n'est là qu'une confusion d'idées assez ordinaire aux compilateurs. Le *miellat* ou liqueur miellée, qui recouvre la surface de certaines feuilles, suinte de la piqûre qu'y font les pucerons avec leur trompe.

2e Genre : **COCHENILLE,** Galle-insecte, kermès (*Coccus,* L.).

777. La puceronne, avons-nous dit plus haut, est vivipare tout l'été, et elle met au monde une nombreuse lignée. Supposez une puceronne qui, attachée à l'écorce d'une tige ou à l'épiderme d'une feuille, la trompe implantée dans le parenchyme, continue à élever ses petits par une gestation prolongée, de telle sorte que son abdomen enfle progressivement et finisse, épuisé par tant de parasites, par n'être plus qu'une enveloppe protectrice de cette lignée qui lui dévore les flancs ; vous aurez dès lors la femelle des cochenilles. Le mâle a tantôt quatre ailes complètes, et tantôt deux ailes complètes et deux ailes rudimentaires en forme de cuillerons. La femelle acquiert des dimensions plus ou moins considérables ; elle reste petite et oblongue comme les écussons lenticulaires dont nous avons parlé plus haut (763) ; ou parvient à la grosseur d'un gros pois

coloré en rouge. Dès qu'elle est totalement desséchée, ses petits parricides sortent de cette enveloppe maternelle, et vont se répandre sur les feuilles et sur les écorces, pour y implanter leur suçoir et y fixer leur domicile, pour y attendre l'approche du mâle et y devenir victimes à leur tour de la fatalité maternelle, après en avoir été les bourreaux. On dirait que la faculté locomotive n'a été donnée à ces femelles que pour changer une seule fois de place, dans le but de choisir une couche conjugale et un tombeau.

778. Les cochenilles ont la propriété d'élaborer les sucs verts des plantes en sang rouge, dont la matière colorante (carmin) est une précieuse ressource pour les arts du dessin. La teinture tire cette substance écarlate, ce magnifique pourpre, de la cochenille du Mexique (*Coccus cacti*, L.), ou cochenille du cactier nopal, que l'on cultive exprès, et que l'on a cherché à acclimater, dans ce but, sur le littoral de l'Espagne et de l'Afrique septentrionale.

Nous avons dans nos climats des cochenilles qui nous fourniraient une couleur semblable; j'ai rencontré le tronc d'un jeune cerisier qui était couvert de cochenilles lenticulaires; on n'avait qu'à brunir l'écorce avec une canne, pour la colorer, en écrasant ces insectes, en un superbe écarlate foncé.

779. La multiplication de ces cochenilles ne peut que produire l'épuisement et le marasme; les feuilles se dessèchent et tombent; la jeune écorce, frappée dans son développement, ne se prête plus au développement de l'aubier, du ligneux et de la moelle; elle se tend de plus en plus sous l'effort de l'accroissement en largeur du tronc, comme la peau d'un tambour; il faut la fendre, pour que l'accroissement en diamètre ait toute liberté d'expansion.

Ainsi que les pucerons qui vivent sur les pavots, l'aconit napel, les cochenilles vivent sur les plantes les plus vénéneuses; la cochenille des serres vit sur les feuilles du laurier-cerise.

Nous distinguons dans nos climats, outre cette cochenille exotique, la cochenille des pêchers et arbres à fruits; la cochenille de l'oranger, un peu plus grosse que la précédente; la cochenille de l'orme, qui s'attache aussi aux noisetiers, à la vigne, etc., et en fait avorter les jeunes pousses; elle acquiert le volume d'un gros pois et la couleur de la châtaigne, ce qui fait qu'on la confond facilement avec l'écorce de la vigne, dont elle n'a l'air que d'un bourgeon stationnaire. Il en est une autre espèce particulière au midi de la France, qui ne se fixe pas en place ; elle attaque principalement l'*Euphorbia characias*.

5ᵉ Genre : **THRIPS** ou Pucerons coureurs (*Thrips*, L.).

780. Les thrips, fig. 8-14, pl. 5, se distinguent des pucerons, par leur trompe courte et presque invisible, par leurs antennes à articulations renflées, par la forme cylindrique de leur corps et par l'absence des cornes anales ; ils s'en rapprochent par les caractères distinctifs des sexes, les femelles, fig. 9, étant aptères, et les mâles, fig. 8, ayant quatre ailes traversées d'une nervure qui est hérissée de longs poils, fig. 10. Les thrips sont des pucerons vagabonds, agiles, à mouvements sinueux, qui se débattent violemment contre les attaques, et fuient vite à l'approche du danger.

781. Pour avoir le temps d'observer la forme de leur suçoir, il faut les coller sur le dos, contre la lame de verre du porte-objet, avec un peu de salive ou de gomme, et les laisser dessécher en cet état. Leur tête paraît alors, à un assez fort grossissement, comme une tête d'âne dont les deux antennes seraient les longues oreilles; on croirait y voir, avec la position des yeux, les saillies frontales, le chanfrein et le museau. Les pattes sont munies, à l'extrémité, d'ambulacres (565) en trompette, plus visibles sur certaines espèces que sur d'autres. Je ne connais bien que deux espèces de *thrips*, dont je vais décrire les caractères distinctifs et les effets morbides.

782. Thrips jaune (*Thrips lutea*, Nob.). La femelle est d'une couleur jaune-serin; longue d'environ un millimètre, de la tête à l'anus, dont le segment cylindrique forme comme le quatorzième anneau du corps; le cinquième segment se renfle souvent

plus que les autres, sans doute par suite d'une grossesse trop riche en petits ; elle est ovipare ; les œufs qu'elle pond sont ovoïdes oblongs, ayant un demi-millimètre dans leur plus grand diamètre. On les voit, par transparence, serrés en grand nombre à travers les cinq avant-derniers segments. La surface de son corps offre une réticulation à mailles hexagonales, analogue à la réticulation épidermique qui couvre le corps des pucerons, et qui forme même leur cornée transparente ; les trois paires de pattes, assez distantes les unes des autres, ont quatre articulations, lisses et non hérissées de poils, mais terminées par des ambulacres en trompe évasée. On lit très-bien les spires dans chacune de leurs articulations, mais leur direction alterne. Les antennes sont composées de quatre articulations, dont la dernière, en fuseau ventru, est aussi longue que les trois autres réunies, et s'effile à son sommet ; l'avant-dernière est sphérique, ainsi que la première et la seconde ; la seconde est séparée de la troisième ou avant-dernière par un court pédicule ou étranglement; les spires se dessinent en relief sur chacune de ces articulations et se hérissent de poils ; leur direction en spirale alterne d'une articulation à l'autre. C'est à cette espèce-là que s'applique ce que nous avons dit plus haut, de la ressemblance de la tête avec une tête d'âne, en sorte qu'on pourrait l'appeler *Thrips onocéphale*. Le mâle est d'une couleur jaune, à ailes noires; ses antennes ont six articulations qui se rapprochent assez de la fig. 14, pl. 5; c'est peut-être là l'espèce qu'a figurée de Geer, tom. 3, pl. 1. Bonanni l'a étrangement défigurée(*Micr. curios.*, 1691, pag. 52, fig. 38); il a assez bien vu les ambulacres, qu'il désigne sous le nom de *crumenulæ*.

783. *Effets morbides du Thrips onocéphale ou jaune.* Cet insecte se trouve abondamment sur une foule de végétaux herbacés, et y produit un *blanc* ou *meunier* analogue presque à celui qui est l'œuvre des pucerons; je l'ai étudié principalement sur une julienne des jardins (*hesperis*). Les feuilles caulinaires, fig. 1, pl. 6, sur lesquelles broutait et se promenait le thrips, étaient couvertes d'une farine blanche qui provenait de l'épiderme crevassé et des cellules désagrégées du parenchyme; mais c'est sur les sépales et les pétales des fleurs que l'insecte

exerçait surtout son influence péloripare ; car il paraît que c'est sur ces organes jeunes qu'il déposait ses œufs avec sa tarière anale. Ce dépôt imprimait aux tissus floraux un développement herbacé ; les pétales étaient épais comme les feuilles de nos plantes grasses ; on en voit un, fig. 2, pl. 6 ; il est vert, et porte, sur sa superficie externe, une espèce de pustule confluente qui n'est que le terrier que se creuse, entre le parenchyme et l'épiderme, la jeune larve de notre thrips, dès qu'elle vient à éclore de l'œuf. Ces fleurs, ainsi déviées de leur développement normal, donnaient aux sommités de la plante l'aspect le plus galeux et le plus morbide ; les étamines se trouvaient à demi transformées en ces faux pétales, et le pistil n'était pas à l'abri de la contagion ; il s'était transformé en un ergot herbacé. Tout ce que n'occupait pas le terrier, sur la surface de ce pétale, était blanchi d'une poudre farineuse, analogue à celle qui recouvrait les feuilles caulinaires. En comparant les cellules de son parenchyme, fig. 3, avec les granulations de sa farine, fig. 4, on constatait, par l'égalité du diamètre, que ces granulations n'étaient que des cellules désagrégées, par l'effet morbide de la succion de la larve et de celle de l'insecte (757).

784. Thrips rouge et noir, Nob., pl. 5, fig. 8-14 (*Thrips physapus*, L.). La femelle de ce thrips, fig. 9, très-commune dans les jeunes épis des céréales, est d'un rouge de brique ou d'un beau rouge-carmin ; son épiderme est plus lisse que celui de l'espèce précédente ; les anneaux de son corps, au nombre de douze sans la tête, mais y compris l'anus, sont plus saillants, et la tarière anale plus longue, plus aiguë et plus cornée, plus propre enfin à déposer profondément les œufs dans les tissus des végétaux. Quand elle se contracte de frayeur, elle n'a qu'un millimètre et demi de long, sur près d'un demi-millimètre de large ; quand elle s'allonge, elle atteint jusqu'à deux millimètres. Ses antennes, fig. 13, d'un noir luisant comme la tête et la tarière anale, sont divisées en six articulations, plus une pointe terminale glabre ; les deux premières sont courtes et semi-sphériques ; les quatre suivantes sont turbinées, la pointe en bas et la base en haut couronnée de poils ; les pattes, insérées sur

les trois premiers anneaux, fig. 11 et 12, augmentent en développement d'avant en arrière ; leurs pelotes ambulatoires ne sont pas visibles, et n'existent qu'à l'état rudimentaire.

Le mâle, fig. 8, a, du museau à l'anus, deux millimètres un quart, quand il s'étire ; l'abdomen seul a un millimètre et demi ; ses anneaux sont d'un noir luisant, bordé d'une ligne blanche ; ils sont au nombre de huit, y compris la tarière anale que l'insecte allonge ou raccourcit à volonté ; les quatre ailes, pl. 5, fig. 10, insérées sur le troisième anneau du corselet, sont traversées d'une nervure hérissée de poils moins longs que dans l'espèce précédente. Les antennes, fig. 14, ont toutes leurs articulations bordées de poils, et sont toutes turbinées, à l'exception de la dernière qui est en fuseau.

Quelques auteurs ont pensé qu'il en était des thrips comme des pucerons, et que les insectes ailés n'étaient que les insectes parfaits, mâles ou femelles, tandis que les autres, aptères, n'en seraient que les larves. Nous avons vu si souvent les œufs sortir de l'anus de ces prétendus larves, que nous ne pouvons pas les considérer autrement que comme des femelles ; dans cette hypothèse, les individus ailés doivent être nécessairement les mâles.

785. *Effets morbides du* THRIPS PHYSAPUS. La succion de ces insectes produit déjà une désorganisation des tissus ; mais l'incubation de ses œufs détermine un développement anormal d'hypertrophie, qui transforme un organe normal en un organe d'une tout autre nature (761). Les *Thrips physapus* vivant principalement dans les épis des céréales, il faut de toute nécessité que nous rencontrions, dans ces organes végétaux, les effets morbides de leur succion et de leur ponte. Or, puisque le thrips recherche les organes tendres et succulents, pour y déposer ses œufs et y puiser sa propre nourriture, il doit paraître évident que, chez les céréales et autres graminacées, c'est principalement sur le jeune ovaire que la femelle doit jeter son dévolu. Si cela arrive, et que le thrips dépose son œuf dans l'ovaire jeune et à peine fécondé par le pollen, cet ovaire prenant un développement aussi insolite et luxuriant que les pétales de la julienne (783), ses cellules s'isolant de plus en plus en granulations, il arrivera une époque où, au lieu de

trouver, dans les balles de l'épi, un grain de blé, d'avoine, etc., nous ne trouverons qu'une grosse tubérosité qui, en crevant, nous donnera, comme les lycoperdinées, une poussière d'une couleur plus ou moins foncée. Or, c'est ce qui arrive chez toutes les céréales sur lesquelles vous rencontrez des thrips à l'époque de la fécondation. En effet, c'est à cette époque que les deux paillettes de la fleur, jusque-là si hermétiquement appliquées l'une contre l'autre, s'écartent en arrière, pour permettre aux anthères de décharger leur pollen sur les pistils qui étalent leurs fibrilles et frémissent d'amour ; le *thrips* se jette alors dans la fleur, et inocule son œuf dans l'ovaire de la plante, substituant son germe à celui du gramen, et paralysant, en faveur de sa propre propagation, la propagation de la graine ; de là résulte un développement anormal de l'organe ovarien, qui prend des caractères différents, selon la nature spécifique du gramen qui le supporte.

786. Chez le blé, l'ovaire hypertrophié s'enfle comme une outre, tout en conservant une surface verte, lisse, pl. 5, fig. 17, et la trace des accidents normaux qui le caractérisent : stigmate *a* et nervure postérieure, fig. 17, *b* ; l'intérieur *c*, fig. 19, ne se compose que d'une pulpe vert-noirâtre, qui se désagrége sous le microscope en une infinité de globules, fig. 21, noirs par réflexion et jaunâtres ou incolores par réfraction, et dans le sein desquels on remarque des granulations de moindre diamètre ; l'iode les colore les unes en jaune, et les autres en bleu-noir foncé. Cet ovaire transformé répand une odeur de marée pourrie, analogue à l'odeur du *Chenopodium vulvaria*, et cette odeur reste longtemps attachée aux doigts qui ont manié de tels organes. Cela forme ce que les agronomes ont nommé la carie du blé. Lorsque ce produit a crevé et répandu en partie dans les airs ses granulations noires, par le mouvement de l'épi qui se balance au moindre vent, si l'eau de la pluie y arrive et y séjourne, il ne tarde pas à s'y développer un vibrion, qui a la propriété de revenir à la vie, après une entière dessiccation.

787. Si l'on veut se reporter à ce que nous avons démontré ailleurs (*), sur le développement de l'épi, on concevra sans

(*) *Nouv. Syst. de physiol. végét. et de bot.*, tome 1, § 385.

peine que toute une sommité d'épi encore enfermée dans une balle inférieure, ou dans les deux glumes, offre au *thrips* les conditions d'incubation qu'il recherche dans l'ovaire, si c'est là qu'il dépose son œuf ; cette sommité restant enfermée dans la balle y jouera le rôle d'un ovaire carié, mais d'un ovaire surmonté çà et là d'arêtes, fig. 20, pl. 5, arêtes plus ou moins courtes et contournées, selon l'époque de leur croissance où l'altération organique aura pu les surprendre. C'est ce qui arrive plus fréquemment chez l'avoine, surtout chez l'*Avena sterilis;* alors la panicule ne semble plus qu'un épi charbonné, dont le charbon serait contenu dans des utricules ou pellicules aussi blanches et aussi transparentes que des pelures d'oignon. L'orge cultivé présente assez souvent un phénomène analogue ; c'est dans ce cas l'*Uredo carbo* des botanistes, ou *charbon* des agriculteurs. En comparant sur un micromètre, dont le millimètre est divisé en cent parties, le diamètre respectif des granulations de la carie et du charbon, on trouve que les globules de la carie du blé, pl. 5, fig. 18, occupent une division y compris les deux lignes de séparation, et que les globules du charbon de l'orge ou de l'avoine, fig. 22, n'en occupent qu'environ un tiers ou la moitié. Les premiers ont donc environ un centième de millimètre, et les derniers de un trois-centième à un deux-centième ; rapport à peu près des grains d'amidon du froment avec ceux de l'orge et de l'avoine.

788. Chez le seigle, l'ovaire ainsi dévié, par l'action du *thrips*, de son développement normal, s'allonge, tout en conservant ses accidents ordinaires de surface, et se colore en violet à l'extérieur ; mais ses cellules internes, au lieu de se désagréger comme chez le blé, se développent en un tissu d'une fongosité cotonneuse : c'est l'*ergot* de seigle dont Decandolle a fait un champignon, sous le nom de *Sclerotium*. La fig. 15, pl. 5, le représente jeune, et la fig. 16 plus avancé en âge, et crevant sous l'effort du développement intérieur (*). La forme et le tissu de l'ergot varient selon les diverses espèces de gramina-

(*) *Voyez*, sur les effets morbides des farines infectées de ce produit, ce que nous avons dit plus haut (338).

cées ; j'ai décrit ailleurs ceux de l'*Arundo phragmites* et du *maïs* de nos climats (*).

789. Quand le *thrips* s'attaque à des glumes ou paillettes toutes formées, le produit de sa piqûre est une poudre jaune et pollinique à globules oblongs, égaux entre eux, qui s'échappent en crevant l'épiderme; ils ont en diamètre un cinquantième de millimètre.

790. La part qui revient au *thrips* dans toutes les transformations précédentes, n'avait pas échappé à la sagacité de Linné, qui en avait dit : *Thrips, Loti corniculatæ flores clausos tumidosque reddit; spicas secalis inanit;* « le thrips rend les fleurs du Lotier corniculé, imperforées et enflées ; il réduit à rien les épis de seigle. » Fabricius a répété la phrase ; mais les botanistes ne l'ont pas lue, et ne se sont pas doutés du fait, dont Linné, du reste, n'avait aperçu que la superficie.

791. A l'époque de mes observations (juillet 1840), j'ai observé, au moins sur le plateau de Montsouris, où l'ergot et la carie se montrèrent cette année en fort grande abondance, j'ai observé, dis-je, que le thrips femelle rouge, pl. 5, fig. 9, affectait plus spécialement les paillettes de froment, où on le trouvait presque vivant en société; tandis que le thrips mâle, fig. 8, se rencontrait plus fréquemment dans les gaînes du chaume qui enveloppent les jeunes épis d'avoine. Ce qui expliquerait pourquoi le charbon attaque plus fréquemment les épis d'avoine, et la carie les ovaires du froment.

4e Genre : LES CIGALES (*Cicadæ*).

792. La cigale chanteuse du midi de la France, gros puceron à quatre ailes planes, de deux ou trois centimètres de long, fait

(*) *Nouv. Syst. de physiol. végét. et de bot.*, 1836. *Voyez* aussi, sur le même sujet, Bonnet, Œuvr. compl. — L'ouvrage de Franc.-Jac. Imhof : *Zeæ maïdis morbus ad ustilaginem vulgò relatus*, 1784, in-f° de 36 pages. — Gleichen (Guill.-Freder.) : *Anserlesene mikroscopische ent deckungen*, in-4°, 1777, pl. 21 (choix de découvertes microscopiques).

réellement beaucoup plus de bruit, avec son caquetage fêlé et monotone, que du mal aux végétaux et aux arbres, qui paraissent peu souffrir des ravages de sa progéniture et de sa propre nutrition. Du reste, malgré ce qu'en a écrit Réaumur, à la distance de deux cents lieues, et vu l'insouciance des observateurs du Midi, l'histoire des ravages de la cigale est encore assez problématique.

793. Nous avons aux environs de Paris la larve d'une espèce de cicadaire, dont les ravages sont plus à notre portée. Il n'est personne qui n'ait eu l'occasion de remarquer, sur les luzernes de nos campagnes, et à l'aisselle des feuilles, des petits paquets spumescents, qui ont l'air de la salive humaine, qu'un passant aurait craché dessus : c'est uniquement l'œuvre d'une larve de petite cigale (*Cercopis spumaria*, Lamk.) qui rend par l'anus, sous forme d'écume salivaire, le produit de la digestion des sucs aqueux qu'elle suce, en implantant sa trompe dans le bourgeon axillaire du végétal. Cette larve a les habitudes de malpropreté de la larve du criocère du lis (*Crio-cera merdigera*, L.) ; elle se plaît à s'ensevelir dans sa fiente : prévoyance de Rabelais, pour que personne ne la touche. Cette larve dépasse peu trois millimètres de long, lorsqu'elle n'allonge pas son abdomen ; mais elle en acquiert bien six, toutes les fois qu'elle veut expulser, par l'anus qu'elle développe, une bouffée d'écume, qu'elle se ramène sur le dos ; à l'état de repos, elle à l'air d'une grenouille, avec sa grosse tête, qui ne se termine en trompe rouge et courte, que sur la poitrine ; les pattes ont à leur extrémité une longue ventouse ambulatoire conique. On conçoit tout le mal que peut faire à un végétal une digestion aussi active ; heureusement que l'insecte ne s'attache qu'aux végétaux des lieux humides (*), qui sont riches en sucs aqueux.

(*) C'est la cigale de l'écume du gramen (*Cicada spumaria graminis*) de Geer, tom. 3, pl. 11, fig. 3, 4, 5, 6, pag. 163 ; le *Locusta pulex* de Swammerdam ; la *Cigale des œillets* de Gaspard Stoll, *Cigales et Punaises de la Suisse*, 1784, pl. 13, fig. 66, pag. 55. J'en ai trouvé, en mai 1840, sur les feuilles des jeunes pousses du *Solidago virga aurea*, qui croissaient à l'ombre d'un mur exposé au nord ; toutes les jeunes feuilles se recroquevillaient.

5e Genre : LES PUNAISES ou CIMICIDES (*Cimex*), (pl. 5, fig. 5 et 7).

794. Les individus qui se classent dans ce genre affectent des formes et des habitudes fort diverses ; la punaise, que nous connaissons le mieux par le dégoût qu'elle nous inspire, pl. 5, fig. 5, 7, est une exception dans la classification. Les punaises, insectes à trompe, ne subissent point de métamorphose ; elles sortent de l'œuf avec les formes qu'elles conserveront toujours, à l'exception des ailes que la plupart des espèces acquièrent en grandissant ; et dès qu'elles s'en sont parées, en se dépouillant de la peau de la forme aptère, elles ne grandissent plus. C'est ce qui a fait considérer la première forme comme l'état de larve de la seconde. Leur œuf offre un caractère particulier que nous décrirons ici d'après l'espèce qui les pond sur la vigne (*). On en voit un sur notre pl. 5, fig. 6 ; la femelle les attache sur la page inférieure (773), serrés les uns contre les autres comme des outres, étalant tous leur sommité à l'opposé du point d'insertion. Cette sommité est fermée par un couvercle à charnière et à fermoir triangulaire, *a*, fig. 6, qui se rabat sur le bord ; l'aire du couvercle présente sur chaque bord un assez grand ovale ; le fermoir, marqué de trois lignes noires, se distingue fort bien sur la nacre de l'œuf. Si on détache ces œufs tout frais de la surface de la vigne, en ayant même soin d'enlever l'épiderme de la feuille, ils ne tardent pas à se flétrir ; car les œufs sont aussi parasites ; la surface de la feuille leur sert de placenta. A l'époque de l'éclosion, il sort de là une petite punaise à fond rouge, la tête, le suçoir et les antennes noires, les anneaux rouges et marqués de trois taches noires ; elle n'a pas d'ailes en naissant ; il faut qu'elle grossisse sous cette forme et qu'elle change de peau, pour en obtenir quatre, dont deux font l'office d'élytres. Les élytres des punaises en forment la livrée la plus distinctive, par la bizarrerie de leur

(*) Cette espèce se rapporte à la punaise bordée de jaune du genévrier, de Geer, pl. 14, fig. 1, tom. 3.

coupe et de leurs empreintes, et par la variété de leurs ornements en couleur. Presque toutes les espèces de ce groupe répandent une odeur caractérisque, à laquelle elles ont donné leur nom (odeur punais). Le plus grand nombre vit sur les arbres, herbivores et carnivores; nos punaises domestiques recherchent le bois comme asile pendant le jour, et se répandent dans nos lits pendant notre sommeil, pour implanter leurs trompes dans nos chairs et nous sucer le sang. Les grosses punaises des arbres en font autant sur les plantes. Les habitants des eaux ont leurs punaises, comme les animaux terrestres.

A. Punaise des lits. (*Cimex lectularius*, Lin.)

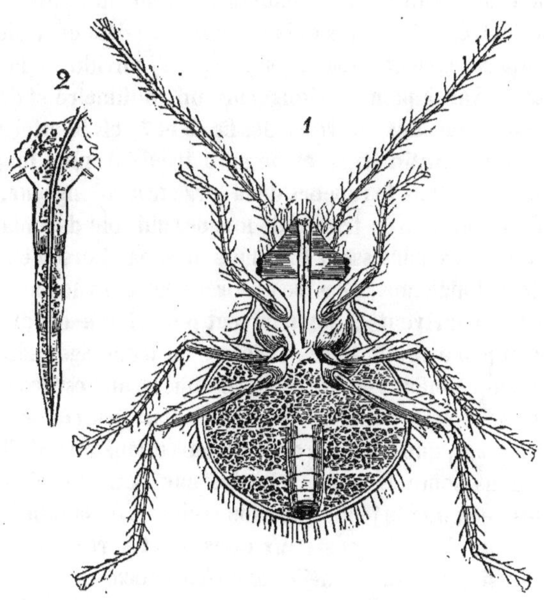

795. Les plus jeunes punaises de nos lits ont les formes ci-dessus, fig. 1, quand on les examine par le dessous du ventre; elles sont d'une couleur jaunâtre. On voit, fig. 2, leur trompe quadriarticulée et caniculée à l'intérieur. C'est sous cette forme qu'elles sortent de l'œuf; et on les rencontre nombreuses dans les fentes où les femelles pondent. A mesure qu'elles grandissent et se gorgent de sang, elles prennent une couleur rouge de plus en plus foncée; leur épiderme devient corné; à la loupe, il paraît piqueté de points arrondis, comme la surface d'un dé à coudre, fig. 5, 7, pl. 5. Leurs anneaux, peu distincts dans le premier âge, se débordent en recouvrement à un âge avancé; à tous les âges ils sont hérissés de poils fort courts. Quoiqu'à aucun âge elles ne prennent des ailes, cependant dans leur extrême vieillesse, on en distingue les rudiments comme deux petits élytres adhérents, fig. 5, pl. 5. Leurs antennes sont composées de quatre articles, les deux médians plus gros que le dernier, à l'âge avancé; dans le jeune âge, les articulations vont en diminuant de grosseur du point d'insertion à l'extrémité. L'anus et le rectum ne se dessinent bien que par transparence et dans le jeune âge; l'individu de la figure ci-dessus avait à peine, en longueur, un millimètre et demi de la tête à l'anus. Les individus des fig. 5 et 7, pl. 5, atteignaient jusqu'à cinq millimètres, et on en a trouvé de plus longs. La forme varie, dans le rapport de la largeur à la longueur, selon les habitations; on en trouve de longues qui sont dégoûtantes à voir, tant elles paraissent tuméfiées de sang. Lorsqu'elles jeûnent trop longtemps, elles se dévorent les unes les autres, et celles qui survivent et ne trouvent plus rien à dévorer, reprennent peu à peu la livrée incolore du jeune âge. Lamarck, un peu trop confiant en Latreille, énumère une espèce inédite de punaise, sous le nom de *Cimex hirundinis, seu cimex parvulus, pubescens*, que Latreille aurait trouvée dans un nid d'hirondelle; nous sommes porté à croire que Latreille n'aura eu sous les yeux que le jeune individu ci-dessus de la punaise ordinaire, qui s'attache aussi aux oiseaux, et surtout à l'hirondelle, ainsi que l'avaient déjà observé les anciens.

796. *Effets morbides de la punaise.* La punaise n'est pas venimeuse. C'est un insecte puant et incommode, qui trouble notre sommeil sans altérer notre santé. Cet être si fétide redoute les odeurs qui nous plaisent; on s'en garantit en parfumant son lit; l'odeur du camphre surtout les retient à dis-

tance ; et si on a soin d'en saupoudrer ses draps, on voit les punaises s'arrêter au bord du lit ; que si elles rentrent entre deux draps, elles perdent tout à coup leur agilité; elles se laissent écraser sans prévoyance, ou bien ne tardent pas à s'asphyxier. Elles abordent peu l'anus ou les parties génitales ; mais elles peuvent s'introduire dans les oreilles et dans le nez, et remonter même jusqu'aux sinus frontaux, pour y établir leur domicile, au moins quand elles sont jeunes. Cependant elles ne tarderaient pas à en être dénichées par l'odeur des fleurs ou du tabac. Si elles y séjournaient trop longtemps, on comprendra quelles seraient les conséquences de leur parasitisme, par les effets qu'elles produisent sur notre peau ; car, en implantant leur trompe-suçoir dans l'épiderme, elles attirent le sang qui s'extravase sur ce point, et y produit une tache circulaire, marquée d'un point plus foncé au centre, fig. 17, pl. 11. Un pareil travail, qui oblige ainsi le sang à rétrograder, ne laisserait pas que de jeter un certain trouble dans l'économie générale, ou au moins dans un organe, si le nombre de ces parasites devenait trop grand (*).

B. Punaise-mouche (*Cimex personnatus*, L. *Reduvius personnatus*, Fabric.)

797. La larve de cette punaise, également domestique, se voit en dessus et en dessous, fig. 1 et 3, pl. 5. Elle n'est pas habituellement si propre que la représentent les dessins ; car il suinte de tout son corps une liqueur visqueuse à laquelle s'attache la poussière des appartements, en sorte que, marchant ainsi enfarinée et emplumée, elle a l'air d'un tas d'ordures qu'un courant d'air mettrait en mouvement; elle se déguise à la manière du plus fou de nos rois de France, Charles VI ; d'où lui vient son nom de *Cimex* ou *Reduvius personnatus*. Son suçoir, fig. 2, ne paraît avoir que deux articles ; ses antennes, fig. 4, en ont quatre très-longs, à l'exception du premier, et de plus en plus grêles en commençant par le second.

(*) Joachim Camérius, d'après Schenkius, assure avoir vu rejeter, par expectoration, des vers semblables en tout à des punaises.

L'individu qui est dessiné ici a été trouvé dans les draps de lit, le matin en se levant, et voilà pourquoi il est si propre. Mais l'ayant placé sous un verre, où je l'ai gardé près de huit jours, il ne tarda pas à s'enfariner encore. J'avais placé à côté de lui des feuilles fraîches, ainsi que des punaises ; il n'a jamais touché ni aux unes ni aux autres, et cependant les naturalistes pensent, d'après Lamarck surtout, que le réduve, à l'état de larve, suce et fait périr les punaises de lit ; peut-être les faut-il, à ce hideux personnage, toutes fraîches gorgées de sang. Je crois plutôt que, quand il arrive jusqu'à nous, il ne se fait pas faute de nous sucer le sang, sans intermédiaires. Cet insecte est très-dur, et s'écrase avec difficulté ; on voit qu'il peut supporter de fort longs jeûnes ; car probablement je l'aurais conservé bien plus longtemps en vie, si je n'avais pris soin de le coller sur le dos avec ma salive, pour le faire dessiner par le ventre, ce qui l'aura probablement asphyxié, en bouchant les stigmates de ses anneaux. Quand il prend ses quatre ailes, il a l'air d'une longue mouche effilée ; car alors le mâle au moins est moins ventru que sa larve ; il vole dans les maisons, et y répand une odeur peu agréable. On le trouve en abondance près des fours de boulanger et de pâtissier (*).

C. Punaises d'eau.

798. Ces punaises déposent leurs œufs dans le tissu des plantes, sur l'épiderme des insectes aquatiques, ou bien, pressées par le besoin de pondre, elles les répandent au hasard en nageant. Ainsi isolés, ces œufs peuvent devenir des causes morbipares pour les animaux terrestres qui s'abreuvent à ces courants. Supposons en effet qu'il s'en introduise en assez grande quantité dans l'estomac d'un herbivore ; ces œufs s'attacheront d'abord aux parois stomacales, par la force même de leur incubation ; ils s'y développeront, car ils y trouveront toutes les conditions nécessaires à leur développement ; la panse étant

(*) *Voyez*, pour l'insecte parfait, Geoffroy, 1, pl. 9, fig. 5 ; et Schellenberg, *Das geschlecht der land und wässerwanzen*, Zurich, 1800, pl. 8, fig. 1.

habituellement remplie de liquides analogues à l'eau douce que ces insectes affectionnent, offre une surface animale dont ils peuvent être parasites impunément. Ce parasitisme ne manquera pas d'occasionner des effets morbides appréciables, selon le nombre de leurs auteurs, et de jeter le trouble dans la première fonction de l'économie et partant dans toutes les autres. On conçoit que le traitement antiphlogistique, et par l'eau blanche, ne fera qu'accroître l'intensité de ce mal, en ajoutant une condition de succès de plus à celle que ces insectes morbipares rencontraient déjà dans la panse stomacale.

779. L'homme des champs est tout aussi exposé que les animaux à ce genre d'accident morbide ; surtout si, dès les premiers symptômes, on le soumet au traitement aqueux.

6e Genre : HIPPOBOSQUES (*Hippobosca*, Lin.).

800. Les hippobosques forment le passage des insectes sans métamorphose aux insectes à métamorphose. Ils éclosent parfaits (*) ; mais leur suçoir n'est pas une simple trompe, comme dans les espèces précédentes ; il a pour gaîne un bec bivalve. Par le caractère, ainsi que par la forme générale de leur corps et par les deux ailes que portent deux ou trois de leurs espèces, ils tiennent spécialement aux mouches ou diptères, lesquelles s'en distinguent principalement par leurs métamorphoses, et par la présence de deux balanciers qui sont le rudiment de deux ailes inférieures.

Les hippobosques sont parasites des quadrupèdes et des oiseaux ; on les prendrait, au premier coup d'œil, pour des taons (*OEstri*), ou pour des grosses mouches de la viande, quand ils ont des ailes; et pour de gros poux, quand ils n'en ont pas.

(*) D'où vient que Fabricius, qui les classait parmi les mouches, leur donnait l'épithète de *puppigera* (qui pond des nymphes ou chrysalides) ? Les œufs que pondent les hippobosques sont, pour ainsi dire, des œufs végétants (577), qui grossissent par une incubation parasite, et permettent au fœtus d'atteindre, dans le sein de leur coquille, la taille de l'insecte parfait.

Les effets morbides de ces insectes s'arrêtent à la peau, vu qu'ils ne passent pas par l'état de larve; mais par leurs piqûres, ils incommodent tellement les animaux, qu'ils les rendent furieux; et quand ils en trouvent l'occasion, ils n'épargnent pas les hommes. Par leurs habitudes et leur biologie, on peut les considérer comme des punaises ailées; et c'est à ce genre de parasites qu'il faut attribuer les deux cas morbides qui suivent :

1° « Allant un jour, à la fin de juillet, du duché de Westphalie à Waersberghen, dit Christ.-Franç. Paullini (*), je rencontrai, près du village, un jeune enfant qui gardait les cochons et qui fondait en larmes; il s'était déshabillé, et se grattait de toutes ses forces la tête et le reste du corps. Je m'approchai et je vis voltiger, autour de sa tête, une multitude d'insectes ailés, qu'il appelait des *poux volants*, et dont quelques-uns me mordirent jusqu'au sang; je les observai avec attention; ils étaient noirs, avaient six pattes, et ne différaient en effet des poux que par leurs ailes; ils me parurent de la grosseur des poux de cochon, et ils bourdonnaient en voltigeant. Cet enfant prétendit que, lorsque les cochons allaient se vautrer dans un endroit marécageux qu'il me montra, ils en revenaient couverts de *poux volants*. Ce que j'allai vérifier, et j'y aperçus des milliers de ces petits insectes ailés. » A cette description, on ne saurait méconnaître les *hippobosques du cheval*.

2° Marcellin Donati (**) rapporte que « les acridophages (mangeurs de sauterelles), peuples de l'Éthiopie, sont sujets à avoir, dans leur vieillesse, des poux ailés qui les dévorent en entier et en très-peu de temps (sans doute en leur donnant la fièvre). D'après lui, cette vermine naît dans l'intérieur du corps, et commence à ronger le ventre, ensuite les pieds, puis tout le reste du cadavre. » Si ces dernières circonstances étaient vraies, il faudrait rapporter ce cas à celui des œstres ou mouches des cadavres, dont les larves produisent des ravages intérieurs.

(*) *Éphém. des cur. de la nat.*, 1687, déc. 2, an. 6, obs. 27.
(**) *Hist. med. mirab.*, lib. 1, cap. 5, pag. 59.

801. Nous connaissons, en fait d'hippobosques, l'hippobosque de la chauve-souris (*Pediculus vespertilionis,* L.; *Nycteribia,* Latr. et Lamk.), insecte aptère et à pattes d'araignée; l'hippobosque des brebis (*Melophagus ovinus,* Latr.), également aptère et de couleur rougeâtre; l'hippobosque du cheval (*Hippobosca equina*, L.), mouche brune, à deux grandes ailes, à corselet marbré de jaune et de blanc; l'hippobosque de l'hirondelle (*Hippobosca hirundinis*, L. (*)), dont la femelle, ailée comme le mâle, a une échancrure à la région anale. On trouve cette dernière dans le nid des hirondelles, comme une punaise nocturne, et qui attend que sa proie soit endormie; c'est sans doute à elle qu'il faut rapporter la goutte de sang que porte habituellement, sous ses ailes, Procné changée en hirondelle, en souvenir du meurtre de son fils Itus (**). L'hippobosque de l'hirondelle s'attache à divers autres oiseaux, et change un peu la couleur de sa livrée, selon la proie qu'elle suce.

DEUXIÈME GROUPE : INSECTES SUCEURS A MÉTAMORPHOSES.

802. Les insectes de ce groupe éclosent de l'œuf sous forme de vers, espèces d'œufs vivants, apodes ou armés de pieds locomoteurs, qui se transforment ensuite en nymphes, ou chrysalides, pour y mûrir les formes qui doivent les distinguer à l'état d'insectes parfaits. Nous diviserons ce groupe d'insectes morbipares en deux sections, basées sur les différences de structure de l'appareil de leur nutrition, ou de leurs armes défensives, mais principalement sur l'absence ou la présence des ailes : les aptères et les diptères.

PREMIÈRE SECTION : APTÈRES.

GENRE UNIQUE : PUCE (*Pulex*, L.).

803. La puce irritante (*Pulex irritans,* L.), espèce unique,

(*) J.-R. Schellenberg, *Genres de mouches diptères,* Zurich, 1803, in-8°, pl. 42, fig. 2 et 5.

(**) Signataque sanguine pluma est. Ovid., *Mét.*, 6.

d'un genre isolé, fig. 1, ci-jointe (651), doit être vue à un

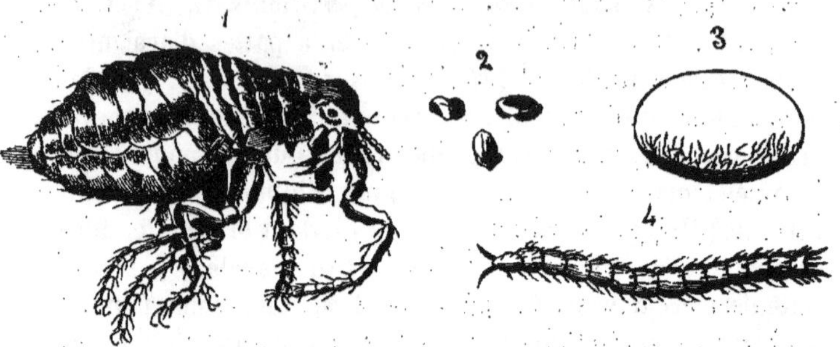

grossissement de quarante diamètres au moins, et par réflexion des rayons lumineux, pour qu'on puisse bien en saisir les détails, que ne comporte pas une gravure sur bois. Le corps en est caparaçonné, en dessus et en dessous, de larges écailles cornées et rouges, disposées en recouvrement, qui en marquent les segments et les anneaux. Les deux dernières paires de pattes sont distantes de la première, qui semble s'insérer sous le museau. Leurs antennes sont quadriarticulées; leur suçoir est renfermé dans une gaîne à deux valves triarticulées, et il se compose de deux soies; à la base du bec, existent deux palpes en forme d'écailles.

La puce pond ses œufs, fig. 2, dans les tapis des fauteuils et les draps de laine, ou bien sous la fourrure des chiens et des chats; il en éclôt un ver apode, fig. 4, à anneaux bordés de poils, et qui vit de ces tissus ou de toute autre manière qui nous est encore inconnue. Lorsqu'elle a atteint toute sa grosseur, elle se file une coque, fig. 3, se transforme en nymphe inactive, d'où la puce, fig. 1, sort armée de toutes pièces, à l'époque de la maturité. Par sa coque soyeuse et l'appareil de son suçoir, la puce se rapproche des papillons.

804. *Effets morbides de la puce.* J'ai vu les puces se multiplier tellement dans certains greniers, que les femmes qui y montaient par hasard, en descendaient les jambes couvertes; leurs bas blancs semblaient s'être teints en noir violet, tant ces insectes s'y pressaient à la curée. Ces greniers étaient pourtant inhabités, et j'y faisais pourrir les racines de l'*iris de Flo-*

rence, pour en obtenir les cristaux d'oxalate de chaux mieux isolés. On y rencontra en même temps, je crois m'en souvenir, un chat mort ; ce qui me fit présumer que la larve, fig. 4, pourrait bien vivre de préférence dans le derme des animaux morts. S'il en était ainsi, il en faudrait conclure que la puce n'est pas seulement un insecte incommode et cutané, mais qu'à l'état de larve, elle pourrait bien dans l'occasion exercer, sur notre corps, des ravages plus profonds et plus graves. Ce point de son histoire mérite d'être éclairci, sous le rapport de notre hygiène ; il ne paraît pas probable, en effet, que la larve d'un insecte si friand de notre sang ait des habitudes moins carnassières. Or, le fait une fois admis, on se fera une idée de tous les accidents morbides auxquels le parasitisme de la puce peut donner lieu : si la larve d'un si petit insecte se glisse dans les diverses cavités de nos organes, que de désordres n'y fera-t-elle pas naître, dont la cause échappant à nos sens rentrera dans le domaine des interprétations savamment hypothétiques ! Qui se doutera de la présence d'un si petit auteur de tant de maux, alors que l'histoire naturelle elle-même ne lui soupçonne pas de telles habitudes ? Que de maladies d'yeux, d'oreilles, de nez, des parotides, de l'anus et des organes urinaires et sexuels, pourraient bien n'avoir d'autres auteurs que ces larves inappréciables ! Que de cas de migraines et de fureurs maniaques proviendraient de l'introduction de cette larve dans les sinus frontaux !

805. La piqûre de la puce n'affecte pas toujours les caractères de la fig. 17, pl. 11, ceux d'une tache rouge portant un point plus foncé au centre. Il survient quelquefois à la suite, soit une phlyctène de forme variable, ce qui a lieu surtout sur les peaux douces et sur celle des enfants, soit un phlegmon plus considérable et plus profond ; et ce résultat est déterminé alors par une piqûre envenimée. Car la puce ne vit pas toujours dans des chiffons très-blancs ; sa larve n'a qu'à se développer dans les ordures et les chiffons dégoûtants des chiffonniers, pour qu'en s'élançant sur les passants, au sortir de sa coque, elle empoisonne son suçoir de saletés ; et ces insectes, tout malpropres qu'ils sont, préfèrent encore la chair

des étrangers à celle des habitants ordinaires de ces bouges. Toutes les fois que je suis obligé de visiter les malades de ces lieux fétides, je suis sûr d'en sortir les jambes couvertes de petits boutons durs et enflammés, qui me démangent et m'occasionnent, pendant quelques jours, les plus vives cuissons. On remarque, sur chacun de ces boutons, la trace de la piqûre de la puce, comme sur les taches pétéchiales de la fig. 17, pl. 11.

806. Si l'on dormait une nuit dans ces endroits infects, on ne s'éveillerait probablement qu'avec la fièvre; et ce cas maladif ne manquerait pas de se ranger dans la classe des fièvres éruptives, aux yeux d'un médecin qui ne serait pas averti; en effet, le corps du malade serait couvert de petits boutons enflammés. Les habitants de ces lieux paraissent à l'abri de la contagion, par le fait de leur malpropreté même.

807. Quand nous trouverons donc des taches ou boutons marqués d'un point ou d'une perforation foncée, l'analogie nous indique suffisamment que ces accidents cutanés ne sont pas des productions spontanées, ni des morbides entités; l'analogie des effets dénote une analogie de causes.

808. On comprend, par ce que nous venons de dire, que la piqûre d'une puce soit dans le cas d'inoculer la peste, le charbon ou toute autre maladie contagieuse; toute piqûre d'un instrument quelconque, dans les mêmes circonstances, en ferait autant.

DEUXIÈME SECTION : DIPTÈRES.

809. Pour se faire une idée générale des variations de forme que présentent les innombrables espèces de ce groupe d'insectes, on n'a qu'à chercher à concevoir par combien de transitions brusques ou ménagées, la configuration trapue de notre mouche domestique peut arriver aux proportions grêles, effilées et dégingandées du cousin. Population aérienne dont l'inépuisable fécondité, peuple, de ses tribus diverses, nos lacs, nos prés, nos étables et nos cuisines ; pâture des oiseaux,

fléaux des plantes et des quadrupèdes ; auteurs incessants de mille décompositions diverses ; incommodes à l'état parfait, nuisibles et souvent délétères à l'état de larves. Malgré ses soins de propreté, l'homme ne parvient pas toujours à se défendre de leurs ravages intestins ; la plupart des maux dont il ignore la cause, il les tient du paratisisme de ces êtres si chétifs à l'œil nu, si ignobles à voir à la loupe.

Les larves des muscides varient encore plus dans leur conformation, leurs mœurs et leurs habitudes, que les insectes parfaits ne varient dans leurs goûts et leur livrée. Elles vivent dans les eaux, dans les entrailles de la terre, dans le parenchyme des plantes ou sous l'épiderme des feuilles ; dans la chair des animaux morts ou vivants, dans la fiente et dans la pourriture ; il n'est pas en ce monde une œuvre de mort, qui ne couve un représentant de leur race ; et la livrée de l'insecte parfait se modifie, à chaque fois, en raison des modifications du milieu où a grandi la larve. Que d'espèces et que de genres ne créerait-on pas, si l'on ne tenait compte des effets immédiats de ces sortes d'influences ! Je suis convaincu que la même espèce de mouches, en déposant un de ses œufs dans le corps d'une chenille, et un autre dans celui d'un ver de coléoptère, donnerait lieu par là à deux modifications de sa livrée, qui prendraient place au catalogue sous deux noms spécifiques différents.

Les diptères pondent des œufs ou des larves ; leurs larves apodes se changent en nymphes ou puppes, ou bien ne font, en se métamorphosant, que prendre des formes plus voisines de celles de l'insecte parfait.

Nous n'avons à les classer dans ce livre, que largement, et relativement à leurs effets morbides ; les détails que nous donnerons à leur sujet doivent se renfermer dans ce cadre-là.

1er GENRE : COUSINS (*Culex*).

810. Le cousin (*Culex pipiens*, L.) pond ses œufs sur l'eau ; sa larve est aquatique ; elle porte, à la partie postérieure du corps, un tube respiratoire, au moyen duquel elle se tient sus-

pendue à la surface des eaux, la tête en bas, pour y capter sa proie au passage. Elle se transforme en une seconde espèce de larve, qui se meut, comme la première, mais ne vit plus que par la respiration. C'est de ce dernier état que le cousin s'échappe dans les airs, de toutes pièces, pour aller sucer le sang des animaux. Bien grêle auteur d'une grande torture, son suçoir se compose de cinq soies, organisées et assemblées de manière, qu'il peut les enfoncer assez avant dans les chairs et même dans le tissu des étoffes les plus serrées.

811. En pompant le sang, avec un appareil semblable, le cousin ne laisse pas seulement une trace inflammatoire; mais il détermine en outre, comme certaines puces, une phlyctène, qui conserve, sous forme d'un point, la trace du passage de sa trompe, fig. 18, pl. 11. Une cuisson très-vive survit à la piqûre ; et notre corps en deviendrait tout en feu, dévoré d'une fièvre brûlante, si ces ennemis ailés venaient nous assaillir en trop grand nombre. On connaît toutes les précautions que prennent les habitants des régions tropicales, pour se défendre, la nuit, de l'invasion de myriades de *maringouins* (*) qui les assaillent, et qui ne sont autres que des espèces de notre cousin (*Culex pipiens*), ou des *moustiques* qui se rapportent au *Culex reptans*, Lin., qu'on retrouve aussi en Suède. Les créoles s'en garantissent en tenant leur chambre à coucher fermée dès le soir, et en enveloppant leur lit de rideaux de gaze claire, à travers les mailles de laquelle l'air seul est en état de passer.

812. Le genre de vie de leurs larves indique assez que les cousins doivent se rencontrer de préférence, vers le voisinage de grands réservoirs d'eau douce. Il est des pays où on les voit pulluler, et couvrir l'air comme d'une nuée de poussière, qu'agiterait le vent. Insectes cosmopolites, on les rencontre sous tous les climats, partout où il existe des amas

(*) Ce mot ne serait-il pas un composé barbare d'un mot français, *marais*, et d'un mot hébreu, *gouim* (nation), dont les juifs du Midi se servent, même dans leur langage habituel, pour désigner leurs persécuteurs, les chrétiens? Les cousins seraient ainsi les *gouim* des marais.

d'eau pour pondre, et des quadrupèdes ou des hommes à torturer.

Qui le croirait? la Laponie est encore plus affligée, que les régions tropicales, de cette peste de l'air. Au solstice d'été, alors que la fonte des neiges vient transformer les plaines en flaques d'eau de plusieurs lieues d'étendue, les cousins s'élèvent dans les airs, comme une trombe de poussière, se rabattant sur les Lapons qui dorment au grand air, ou sur leurs troupeaux de rennes. Le malheureux berger ne peut ouvrir la bouche ou respirer sans se voir assailli de cousins qui le prennent au nez ou à la gorge; il a beau s'enduire les mains et le visage avec de la poix, il n'en a pas moins à leur disposition ses yeux, et les cavités buccales; il s'enferme enfin dans sa cabane, pour tenir les cousins à distance, préférant les premiers symptômes de l'asphyxie à la piqûre de ces moucherons. Et les pauvres rennes, à qui le bois repousse, se sentent tellement piqués en cet endroit par les cousins, puis par les taons et les œstres, qu'ils prennent la fuite sur le sommet des alpes, et dans le voisinage des neiges perpétuelles, où ils jeûnent, il est vrai, mais où ils prennent du moins quelque repos. Les plus riches Lapons ont soin de recouvrir leurs rennes de la même poix qui fait leur défense; mais c'est là, dans ce pays, un cosmétique de luxe, et que ne comporte pas la bourse du pauvre.

Cependant, comme la nature ne fait jamais le mal pour le mal, il arrive que ces petits *maringouins* du Nord suffisent à nourrir les poissons par leurs innombrables larves, et, par leurs mouches, les oiseaux aquatiques qui émigrent en foule en Laponie; restituant ainsi avec usure, par la chasse ou par la pêche, aux tristes habitants de ces déserts septentrionaux, le peu de sang qu'ils leur ont pris, en les torturant (*) de leurs piqûres.

813. Ne perdons pas de vue les caractères phlycténoïdes de

(*) *Voyez*, à ce sujet, la dissertation inaugurale intitulée *Cervus tarandus* (Rheno rangifer), soutenue par Charl.-Frédér. Hoffberg, tom. 4, pag. 144, des *Amœnit. academ.*

l'ampoule que détermine sur les peaux délicates l'introduction du suçoir des cousins.

2e Genre : OESTRE (*Oestrus*).

814. Semblable à nos grosses mouches, l'œstre s'en distingue par l'absence de la trompe, et par les trois tubercules qui forment tout l'appareil de sa bouche. Aussi ce n'est pas sous la forme d'insecte parfait que l'œstre est nuisible ; il ne semble plus vivre alors que pour choisir la place où il doit déposer en sûreté ses œufs, afin que la larve puisse aller éclore dans les intestins ou dans d'autres appendices du canal alimentaire des mammifères. En pathologie animée, l'œstre joue donc un très-grand rôle dans toutes les affections qui rentrent dans la classe des maladies d'estomac et d'entrailles. Nous invitons nos lecteurs à fixer spécialement leur attention sur ce genre d'insectes morbipares.

815. 1° *OEstre du cheval* (*OEstrus equi*, L.) (*). Cette grosse mouche à abdomen ferrugineux, et à corselet marqué d'une bande et de deux points noirs, a soin de déposer ses œufs sur les épaules et les jambes de devant du cheval. La démangeaison que l'incubation de l'œuf suscite (577) porte le cheval à se lécher en cet endroit, ce qui fait qu'il avale les œufs, et que les larves vont éclore et vivre dans son estomac et dans toute la longueur de son canal alimentaire. D'autres fois elle dépose ses œufs autour de l'anus des bestiaux, des chevaux principalement ; en sorte que la larve n'a plus qu'à s'introduire dans les intestins, pour y trouver sa nourriture. Les larves de l'œstre peuvent donc vivre dans toute la longueur du canal alimentaire ; et les entomologistes, trop enclins à spécifier quelques différences individuelles ou sexuelles, ont tort d'ériger en espèces ces différences d'habitation ; leurs *OEstrus equi, hemorrhoidalis, veterinus, nasalis,* ne sont certainement que des accidents non transmissibles de la même espèce de

(*) Réaumur, *Mém. sur les ins.*, tom. 4, pag. 541, pl. 34, fig. 13-17, et pl. 35, fig. 1-5.

ces parasites. Cette mouche n'est pas incommode et importune comme le taon, elle ne pique pas les bestiaux ; elle les infeste de sa race ; elle a bien des pelotes d'appréhension aux pattes, analogues à celles de la fig. 10, pl. 1 ; elle s'attache bien aux poils des quadrupèdes ; mais ce n'est jamais pour leur sucer le sang ; ce n'est point en parasite qu'elle les poursuit, c'est en mère prévoyante.

816. La larve, apode et en cône allongé, est armée de deux crochets mandibulaires, et ses anneaux sont bordés de petits poils ou piquants dirigés en arrière, destinés à l'empêcher de reculer et d'être ramenée vers l'anus, par le mouvement péristaltique des intestins. Lorsqu'elle est prête à se changer en mouche, elle vire de bord, et s'abandonne au torrent de la défécation, qui la rejette sur la terre, pour qu'elle y aille se métamorphoser en chrysalide sous les pierres.

817. Il en est de ces larves comme des helminthes, sous le rapport pathologique ; en petit nombre, l'animal les couve, sans en ressentir trop de mal ; la digestion répare bien vite les désordres de leur succion. Mais tout change avec le nombre et la multiplication de ces hôtes ; comment la panse stomacale pourrait-elle suffire à ses fonctions, d'où dérivent toutes les autres fonctions de l'économie, quand sa surface se tapisse de larves qui en épuisent les sucs et en déchirent le tissu à belles dents ? On verrait bientôt l'animal languir avec inappétence, baisser la tête, l'œil morne et les naseaux morveux ; et à la constipation ne tarderait pas de succéder la dyssenterie ; car la surface intestinale serait déchirée, sur des milliers de points, et déchirée d'une manière progressive ; et, du début à la terminaison, la maladie, variant de symptômes, pourrait changer vingt fois de nom, si, comme cela arrive presque toujours, on en ignorait la cause entomologique.

Vallisnieri, ce Réaumur de l'Italie, rapporte aux larves de l'œstre la maladie épidémique qui fit périr tant de chevaux dans le Véronais et le Mantouan en 1713. « Le docteur Gaspari, ajoute-t-il, trouva dans l'estomac de quelques cavales du pays, une quantité si surprenante de vers courts et ronds, qu'il les compare à des grains de grenade serrés les uns contre les autres. Chaque ver s'était fait une espèce de cellule en rongeant la membrane de l'estomac; et dans chacune de ces cavités, on aurait pu facilement loger un grain de maïs. » On nous demandera si, à l'autopsie des animaux qui succombaient à la gravité du mal, on aurait rencontré les mêmes larves : nous répondrons que non; on n'en aurait trouvé que les traces morbides; car des larves qui se nourrissent de tissus vivants ont hâte de fuir à l'approche de l'agonie, vu qu'elles n'ont pas l'habitude de vivre sur des cadavres. Dans ce cas, la maladie aurait été caractérisée, comme une entité pathologique des plus curieuses, ayant son siége dans l'estomac, et quelquefois dans l'intestin grêle et le côlon; qui sait si on n'en aurait pas fait une entérite folliculaire; et si les plaques de Payer n'auraient pas joué un certain rôle, dans la description de ces ultérations en forme d'alvéoles?

818. 2° *OEstre du mouton* (*OEstrus ovis*, Lin., et *OEstrus nasalis*, Fabric.) (*). L'œuf de l'œstre ordinaire, qui s'introduit dans la cavité buccale des moutons, est reniflé au lieu d'être avalé, et c'est dans les sinus frontaux qu'il va éclore en larves; pour cela même, la femelle de la mouche a grand soin de pondre sur les narines plutôt que sur les lèvres du mouton. La présence d'une larve aussi carnassière cause aux bestiaux une fureur qui les porte à se meurtrir la tête contre les arbres, remède analogue à celui qu'employa Jupiter, pour se débarrasser d'un violent mal de tête; et c'est pour se préserver de l'invasion de ces œstres que, par les temps chauds et au milieu du jour, on voit les moutons se rapprocher, se serrer les uns les autres et tenir la tête baissée jusqu'à terre et sous le ventre, afin de cacher leurs naseaux pendant leur méridienne. Les effets morbides de cette larve étaient connus des anciens : Alexandre Trallien, médecin grec du sixième siècle, rapporte que Démocrate l'Athénien étant tourmenté, dans sa jeunesse, par des attaques d'épilepsie, alla consulter l'oracle de Delphes

(*) *Voyez* Redi, *Esper. agli insetti*; — Réaumur, *Mém. sur les ins.*, tom. 4, pag. 552, pl. 35, fig. 8-10; — Brez, *Flore des insectophiles*, Utrecht, 1791, pag. 45.

sur la cause et les remèdes de sa maladie; d'après Alexandre, la pythie aurait répondu d'une manière qu'on pourrait traduire ainsi d'après lui :

Quos madidis cerebri latebris procreare capellas
Dicitur humores, vermem de vertice longum.

Démocrate n'y comprit rien, et s'en alla consulter à ce sujet un vieillard de quatre-vingt-dix-huit ans, qui était fort au fait du langage des oracles. Ce vieillard lui dit qu'il s'engendrait des vers dans la tête des chèvres, vers la base du cerveau, que les chèvres les rejetaient par le nez en éternuant, et que, pour se guérir, Démocrate n'avait qu'à se procurer de ces vers, avant qu'ils n'eussent touché la terre.

Le vieillard confondait ici évidemment le remède, sur lequel l'oracle se taisait, avec la cause morbipare qu'il indiquait expressément; cela ne signifiait qu'une seule chose : c'est que la cause du mal, qui affligeait Démocrate, n'était pas autre que le *ver long qui s'engendre chez les chèvres, dans les humeurs des repaires du cerveau*, ce qui signifie, en histoire naturelle moderne, qui éclôt dans les sinus frontaux des chèvres et des moutons. Quant au remède, la pythie n'en parlait pas; le tabac n'était pas encore arrivé d'Amérique, ni le camphre de Bornéo. Quoi qu'il en soit, et quand on réfléchit sur la justesse des indications de la plupart des oracles de la pythie, on est porté à croire qu'il y avait, dans leur fait, une puissance de divination et de somnambulisme dont la science n'a jamais eu le secret.

819. D'après Ch.-Fréd. Hoffberg (*), ces larves nasales attaquent aussi les rennes et les chevaux; les Lapons les nomment *trumba*, et elles leur paraissent plus funestes que l'œstre intestinal, qu'ils appellent *curbma;* c'est en éternuant que ces animaux s'en débarrassent. Les rennes sont si effrayés à l'apparition de la mouche, que la vue d'un seul taon suffit pour faire mugir un troupeau, fût-il de mille têtes.

820. 3° *OEstre cutané* (**) (*OEstrus bovis*, Fabr., et *Tabanus*

(*) *Amœnit. acad.*, tom. 4, dissert. 77, pag. 164.
(**) Réaumur, *Mém. sur les ins.*, tom. 4, pag. 527, pl. 36, 37 et 38, fig. 6-8.

tarandinus, id.) (*) Sur la peau des vaches qui paissent dans les bois, on remarque des tumeurs ou bosselures percées d'un trou fistuleux au sommet. Chacune de ces tumeurs est l'œuvre de la larve de l'œstre qui nous occupe ; elle se repaît des tissus du derme, et respire, en tenant son anus appliqué contre l'orifice de la fistule, le débouchant de temps à autre pour laisser écouler le pus dont se remplit la cavité. La mouche qui en provient est armée d'une tarière anale de quatre anneaux, au moyen de laquelle la femelle perce la peau des vaches laitières, pour leur déposer son œuf entre cuir et chair ; la chair des bœufs et des taureaux ne paraît pas autant convenir à ces larves sous-cutanées. Redi et Réaumur ont observé les mêmes tumeurs sur toute l'étendue de la peau de certains cerfs. Linné assurait à Réaumur (**) que, dans le Nord, les rennes sont sujets à nourrir des vers semblables sous leur peau. Triéval ajoute que, pour préserver leurs moutons de la formation de ces tumeurs entre cuir et chair, les Lapons leur frottent le dos et tout le corps avec une composition de lait, de beurre et de sel (***). Vallisnieri pense que les daims, les chameaux et les chevaux offrent de semblables tumeurs, œuvres des mêmes larves. Sauvages les désigne sous le nom de *OEstrus rangiferinus* (NOSOL).

Sauvages décrit encore, sous le nom de *Malis cornipedum* (clavelée ou claveau), des tumeurs, furoncles ou clous qui naissent sur tout le corps des moutons, et dans l'intérieur de chacun desquels on trouve toujours un ver ; cette maladie est évidemment un double emploi de la précédente ; ce ver est la larve de l'œstre. Sauvages ajoute que, dans les furoncles humains, on

(*) Cette espèce d'œstre ne nous paraît pas être autrement distincte des autres, que par les effets de la localité où elle se développe, et où l'œuf est éclos. La peau des vaches laitières peut bien leur offrir les mêmes qualités nutritives que le tissu des intestins des chevaux.

(**) *Mém. de l'Acad. des sciences de Stockholm.* Voyez *Coll. académ.*, tom. 2, pag. 324, 1772.

(***) *Voyez* la 77e diss. du tome 4 des *Amœnit. academ. Cervus tarandus.* Hoffberg, l'auteur de la dissertation, ajoute que les corneilles débarrassent assez souvent de ces larves les malheureux rennes, qui semblent se prêter avec reconnaissance à ces soins aussi officieux qu'intéressés. Linné attribuait aussi à la larve du taon, les *onglets* ou panaris qui affligent fréquemment les rennes.

ne rencontre pas de vers, à moins, dit-il, qu'on ne doive considérer comme tels le *bourbillon*. Sauvages, ainsi que la plupart des nosologues, perdait de vue que le médecin n'a pas, pour disséquer un furoncle humain et en rechercher la cause, la même latitude de dissection que le berger et le boucher.

Ce sont les mêmes larves qui s'insinuent au milieu du massacre du cerf, en hiver, et que l'on trouve partout où le bois se détache de la tête, ce qui fait qu'à cette époque, les cerfs dévorés en un tel endroit par cette vermine, ne peuvent rester en place, et cela dure jusqu'à ce que le bois se détache; ces larves tombent alors à terre et vont se métamorphoser, sous les pierres, en nymphes, pour se transformer en mouches au printemps.

En tout ceci, on ne parle pas des hommes; la médecine, alors comme aujourd'hui, évitait avec soin ces analogies insultantes pour les hautes doctrines de l'école. Cependant, puisque ces larves vivent de plusieurs chairs, je ne vois pas pourquoi, dans l'occasion, elles se feraient faute de la nôtre.

821. 4° *OEstre de l'homme* (*OEstrus hominis*, Nob.). Mais la science ne manque pas de faits en faveur de notre opinion.

Razoux, médecin de l'Hôtel-Dieu de Nîmes, a rapporté, en 1758 (*), un cas de mal de tête affreux occasionné par la présence, dans les fosses nasales, des mêmes vers que l'on trouve, dans cet organe, chez les moutons; la malade en rendit plus de soixante-douze et fut soulagée. Elle avait gagné ces vers, en s'abreuvant à une mare d'eau bourbeuse, où venaient de s'abreuver des moutons. Say (**) cite un cas, où la larve d'un œstre a été, pour un voyageur, la cause des plus vives douleurs.

Humboldt a vu, dans l'Amérique, des Indiens dont l'abdomen était couvert de petites tumeurs produites, à ce qu'il présume, par les larves d'un œstre.

Enfin Howship a lu, le 26 novembre 1832, à la Société

(*) *Recueil périodique d'Obs. de méd., chir., pharm.*, tom. 9, pag. 415. — Sauvages a érigé ce cas en maladie, sous le nom de *Passio bovina; Malis hypodermatis. Nosol. méth.*, cl. 10, gen. 22, sp. 1.

(**) *Journal de Philadelph.*, tom. 11, pag. 563.

médico-chirurgicale de Londres (*), un mémoire étendu sur les cas où l'œstre envahit le corps humain.

822. Nous n'hésitons pas à rapporter aux larves de l'œstre le *fungus cancéreux* de la matrice que Récamier et Marjolin ont extirpé en 1825 (**); nous avons pris soin d'en calquer la figure pour la démonstration ; la voici : On voit en A la substance de la matrice revêtue de la tunique vaginale; en *bb*, le *fungus* couvert de bosselures *d*, sur chacune desquelles il est facile de remarquer une cicatricule, qui est évidemment la trace de la fistule qui donne passage à l'air et à l'insecte. Il y a trop d'analogie entre ces caractères extérieurs et ceux des bosselures produites par les larves, pour qu'il n'y en ait pas entre les deux causes du mal. La ligature fut posée en *cc;* l'extirpation fut faite en cet endroit, et la malade guérit. A l'époque de l'observation, on ne pouvait pas prévoir combien l'anatomie fine de cette pièce pathologique était en état de jeter du jour sur l'origine de la maladie. Dorénavant, nous l'espérons, on ne laissera pas passer de la sorte ces bonnes fortunes de l'observation ; mais quelque incomplète que soit l'anatomie de ce cas, il est évident, à nos yeux, que chacune de ces bosselures était l'œuvre et le lieu d'élection d'une larve au moins analogue, si toutefois elle n'était pas identique, à la larve de l'œstre.

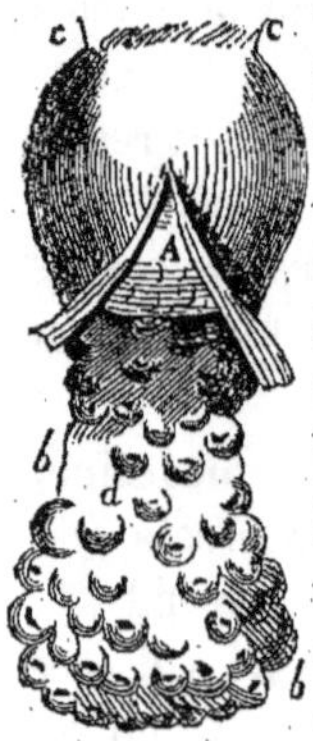

823. Léautaud, chirurgien juré de la ville d'Arles (***), a eu à traiter une tumeur de la forme d'un chapeau, survenue sur la hanche droite d'un jeune laboureur; la jambe enfla au bout de quelques mois, de manière que le malade ne pouvait plus marcher ; *les émollients n'y firent rien ;* on eut recours aux suppuratifs ; et quand le chirurgien vint à faire la ponction, quelle ne fut pas sa surprise, en voyant sortir par pelotons plus de

(*) Analysé dans la *Gazette méd. de Paris*, 1834, pag. 71.
(**) *Revue médicale française et étrangère*, 1825, tom. 4, pag. 503.
(***) *Journal de Méd.* de Roux, tom. 17, pag. 550, 1762.

quatre mille vers, tous en vie, les uns gros, les autres petits et longs ; le malade fut guéri dès lors avec tout le succès possible ; étaient-ce les larves de l'œstre ?

824. 5° Conséquences pathologiques qui découlent des faits précédents. *L'œstre*, que j'appellerais volontiers *intestinal*, ce qui comprendrait, comme variétés individuelles ou sexuelles, les cinq à six espèces d'œstre de nos catalogues ; l'œstre intestinal peut vivre dans le canal alimentaire de tous les mammifères, depuis les fosses nasales et les sinus frontaux, jusqu'à l'anus. La disposition de nos appartements, la facilité de nos mouvements, ainsi que nos soins de propreté, préservent en général les hommes de ses ravages, qui se reportent plus fréquemment sur les bestiaux. Cependant l'homme peut se trouver placé dans certaines circonstances qui l'exposent, pieds et poings liés, aux accidents de cette invasion. Qu'il s'endorme, la face découverte et en plein jour, près des chevaux et des bestiaux, dans les champs ou dans une étable, et l'œstre ne lui épargnera pas plus ses visites qu'aux animaux de vile espèce. Or, une mouche ne pond pas un petit nombre d'œufs ; elle est, comme tous les insectes, d'une fécondité surprenante ; qu'il en survienne trois ou quatre seulement, et calculez quelles en seront bientôt les conséquences. L'homme sortira bien portant de ce lieu si funeste ; ce ne sera qu'au bout de quatre à cinq jours qu'il commencera à éprouver les premières atteintes d'un mal dont nul ne soupçonnera la cause : céphalalgie de plus en plus violente, si les larves se portent aux sinus frontaux ; la violence du mal étant en raison du calibre de la cause qui l'occasionne, le mal grandira donc avec la larve d'où il dépend ; bientôt les surfaces nasales, d'où découlera une sanie de mauvais caractère, ne suffira plus à la nutrition des vers morbipares ; ils descendront des sinus frontaux, pour se répandre, derrière le voile du palais, dans toutes les cavités qui peuvent les mettre à l'abri de la dent et des mouvements de la langue ; ils tapisseront de leurs effets de désorganisation la trompe d'Eustache, l'œsophage, et, qui sait même, la trachée-artère et les premières voies bronchiques ; d'où otite aiguë, toux opiniâtre, catarrhe, suffocations, expectorations striées

de sang, symptômes de pneumonie ; de là aux crampes d'estomac, aux symptômes de gastrite et gastralgie, il n'y a que l'espace du pharynx à l'ouverture cardiaque; perte d'appétit, fièvre bilieuse ; vomissements continus, dès que les larves se seront fixées autour du pylore ; hématémèse, puis vomissements purulents ; enfin inflammation d'entrailles à la suite ; déjections versicolores et de mauvais caractère, bilieuses, sanguinolentes, purulentes, liquides et fétides ; urines sédimenteuses et brûlantes ; fièvre avec intermittence par suite de l'intermittence périodique de la nutrition de ces larves morbipares, par suite de l'alternative de leurs habitudes nocturnes et diurnes, de leur état de veille et de sommeil, qui sont souvent inverses de notre état de sommeil et de veille ; enfin prostration totale des forces et physiques et morales ; agonie à peine distincte des autres symptômes de la maladie, et mort ; vingt-quatre heures après, autopsie; et pas la moindre trace de larves d'œstre au milieu de leurs innombrables effets. Car les larves d'œstre, qui ne recherchent que les corps vivants, ont fui avec les excréments, bien avant que le malade ne soit plus qu'un cadavre ; ou bien elles ont été décomposées, avant leur œuvre de mort, par l'action désorganisatrice de la fermentation purulente et ammoniacale, surtout si, fuyant devant la décomposition des intestins, elles se sont frayé une route dans les chairs musculaires, d'où il ne leur aura pas été possible de s'échapper à temps, et où le scalpel, qui ne dissèque pas dans de si petites proportions, ne révèlera pas aux yeux de l'anatomiste, non prévenu, une aussi vile cause de ce magnifique cas de fièvre typhoïde ou de morve communiquée.

825. La maladie ne parcourra pas, dans toutes les circonstances, le cercle que nous venons de tracer à son développement ; les modifications du traitement seront dans le cas de l'arrêter au début, à l'époque où elle n'est encore qu'un rhume de cerveau, qu'un violent mal de tête, qu'un mal de gorge, qu'une gastrite ; une prise de tabac peut préserver les fastes de la science de la description longue et minutieuse de l'un des plus terribles cas de pathologie interne ; tandis que toute la science de la théorie antiphlogistique ne serait propre qu'à

conduire la maladie, doucement et comme par la main, de crise en crise, jusqu'à son fatal dénoûment.

5e Genre : **MOUCHES A LARVES CARNIVORES** (*Musca carnivora*, Nob).

826. La mouche est munie, à la vérité, d'une trompe et d'un suçoir y inclus, au moyen duquel elle se nourrit plus copieusement, et se sustente plus longtemps que ne peut faire l'œstre. Mais ce n'est point sous ce rapport qu'elle est morbipare ; elle nous incommode de ses importunités, en s'attachant à notre épiderme, mais elle ne le perfore nullement, et ne nous occasionne aucune désorganisation sous-cutanée ; elle ne s'abreuve que de notre sueur, ou de nos sucreries. Sa larve est aussi désastreuse qu'elle est elle-même inoffensive ; informe série d'anneaux apodes, sa bouche en suçoir est armée de deux crochets ou mandibules, au moyen desquels elle hache menu les tissus vivants ou morts, pour en extraire les sucs par une succion incessante. L'insecte parfait varie de livrée, selon les aliments qui ont servi à la voracité du ver ; considération importante et que l'on ne doit jamais perdre de vue, pour ne pas s'exposer à multiplier les espèces, sur des différences de coloration et de pilosités.

827. *Mouche commune* (*Musca domestica*, Lin.). La taille et les proportions de cette mouche varient selon les saisons La larve vit principalement dans le fumier de cheval, où la mouche, désertant nos appartements de luxe, va déposer ignoblement ses œufs ; mais à défaut de fumier de cheval, il faut bien que la mouche ponde ses œufs sur quelque autre ordure, sur quelque plaie que sa larve envenime, ou bien dans quelques-unes des cavités de notre corps que le hasard des positions lui permet d'atteindre. Heureusement pour nous, que nous ne dormons, le jour, que les fenêtres fermées, et la face voilée ; car les mouches à l'état parfait sont des insectes diurnes, tandis que leurs larves sont des insectes nocturnes et amis de l'obscurité. Lamarck prétend en avoir vu sortir du corps de la chenille du Psi (*Noctua psi*), dans la chair de

laquelle la larve aurait achevé toutes ses métamorphoses. Je ne suis pas éloigné de croire le cas possible, et je conçois que ces larves, faute d'autres substances, soient dans le cas de vivre et se développer dans les chairs des animaux, ou au moins dans leurs intestins; causes dès lors immédiates de désordres intestinaux, sinon par leur mode de nutrition, du moins par celui de leur reptation sur les surfaces du canal alimentaire. C'est à la larve de cette mouche qu'il faut rapporter le prétendu *Ascaris conosoma* de certains auteurs, à moins que ce ne soit une jeune larve de coléoptère qu'on trouve dans les racines de navets.

828. 2° *Mouche géante* (*Musca grossa*, L.). La larve de cette grosse mouche velue, sur un fond noir, vit principalement dans le fumier des bœufs. Mais comme la précédente, et par occasion, elle n'en mourrait pas, si le hasard en faisait éclore les œufs dans les fèces intestinales de l'homme ou des animaux.

829. 3° *Mouche bleue de la viande* (*Musca vomitoria*, L.) (*), grosse mouche à ventre bleu, qui dépose habituellement ses œufs sur la viande fraîche, dont le développement des larves accélère la décomposition et la venaison. Il est des amateurs qui, sur certains gibiers, aiment assez une viande riche en ces hideux parasites; l'homme est aussi parasite des cadavres. Mais, en laissant de côté ce point d'analogie, on ne saurait nier qu'une larve, qui se plaît dans la chair fraîche de boucherie, ne soit dans le cas de vivre dans la chair fraîche des animaux vivants. Si ce fait se réalise, sa présence déterminera, selon les organes, ou une fièvre putride et pestilentielle, ou des *anthrax* et des fistules de divers genres et de divers aspects. Ce n'est pas sans une raison pathologique que Linné lui avait donné l'épithète de *vomitoria;* non point parce qu'elle nous cause la nausée en la voyant, mais bien parce qu'en s'in-

(*) Sa larve est connue vulgairement sous le nom d'*asticot* et de *guillot*. On s'en sert, à Paris, pour amorcer l'hameçon, dans la pêche à la ligne. Qui le croirait? Nous avons, à Paris, des pauvres diables qui ne vivent que de l'art de faire pourrir les chiens, pour en avoir les asticots; on en a vu qui les réchauffaient exprès en dormant, et les couvaient, pour ainsi dire, entre leurs matelas.

troduisant dans l'estomac, et nous rongeant le voisinage du pylore, elle transforme le mouvement péristaltique de la surface stomacale en un mouvement à rebours. L'*Ascaris stephanostoma* n'est autre que la larve de cette mouche, trouvée dans les intestins de l'homme comme la précédente. (*Voy.* Bremser, *Vers intestinaux de l'homme.*)

830. *Mouche dorée commune* (*Musca cæsar*, L.). Les pieds noirs, l'abdomen vert doré brillant et couvert de poils, distinguent cette grosse mouche de toutes les autres. C'est sa larve qui dévore les cadavres, même les cadavres injectés. C'est elle qui vit souvent dans les plaies des hôpitaux, et les transforme en ulcères fétides. Elle a beaucoup d'analogie avec la larve sauteuse qui vit dans le vieux fromage.

831. *Mouche pendule* (*Musca pendula*, Lin.) J.-L. Odhelius rapporte qu'une jeune demoiselle de dix-sept ans se plaignant de violentes douleurs et de tranchées dans l'estomac, à la tête, à la gorge, le médecin lui administra du jalap seul et puis mêlé à l'aloès et au mercure doux; ce qui lui fit rendre des larves qu'on reconnut être celles du *Musca pendula.* (*Nouv. Mém. de l'Acad. de Stockholm*, 1789.)

832. Considérations d'histoire naturelle, sur les habitudes et les caractères distinctifs des insectes qui peuvent se ranger dans ce groupe générique. Nous ne chercherons pas à dépouiller ici le catalogue des espèces ou genres de mouches, afin de les soumettre à une critique de détail. Les règles générales que nous allons poser nous dispenseront de ce travail aride et rebutant :

1° Les caractères de forme et de dimensions de l'insecte parfait se modifient, d'après les circonstances qui ont concouru au développement de sa larve. Il est évident, en effet, que si la larve jeûne et manque d'aliments, elle ne parviendra pas à la taille de son espèce ; elle aura hâte pourtant de se changer en nymphe, laquelle se trouvera bien plus petite qu'à l'ordinaire. Or, la mouche qui en sortira ne saurait être plus grosse que la nymphe qui la renferme ; car l'insecte parfait ne se développe plus. Donc la mouche qui en proviendra sera de plus petite taille, qu'elle ne l'aurait été, si elle était provenue d'une larve mieux nourrie; et comme la forme générale change avec les dimensions, il s'ensuivra que, sous ce rapport encore, notre mouche apportera en naissant une notable différence. Je conçois facilement que, sous l'influence d'un tel accident, la grosse mouche et la mouche césar se réduisent à la forme et aux dimensions qu'affecte notre mouche domestique en automne.

2° En fait de milieux alimentaires, il en est qui sont plus ou moins nutritifs, quoique de même nature. Il pourra donc se faire que la même espèce de larve donne une mouche un peu différente d'elle-même, selon qu'elle aura vécu dans tel ou tel milieu, si riche qu'il soit en aliments.

3° La nutrition résultant de la combinaison de deux substances complémentaires de la fermentation, substances que la chimie rencontre dans tous les tissus organisés végétaux ou animaux; il ne faudrait pas croire que parce qu'on aura rencontré telle larve dans tels débris d'un être organisé, elle ne puisse pas se plaire et se développer dans les débris d'une espèce plus éloignée; ayons soin de ne pas généraliser de la sorte nos observations de hasard et de détail. Dans un pays où la mouche des cadavres n'aurait plus de cadavres à sa disposition, elle n'en pondrait pas moins ses œufs sur toute autre substance susceptible de décomposition. De là, dans la livrée de la mouche, tout autant de différences, que le milieu, où le hasard aura déposé la larve, offrira de mélanges et d'accidents.

4° La lumière solaire est le principe de la coloration des animaux, ainsi que des végétaux; l'être organisé semble élaborer sa coloration avec les molécules de lumière. Or, si la larve vit à l'ombre et dans les ténèbres, qu'elle s'y transforme en nymphe, et qu'elle y mûrisse ses formes sous cette enveloppe, certainement la mouche qui doit en éclore n'aura pas la même livrée, que si sa larve avait vécu sur un détritus échauffé par les rayons du soleil. Or, que de nuances de jour, depuis l'obscurité complète jusqu'au contact immédiat de la lumière solaire! que de nuances donc de formes et de colorations dans les caractères individuels de la mouche!

5° L'influence de la température est bien autrement puissante sur les modifications de taille et de coloration! Cette règle générale ne comporte aucune exception, dans aucune espèce de classes d'animaux et de végétaux. L'exposition au nord, au vent, au froid de l'arrière-saison ou des hauteurs, donnera donc des formes tout autres que l'exposition de la larve à la chaleur brûlante, à l'état atmosphérique calme et étouffant des vallons et des plaines ou de la saison caniculaire; et ces variations de résultats pourront être aussi nombreuses que le seront les changements brusques ou ménagés de la constitution atmosphérique.

6° D'où il faut conclure qu'on n'en finirait plus avec la classification, si l'on voulait s'amuser à donner un nom spécifique, à chaque modification que le genre mouche serait dans le cas de nous présenter, dans les dimensions et la livrée de ses individus; je suis convaincu que toutes ces modifications accidentelles, ainsi décorées du nom d'espèces, peuvent toutes passer les unes dans les autres; et que, sous ce rapport, quelque riche que soit notre catalogue, cependant nous sommes loin d'avoir tout noté. Appliquons-nous moins à décrire au hasard toutes les formes de mouches qui se présentent à nous dans nos excursions, qu'à observer les mœurs et les habitudes de leurs larves; nous servirons en cela et l'histoire naturelle des insectes, et l'histoire pathologique des animaux supérieurs.

7° En thèse générale, les larves des mouches, dont nous nous occupons, recherchent toute substance dont la décomposition revêt les caractères purulents et ammoniacaux; elles sont friandes de venaison. Or, peu leur importe que la substance provienne du règne animal ou du règne végétal; ce n'est pas l'espèce qu'elles affectionnent, c'est son genre de désorganisation; la chair du champignon a pour elles le même fumet que les débris d'un cadavre. Je les comprendrais volontiers sous le nom de mouches de la décomposition putride, ou sous celui de larves nocturnes, pour les distinguer de celles qui se plaisent dans le parenchyme des tiges et des feuilles des végétaux vivants. Les larves des diverses espèces de nos mouches putrivores vivent dans la fiente des animaux, dans les latrines, dans les champignons qu'ils décomposent en peu d'instants, dans le gluten et le fromage qui pourrit, dans les cadavres des divers animaux et de l'homme; on en voit qui dévorent même les os des squelettes que l'on conserve dans les collections, y trouvant assez de graisse pour suffire à leur nutrition, et se préservant, par une espèce de triage, des effets toxiques de l'arsenic des préparations anatomiques. Faites un mélange durci d'albumine ou gluten et de sucre, de graisse et d'albumine, et vous ne tarderez pas à y trouver des œufs et des larves de mouches, si vous l'abandonnez à l'ombre et à l'humidité, en été surtout. Variez ensuite ce mélange en y ajoutant divers autres produits, et variez aussi, par une autre série d'expériences, les expositions et la température; et avec la même espèce de mouche vous créerez des espèces de toutes les formes, de toutes les dimensions et de toutes les nuances. La nature de cet ouvrage ne nous permet pas d'aborder ce point de vue de notre sujet, d'une manière plus intime (*).

833. CONSIDÉRATIONS PATHOLOGIQUES SUR LES LARVES MORBIPARES DES MOUCHES. Les larves des mouches s'attachant tout aussi bien à la chair fraîche, pour la faire tourner à la décomposition putride, qu'à la chair des cadavres, qui y tourne déjà par sa propre désorganisation, il y aurait de l'inconséquence à nier qu'elles puissent s'attacher, si l'occasion se présente, à la chair des animaux vivants. Quelle différence existe-t-il, sous le rapport nutritif, entre la chair de l'animal que l'on vient de dépecer, et celle de l'animal qui jouit de la vie? Aucune, si ce n'est que celle-ci étant tenue par l'élaboration et la force vitale, à un degré de température assez élevé, doit offrir à la larve de plus grands avantages que l'autre. L'expé-

(*) *Voyez*, sous le rapport de la classification spécifique, les *Mouches de Suède*, de Fallen; les *Diptères d'Europe*, de Meigen; l'*Essai sur les myodaires*, par Robineau-Desvoidy, 1828, in-4°; *Insectes diptères du nord de la France*, par J. Macquart, 1826 et années suiv.

rience de tous les jours confirme, de tout point, cette donnée de l'analogie.

834. Job, étendu sur son fumier, ne tarda pas à être la proie des vers que le fumier réchauffe; et sa chair en fourmillait, transpercée de part en part. Hérode n'en fut pas à l'abri sur son trône; car, si la larve ne recherche que la fange, sa mouche a le droit de se poser sur le nez des rois.

835. Jean Aven a vu rendre, par les urines, des vers semblables aux larves des mouches de la viande (*).

836. Les observations de vers des mouches de la viande ou des cadavres, qui occasionnaient des otites violentes, avec convulsions, hémorragie ou écoulement purulent, et qui ont été radicalement guéries par l'extraction de ces larves; ces observations, dis-je, sont assez nombreuses dans les fastes de la science (**). La douleur occasionnée par les incisions de cette vermine, sur une surface aussi sensible, en était si vive, que les malades, disent les observateurs, en devenaient souvent comme fous. La présence d'esprit du chirurgien les en débarrassait bien vite, au moyen de la pince, ou des injections de myrrhe ou d'aloès.

837. Dastros, médecin à Aix (***) eut à traiter, en août 1818, une femme camarde et punaise, qui, s'étant endormie aux champs, devint le point de mire des mouches des cadavres, lesquelles déposèrent leurs œufs dans l'intérieur de son nez. Pendant trois jours consécutifs, elle se plaignit d'une douleur légère, mais sourde, qui semblait partir des sinus frontaux, et s'étendre à la tempe droite. Le lendemain, la douleur se prolongeait jusque dans l'intérieur de l'oreille; elle était accompagnée d'un fourmillement importun et *d'un bruit tout particulier, qu'entendaient le malade et les assistants, en y prêtant*

(*) *Éphém. des cur. de la nat.*, ann. 1688, an. 7, déc. 2, obs. 79.

(**) *Voyez*, à ce sujet, les observations de Farjou, médecin de la Charité à Montpellier (*Recueil d'Obs. de méd. chirur., pharm.*, tom. 9, 1758, pag. 136); — de Léautand d'Avignon (*ibid.*, tom. 8, 1758, pag. 145); — de Bertrand, chirurgien à Méry-sur-Seine (*Journ. de Méd. chir.* de Roux, tom. 20, 1764, pag. 150); — de Le Pelletier (*ibid.*, tom. 33, 1770, pag. 347); — de Filleau, chirurgien à Étampes (*Jour. de Méd.*, tom. 76, 1788, pag. 439).

(***) *Journ. génér. de Méd.* de Gaultier de Claubry, tom. 77, 1821, pag. 237.

un peu d'attention ; ce bruit était comparable à celui des vers qui rongent le bois. Les deux jours suivants, survint un épistaxis, à la suite duquel on vit sortir des vers de mouche ; on les attira alors en faisant renifler du lait à la malade ; et on en compta jusqu'à cent treize ; après quoi la malade fut guérie.

838. Leeuwenhoeck (*) parle de tumeurs de la grosseur du bout du doigt qui étaient survenues à la jambe d'une dame, et avaient fini par rendre ce membre monstrueux. Le chirurgien apporta une de ces excroissances à Leeuwenhoeck, qui y découvrit les larves de la mouche de la viande. Pour se changer en chrysalides, ces larves ne mirent que cinq jours.

839. En 1718, Saltzman (**) vit arriver à l'hôpital de Strasbourg un jeune homme dont la peau était labourée, sur tous les points, par des milliers de vers, les uns plus petits, les autres plus grands ; la substance de l'œil gauche avait été dévorée ; à l'aine et aux jarrets, il manquait des plaques entières de chair ; enfin le malade en mourut consommé. A l'autopsie on ne trouva pas un seul ver dans les intestins. Si ces vers n'étaient pas les larves des mouches dont nous parlons, ils devaient être celles des œstres (816).

840. Enfin on se rappellera sans doute l'observation recueillie en 1826 par Jules Cloquet, sur le pauvre troubadour des rues, qui, ayant un jour pris la fantaisie de cuver son vin dans un fossé du boulevard près de Montfaucon, ne tarda pas à entrer à l'hôpital, grouillant de vers par toutes ses surfaces, les rendant par dizaines, du nez, des oreilles, des yeux, et reproduisant, dans toutes ses circonstances effrayantes, la maladie de Job et d'Hérode. Il était dévoré tout vivant par les larves des mouches des cadavres, qu'avaient attirées, sur toute sa personne, le fumet de sa malpropreté et l'odeur de son vin. Si ces larves avaient pris leur direction à l'intérieur et n'é-

(*) Lettre datée du 17 octobre 1687, et insérée dans l'*Anatomia et Contemplationes arcan. natur.*, Leyde, 1722, pag. 96.

(**) Sauvages a décrit cette maladie sous le nom de *malis verminosa* (*Nos. méthod.*, tom. 5, pag. 419).

taient pas venues d'elles-mêmes donner l'éveil sur leur présence et la nature de l'influence morbipare, qui s'en serait douté, et qui n'aurait vu, dans les symptômes généraux et dans l'autopsie, les caractères de la fièvre typhoïde?

841. Henricius (*Epist. ad Forestum*) a décrit une maladie endémique en Transylvanie, et dans laquelle les malades rendaient par les urines les larves ou vers du fromage (*Vermiculi caseorum*). Les malades n'avaient point de fièvre, mais des coliques qui redoublaient chaque nuit, et de la constipation; ils tombaient dans le marasme.

842. Ne pourrait-il pas se faire qu'à l'insu du malade et des observateurs, une larve de mouche, ayant ainsi pénétré dans les chairs, se frayât, en rongeant, une route jusqu'au cerveau et jusqu'à la moelle épinière? Qui l'empêcherait de le faire, en dévorant les gros nerfs qui en émanent, les nerfs optiques principalement, ou bien seulement en se glissant entre le nerf et le névrilemme? La larve qui dévore des os peut dévorer, à plus forte raison, une substance nerveuse. Dès ce moment cette larve va devenir la cause immédiate d'une foule de maux et de symptômes de diverses dénominations : cécité, avec intégrité du globe de l'œil, si elle ne fait qu'altérer l'intégrité du nerf optique; ophthalmie purulente, si elle pénètre dans le globe de l'œil. Qu'elle continue sa route vers le cerveau : dès lors, fièvre cérébrale si elle s'arrête aux méninges; syncope et paralysie, si les résultats tuméfiés de son érosion compriment le cerveau; manie, si l'altération est superficielle; fureur et frénésie, si elle devient plus profonde; mort à la période de la décomposition ammoniacale. Nous ne décrivons pas là une maladie nouvelle par sa cause; Paracelse la connaissait bien : « La frénésie, disait-il (*lib.* 2, *paramir.*, *n*° 2), peut venir d'un ver de mouche qui perfore les méninges. » Jean Bauhin en observa un cas de ce genre sur une jeune fille de Cette en Provence. Les vétérinaires donnent le nom de *ver coquin*, et par corruption *versequin*, à une larve qu'ils trouvent dans le cerveau des chevaux attaqués de frénésie. Sauvages a classé ce cas morbide sous le nom de *phrenitis verminosa* (*Nos. méth.*, tom. 2, p. 322). En un mot, la maladie changera de nom, à

mesure que la larve changera d'organe et de place ; et les périodes du mal correspondront aux périodes du développement du ver.

843. Remarquez que les œufs de ces mouches sont assez petits pour se confondre, à l'œil nu, avec les accidents de surface ; la larve qui en éclôt s'introduit dans la peau, sans laisser de trace appréciable de son passage ; car elle ronge les chairs, et n'appelle pas le sang en le pompant ; la peau se referme sur elle, et elle pénètre ainsi, à l'insu du malade, à toutes les profondeurs. D'un autre côté, observez qu'en désorganisant les tissus pour s'en nourrir, elle ne tarde pas à décomposer les liquides, soit par suite de leur propre stagnation, soit par suite de la fermentation putride des excréments qu'elle y dépose. Cette larve va donc déterminer, dans les profondeurs des chairs musculaires, un clapier purulent, un dépôt clandestin de pus, foyer incessant d'infection, qui se communiquera de proche en proche, et sera dans le cas d'empoisonner, en définitive, l'économie générale, si la pointe du bistouri ne vient pas à propos ouvrir une issue à ce venin intestin.

844. Mais les larves de certaines espèces de mouches ne s'attaquent pas seulement aux substances molles ; elles rongent les os par prédilection ; dans ce cas, le malade éprouvera des douleurs ostéocopes, les tortures du *spina ventosa*, et d'une vrille qui perforerait ses os ; l'os ne tardera pas à devenir un foyer putride ; la carie suivra la route de la larve qui s'y creuse un terrier, en rongeant sa substance. Et quand le pus, rongeant à son tour les chairs, se sera frayé, au dehors, une issue, et qu'il viendra se dégorger en aboutissant à la peau, la plaie des os ou des chairs aura une fistule, une fontaine de sanie qu'alimenteront les ravages d'un insecte morbipare: cause bien simple de maladies que, dans sa superbe ignorance, la classification traduira en une mystérieuse entité (*).

845. Tous ces maux diminueront d'importance, et change-

(*) Chez la plupart des peuples anciens, on avait la persuasion que le plus grand nombre des maladies des os, que l'on connaît aujourd'hui sous le nom de carie, étaient occasionnées par un ver rongeur, auquel les Romains donnaient le nom de *teredo*.

ront même de nom, à mesure que les larves diminueront en nombre. Si l'une de ces larves isolées s'attache à corroder un gros nerf, il s'ensuivra, sans cause connue, la paralysie du membre que ce nerf animait ; si son action ne s'est portée que sur un ramuscule nerveux, la paralysie ne dépassera pas une des masses musculaires ; la paralysie ne sera qu'une douleur rhumatismale. La science pourra s'enrichir ainsi d'un volume entier d'observations spéciales, ayant pour but de classer en règles générales les prédispositions, les symptômes précurseurs, la marche, les périodes, les crises et le dénoûment d'une maladie, qui se modifiera de mille manières, au gré d'un être inapercevable, et qui, après tous ses ravages, n'en restera pas moins inaperçu.

846. Enfin combinons toutes ces données avec celles des variations du traitement et des habitudes du malade, et nous aurons ainsi de quoi prévoir et tracer d'avance toutes les modifications que la même maladie pourra offrir, selon que l'individu qui en est le sujet aura la peau plus rude ou plus molle, plus ou moins revêtue habituellement de crasse oléagineuse, les chairs imprégnées de plus ou moins d'odeurs phosphorescentes et ammoniacales, selon enfin que le traitement sera antiphlogistique et fade, ou tonique et aromatisé ; les larves des mouches ayant une aversion pour certaines odeurs qui les empoisonnent, et pour certains liquides qui les asphyxient. On conviendra bientôt que, dans ce peu de mots, nous avons expliqué bien des mystères nosologiques !

4e Genre : **MOUCHES A LARVES HERBIVORES** (*Muscæ phytophagæ.*)

847. Nous entendons, sous ce titre, les mouches à trompe et à suçoir, dont les larves vivent spécialement dans les tissus herbacés, c'est-à-dire dans les tissus diurnes, qui élaborent cette matière colorante, laquelle commence toujours par la couleur verte, et que nous avons nommée ailleurs *caméléon végétal*. Les larves qui vivent dans les tissus nocturnes,

tels que les champignons, nous les avons rangées, à cause de l'analogie de leur alimentation, dans le genre précédent.

848. Les larves de ce genre ne s'attaquent pas, comme les grises (580), aux végétaux languissants et qui s'étiolent à l'ombre; c'est sur les organes les plus sains, les plus vigoureux que la mouche attache son œuf; c'est dans les tissus le plus riches en sucs nutritifs que la larve pénètre ; les unes habitent les fruits sucrés et légèrement acides, tels que la cerise et la prune, etc.; les autres vivent dans les racines; les autres dans le parenchyme des feuilles, où elles se creusent un terrier sous-épidermique. On a bien peu ajouté, relativement à leurs mœurs et à leurs habitudes, au peu de choses que de Geer et Réaumur en ont dit; depuis quarante ans les naturalistes sont devenus plutôt collecteurs d'espèces qu'observateurs de mœurs. Il nous reste encore bien des faits à découvrir autour de nous, dans ce genre de recherches abandonné depuis longtemps, et bien des créations nominales à effacer à la suite de ces recherches.

Le cadre de cet ouvrage nous impose la nécessité de nous restreindre aux deux faits d'observation suivants, qui ont un rapport immédiat avec notre sujet.

849. Mouche du chou (*Musca brassicaria*, Lin.). Quand on visite un carré de choux vers le commencement de l'automne, il n'est pas rare d'en trouver un assez grand nombre qui présentent, au point où le collet sort de terre, plusieurs bosselures semi-sphériques juxtaposées, sans trace visible d'ouvertures, et qui donnent à la tige l'aspect éléphantiasique d'une jambe déformée par la lèpre tuberculeuse. Par la dissection, on s'assure que chacune de ces bosselures est l'œuvre d'une larve apode blanche, assez analogue, par sa forme générale, à celle de la figure 13, *c d*, de la pl. 6, mais qui en diffère par l'absence des cornes frontales; sa bouche est armée de deux forts crochets noirs, latéraux et opposés, au moyen desquels elle hache la pulpe dont elle pompe les sucs, d'où il arrive qu'à l'intérieur les bosselures communiquent souvent ensemble; les mineurs ne tardant pas à se rencontrer, en poursuivant les veines de nutrition qui leur paraissent favorables. Ces larves passent

l'hiver dans les abris qu'elles se sont creusés ; sur les choux même arrachés de terre, toutes celles qui habitent les bosselures supérieures de la tige de chou meurent ; mais les autres, dont les bosselures touchent au sol, se conservent vivantes, jeûnant et hibernant ainsi dans un végétal à demi décomposé ; après le rude hiver de 1841, j'en ai trouvé de vivantes encore, le 15 février, dans un trognon de chou que j'avais abandonné couché sur la terre. Au printemps, cette larve se change en nymphe ; et aux premiers rayons d'un soleil un peu chaud, il en naît la mouche connue des entomologistes sous le nom de la mouche du chou (*Musca brassicaria*, Lin.), mouche à abdomen cylindrique, ayant le second et le troisième segments roux. Voilà donc des tumeurs ligneuses, analogues des tumeurs osseuses, à des exostoses des animaux, qui ne sont que le produit de l'érosion d'une larve de mouche, laquelle peut y vivre au moins quatre mois, les poussant au développement par les morsures du jeune âge, les cariant ensuite par l'infection croissante de ses excrétions.

850. En chimie, on ne saurait méconnaître les analogies de la fermentation des plantes nocturnes avec celle des substances animales ; or, par la nature de sa déviation étiolée par la culture, le chou appartient en partie, et sous plus d'un rapport, à la classe des végétations nocturnes. On ne saurait donc nier que la larve du chou puisse s'introduire dans certains de nos tissus, et s'y développer, aussi à l'aise que dans la racine moelleuse de la plante de nos jardins. Or, s'il en est ainsi, on verra se former, sur la peau, des élévations ou bosselures, qui enfleront en tumeurs, dont la grosseur et le nombre augmenteront de jour en jour, pendant les quatre ou cinq mois que durera le développement de la larve ; chacune de ces tumeurs sera un clapier de désorganisation et de pus ; et si la larve établit son gite dans un organe osseux et spongieux, l'os semblera se déformer à vue d'œil par des exostoses de divers contours ; sa surface se couvrira bientôt de saillies et de bosselures, sous lesquelles ses formes normales disparaîtront peu à peu. La classification nosologique aura un nom tout prêt pour désigner cette entité maladive ; la philosophie nouvelle reconnaîtra

désormais l'analogie de la cause, à l'analogie de ses effets de déviation.

851. MOUCHES A LARVES MINEUSES DES FEUILLES (*Musca cunicularia*, Nob.). J'habitais, au mois de juillet 1823, une terrasse au cinquième étage, sur laquelle ces mouches semblaient se plaire de préférence. Elles déposèrent leurs œufs sur les feuilles de mes pois de senteur (*Lathyrus odoratus*, Lin.), de mes soleils (*Helianthus annuus*, Lin.), des *Sisymbrium amphibium*, de l'*Agrostemma rosa cœli*, Lin.; ce qui me donna l'occasion d'en étudier avec un certain soin les habitudes et l'histoire. En naissant, la petite larve perçait l'épiderme de la page supérieure de la feuille, et y traçait, en minant sans cesse devant elle, un terrier sous-épidermique qui s'allongeait de plus en plus, décrivait des courbes et des sinuosités, selon que la larve était détournée de la ligne droite par un obstacle plus difficile à franchir, par une adhérence de l'épiderme au parenchyme plus difficile à vaincre, en sorte qu'à une certaine époque la page éclairée de la feuille, labourée ainsi par ce travail sous-cutané, présentait l'aspect d'une petite carte topographique. Ce terrier, blanc comme une pelure d'oignon sur un fond vert, offrait, de distance en distance, à travers la transparence de ses parois, des petits points noirs ou violets également espacés. A la loupe, on s'assurait que ces points noirs étaient les crottes d'une larve qui, ne revenant jamais en arrière, quoique croisant souvent son précédent chemin, creusait le parenchyme, immédiatement au-dessous de l'épiderme, à travers lequel son corps se dessinait comme une tache oblongue et jaunâtre.

La larve est apode, cylindrique, d'une diaphanéité qui laisse lire, à l'intérieur de son corps, le jeu de tous ses viscères, et le progrès de la chylification et de la défécation de ses aliments; le corps ne m'a offert que huit anneaux ou segments, non compris la tête et l'anneau de l'anus; la tête, par sa structure, ses appendices et les mouvements qu'elle exécute en minant, rappelle assez bien la forme générale et les mouvements d'une tête de lièvre que l'on voit brouter de loin. Elle offre un orifice buccal armé à l'intérieur comme de deux petits mamelons mandibulaires ou en crochet; l'œsophage se bifurque vers la naissance du second segment, ce qui donne à cet appareil l'aspect d'un Y noir et de consistance osseuse; la matière ingurgitée semble se rendre, par cette bifurcation, dans le canal intestinal qui est simple; là elle se moule, se solidifie en séjournant de distance en distance, et comme de station en station. On remarque, au-dessus de cette tête, deux petites trompes ou cornes fistuleuses et canaliculées de noir, qui me paraissent deux organes stigmatiques, dont l'orifice, constamment appliqué contre l'épiderme, aspire ainsi constamment l'air tamisé à travers les pores de cette pellicule non encore desséchée. Quand la larve mine la feuille, on voit ces petites cornes rejetées latéralement; la larve dédouble la feuille, comme l'on fauche, en rongeant de côté et de droite à gauche. Au-dessus de l'anus se remarquent également deux appendices ou mamelons, roides et inflexibles, qui paraissent servir d'étais à la larve, pour tenir l'épiderme relevé, et afin qu'il ne comprime pas le reste du corps de l'animal; outre ces deux destinations, peut-être ces deux mamelons servent-ils aussi, à leur tour, de stigmates respiratoires. J'enlevai la larve de son terrier, et l'ayant mise sur le porte-objet, dans une goutte d'eau, je la vis avaler l'eau avec la même avidité que le suc du parenchyme. Dès que l'eau était évaporée, la larve semblait privée de mouvement; une nouvelle goutte d'eau remettait en jeu tous ses organes. J'écorçai l'épiderme dans toute la longueur de son terrier, et je la vis reprendre son ouvrage et se faire un nouveau terrier, en minant de nouveau entre le parenchyme et l'épiderme non encore entamé. Quand la larve veut se métamorphoser, elle perfore le parenchyme, va se tracer un terrier sous la page inférieure de la feuille, et là elle devient une nymphe à peu près ovoïde, de couleur marron, offrant dix segments munis, du côté de la tête, de deux mamelons qui sont les étuis des antennes. Au bout de cinq à six jours, par une température de 17 à 18 degrés centigrades, la nymphe (*puppa*) se change en une petite mouche fort analogue à celle des champignons. Ces mouches se sont attachées à un morceau de la pulpe de cerise que j'ai mis à leur disposition; elles dépassent à peine quatre à cinq millimètres de long.

852. Si, en botanique, on était condamné à ne disséquer une plante que vingt-quatre heures après la mort de l'individu, il est certain que le travail sous-cutané de cette larve aurait constitué une entité maladive, une maladie de la peau végétale. La petite mouche que je viens de décrire n'est pas le plus petit insecte de cette branche de la création; on conçoit que sa taille soit gigantesque par rapport aux dimensions des mouches que l'on découvrira plus tard; mais plus ces espèces morbipares seront petites, plus l'observateur sera enclin à classer leurs effets morbides dans les savantes entités du cadre de la nosologie végétale.

853. Mais nous avons suffisamment établi plus haut que les larves des mouches labourent aussi le corps et la peau des animaux; l'analogie indique que la peau animale doit avoir aussi ses larves mineuses. Si cette hypothèse se réalise, quels en seront les résultats morbides, si ce n'est une espèce de tatouage en taches guillochées et gravées, qui gagneront en étendue, en augmentant chaque jour les spirales du sillon que tracera la larve? Dès lors le malade présentera tôt ou tard la reproduction des figures qu'Alibert (*) a publiées, comme spécimens de sa lèpre squammeuse alphos, ou de la lèpre tyrienne et à raies. Rappelons-nous qu'on ne dissèque pas la peau d'un homme vivant, comme l'épiderme d'une feuille.

854. Nous rapporterions volontiers, à la larve de l'une des mouches de ce genre, la figure ci-jointe que Kerckring, dans ses observations anatomiques, donne comme celle d'un ver long et cornu qui était sorti du nez d'une femme d'Amsterdam, le 11 septembre 1668, et que Kerckring conserva jusqu'au 3 octobre sans lui donner aucune pâture. Ambroise Paré (**) et Andry (***) ont reproduit, comme nous, cette figure grossière, et ce dernier a pris les ombres portées, pour des poils; l'ima-

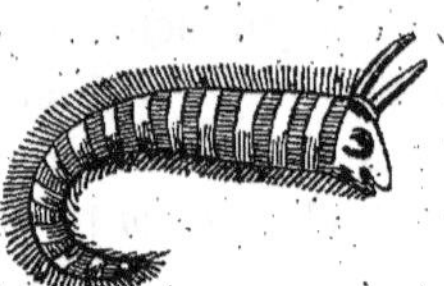

(*) *Monog. des Dermatoses*, in-4°, 1852, pag. 484 et 492.

(**) Édit. de 1664, liv. 20, ch. 3, pag. 471.

(***) Édit. de 1741, pag. 73, tom. 1, *Générat. des vers dans le corps de l'homme*.

gination du dessinateur a vu des yeux et une bouche fendue dans des accidents de surfaces. Ambroise Paré ou bien ses éditeurs me semblent avoir confondu l'histoire de ce ver, avec le cas que nous avons rapporté plus haut d'après Fernel (540).

5e Genre : MOUCHES A LARVES APHIDIVORES (*Muscæ aphidivoræ* (753)).

855. Je me contenterai de décrire ici l'une des espèces de ce genre, dont la mouche, car les entomologistes ne décrivent que l'insecte parfait, me paraît se rapporter assez bien à la *Syrphus pyrastri*, de Fabricius, et à la fig. 9, pl. 31, tome 3, de Réaumur, *Mém. pour servir à l'histoire des insectes;* elle est grossie ici à une loupe de un pouce, et son œuf est représenté fixé sur une petite tige d'œillet de poëte.

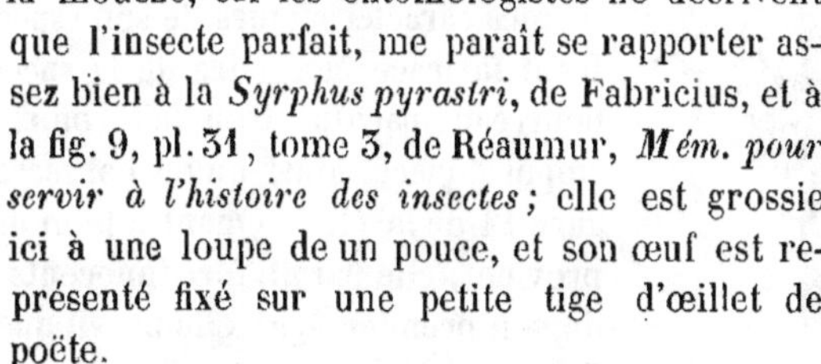

Il sort de cet œuf une larve singulière, et par sa couleur verte, qui se confond avec celle des feuilles et des tiges, sur lesquelles elle chasse, et par la manière dont elle s'y tapit au moindre danger. On la voit en *aa'*, et grossie à la loupe, dans cette position sournoise et comme à l'affût; *a'* correspond à la bouche et *a* à l'anus; *b* est un anneau isolé pour mettre en évidence la forme et la disposition des neuf piquants dont se hérisse sa surface supérieure, ainsi que ceux qui se groupent, en une paire de pattes, à la surface inférieure. Lorsque la larve se redresse sur son extrémité postérieure, sa partie supérieure prend l'aspect de la figure *d*. Les figures *c* et *e* représentent la nymphe ou puppe, forme que prend la larve *aa'*, pour mûrir la livrée de la mouche qui doit en sortir; la puppe *c* est ici fixée

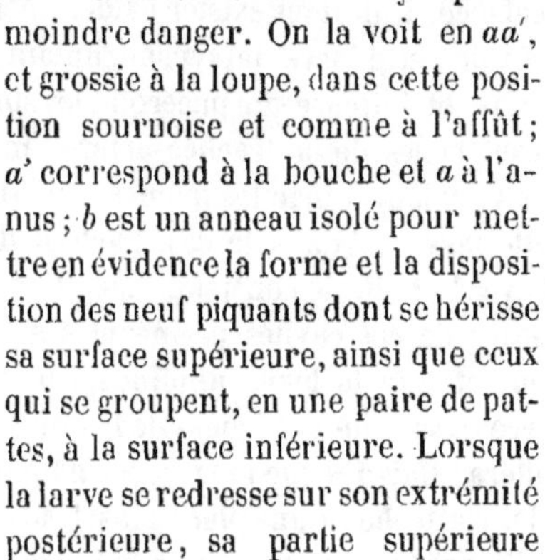

sur une arête de blé encore un peu vert. Cette larve sournoise et hypocrite s'avance en rampant sur les tiges, cherchant et flairant sa proie parmi les troupeaux de pucerons ; on la voit bientôt appliquer sa bouche sur le dos du plus gros et du plus succulent, l'arracher de sa place et le soulever en l'air, pour en sucer les entrailles et le sang, la tête haute et immobile, telle qu'on la voit enfin sur cette tige de rosier. Quand elle lâche sa proie, celle-ci n'est plus qu'une vésicule vide, conservant encore, comme un animal empaillé, les formes caractéristiques de son espèce, mais offrant la trace circulaire de la succion de son bourreau, par un trou fait comme avec un emporte-pièce, ainsi qu'on l'observe sur la figure 14 de la pl. 7. Quant à la mouche qui en provient, elle paraît fort innocente des crimes de son premier âge ; elle ne vit que du suc des fleurs ; elle éclôt au printemps, après avoir passé l'hiver dans le maillot de sa nymphe.

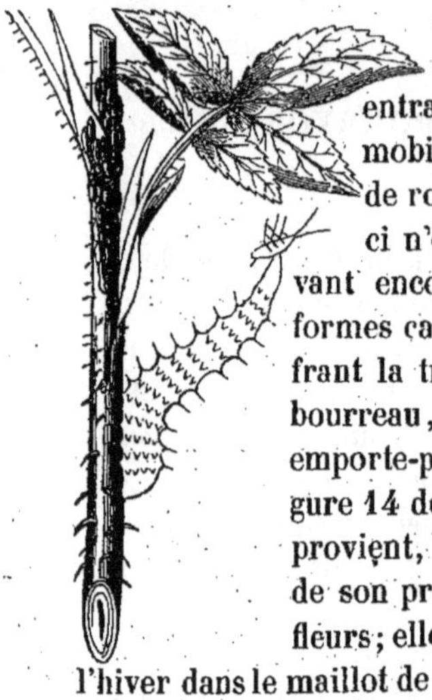

856. Dans le nombre de nos tissus, surtout de ceux de l'enfance, il doit en exister évidemment plus d'un qui soit du goût de cette larve de syrphe, autant que peut l'être la chair tendre et laiteuse du puceron ; les surfaces nasales et auriculaires, celles de la trachée-artère, me paraissent, chimiquement parlant, offrir les mêmes conditions d'alimentation. Or cette larve est dans le cas, surtout dans ses premiers jours, et avec la taille de son jeune âge, de s'introduire dans l'une ou l'autre de ces cavités perméables à l'air extérieur ; si cela a lieu, et que la larve applique sur ces parois son emporte-pièce et sa ventouse, jugez de la douleur lancinante qui en résultera ! Mais dès que la larve abandonnera ce point épuisé, pour aller s'attacher à une place plus fraîche, l'hémorragie ne sera-t-elle pas la conséquence immédiate de la solution de continuité, que laissera béante la bouche perforante de cet insecte carnassier ; et qui devinera la cause, dans l'apparition de ces symptômes et de ces effets ?

6° CONSIDÉRATIONS GÉNÉRALES, D'HISTOIRE NATURELLE NOSOLOGIQUE, SUR LES AUTRES GENRES DE DIPTÈRES.

857. Nous ne nous étendrons pas davantage sur les applications, au sujet qui nous occupe, des mœurs et habitudes de ce genre d'insectes. Ces espèces pullulent autour de nous; nous ne nous en apercevons que lorsqu'elles voltigent; et encore sous cette forme nous avons déjà perdu le fil qui aurait pu nous aider à les distinguer et à les classer. L'entomologie moderne n'a tenu compte que de l'âge parfait; elle n'a décrit que la forme ailée. Pour leur histoire, nous en sommes encore presque au point où nous avaient laissés les observations de Réaumur et de de Geer. Collecteurs, avons-nous déjà dit, plutôt qu'observateurs, nous avons en tout négligé la partie essentielle du sujet, pour nous attacher à un accessoire; rapetissant les choses les plus grandes de la nature aux points de vue les plus futiles de la passion de posséder, nous avons fait que les esprits sérieux ont détourné la tête de ces détails, comme de tout autant d'enfantillages, pour se rejeter dans le vague de plus nobles idéalités. L'alliance philosophique de la médecine et de l'histoire naturelle ramènera sans doute les esprits à l'étude des détails de mœurs des insectes, sujet qui a fixé toute l'attention des Bonnet, des Réaumur et des de Geer.

858. Les diptères, si voisins les uns des autres, par la forme de l'insecte parfait, varient à l'infini par la forme de la larve. Quelle différence entre la larve mineuse des feuilles et la larve aphidivore, deux œufs animés dont les mouches offrent entre elles si peu de différences! Eh bien, il est des milliers de diptères dont la mouche est fort bien décrite dans les catalogues, et dont la larve est ignorée dans ses formes, ses goûts et son habitation. Que de causes morbipares, aussi fécondes en maux et en accidents de toute espèce, que peuvent l'être les larves de l'œstre (804), nous échappent donc et échapperont encore à nos prévisions et à notre analogie! Sous chaque espèce de diptère que nous voyons voltiger en chœur audessus du sol, il y a une mine féconde en enseignements nosologiques! Comme mouches, elles ne nous causent le plus sou-

vent que des accidents; comme larves, elles causent bien des maladies; et c'est peut-être par le pressentiment inné de ce danger, que naturellement nous éprouvons tous un tel sentiment de répugnance à avaler, même morte, une mouche dans nos boissons et nos ragoûts. Par les œufs qu'elle recèle, une mouche est grosse de bien des fièvres diverses; et notre digestion n'est qu'une incubation pour ces œufs.

859. Parmi les diptères dont les mouches incommodent le plus l'homme et les animaux, en leur suçant le sang, nous citerons plus particulièrement : les taons (*Tabanus*), grosses espèces qui tourmentent les bestiaux en été; les asiles (*Asilus*), grands suceurs de sang, si bien décrits par les anciens auteurs de géoponiques; les empides (*Empis*), qui jugulent des insectes plus gros qu'eux, avec des mouvements qui annoncent une gourmandise raffinée; les conopsides (*Conops*), qui nous piquent si vivement les jambes, comme pour nous avertir, plus vite et plus sûrement que nos hygromètres, qu'il va pleuvoir; la mouche météorique (*Musca meteorica*, Oliv.), qui paraît au milieu de l'été, en troupes nombreuses, et vole autour de la tête des bestiaux et même de l'homme, pour se jeter dans leurs yeux, leurs oreilles, y sucer les humeurs dont ils provoquent l'écoulement, et y déposer leurs œufs; s'exposant ainsi à se faire pétrir et moudre par les paupières, afin de pondre en se sacrifiant; enfin, et comme simple indication d'économie rurale, la petite mouche qui vole dans les bois du Midi, et à la présence de laquelle, dit Bulliard, les porchers reconnaissent qu'en cette place le sol est riche en truffes; car la larve de cette mouche est tubérophage, et la mouche pond ses œufs partout où elle sait que sa larve trouvera pâture.

SEPTIÈME CLASSE DE CAUSES MORBIPARES ANIMÉES.

MASTOÏDIENS OU INSECTES BROYEURS.

860. Nous comprenons dans cette classe tous les insectes qui, au moins sous leur forme morbipare, sont munis de deux mandibules latérales, au moyen desquelles ils déchirent ou

broient la chair soit des végétaux, soit des animaux. Nous aurions compris, par sa larve, le genre mouche dans cette classe, si la mouche n'avait pas été morbipare à son tour. Ces insectes déchirent les chairs à la manière de pinces aiguës ; ils ne pompent pas leur nourriture, ils la mâchent; ils ne se contentent pas d'attirer le sang de leur proie, par le mécanisme de la pompe aspirante, ils détruisent les tissus par une série de solutions de continuité et par des déchirements, au moyen desquels ils peuvent avaler chair et sang à la fois. Ils produisent donc des plaies, quand les autres n'enfantent presque que des pustules, des taches et des boutons. Les uns creusent les chairs, les autres exfolient le derme et le font tomber en croûtes ou en écailles furfuracées, sous lesquelles ils s'abritaient, pour continuer leur œuvre de destruction. Nous diviserons cette immense classe en six groupes principaux : les pédiculaires, les sociétaires, les locustaires, les ichneumonidaires, les lépidoptères et les coléoptères.

PREMIER GROUPE : Les Pédiculaires (*pediculi*).

861. Les pédiculaires, analogues aux punaises, par l'absence de métamorphose, se rapprochent des insectes de cette septième classe, par l'appareil mandibulaire, au moyen duquel ils suffisent à leur nutrition. Ce sont de petits insectes qui s'attachent spécialement au cuir chevelu des animaux, agglutinant leurs œufs aux poils, aux dépens desquels doit s'opérer leur incubation, et se repaissant de la substance de la peau, qu'ils fouillent à l'aide de leurs mâchoires. De là il arrive que le malade, impatienté de leurs démangeaisons, porte la main à l'endroit envahi, pour en arracher, pour ainsi dire, la cause du mal, en se grattant; et que par ce remède, pire que le mal, il agrandit la plaie et l'envenime, sans en atteindre l'artisan. Ces plaies multipliées forment croûte, sous laquelle les pédiculaires se tiennent à l'abri de nouvelles attaques, et continuent leur œuvre de destruction et de propagation indéfinie. La chair des jeunes animaux est celle qu'ils recherchent de préférence; ils infestent le nourrisson et respectent souvent la nourrice; ils disparaissent de la tête à l'âge viril, et nous

reprennent souvent sur toutes nos chairs, quand nous retombons en enfance. Car l'odeur et la saveur des chairs se modifient intimement avec l'âge, et ces petits insectes ont aussi leurs goûts et leurs préférences.

862. Le pou se développant, au sortir de l'œuf, sans passer par les métamorphoses habituelles des insectes, il s'ensuit qu'il modifie ses formes générales, en grandissant; de manière que ses divers âges, isolément observés, pourraient être pris pour tout autant d'espèces particulières, si l'on ne tenait pas compte de cette considération; et les classificateurs n'en ont pas toujours tenu compte.

863. Ainsi que les acares, le pou offre inférieurement une espèce de plastron, dans les échancrures duquel s'insèrent les paires de pattes; mais la disposition particulière de cet appareil est plutôt celle des coléoptères, ou insectes supérieurs, dont il se rapproche, du reste, par ses yeux latéraux, par l'insertion de ses antennes, son appareil mandibulaire, ses palpes labiaux, son thorax, son corselet, les segments et l'aplatissement de son abdomen, et les ouvertures trachéales placées sur les deux côtés de chaque segment; en sorte qu'on pourrait dire que le pou est un coléoptère aptère, et sans métamorphose.

864. Les pattes des poux sont quadriarticulées et terminées par un crochet bifurqué, au moyen duquel ils s'accrochent aux poils ou aux cheveux. Leurs œufs sont blancs, allongés, intimement adhérents aux poils, aux plumes de l'animal, et s'ouvrant au sommet, comme ceux des punaises (794), pour faciliter l'éclosion. La couleur du corps, d'abord d'un blanc de lait, prend, par le progrès de l'âge, une teinte, soit jaune, soit rouge, de plus en plus foncée. La peau de ces insectes est dure et cornée; au microscope, elle est composée, comme celle des acares (723), d'une réticulation interstitielle, dont les mailles sont dirigées transversalement.

865. Poux des oiseaux (*Pediculi avium*). Le pou des oiseaux passe, à mesure qu'il grandit, des petites espèces d'oiseaux aux espèces de plus forte taille, et subit, en avançant en âge, des changements de forme tels, qu'en prenant les deux

extrêmes, il serait impossible d'en reconnaître la filiation. Lorsqu'il sort de l'œuf, il a, si je puis m'exprimer ainsi, la tête aussi grosse presque que le corps; on dirait un enfant coiffé du chapeau monté ou tricorne d'un invalide. Bientôt l'accroissement de l'abdomen laisse en arrière celui de la tête, et l'insecte se présente alors à l'observateur, sous la forme qu'exprime la figure ci-jointe. L'insecte est vu en dessous, à un grossissement d'une cinquantaine de diamètres. Son chaperon porte trois longs poils. Ses antennes sont redressées et se dérobent ainsi à l'œil. Sous le chaperon, on remarque un labre inférieur armé de ses deux palpes, puis un labre supérieur, qui jouent et se meuvent, pendant que l'insecte s'abreuve de l'eau du porte-objet; puis une paire de mandibules noires et en demi-croissant, toutes circonstances que la gravure en bois ne peut faire qu'indiquer. La cuisse des pattes est très-renflée, et les pattes augmentent en dimensions, d'avant en arrière. Le corselet, sur lequel s'attache la première paire de pattes, est triangulaire. On distingue très-bien, à travers jour, le paquet des lobules respiratoires auquel aboutit de chaque côté la trachée de chaque segment; à la région de l'anus, le dernier segment est comme taillé en mitre, pour se prêter à la dilatation de la défécation et de la parturition.

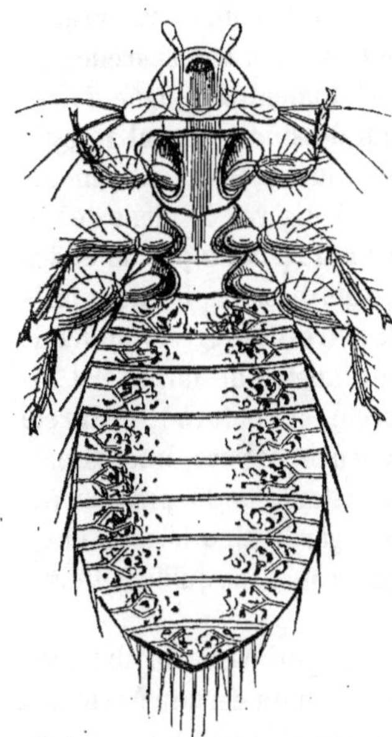

La figure ci-après représente la moitié antérieure du même insecte, vue par le dos. On y distingue, sur le chaperon en tricorne, deux gros yeux noirs, au devant desquels s'insèrent les deux antennes, qui se composent d'un gros tubercule surmonté d'un long poil. La tête se joint au corselet par un cou qui lui donne l'air d'un chaperon de champignon, avec son pédicule. Les anneaux sont bordés d'une rangée de piquants, également espacés et couchés horizontalement.

On voit au-dessous une portion de la peau considérablement grossie, avec ses réticulations en relief et ses cellules en creux. Quand l'insecte est repu, on remarque, à travers la transparence de l'abdomen, une ligne noire, qui dessine le canal intestinal, au moyen des excréments qu'il digère. Je viens de décrire le pou du pinson et des petits oiseaux : il a deux millimètres de long, sur un demi-millimètre de large; cet insecte est nocturne; sa dureté cornée oppose une grande résistance à la pression; je l'ai gardé cinq heures, entre deux verres plongés dans une nappe d'eau, sans qu'il y ait cessé de vivre.

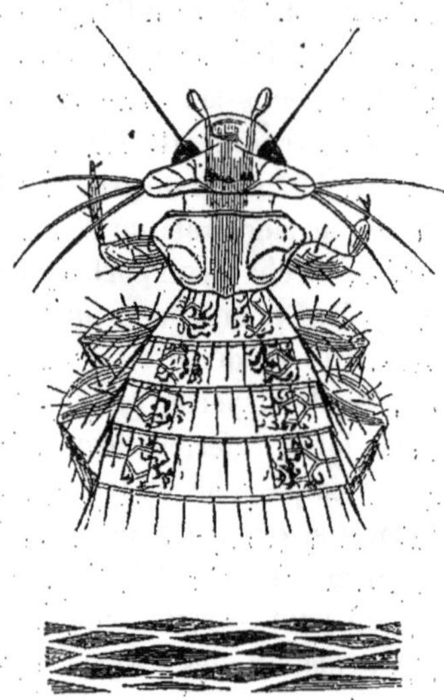

866. En grandissant encore, son chaperon et son abdomen s'allongent de plus en plus; en sorte qu'à un certain âge le pou est grêle et fluet; il ressemble, à la simple vue, à une graine de cerfeuil qui se serait attachée au plumage des pigeons; car c'est sur ces derniers animaux qu'il parvient à ces dimensions et à cette taille.

867. C'est pour ne pas avoir suivi le développement progressif de ces insectes, que de Geer, et surtout Redi, ont multiplié les espèces de ces poux. Mais quand on a ces considérations présentes à l'esprit, on reconnaît facilement que les trois espèces observées par Redi sur l'épervier, et figurées par lui sous les noms de *Pulices accipitris* (*), ne sont que les

(*) Redi, *Esperienze agli insetti*. Je me sers de la traduction latine d'Amsterdam, 1729. L'ouvrage italien avait paru en 1686.

trois âges de la même espèce ; qu'il en est de même de ses trois *Pulices fulicæ* (macreuse, ou poule d'eau), que les *Pulices cygni, pisæ, albardeolæ* (héron blanc), *gruis, tinnunculi* (crécerelle), *avis pluvialis, anseris sylvestris, anatis turcicæ, querquedulæ* (cercelle), *corvi, capi,* ne sont également que les divers âges de son *Pulex columbæ majoris,* qui est l'âge le plus vieux du mâle de cette espèce. L'exemple de Redi entraîna de Geer (*), et celui de de Geer entraîna Linné, Latreille et Lamarck. Cependant le pou du paon me paraîtrait former une espèce distincte, si le crayon de Redi et de de Geer m'inspirait, sur ce point, une plus grande confiance.

868. *Effets morbides du parasitisme des poux des oiseaux.* — Les poux laissent assez tranquilles les oiseaux pendant le jour ; ils ont soin de dormir alors accrochés à la hauteur la moins sensible de leurs plumes : c'est la nuit qu'ils exercent leurs ravages, et qu'ils donnent la fièvre aux volailles, en leur rongeant les chairs. La faim les porte à l'émigration ; s'ils sont en trop grand nombre, ils quittent les volatiles, pour se répandre sur les quadrupèdes voisins, et même sur l'homme. Quand la chambre à coucher est située au-dessus d'un poulailler ou d'un pigeonnier, on est exposé à y passer des nuits bien agitées, tant ces petits insectes, alléchés par l'odeur, escaladent les murs et se répandent sur le corps de l'homme qui repose. Le lendemain matin, ils disparaissent de nouveau, pour aller dormir à leur tour, à l'abri de toute atteinte, et y cuver le sang qu'ils ont sucé la nuit.

869. Les oiseaux, dans l'état de nature, s'en débarrassent en se baignant dans l'eau des mares, et ils fuient après, en laissant dans l'eau la vermine qui les tourmentait ; ou bien ils se roulent dans la poussière, et en faisant ensuite vibrer leurs plumes, par une espèce de frissonnement convulsif, ils lapident, pour ainsi dire, les poux qui les dévorent, à coups de petites particules de sable, qui, relativement aux dimensions du pou, sont encore de gros cailloux (**). L'oiseau en cage, en dépit de

(*) *Mém. pour servir à l'hist. des ins.*, tom. 7, pl. 4.

(**) *Hoc quidem aves infestat ; phasianas verò interimit, nisi pulverantes sese.* Plin., liv. 11, ch. 53.

tous les soins de propreté, s'en délivre plus difficilement ; car ces poux se sauvent à la nage de l'eau de la baignoire, et se rejettent de nouveau sur le pauvre prisonnier, qui n'a, pour s'en défendre, qu'un espace assez étroit.

870. Dès que l'oiseau languit, comme affaibli par une fièvre adynamique, les poux plus entreprenants semblent pulluler sur son corps, et en disputer les chairs aux acares. On s'aperçoit bientôt que ses plumes ébouriffées tombent bien longtemps avant ou après la mue ; son front est frappé de calvitie ; son bec se couvre à la base d'une farine dartreuse, et il devient crochu à la pointe, de manière que les deux moitiés finissent par ne plus se toucher que par les bouts. Cet oiseau est dévoré à l'intérieur et à l'extérieur par des vampires, dont sa position de prisonnier ne lui permet plus de se débarrasser, à l'aide de ses petits moyens hygiéniques.

871. Les petits dindons sont sujets à une maladie qui est l'œuvre de ces parasites, et qui en tue, en certaines années, les trois quarts. Je vais la décrire en détail, parce qu'elle réunit, à un haut degré, les caractères de la plique, et ceux des tumeurs et développements lardacés, connus sous le nom de fausses membranes.

872. Le 28 août 1838, je pris pour sujet de mes expériences un de ces petits dindons malades. Il paraissait languissant, et dans un état complet de marasme ; il glapissait d'un ton plaintif ; il offrait sur tout le côté droit les symptômes d'une hémiplégie commençante, et il ne se traînait qu'une moitié du corps après l'autre ; tout son corps était dénudé de plumes ; sa peau était plissée par l'amaigrissement des chairs. Le peu de petites plumes qui avaient commencé à lui pousser, étaient invaginées trois ou quatre, et même dix ensemble, pl. 4, fig. 2, dans une même gaîne *a*, le tuyau non apparent, la penne courte, terne et en désordre, portant çà et là des lentes *b*, ou œufs de poux, larges d'environ un neuvième de millimètre et longs de quatre neuvièmes. Cette invagination de plumes me rappelait le caractère principal de l'invagination de poils ou cheveux, à laquelle on a donné le nom de *plique polonaise*. Mais ce n'était pas là ce qui fatiguait le plus l'animal ; la cause

essentielle de tous ces accidents morbides résidait dans une grosse tuméfaction rouge dénudée de plumes, qui s'était développée, comme une large paupière inférieure, au-dessous de l'œil gauche, que le petit dindon tenait toujours fermé. La figure première, pl. 4, donne la physionomie de ce mal.

Le nombre de lentes que j'avais aperçues sur les plumes m'indiquait suffisamment que j'avais affaire ici à une maladie pédiculaire ; mais les poux se tenaient trop bien tapis, pour qu'il fût facile de vérifier mes prévisions. J'eus recours à l'eau-de-vie camphrée ; j'en arrosai largement avec une plume le corps du malade, et aussitôt je vis les poux se sauver à droite et à gauche. C'étaient les poux de pigeon (865) et autres volatiles, de tous les âges, et partant de toutes les formes et de toutes les dimensions ; les plus jeunes, gros et courtauds, ayant un millimètre cinq dixièmes de longueur, sur un millimètre de large ; les plus âgés, longs et effilés, ayant trois millimètres de long, sur deux tiers de millimètre de large. Pendant ce temps le petit dindon, qui avait frissonné à la première impression de l'eau-de-vie camphrée, finit par se complaire à ces frictions, et donner des signes évidents de soulagement ; il se redressa sur ses pattes, ouvrit les ailes, s'étira les membres, se mit à piauler et à vouloir marcher ; puis il se recoucha et s'endormit assez tranquillement. Ses chairs, auparavant ternes et farineuses, redevinrent propres, d'un ton rosé ; leurs rides s'effacèrent. Je lui donnai de la pâtée au lait qu'il mangea, et puis il alla redormir.

Le 29 et le 30, je lui graissai le corps avec de l'huile camphrée. Déjà le lendemain ses plumes n'offraient plus de nouvelles lentes ; sa chair reprenait sa teinte rosée ; la grosseur de l'œil diminuait, et il en suintait moins d'humeur.

Le 31, il mangeait fort bien la pâtée au lait ; il sortit de son panier, pour aller se promener au soleil, piaulant, redressant et étirant ses ailes, et becquetant les plantes du jardin, comme le font les dindons de cet âge. L'œil droit s'était un peu refermé, les deux paupières s'étaient agglutinées, sans doute par l'effet coagulateur de l'eau-de-vie camphrée ; je le bassinai avec de l'eau de guimauve, et l'œil se rouvrit comme auparavant.

La tumeur de l'œil gauche s'était grandement dégonflée. J'eus l'idée de mêler à sa pâtée au lait deux ou trois gouttes d'alcool camphré ; presque aussitôt que l'animal en eut goûté, il eut une selle moitié liquide, moitié solide ; il parut chanceler comme ivre, s'étendit au soleil et y resta assoupi une heure et demie ; à son réveil, il n'en était que plus alerte.

Ce mieux continua jusqu'au 5 septembre, jour où commencèrent la pluie et les orages, ce qui nous força de l'enfermer au fond du jardin dans un pavillon humide et froid, pêle-mêle avec des lapins. Loin du soleil, l'animal se mit à dépérir de nouveau, triste, languissant et ne touchant plus à sa nourriture ; d'un autre côté, dès ce jour, on interrompit le traitement, et le 9 au matin on le trouva mort ; ce qui me donna l'occasion de faire l'autopsie de la tête, où était, à mes yeux, tout le siége du mal. Le cerveau était sain, et la capacité crânienne n'offrait pas même à la loupe la plus légère trace d'hydatides ; tout le mal était dans la tumeur ; car l'ayant fendue transversalement, fig. 3, pl. 4, il fut facile de découvrir qu'elle ne provenait que du développement énorme d'une substance stéatomateuse *a* dans le sinus frontal gauche, développement qui, en s'étendant sous l'œil, y avait produit une cavité monstrueuse, en distendant outre mesure la peau de la joue ; du reste, cette cavité n'offrait pas le moindre amas de liquide, la moindre trace de décomposition purulente. Les parois en étaient ridées et cartilagineuses, fig. 3, pl. 4 *b*, et distendues par ce produit stéatomateux qui en occupait toute la capacité. Cette tumeur avait refoulé tous les organes adjacents, et en dehors et en dedans de la bouche, en sorte que les deux moitiés du bec étaient forcées de se tenir écartées. Le produit stéatomateux se composait de feuillets qui s'emboîtaient les uns les autres, ainsi que le montre leur coupe transversale, pl. 4, fig. 3 *a*, et fig. 4 ; épais chacun d'un millimètre, légèrement chagrinés sur leurs deux surfaces, ils présentaient partout la compacité, l'aspect oléagineux et la blancheur du lard ; le volume de ce corps feuilleté ne dépassait pas celui d'une grosse amande.

873. Nous avions donc sous les yeux la formation de fausses membranes, dont la seconde avait enveloppé la première en

date, la troisième la seconde, et ainsi de suite jusqu'à la dernière en date. Chacun de ces feuillets, fig. 4, était organisé ; car à l'air ils se desséchaient en se racornissant ; dans l'eau, ils ne présentaient aucun signe de dissolution ou d'épaississement ; ils cédaient, sans se désorganiser, à l'alcool, un corps gras que ce menstrue abandonnait par évaporation. L'iode les colorait en jaune ; l'acide hydrochlorique les recroquevillait, les racornissait, les blanchissait davantage, et au bout de quatre jours même ces tissus y avaient conservé toute leur blancheur, tandis que l'albumine passe vite, dans cet acide, du blanc au violet, et puis au bleu ; l'acide sulfurique les racornissait aussi, mais leur communiquait, en cinq ou six minutes, une coloration d'abord jaune clair, puis orange, puis purpurine, signe évident d'un mélange d'huile et de sucre qui existe dans tous les jeunes tissus animaux ; de plus, cet acide en dégageait des petites bulles de gaz, qui ne pouvaient provenir que de la décomposition des hydrochlorates, car les autres acides ne produisaient rien de tel.

874. Rapprochons maintenant toutes ces circonstances, et formons-en, pour ainsi dire, une équation. L'intensité du mal coïncidait avec la multiplication des poux de la volaille ; les symptômes ont disparu dès que la médication a eu mis en fuite ces parasites de la peau ; donc que ces parasites étaient les agents immédiats et les artisans de la maladie. On nous objecterait peut-être que l'hémiplégie imparfaite avait survécu à la disparition des insectes ; mais cette hémiplégie, du côté droit, était évidemment produite par la compression qu'exerçait la tuméfaction du sinus frontal sur le lobe gauche du cerveau ; c'était un effet mécanique d'un produit organisé, qui subsistait encore quand la cause qui l'avait engendré avait disparu.

875. Or, nous avons dit que les larves et les poux sont dans le cas de pénétrer dans toutes les cavités du corps, qui sont naturellement en communication avec l'air extérieur. Les poux occasionnent, par leur morsure, des effets morbides, variables selon les milieux, mais qui se réalisent toujours par la production de tissus parasites. Sur la peau et sous l'influence du

contact immédiat de l'air extérieur, ces productions ne tardent pas à se dessécher en croûtes de divers diamètres et de diverses épaisseurs ; mais sur les muqueuses, et sous l'influence de cette obscurité constamment humide, ces produits s'organisent avec la régularité des tissus internes ; ils deviennent des organes usurpateurs et de superfétation, qui dérangent, par leur présence autant que par leur absorption, le cadre normal de l'économie ; fausses membranes, parce qu'elles sont nées, à contre-temps, aux dépens et sur les parois des membranes vraies, mais membranes aussi bien organisées, sous l'influence créatrice d'une simple piqûre, que les vraies l'ont été sous celle de la fécondation et de la nutrition. Il est évident à nos yeux que les poux de ce dindon, après avoir dépouillé son corps des germes des plumes, s'étaient introduits dans les fosses nasales et y avaient déterminé, par leur succion, ces développements anormaux. Pour rendre complétement la santé à cette volaille, après l'avoir débarrassée thérapeutiquement des auteurs de ses maux, il aurait fallu vider chirurgicalement, et au moyen d'une incision, la fosse nasale de son produit morbide ; car un produit aussi insoluble n'était pas de nature à disparaître et à fondre, sous l'influence des médicaments, soit internes, soit externes.

876. Quant à la *plique* des plumes, nous savons déjà trop bien le mécanisme de la multiplication des poils sur une surface végétale, par suite de la piqûre d'un simple puceron, pour ne pas comprendre que, si les mandibules du pou s'implantent dans le germe d'une plume naissante, et viennent ainsi favoriser les accouplements adultères des spires génératrices, ce germe peut devenir multipare, d'unipare qu'il était, et donner lieu à la naissance de plusieurs pennes invaginées dans la même gaîne. Voyez ce bédegar du rosier, hérissé de longues et verdâtres pilosités ; cette forêt de poils est l'œuvre de la piqûre d'une faible petite larve que l'on découvre à la base, quand on a soin de disséquer l'arbuste vivant. On retrouvera de même l'insecte de la *plique* animale, quand on aura occasion de disséquer le produit morbide sur l'animal vivant.

877. Poux des insectes. Réaumur a donné la figure d'un

pou qui s'attache aux abeilles. Il a, dit-il, la tête carrée, la forme d'un puceron, et il est de couleur rougeâtre (*).

878. Poux des quadrupèdes. Les quadrupèdes sont sujets aux poux comme aux acares. Pline avait avancé que, parmi les animaux à poils, l'âne et la brebis étaient seuls exempts de poux (**) ; Redi a démontré le contraire, et il a donné la figure du pou de l'âne, de celui du chameau, du bélier (***). Mais nous rappellerons, à l'égard des poux des quadrupèdes, ce que nous avons dit de ceux des volatiles ; les différences signalées par Redi et par les classificateurs ne sont que des différences d'âge, de sexe et de nutrition. Quant aux effets morbides que détermine le parasitisme de ces insectes, nous les décrirons, en parlant du pou de l'homme ; il suffit, du reste, pour en apprécier les caractères, de les étudier sur les porcs ; on voit ces animaux maigrir et s'émacier au milieu de l'abondance ; leurs soies se dressent en désordre, sales et dépouillées de leur luisant, et leur couenne devient cendrée et lépreuse.

879. Poux de l'homme (*Pediculi humani*). L'homme est sujet à trois espèces de poux : le pou de la tête (*Pediculus humanus*, Lin.), le pou du pubis ou morpion (*Pediculus pubis*, Lin.) et le pou sous-cutané, que nous désignerons sous les noms de *Pediculus subcutaneus*. Nob.

1° Le pou de la tête (*Pediculus humanus*), dont les figures ci-après représentent le mâle, fig. 1, et la femelle, fig. 2, n'est pas plus long que les poux des oiseaux (865) ; mais il en diffère par toutes les proportions de son corps, par la forme de sa tête un peu rhomboïdale, par ses yeux *a* proéminents, par ses antennes *b* quadriarticulées et dirigées en avant, par son plastron thoracique que ne déborde pas la carapace dorsale, par le rapprochement de ses paires de pattes et les deux crochets ou ongles *c* qui les terminent et semblent lui servir de doigts, enfin par la manière lobée dont chaque segment de l'abdomen déborde le suivant. Les trachées

(*) *Mém. pour servir à l'hist. des ins.*, tom. 5, pl. 38, fig. 1, 2 et 3, pag. 713.

(**) *Pilos habentium, asinum tantùm immunem hoc malo credunt.* Lib. 11, cap. 53.

(***) *Esperienze agli insetti.*

dont le stigmate est en *d*, sur le milieu latéral de chaque segment, communiquent l'une à l'autre, et forment, quand on les observe à travers jour, un festonnement dans l'ordre alterne avec le festonnement des lobes des segments. Une ligne rouge, plus ou moins irrégulière, marque la trace du canal intestinal depuis la naissance du corselet jusqu'à l'anus *e*; chez la femelle,

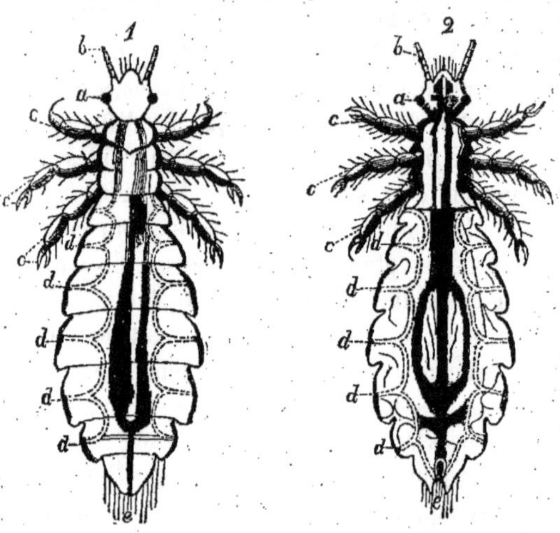

fig. 2, l'anus est situé au fond de l'échancrure du segment.

880. Les appareils de la bouche sont moins visibles sur cette espèce que sur les précédentes; mais l'analogie de la forme générale, des mœurs et des effets morbides, nous indique suffisamment l'analogie de la structure buccale; la couleur générale en est blanc de lait à jeun, et rouge de sang quand ils sont repus ou vieux.

881. Le pou de la tête s'accroche aux cheveux avec les deux ongles en pinces *c* de ses pattes, et la femelle y attache, à la surface du poil, ses œufs ou lentes, qui y mûrissent par le mode d'incubation parasite que nous avons reconnu aux œufs de tous les autres insectes. Le petit qui en sort diffère beaucoup de sa mère, par l'ensemble de ses proportions, qui se modifient en outre avec l'âge, ce qui avait fait croire à tort aux classificateurs, et entre autres à Lamarck, que les espèces de poux sont très-nombreuses, et que souvent l'individu sur lequel

vivent ces parasites en nourrit plusieurs races différentes (*).

882. Le pou de la tête recherche spécialement le cuir chevelu des jeunes enfants, quoique par accident il ne dédaigne pas celui des adultes, surtout des personnes blondes ou lymphatiques; les ravages qu'il y exerce sont en raison composée et de sa fécondité, de sa puissance de pullulation d'un côté, et de l'élévation de température : car le froid l'engourdit, et la chaleur lui communique une activité et une voracité dont sa fécondité est une conséquence. Ses effets morbides sont donc en raison du climat; aussi voyons-nous rarement dans le nord de la France, sur la tête de nos enfants, ces larges croûtes noirâtres et fétides, œuvres et abris d'une fourmilière de poux, dont se couvre le cuir chevelu des enfants du Midi, et que les habitants désignent sous le nom de *bouyou* ou *bougnou*. Ces croûtes gagnent de proche en proche le derrière des oreilles, le front, et s'étendent souvent sur les joues et à la commissure des lèvres; c'est comme une lèpre hideuse à voir, qui a la plus grande analogie avec la maladie cutanée que les médecins du Nord désignent sous le nom d'*impetigo*, dont la figure 8, pl. 11, représente un échantillon, et quelquefois aussi avec le *rupia simplex*, fig. 6, pl. 11. Le pou produit ces croûtes en fouillant les chairs, et extravasant le sang pour s'en engraisser ; ce qui échappe à sa voracité se coagule et durcit sous l'épiderme, sur les accidents duquel ce coagulum se moule, et dont il fait ressortir encore plus en relief les saillies naturelles; d'où il arrive que le guillochage de chaque écaille varie d'aspect, selon la région du cuir chevelu aux dépens de laquelle elle s'est formée. Quand le sang s'extravase en trop grande abondance, pour pouvoir être absorbé par le pou et desséché par l'évaporation spontanée, il s'établit, sous chaque écaille, un foyer de fermentation putride, dans lequel la mandibule du pou est dans le cas de s'empoisonner, pour aller ensuite inoculer la contagion purulente dans une région saine, et occasionner ainsi, par une simple piqûre, un trouble général dans les fonctions de l'économie animale.

(*) *Anim. sans vert.*, tom. 3, pag. 40.

883. Il est évident que, friand comme il est de tissus tendres et succulents, ce parasite ne s'arrête pas, pour se conformer à nos habitudes d'observation, aux limites qui séparent la peau et les surfaces muqueuses, et que de proche en proche rien ne l'empêche de pénétrer dans la cavité buccale, dans les cavités nasales, dans le tuyau auditif. Admettez l'hypothèse, et calculez d'avance que de noms la nosologie donnera aux effets de ses morsures, selon la place où le parasite aura fixé le siége de sa nutrition, et de quelle infection morbide il pourra devenir la cause, en inoculant, sur ces tissus vasculaires, le virus dont il aura empoisonné ses traits dans le foyer d'une fermentation purulente ! Voyez toutes ces muqueuses se couvrir de produits tuberculeux, lépreux, d'aphtes purulents, etc., et non de croûtes desséchées, à cause de l'humidité constante du milieu ; cette bouche écumante de bave, ce larynx intercepté par de fausses membranes, le voile du palais tapissé de tubercules, le nez morveux et distillant une sanie fétide, les yeux pleurant le pus, et toutes les fonctions respiratoires et digestives se ressentant de ce trouble qui grossit et gagne du terrain chaque jour, quel nom donnerez-vous à cet ensemble de symptômes, si ce n'est celui de *morve* et de *farcin ?* morve contagieuse, par la communication des insectes enfarinés du produit pestilentiel de leur propre infection.

884. Georges Hanneus, dans une lettre à la date de 1674, écrit à Al. Borrichius (*) qu'un homme affecté de jaunisse, ayant voulu essayer un remède fort préconisé alors par les commères, avala de sept à neuf poux de la tête, ce qui le guérit pour quelques jours. Mais il ne tarda pas à être pris d'une faim canine ; il tomba dans le marasme et mourut. A l'ouverture du cadavre, on trouva une tumeur remplie d'une quantité incalculable de poux qui vivaient dans ses intestins. Pourquoi les poux ne s'attacheraient-ils pas, dans l'occasion, aux intestins, eux qui vivent à l'aise sous l'infection de larges croûtes épidermiques ?

Christ.-Franc. Paullini rapporte un cas analogue au sujet

(*) *Actes de Copenhague*, ann. 1674 et 1675, obs. 84. Cette lettre est reproduite par Thomas Bartholin, *Acta medica*, vol. 3, cap. 91.

d'une jeune paysanne atteinte des pâles couleurs qui, sur le conseil de sa mère, se prenait des poux sur la tête, les enveloppait de cire et les avalait ainsi en pilules. Les poux se multiplièrent d'une manière effrayante, et lui occasionnèrent une maladie pédiculaire dont on eut de la peine à la guérir (*).

885. Le peuple est persuadé que la présence des poux préserve les enfants de toute autre maladie, et cette opinion a été partagée par plus d'un savant : *Pediculus humanus*, dit Fabricius (**), *in pueris gulosis frequentissimus*, *morbos avertens*. « Le pou de tête pullule chez les enfants goulus ; il les préserve d'autres maladies. » Certes on ne doit pas croire sur parole et à la légère ; mais aussi on ne doit pas nier, dès qu'on ne conçoit pas la théorie d'un fait ; une opinion très-répandue a toujours quelque côté de vrai. Nous sommes loin de croire que ce soit par diversion que la présence du pou préserve d'autres maladies ; nous ajoutons fort peu de foi à la théorie de la révulsion, et à la prétention de combattre un mal en en faisant naître un autre ; la nature n'a pas créé la thérapeutique pour transposer seulement le siége de la douleur, mais bien pour nous en délivrer tout à fait. Je ne crois donc pas à la nécessité de laisser se propager les poux sur la tête d'un pauvre enfant, au risque de le livrer à toutes les tortures de l'insomnie. Laissant donc de côté ce point de vue de la question, et ne l'envisageant que sous le rapport de l'histoire naturelle, je puis concevoir que les poux, avides de tissus succulents, ne manqueraient pas de s'attacher aux autres parasites du corps humain avec encore plus de voracité qu'au cuir chevelu d'une tête enfantine ; dans cette hypothèse, ils ne préserveraient l'enfant de toute autre maladie, qu'en jugulant les auteurs, et qu'en le débarrassant de parasites peut-être plus nuisibles qu'eux à sa santé générale.

886. *Plique*. Cette maladie, à peu près inconnue dans nos climats, est très-répandue dans les classes pauvres et sales de la Pologne, de la Lithuanie, enfin sur les bords de la Vistule

(*) *Éphém. des cur. de la nat.*, ann. 1686, déc. 11, append., pag. 37, obs. 60.
(**) *Species insectorum*, tom. 2, pag. 476, édit. de 1781.

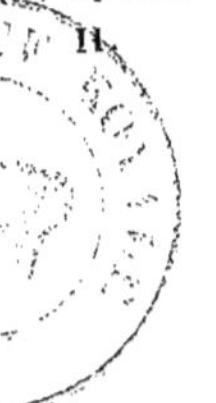

ou du Borysthène. Son caractère principal est dans une espèce de multiplication et de développement extraordinaire des cheveux et des poils, sur toutes les régions du corps qui ont un cuir chevelu, sur la tête comme sur le pubis. De chaque bulbe part une touffe de poils qui, en peu de temps, et comme les branches gourmandes des arbres, sont dans le cas d'acquérir jusqu'à sept à dix pieds de longueur, puis s'entortillent en faisceaux, se mêlent d'une manière inextricable et finissent par former des masses lourdes et feutrées. Une telle activité leur imprime une sensibilité douloureuse au moindre toucher; la peau suinte un ichor fétide et dégoûtant, et se couvre de croûtes noirâtres. Un désordre aussi grave sur la peau, un développement aussi extraordinaire, ne sauraient apparaitre sans jeter le trouble dans toutes les autres fonctions, proportionnellement à leur intensité et à leur durée ; mais il se présente, dans l'étude de cette maladie, une coïncidence, dont nos méthodes nosologiques ne font pas la plus légère mention, quoique dans les localités où la plique est endémique, personne ne l'ignore. Dès que cette maladie se déclare, on voit pulluler les poux sur toutes les régions du corps ; il n'est pas un individu affecté de la plique qui soit exempt de cette vermine. Cette coïncidence est pour nous une explication : la *plique* est un *bédegar*, dont les mandibules du pou sont les artisans et la cause organisatrice. Cette espèce de pou, en s'attachant de préférence au bulbe générateur du poil, y facilite les accouplements adultérins des spires qui président au développement des organes (21) ; de là la naissance, sur le même bulbe, d'une foule de poils au lieu d'un seul, avec accompagnement de croûtes ichoreuses, que nous avons vu plus haut être l'œuvre habituelle de l'érosion des poux qui fouillent sous l'épiderme.

887. La plique se communique des chiens à l'homme, de l'homme aux chevaux, etc.; mais sur les chiens et les chevaux, on remarque alors la même espèce de poux que sur l'homme. On a vu même les lions et les lionnes de la ménagerie du landgrave de Hesse la gagner en 1807 (*).

(*) Observations de Roussille Chamseru, consignées dans le *Journ. gén. de Méd.*, 1807, tom. 30, pages 62 et 201.

888. L'espèce de poux, auteurs de la plique, diffère-t-elle de celle de nos poux de tête? Je suis porté à le croire, d'après la différence de leurs effets morbides (*); ce qui expliquerait fort bien pourquoi la plique est si fréquente en Pologne et dans toute l'étendue de la nation slave, et se montre si rarement chez nous. Les races d'insectes ont, comme les races d'animaux, des contrées de prédilection; en deçà des Cévennes et du Dauphiné, nous ne retrouvons plus la cigale chanteuse du midi de la France. Nous invitons les médecins nationaux de la Pologne à nous donner des figures exactes du pou de la plique.

889. Pou du pubis ou morpion (*Pediculus pubis*, Lin.). Le pou du pubis se plaît sur le pubis de l'homme; il vit au milieu des poils qui recouvrent les parties génitales, de ceux de la barbe, des sourcils, des cils et des poils de l'aisselle; on ne le trouve jamais sur le cuir chevelu. Il diffère du pou de la tête autant par ses formes que par ses goûts; il est plus court, plus arrondi, se rapprochant ainsi des proportions d'un acare. Cette espèce de pou est connue aussi anciennement que le pou de la tête: Celse parle de la phthiriase des paupières, occasionnée par la naissance de poux entre les poils des paupières (**). Cœlius Aurelianus dit que ces poux ne sont pas des poux ordinaires, qu'ils sont quelquefois d'une forme particulière, plus larges et plus durs que les autres, que leur morsure est plus sensible (***); quelques-uns, ajoute-t-il, les appellent *Pediculi ferales*, comme qui dirait des poux qui menacent de la mort, car ils pénètrent dans les chairs par-dessous les poils (****). La peau se

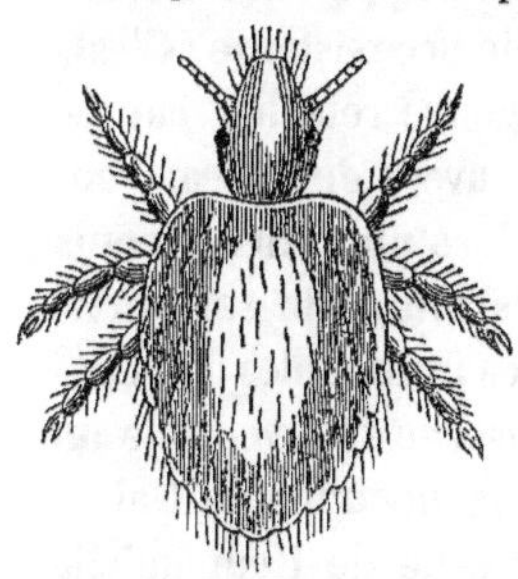

(*) *Voyez* la thèse soutenue par Reydelet, le 15 frimaire an 11, à Paris, sur *la Différence des poux de la tête et de ceux du corps.*

(**) *Corn. Celsi*, lib. 6, *de Pediculis palpebrarum.*

(***) *Cœlii Aureliani Tardar.*, lib. 3, cap. 2.

(****) Les Grecs, et Aristote lui-même, connaissaient fort bien la propriété qu'ils ont de faire tomber les poils, et de produire la calvitie en corrodant les bulbes des poils. C'est pourquoi ils leur appliquaient les épithètes de τριχοϐρῶται, τριχοτρῶκται, τριχοσῆται, τριχοϐόροι.

couvre bientôt de petites gouttes de sang, provenant de la saignée capillaire qu'opère la lancette mandibulaire de ces insectes, puis de petites taches rouges produites par leur succion, enfin de papules, phlyctènes et autres dégénérescences du tissu cutané. Ces insectes se transmettent surtout d'un sexe à l'autre, dans l'acte de la copulation ; voilà pourquoi leur présence, chez un malade, indique en général des fréquentations de mauvais lieux et de mauvaises personnes.

Christ.-Franc. Paullini rapporte, entre autres cas, celui d'un noble français de Lyon qui était, à la lettre, dévoré de morpions, lesquels lui sortaient par tous les pores de la peau, passant des yeux dans les narines, des narines dans la bouche, s'attachant au palais, aux gencives ; ses larmes, ses crachats, ses urines, ses fèces étaient pleins de ces animalcules ; le malade en mourut comme dévoré (*).

890. L'école galénique ne voyait, dans l'apparition de ces poux, qu'un effet consécutif d'une maladie préexistante : C'est, dit *Cœlius Aurelianus*, une maladie du genre relâché, causée par une bile rougeâtre, qui, passant au travers de la peau, engendre ces morpions. L'école actuelle n'ose plus dire, depuis Redi, que ces insectes s'engendrent de la bile; elle sait qu'ils naissent et se propagent d'après les règles immuables de la génération ; leurs lentes sont des œufs. Aussi se trouve-t-elle un peu embarrassée, pour faire concorder la doctrine de Galien qu'elle professe en d'autres termes, et celle de Redi qu'elle ne saurait plus révoquer en doute; elle se décide à ne voir, dans la présence des poux, qu'un simple accident de la maladie, un simple cas de parasitisme. Cependant comment ne voir qu'un simple accessoire, dans le parasitisme d'insectes capables de produire des papules, des taches et tubercules, toute une éruption enfin confluente! Comment donc? une éruption constitue une maladie ; et un insecte qui, en pullulant, est capable de produire une large et profonde éruption, ne serait que l'accessoire d'une maladie! Il y a là plus qu'un vice de raisonnement, il y a une absence complète de logique.

(*) *Éphém. des cur. de la nat.*, déc. 11, ann. 1686, append., pag. 25, obs. 38, pag. 27, obs. 42.

891. Et à ce sujet je pourrais me contenter de poser les deux questions suivantes : N'est-il pas démontré que la plus petite piqûre de la pointe de la lancette inocule le virus et la mort dans le corps le plus sain ? Pourquoi la lancette du *Pediculus pubis* ne serait-elle pas capable de produire les mêmes ravages ? Ne procède-t-elle pas exactement de la même manière que la pointe de la lancette du chirurgien ? S'il en est ainsi, calculons toute la gravité d'un mal qui est, à chaque instant, inoculé, sur d'aussi larges surfaces, par des milliers d'insectes, qui travaillent nuit et jour à leur nutrition et à leur propagation, aux dépens de nos tissus ; et puis, d'applications en applications, nous pourrons tracer d'avance le tableau des symptômes et des désordres occasionnés par l'envahissement de ces insectes, si nous les suivons s'introduisant sous les paupières, dans les organes pudiques, partout enfin où ils peuvent rencontrer, dans les tissus, l'odeur et la saveur qu'ils convoitent. Or, dès ce moment, il nous prendra sans doute, à nous héritiers du microscope, une espèce de vergogne de ne pas nous être aperçus de ce qui n'avait pas échappé à la sagacité de Celse et des auteurs de son temps, eux qui n'avaient, pour apprécier ces faits, que le secours de la simple vue. *Quod*, dit Celse (*genus vitii, sive pediculi palpebrarum*), *quum ex malo corporis habitu fiat, raro non ultrà procedit; sed ferè, tempore interposito, pituitæ cursus acerrimus sequitur, exulceratisque vehementer oculis, aciem quoque ipsam corrumpit; his alvus ducenda, caput ad cutem tondendum, diuque quotidiè jejunis perfricandum* (*loco citato*) (*).

892. La simple piqûre du *pediculus pubis* est en état de propager sur mille points différents, de varier de mille manières les accidents de la maladie syphilitique. Il serait contradictoire dans les termes, même dans ceux de l'école, de nier cette induction.

(*) « Quand la maladie ne provient que de la malpropreté extérieure du corps, elle ne fait pas beaucoup de progrès ; mais, quelque temps après, la pituite prend un cours inusité, l'ulcération la plus violente s'empare des yeux, et en vient même à en altérer la vue. Il faut alors évacuer les humeurs, raser la tête, et la frictionner à jeun chaque matin, pendant longtemps, avec des pommades et des onguents. »

893. Pou sous-cutané ou pou de la maladie pédiculaire (*Pediculus subcutaneus*). Ce pou participe des habitudes du ciron de la gale ; il pond ses œufs sous l'épiderme. Chaque nid devient une phlyctène, une petite ampoule, d'où s'échappent, dès qu'ils sont éclos, les petits poux, pour aller se répandre et multiplier sur les portions adjacentes du corps, ce qui fait que la maladie s'étend de proche en proche, que son intensité augmente à chaque nouvelle génération de ces insectes rongeurs de chairs. Ce nombre incalculable de démangeaisons microscopiques forme une somme de douleurs nerveuses qui ne permettent au malade ni le sommeil ni le repos ; une agitation fébrile, un frisson continuel le tourmente et l'épuise ; sa pâleur est excessive ; il éprouve une débilité d'estomac et d'entrailles qui lui rend pesantes les nourritures les plus légères, une faiblesse de tête qui ne lui laisse plus l'usage de l'attention et de la réflexion ; tous ses organes sont, pour ainsi dire, distraits de leurs fonctions, par les désordres qui se concentrent sur la surface cutanée. Tuez tous les poux qui l'assiégent, vous rendez au malheureux la santé, le repos et la vie ; vous le débarrassez de tous les symptômes de sa maladie ; car ce n'est pas sa maladie qui engendrait cette vermine, c'est la vermine qui occasionnait la maladie ; maladie atroce et dévorante (φθειρίασις, de φθείρω, corrompre) qui a tué Hérode, Sylla (*), Philippe II, roi d'Espagne, ces trois grands tueurs d'hommes ; le poëte Alcman ; qui affligea aussi Acastus, fils de Pélias, Phérécide, Callisthène Olynthien ; Mutius, jurisconsulte, lequel dégoûtait ses clients et leur faisait mal au cœur ; Eunus, Antiochus ; et, d'après Laerte, le divin Platon lui-même (car l'histoire désigne les calamités, de la même manière que les triomphes, par les noms des héros, des grands hommes et des tyrans). Mais il ne faudrait pas croire, à cette énumération, que ce fléau cutané n'attaque que les peaux illustres et ne se glisse pas, de temps à autre, dans des tissus plus vulgaires et moins soignés. Cependant il est déjà, et dès le début, une réflexion que l'on peut faire, en dépouillant les

(*) *Et fœdo se vidit ab agmine vinci.* Serenus Samonicus, cap. 43, lib. 7.

observations consignées dans les divers auteurs ; c'est que la maladie pédiculaire respecte en général les peaux sales, crasseuses et calleuses, et s'attaque de préférence aux peaux vieilles, mais proprettes et délicates. Les ouvriers qui travaillent dans les huiles, les acides, les odeurs, la céruse, etc., en sont exempts ; car leur métier oppose à chaque instant un remède au poison ; ces ingrédients empoisonnent les insectes, les corps gras les asphyxient. Il faut bien l'avouer, pour la consolation de l'ouvrier, le travail est hygiénique, jusque dans sa malpropreté.

894. Comment de pareils parasites ne seraient-ils pas la cause immédiate de la maladie pédiculaire, quand on les voit se multiplier sur toute la surface du corps, avec une si effrayante fécondité ? Les historiens nous disent qu'on les voyait sortir du corps d'Hérode, comme une source qui sort de terre. On rapporte, d'un noble portugais, que deux de ses nègres n'étaient occupés, toute la journée, qu'à porter à la mer des paniers pleins de poux qu'on lui raclait sur tout le corps. On serait tenté alors de croire que le corps tout entier se résout (φθείρεται) en poux.

Gazal, médecin à Agde (*), eut, en 1806, occasion d'observer le cas d'un vieillard de soixante-seize ans atteint d'une fièvre intermittente pédiculaire, avec éruption prurigineuse au cou et à l'épaule ; il ne pouvait se gratter sans faire sortir un essaim de vermine, qui se multipliait avec une rapidité étonnante ; en même temps il éveillait une douleur très-vive dans le gros doigt du pied de l'extrémité pelvienne droite, et à ce moment l'estomac était affecté de telle manière, qu'il ne pouvait avaler la moindre goutte de liquide. Au moment où une goutte de boisson touchait l'orifice cardiaque, il criait qu'on lui pressait le doigt du pied, et il avalait ensuite avec plus d'aisance. Le quinquina, qui est insecticide, fit disparaître, en même temps que les poux, la fièvre et la névralgie dont ces poux étaient la cause première ; mais si les poux, auteurs de ces ravages, s'étaient logés dans une cavité, au lieu d'envahir

(*) *Journ. gén. de Méd.* de Sédillot, tom. 30, pag. 169, 1807.

la superficie du corps, comment aurait-on caractérisé la maladie? Quelle bizarre entité n'en aurait-on pas fait alors? Or, les *Pediculi subcutanei* pénètrent très-avant dans la chair et dans les organes; en voici des exemples.

895. Un cardeur de laine (*), ayant perdu l'usage des pieds et des mains, fut obligé de garder le lit pendant deux ans, au bout desquels il ressentit une vive douleur entre les deux épaules, et s'aperçut qu'il s'était formé, à l'endroit douloureux, une tumeur de la grosseur d'un œuf de pigeon qui lui causait une démangeaison si incommode, qu'il ne dormait ni nuit ni jour. Il se décida à appeler alors un chirurgien qui lui ouvrit cette tumeur *stéatomateuse* (872) le 12 août 1679; mais à peine avait-il pratiqué une incision à la peau, qui était extrêmement mince et rouge en cet endroit, qu'on reconnut que ce qui avait *l'apparence* d'une tumeur n'était qu'un sac rempli d'une très-grande quantité de poux blancs de différentes grosseurs; on les retira tous, et la tumeur se cicatrisa.

Pierre Forestus (**) a vu des vésicules pleines de poux sur le dos et dans la bosse d'une jeune fille; les frictions les en faisaient sortir. Il cite aussi une tumeur strumeuse qu'il a trouvée pleine de poux.

Pierre Borellus (***) parle d'un soldat qui, après s'être guéri d'une maladie chronique, parut tout à coup couvert de vessies remplies de poux; preuve évidente que cette maladie chronique n'était due qu'à la présence des poux dans le siége du mal, et que leur apparition sur la surface du corps n'était qu'un simple déplacement de ces insectes.

896. La plupart des circonstances que nous venons de mentionner nous semblent permettre de soupçonner que le pou sous-cutané offre quelque analogie avec le puceron des plantes, sous le rapport de son mode de multiplication rapide et presque instantané (747); et nous ne serions pas éloignés de croire qu'il est encore plus vivipare qu'ovipare.

(*) *Éphém. des cur. de la nat.*, déc. 2, ann. 5, 1685, obs. 15.
(**) *In Schol.*, obs. 15, lib. 8, obs. 58.
(***) *Hist. medica*, cent. 1.20.

897. POUX DES VÉGÉTAUX (PODURA). Les podures sont remarquables par un appendice caudal, bifurqué à l'extrémité, et qui s'applique sous le ventre comme une double patte ; c'est un appareil propre à sauter, par l'élasticité du ressort de son articulation. Nous connaissons autour de nous plusieurs espèces de podures, mais nous avons fort peu étudié leurs mœurs, leurs goûts et leurs habitudes ; nous sommes donc tous les jours exposés à prendre, pour des espèces nouvelles, des différences de sexe, d'âge et d'habitation. Je me contenterai donc d'appeler ici l'attention sur deux espèces, que j'ai observées le plus fréquemment, et que je crois être entièrement herbivores.

898. 1° *Podure écailleuse* (*Podura squamosa*, Nob., comprenant, comme variété d'âge et d'habitation, les *Podura aquatica, villosa* et *plumbea* de Linné). Cet insecte a deux millimètres en longueur de la tête à l'anus, quatre millimètres du bout des antennes à l'anus, et six millimètres de long du bout des antennes à celui de sa queue fourchue ; il n'a qu'un tiers de millimètre en largeur ; son corps est couvert d'écailles analogues à celles des papillons, mais ovales et lisses, et ayant à peine un dixième à un vingtième de millimètre. Ces écailles sont les unes blanches et les autres noires, ce qui fait que le corps en paraît tout noir ou à fond blanc avec des anneaux noirs ; entre ces écailles s'échappent aussi des poils roides et longs. La tête est en museau de chat, la bouche triangulaire au bout du museau, mais n'offrant pas la moindre trace ni de palpes ni d'appareil mandibulaire apparent ; au devant des deux yeux noirs s'insèrent les antennes à quatre articles presque égaux, cylindriques, hérissés de poils ; les trois paires de pattes, également hérissées de poils, sont assez rapprochées de la tête ; le tarse et le tibia égaux, la cuisse très-courte, l'extrémité du tarse aiguë et terminée en deux crochets. Quand l'animal a la queue repliée sous le ventre, il a l'air de nos poupées à robes en sac, avec une frange au bord inférieur.

Cet insecte habite dans nos papiers, sur nos tables à écrire, sur le bord des eaux ; il saute comme une puce, mais ne paraît nullement s'attaquer à la peau des insectes ou à celle de l'homme.

899. 2° *Podure verte* (*Podura viridis,* comprenant les *Podura atra, viridis,* Lin., et *signata,* Fabric.). Ce pou a le corps très-ventru, et la peau jaune et lisse, la tête sphérique, deux yeux rouges et en réseau sur la nuque; les antennes ont leurs articles de plus en plus gros et longs, en procédant de la base au sommet; les spires décrivent en saillie, sur la surface de chacun d'eux, des tours très-serrés; on les observe aussi, quoique moins en relief sur les deux cornes de la queue; ces deux cornes s'implantent autour de l'anus, qui est rejeté vers le dos lorsqu'elles se redressent; les jambes ont quatre articulations, celle de la hanche la plus enflée, et celle du tarse la plus longue et la plus effilée.

Cet insecte ne vit que sur les plantes fraîches dont il suce les liquides, car sa bouche est plissée par des rayonnements qui semblent former un sphincter musculaire.

900. Peut-être faut-il placer, à côté de ce genre, ces forbicines écailleuses qui ressemblent à de petits poissons argentés, se glissent dans toutes nos ordures, se sauvent par toutes les fissures, sans salir leur livrée, ni briser les trois longs poils qui terminent leur queue pointue. De quoi vivent ces parasites dans la poussière des coins abandonnés de nos maisons? Sont-ils morbipares par eux-mêmes? Je l'ignore.

DEUXIÈME GROUPE D'INSECTES BROYEURS MORBIPARES : Sociétaires.

901. Les insectes sociétaires ne sont pour nous des causes de maladies que dans l'intérêt de leur propre défense; ce sont des insectes organisés en société, et vivant en république, avec un ordre dans la distribution du travail, une harmonie dans les efforts et dans les moyens de défense, une intelligence d'instinct enfin dans tout ce qui concerne la chose publique, qui fait honte à notre intelligence d'esprit et de raison. Oh! que les peuples seraient heureux s'ils avaient en partage la sagesse gouvernementale de l'abeille et de la fourmi!

902. ABEILLES, GUÊPES, BOURDONS. Ces insectes ne vivent que du miel des fleurs et du pollen des anthères, avec lequel ils pétrissent leurs alvéoles; ce n'est donc pas par leurs mandi-

bules, mais par leur aiguillon caudal, qu'ils sont redoutables aux autres espèces animales ; ils ne blessent que pour défendre leurs personnes et leur cité. Leur aiguillon distille dans la plaie un venin acide, car l'ammoniaque en est l'antidote ; mais ce venin s'arrête aux capillaires ; il coagule donc rapidement le sang, et a pour effet de supprimer, par la coagulation, toute communication vasculaire. Les effets morbides de leur piqûre s'arrêtent donc à la superficie du derme, et y déterminent tout au plus une petite phlyctène, dont le frottement est dans le cas d'envenimer le caractère, et dont les effets ne peuvent être mortels que par leur nombre ; Régulus, exposé aux piqûres des abeilles, le corps nu et enduit de miel, ne doit succomber qu'à la fièvre générale qui résulte enfin de la somme de toutes ces petites fièvres locales.

903. FOURMIS. La fourmi, plus rustique que l'abeille, en partage les instincts, les mœurs et les goûts ; elle n'a pas d'aiguillon pour sa défense, elle se sert de ses mandibules à cette fin ; elle ne pique pas, elle mord ; elle n'envenime pas la plaie, elle la déchire. Le nègre de la Sénégambie peut impunément monter sur leurs énormes buttes pour s'orienter ; mais malheur à lui s'il y porte un seul coup de pioche ; les remparts de la république se couvrent tout aussitôt d'une nuée de combattants qui font payer cher à l'audacieux le crime d'avoir profané ainsi le sol sacré de la patrie. Dans nos climats plus tempérés, les mœurs de la fourmi sont plus douces et plus philanthropiques ; cependant il ne faudrait pas trop se fier à la longanimité de la fourmi des bois.

La fourmi n'a point d'aiguillon empoisonné, mais elle s'en dédommage par la malfaisance de sa transpiration, que l'irritation envenime encore davantage ; elle défend la république envahie, avec l'acide volatil et acétique qui s'exhale de sa sueur.

Hieronymus Tragus (*Hist. stirp.*, lib. 1, ch. 91) avait dit, en parlant de la fleur de chicorée, qui est bleue, qu'elle a la propriété de rougir, comme de peur, quand on l'enferme dans une fourmilière. Jean Bauhin fait observer qu'Othon Bransfeld avait fait mention de ce fait avant Tragus.

Jean Wray (*) confirma ces assertions par l'expérience de Hulse sur les fleurs de chicorée, et par celles de Samuel Fisher, lequel dit que, si l'on remue une fourmilière avec un bâton, et qu'on tourmente les fourmis, celles-ci laissent tomber une liqueur qui affecte l'odorat, comme le ferait l'huile de vitriol (acide sulfurique); les fourmis, distillées par la voie sèche ou humide, ajoute J. Wray, donnent un esprit semblable au vinaigre rectifié (c'est l'acide qui revient à notre acide formique).

Lister (**) fait les mêmes remarques à l'égard des iules à corps long et cylindrique, de couleur rouge (539).

Enfin A. Roux a consigné dans son journal (***) des observations fort intéressantes sur les effets morbides de cette transpiration acide des fourmis. Il y rapporte que si l'on expose une grenouille vivante à la vapeur d'une fourmilière, sous une cloche, elle y meurt en moins de quatre à cinq minutes, sans qu'elle ait reçu la moindre morsure. Cette vapeur tue les fourmis elles-mêmes; on n'a, pour l'expérimenter, qu'à les enfermer dans une bouteille; on les voit remonter d'abord vers le goulot; mais à peine sont-elles arrivées au milieu de la bouteille, qu'elles retombent, pour ne plus se relever.

Ayant passé une après-midi à remplir ainsi une bouteille de fourmis, pour servir à d'autres expériences, Roux se sentit le soir un peu de chaleur aux doigts, qui enflèrent et s'enflammèrent; le lendemain l'épiderme se sépara de la peau, comme si l'on y eût appliqué un vésicatoire, et les doigts des deux mains se pelèrent entièrement.

Le baron d'Holbach rapporta à Roux, à cette occasion, que le nommé Tessier, maître maçon de Sussy en Brie, voulant détruire une fourmilière qui s'était établie dans son jardin, imagina de la recouvrir avec une cloche de verre, espérant que la chaleur du soleil suffirait pour faire périr les fourmis. Ce moyen lui réussit; mais ayant voulu relever la cloche, et ayant imprudemment approché le visage de l'ouverture, il fut pris tout à coup d'un violent mal de tête,

(*) *Trans. philos.*, ann. 1670, n° 68, art. 1.
(**) *Ibid.*, n° 68, art. 11.
(***) *Journ. de Méd., chir, pharm.*, tom. 17, 1762, pag. 237 et suiv.

et se sentit suffoqué par la force de l'odeur. Peu à peu le corps lui enfla ; il éprouva des agitations et des anxiétés qui lui faisaient craindre pour sa vie, ce qui dura toute la nuit. Le lendemain, il lui poussa une éruption cutanée, et le calme lui revint par degrés. Au bout de trois jours, la peau lui tombait en écailles.

Huit ans plus tard, nous voyons tous ces faits confirmés par les expériences de Mareschal de Rougères, médecin à Plancoet, en Bretagne (*).

Il est inutile de rappeler, je le crois, que les ablutions avec notre eau sédative à base d'ammoniaque seraient, dans ce cas, le meilleur antidote à cet empoisonnement miasmatique d'acide formique.

904. On connaît, dans l'Amérique méridionale, une espèce de fourmis (*Formica cephalotes*, Lin.) qui voyage par bandes considérables. A leur approche, chacun ouvre ses armoires de confitures et de provisions, et sort ensuite de sa demeure, pour laisser à la fourmi la liberté de chasser sur ses terres, et de nettoyer la maison de tous les insectes qu'elle peut trouver. Ces précautions ainsi prises, la colonie se retire d'une manière aussi inoffensive qu'elle s'était présentée ; il n'en est pas de même de l'espèce suivante.

905. Fourmis blanches ou Poux des bois (*Termes destructor*, de Geer, tom. 7, p. 50 ; *Termes fatale*, Lin.). Ces fourmis sont étiolées et fuient la lumière du soleil, qui les tue ; elles n'émigrent et ne vont à la chasse, qu'en se creusant des souterrains ou galeries, du diamètre d'une plume à écrire, qu'elles tapissent d'argile. C'est de cette manière qu'elles s'insinuent dans les coffres, dans les bois de lits, pour venir la nuit mordre et ronger les chairs de ceux qui dorment. Les malheureux nègres se préservent de leurs morsures, en se frottant le corps avec de l'huile de *palma-christi*, ou de lamantin ; ils les empoisonnent en jetant de l'arsenic ou de l'eau bouillante dans leurs trous. Pour en garantir leurs demeures, ils construisent leurs cases sur un lit de brique ou au-dessus de piédestaux de

(*) *Journ. de Méd., chir., pharm.*, de Roux, tom. 32, 1770, pag. 126.

pierre. S'ils les suspendaient aux branches d'arbres ou sur des poteaux en bois, les termès parviendraient jusqu'aux habitants, en creusant leurs galeries entre l'aubier et l'écorce. Ces insectes respectent le bois de citronnier, à cause de son amertume, ainsi que les bois enduits de goudron, et les lettres imprimées des livres, dont ils ne dévorent que le papier. On les trouve en Amérique, à la Martinique et aux Antilles, au Sénégal, en Arabie, et partout sous la zone torride (*). L'espèce en a été importée à la Rochelle, où elle commence à menacer la solidité de bien des constructions en bois.

TROISIÈME GROUPE D'INSECTES BROYEURS MORBIPARES : Locustaires.

906. Les locustaires, sauterelles, criquets, taupes-grillons, mantes, sont moins morbipares que nécipares pour les plantes, dont ils fauchent les tiges en si peu de temps. La femelle est armée d'une tarière anale, au moyen de laquelle elle dépose dans la terre ses œufs en paquets, qui prennent la forme d'une petite ruche. Quelques espèces s'écartent un peu des habitudes herbivores de ce groupe, et se nourrissent indistinctement de toutes sortes de débris. Il paraît que les sauterelles se multiplient d'une manière effrayante sous la zone torride et dans les sables brûlants de l'Afrique, d'où elles émigrent en traversant la mer, quand la nourriture leur manque, pour venir se rabattre, en nuées innombrables, sur les riches moissons de la Calabre et de la Sicile, qu'elles rasent et fauchent en un instant. Contre de pareils fléaux, l'homme semble impuissant, avec tout son arsenal de précautions et de remèdes.

907. Sauvages a décrit, sous le nom de *Malis acridophagorum*, une maladie particulière, d'après Drack, aux Éthyopiens, qui, comme saint Jean, dans leurs déserts, se nourrissent de sauterelles (800). La vie chez ces peuples ne dépasse pas quarante ans. A cet âge, ils éprouvent un prurit incommode.

(*) *Voyez*, à ce sujet, Rochefort (*Hist. des Antilles et de l'Amérique*, pag. 254, 1658); — Rolander; — Franc. Moores (*Voy. en Afrique*, 1731-1735); — Chauvalon (*Voy. à la Martin.*, pag. 113); — Adanson (*Voy. au Sénégal*, pag. 99), et enfin Forskhaal (*Voy. en Arabie*).

Leur corps fourmille d'insectes qui finissent par leur dévorer l'abdomen, la poitrine, tous les organes enfin jusqu'aux os mêmes (*).

QUATRIÈME GROUPE D'INSECTES BROYEURS MORBIPARES : Ichneumonidaires.
(Pl. 8, fig. 1, 10, 11.)

908. Nous comprenons dans ce groupe, les tétraptères, ou mouches à mandibules, dont la femelle, armée d'une tarière oviducte insérée au devant de l'anus, dépose ses œufs dans les chairs d'un animal vivant, ou dans le tissu herbacé des plantes, dépôt qui occasionne, dans le tissu organisé, une tendance à des développements anormaux et monstrueux, quoique constants dans leurs formes habituelles. L'incubation de l'œuf et l'éclosion de la larve sont deux causes incessantes de ces nouvelles créations. Je diviserai ce groupe en trois ordres : les ichneumonides, qui déposent leurs œufs dans le tissu herbacé des végétaux qu'ils déforment (*cynips*), et les ichneumonides proprement dits, qui déposent leurs œufs dans les chairs des animaux vivants (*ichneumon*) ; enfin, les tenthrèdes (*tenthredo*), dont les larves ravagent les troncs des arbres et ne les déforment pas ; sans nous arrêter du reste aux différents démembrements génériques que Fabricius et Latreille ont cherché à établir, dans ce groupe, d'après des observations anatomiques malheureusement trop superficielles.

Premier ordre : *Cynips*.

909. Les femelles des cynips ont la tarière anale bien plus longue que les ichneumons, parce qu'elles sont obligées de traverser des tissus plus durs et d'arriver à une plus grande profondeur, pour y déposer leurs œufs dans des conditions favorables à l'incubation. Les mâles, privés de cet organe, peuvent être facilement pris de la sorte pour des espèces différentes. Dès que l'œuf est parvenu à sa destination, et que le *cynips* a

(*) *Nosol. method.*, tom. 5, cl. 10, pag. 421, éd. lat. de 1763.

retiré sa tarière, la plaie du tissu végétal se referme, et l'œuf commence ce genre de développement que nous nommons incubation; il s'applique sur la surface de la cellule artificielle qui lui sert d'*utérus*, par une portion indéterminée de sa périphérie, qui devient dès lors organe placentaire et d'aspiration. Mais ce genre d'aspiration imprime au tissu ambiant une impulsion nouvelle, y attire les liquides en plus grande abondance, facilite les rencontres adultérines, mais régulières, d'un plus grand nombre de spires, et partant devient le germe créateur d'un organe de nouvelle espèce; organe parasite, mais aussi parfait dans ses formes, sa constance et ses produits spéciaux, que peuvent l'être les organes émanés de la fécondation végétale; la galle du chêne n'a-t-elle pas toute l'organisation et toutes les qualités d'un fruit acerbe et astringent? La larve continue l'œuvre de son œuf, car la larve est un œuf mouvant; et lorsque son milieu ne suffit plus à son accroissement, elle s'y change en nymphe, puis en mouche, qui, au printemps suivant, perfore son berceau, et s'échappe dans les airs, pour recommencer cette œuvre, en vertu d'une fécondation nouvelle, et sur des tissus herbacés nouveaux. Les cynips ne sont morbipares que par leurs œufs et leurs larves.

La larve du *Cynips gallæ tinctoriæ* produit, sur les jeunes branches des chênes du Levant, la noix de galle; dans nos climats, la femelle de ce cynips dépose ses œufs sur les feuilles de chêne, ce qui fait que la galle qui en résulte n'est jamais ni aussi grosse, ni aussi riche en produits astringents.

La larve du cynips du rosier (*Cynips rosæ*, Lin.) occasionne, sur les tiges herbacées de l'églantier, ces galles hérissées d'un chevelu mousseux, que l'on nomme des *bédegars* (*).

Le rosier porte, sur ses feuilles, une belle galle lisse, colorée comme une pomme, qui est encore l'œuvre d'un cynips différent du précédent, mais dont toute la différence, peut-être,

(*) La mouche de ce cynips aime à se rouler l'abdomen contre le thorax, comme le fait sa larve dans la galle qu'elle crée. L'individu que j'ai observé faisait sortir, du segment anal, un emboîtement conique de segments, qui, en se désemboîtant, acquérait la longueur de l'abdomen; puis, on voyait suinter de l'extrémité une gouttelette liquide.

n'est que dans son produit. La feuille, en effet, ne saurait être le siége d'une élaboration du même type que la tige. Elle n'a pas d'épines (765*), qui, en se développant comme par une espèce de plique (886), se transforment en longs filaments ramifiés.

La larve du cynips du lierre terrestre (*Cynips glechomæ*, Lin.) fait naître une belle gale sphérique sur les tiges de cette plante.

910. De pareilles transformations, dans le cadre de la nosologie animale, prendraient les noms de tumeur strumeuse, goître, ostéosarcome, exostose, tumeur indolente, trichome et plique, *elephantiasis*.

911. 1° Dans les allées ombragées de tilleuls, on observe assez souvent, sur les jets qui viennent terre à terre, et vivent privés de lumière, des déformations assez singulières ; les sommités offrent une rosace de feuilles, qui, en se pressant, et faute de pétiole, se chiffonnent de mille façons différentes. Tout cela vient d'un ou plusieurs œufs de cynips que la femelle est venue implanter à la base du bourgeon terminal, à l'instant où il est sur le point d'éclore ; ce qui fait que les pétioles absorbés par ce parasitisme se confondent avec la masse commune de l'entre-nœud, et que le limbe seul de la feuille continue à acquérir quelques-unes de ses dimensions et de ses formes habituelles. Le bourgeon s'arrête ainsi dans son accroissement en longueur ; il se déforme en largeur de la manière la plus bizarre et la plus éléphantiasique, et offre successivement sur sa surface toutes les colorations d'un fruit qui marche à la maturité.

Les trois figures ci-après, copiées d'après nature, donneront une idée de toutes les autres modifications de cette déviation. Celle du bas avait l'air d'un bouton de rose, ou d'une petite pomme d'api, surmontée de son calice épanoui et à cinq sépales inégaux. Quand on ouvre ces gales irrégulières, on y trouve autant de larves qu'à l'extérieur la déformation offre de bosselures ; quatre à cinq au moins par gale ; chacune y occupe une loge distincte correspondant à une bosselure externe. Le tissu de la loge est spongieux, cristallin et cotonneux, comme la chair des poires beurrées. Les larves que j'y ai observées, le 2 juin 1838, avaient à peine deux tiers de mil-

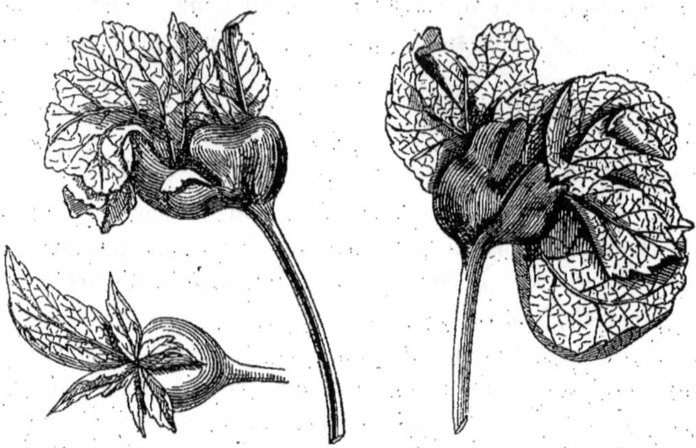

limètre en longueur, et n'étaient visibles qu'à une assez forte loupe, au moins quant à leurs principaux détails. Elles sont apodes, jaunes, lisses, bordées longitudinalement, ayant douze anneaux et deux petites antennes roides sur le devant de la tête, sur laquelle elles s'appliquent de haut en bas, de même qu'on le voit sur la larve de la fig. *c*, *g*, fig. 15, pl. 6. Dès que cette larve se voit extraite de son berceau, elle cherche de la tête avec anxiété à retrouver le chemin qui y mène; puis on la voit rapprocher sa tête de sa queue, et s'élancer ensuite comme un arc qui se débande; elle parcourt ainsi d'un saut jusqu'à quatre et même huit centimètres de distance; sur une lame de verre, elle semble perdre cette faculté.

Avant qu'on eût observé les insectes générateurs des gales d'arbres, ces déformations constituaient des entités maladives, dans lesquelles la séve et les humeurs devaient jouer un très-grand rôle. La découverte de l'insecte nous sert à tout expliquer bien plus simplement.

J'ai aperçu, voltigeant autour de ces tilleuls, le *cynips* dont la larve cause d'aussi jolis ravages; mais je n'ai jamais pu le prendre sur le fait.

912. 2° Les feuilles de tilleul sont sujettes, à leur âge

adulte, à des déformations de leur tissu cellulaire, qui sont l'œuvre d'une autre espèce de *cynips*. La femelle ayant déposé son œuf dans l'une des cellules du parenchyme de la page supérieure, cette cellule prend un développement si rapide et si étendu, qu'à l'époque où la larve a acquis certaines dimensions, sa place est marquée sur la feuille par un *talus* circulaire et osseux, qui sert de base à un cône rougeâtre et fermé à son sommet par un petit opercule rouge, analogue à celui de l'urne de certains *bryum*. On les voit en cet état et de grandeur naturelle en *a*, *a*, sur le fragment d'une de ces feuilles de tilleul, fig. 13, pl. 6. A une époque plus voisine de la sortie de la larve, cet opercule commence à se détacher, comme il paraît en *b*; et par suite, sans doute, d'un mouvement brusque de la larve qu'il renferme, on voit sortir de cette plaie comme un noyau ou un pepin, qui laisse sur la feuille un enfoncement strié, analogue à l'intérieur du petit champignon qu'on nomme *Cyathus striatus*; on en voit un de ce genre, entre les trois états que nous venons de décrire sur ce fragment de feuille. A la loupe, on s'assure que le noyau, ayant un millimètre en diamètre, fig. *i* 13, se compose d'une partie conique externe operculaire et boutonnée au sommet, et d'une seconde moitié marquée de côtes longitudinales, et qui auparavant était tout entière plongée et enchatonnée dans le parenchyme de la feuille. Ce noyau a, pour ainsi dire, pour amande, une larve rouge, apode, que les figures *c*, *d*, *e* 13, pl. 6, représentent par la surface abdominale, latérale, courbée et comme sur le point de sauter. La fig. *g* 13 est vue à un plus fort grossissement, pour mettre mieux en évidence les deux petites antennes, la bouche et les stigmates de chaque anneau. On voit la disposition intérieure de ce noyau, la niche de la larve, fig. *j* 13. J'ai vainement cherché à rencontrer la nymphe de la larve dans la cavité de ces noyaux, à moins qu'on ne voulût considérer, comme une nymphe, le corps *h* 13, que j'y ai trouvé une fois; mais je crois plutôt que c'est une larve déformée et malade, et je pense que ce n'est pas dans l'intérieur de cet organe que s'opère cette métamorphose; l'expulsion du noyau indique suffisamment que la larve a besoin de se déplacer, afin de se métamorphoser plus facilement. Les larves des *cynips*, du reste, sont fileuses; or, sur la page inférieure de la plupart des feuilles de ce tilleul, que j'observais au village de Cachan, près d'Arcueil, j'ai rencontré des coques soyeuses blanches, fig. 15, pl. 6, qui renfermaient la nymphe, laquelle, à ce qu'il m'a semblé, se rapportait assez bien à la larve de ces galles. Dans certains de ces noyaux, j'ai rencontré le corps *f*, fig 13, pl. 6, lequel pourrait bien être l'œuf à un état avancé d'incubation. L'insecte parfait est connu sous le nom de *Cynips tiliæ;* il faudrait l'appeler *Cynips folii tiliæ*, pour le distinguer du précédent, ou *Cynips gemmarum tiliæ*. Quoi qu'il en soit, et en ne tenant pas compte de la présence morbipare de la larve, trouvez-moi, parmi les dermatoses ou fièvres éruptives, une entité maladive qui ait une marche plus régulière? Voyez combien de périodes on serait en état d'y noter, toutes marquées par un ou deux septenaires; un prodrome, des symptômes précurseurs, même une prédisposition, une marche régulière, une crise et une issue fatale, etc.

913. 3° CYNIPS DES FEUILLES DE BOULEAU. En juillet 1840, j'ai rapporté d'une haie placée au bas des coteaux qui dominent Cachan, des feuilles de bouleau, dont la tige offrait une foule de petits tubercules osseux, semi-sphériques, analogues à des verrues proéminentes sur les deux pages. Sur la page supérieure, elles sont vertes et arrondies; sur l'inférieure, elles forment un cône tronqué, logé dans un enfoncement circulaire. Ces verrues ont à peine en diamètre un millimètre et demi. On n'a qu'à les percer à la pointe d'une aiguille, pour en tirer une larve qui a à peine un sixième de millimètre en longueur, et qui se meut à l'aide de deux paires de pattes assez longues. La forme du corps imite assez bien celle de la figure 15, pl. 7, mais la queue fléchie latéralement. L'intérieur de la loge que s'organise cette larve est tapissée de globules comme polliniques, dont le diamètre dépasse à peine un vingt-quatrième de millimètre. Le temps ne me permit pas d'aller étudier la mouche qui en résulte; mais je suis persuadé qu'on trouvera dans quelque herbier ces feuilles de bouleau, au nombre des *Xyloma*, ou autres prétendues urédinées; car les botanistes

n'y regardent pas de si près, quand il s'agit de l'œuvre d'un insecte de un sixième de millimètre. Ces feuilles ont ainsi une belle et bonne galle, qui n'est que l'œuvre d'une larve.

914. 4° Cynips des ampoules de l'osier (*Cynips viminalis*, Rœsel, tom. 2, pl. 10. *Bombyx et vespa;* Réaumur, mém. 12, tom. 3, pl. 37, fig. 1-9, 1727). On rencontre, sur certains osiers et saules marceaux, des feuilles dont les bords sont enflés en longues ampoules vertes et lavées de rouge, comme nos pommes d'api, qui atteignent jusqu'à un centimètre et demi de long sur un centimètre de diamètre; elles s'étendent du bord de la feuille jusqu'à la nervure médiane, et la même feuille en offre ainsi trois ou quatre, sans communication entre elles. En les ouvrant, on les trouve grandement vésiculeuses et pleines de vent; leurs parois, en effet, ont à peine l'épaisseur d'un millimètre; elles ne présentent pas la moindre ouverture, ni la moindre solution de continuité, qui établisse une communication immédiate avec l'air extérieur. L'intérieur est tapissé de granulations sphériques, qui réfléchissent la lumière comme des diamants, et donnent à cette surface l'aspect d'une feuille de *Mesembryanthemum cristallinum*. On ne trouve dans chaque vésicule qu'une larve, au moins quand la vésicule est imperforée ; c'est une larve apode, effilée vers la queue, à tête cornée, et n'offrant point d'appareils mandibulaires, mais plutôt trois lames convergentes au sommet, appareil que la larve peut faire rentrer dans l'épaisseur du premier anneau. Cette larve atteint jusqu'à sept millimètres de long ; elle se file alors une coque soyeuse, dont la longueur varie de quatre à six millimètres. En quelques jours, les nymphes se changent en deux formes de mouches, qui sembleraient indiquer deux espèces différentes de *cynips*, à moins d'admettre que l'une des deux est le mâle de l'autre, ou que la différence, toute considérable qu'elle est, provient de l'exposition où s'opère la métamorphose.

Première forme. La mouche est toute noire, et atteint cinq millimètres de la tête à l'anus, au devant duquel s'insère une tarière ou soie longue de trois millimètres. L'abdomen est cylindrique, tantôt gris en dessous, et tantôt marqué, sur ce fond gris, de deux rangées longitudinales de taches carrées noires, disposées deux par deux sur les quatre premiers anneaux.

Deuxième forme. L'autre est toute jaune, à abdomen ventru et court. Elle n'a que trois millimètres de la tête à l'anus, plus trois millimètres de tarière. Ses ailes, dont les supérieures ont quatorze grandes cellules, et les inférieures six, dépassent le corps de un millimètre et demi. Sur sept à huit coques qui se sont métamorphosées dans mon cabinet, je n'en ai obtenu qu'une seule de cette deuxième forme.

J'ai dit plus haut que chaque vésicule ne renferme qu'une larve, et pourtant on en rencontre où il s'en trouve deux, de forme et de longueur différentes. Mais la deuxième y est venue par une perforation qu'elle a pratiquée sur la paroi de la vésicule; elle peut même se glisser d'une vésicule dans une autre, en creusant une galerie de l'une à l'autre. Ces deux larves vivent de compagnie sans se nuire. La larve étrangère est celle d'un *tenthredo*, ou *fausse chenille;* elle a des mandibules, trois paires de pattes antérieures, blanches et cornées, terminées par une pointe. La tête est blanche, cornée, avec deux yeux noirs; les anneaux sont plissés et velus; ils portent tous deux mamelons à partir du quatrième. La fausse chenille ronge les granulations cristallines que la succion de la larve du *cynips* fait naître sur la paroi interne de la vésicule. La chenille détruit ce que la larve crée; elle détapisse les parois de leurs brillants. Elle a donné le change à bien des naturalistes qui ont observé ces produits morbides; ils ont pris le parasite pour l'artisan de ces magnifiques créations. Réaumur s'y est trompé; il a même pris la perforation pour un trou de sortie de la larve, qu'il compare à une chenille rose. Leeuwenhoeck [1] a cru que le plus gros ver dévorait le plus petit; cependant, il a assez bien figuré la larve du *cynips*. Fabricius n'a connu que la forme jaune de la mouche (*Cynips viminalis*, dit-il, *flava, thorace nigro*), observation superficielle qui l'a conduit à faire autant d'espèces de *cynips*, qu'il a eu occasion d'observer

[1] Epist. 136, 26 juin 1701. *Continuatio arcanorum nat.*, Leyde, 1719.

le *viminalis* sur des arbres divers : *Cynips capreæ, salicis, strobili, amarinæ.*

Ainsi, le suçoir d'une larve, n'a qu'à s'implanter successivement dans les parois de sa loge, pour l'agrandir de jour en jour, en déterminant dans ces tissus une impulsion de développement extraordinaire. Ce suçoir fait naître une phlyctène pleine d'air, qui serait rangée dans les cas maladifs, si la loupe ne découvrait pas que c'est un cas d'histoire naturelle. Les végétaux n'ont pas donné lieu à une nosologie systématique, parce que la faculté que nous avons de les disséquer vivants nous permet d'arriver sur-le-champ à la cause animée du mal, et de la surprendre sur son fait morbide.

Deuxième ordre : *Ichneumon.*

915. De même que nous l'avons fait à l'égard des cynips, nous nous arrêterons, au sujet des ichneumons, à deux ou trois exemples, qui suffiront pour faire évaluer les circonstances variables de tous les autres; Les limites de cet ouvrage, et l'imperfection de la classification actuelle, ne nous permettant pas d'entrer dans de plus amples détails.

Les ichneumons ont la tarière oviducte beaucoup plus courte que les cynips; chez certaines espèces même, la tarière, après la ponte, leur rentre tout à fait dans l'abdomen.

916. 1° Ichneumons puppiphages. La mouche de ces ichneumons se pose sur le corps d'un ver, ou plutôt d'une chenille, et lui insinue ses œufs dans l'intérieur du corps, en lui perforant l'épiderme. Dépositaire de ces œufs parasites, la chenille continue à vivre et à se développer, nourrissant de sa graisse et de ses tissus le ver rongeur qui la mine, sans qu'elle semble s'en douter, et sans qu'on puisse s'en apercevoir; mais à l'époque de la métamorphose, on est fort étonné de voir sortir de sa dépouille, au lieu d'une chrysalide ou nymphe, un essaim de petites mouches, qui ont subi toutes leurs métamorphoses dans cette prison vivante, dans ce milieu de chairs en mouvement. D'autres fois, et lorsque la mouche a insinué ses

œufs dans la chenille, à une époque trop rapprochée de sa métamorphose, la chenille se change en chrysalide ; et les ichneumons, en la dévorant par leurs larves, l'empêchent de ressusciter en papillon. Le 1er juillet 1828, je vis sortir ainsi une multitude de petites mouches de la chrysalide du papillon du peuplier. Elles avaient à peine trois millimètres de la tête à l'anus ; les ailes dépassant le corps. Leur couleur était totalement cuivrée, et gorge-de-pigeon ; la tête en traversin ; l'abdomen ovale lancéolé, aigu par l'anus et par son point d'insertion, ayant sept segments vert bouteille, bordés de jaune, avec une bande jaune longitudinale, qui, de chaque côté, séparait la surface dorsale de la surface ventrale ; les antennes coudées, marquées de treize petites articulations noires sur leur portion supérieure ; yeux latéraux, ovales et violets ; pattes d'un beau jaune, à hanche d'un beau vert ; cuisse lisse ; tibia velu ; tarses pentamérés et terminés par une petite pelote visqueuse (566).

917. 2° Ichneumons aphidivores (855). J'ai rencontré deux espèces d'ichneumons qui se plaisent à confier l'incubation de leurs œufs et la nutrition de leurs larves, au corps des pauvres malheureux pucerons. L'histoire de l'une et de l'autre est assez intéressante, sous le rapport qui nous occupe, pour que je la rapporte avec tous ses détails.

Première espèce. *Ichneumon à coque* (*Ichneumon textor*, Nob.). — La mouche, pl. 8, fig. 1, ne dépasse pas la longueur ordinaire des plus gros pucerons. L'abdomen, fig. 4, tient au corcelet par un pédicule étroit, *a*, qui est composé des trois premiers de ses sept anneaux ; sa surface dorsale, *b*, est d'un beau violet, et sa surface ventrale, *c*, est jaune et diaphane ; le corselet et la tête sont d'un violet foncé. Les antennes, fig. 3, sont noires, grêles, moniliformes, velues, à vingt et une articulations. Les pattes, fig. 2, jaunes et velues, se composent d'une grosse hanche *a*, d'une cuisse très-longue *b*, d'un tibia *c*, de la même longueur que la cuisse, et d'un tarse pentaméré *e*, avec une pelote terminale. Les ailes supérieures *a*, fig. 5, lavées de violet et piquetées de petits piquants, offrent une réticulation de dix cellules, dont la dorsale triangulaire à fond noir.

Les ailes inférieures, beaucoup plus courtes et plus étroites, fig. 5, *b*, quoique de la même teinte et de la même structure, n'offrent que trois cellules, dont la dorsale noire est en même temps basilaire.

918. On voit, en mai, cette petite mouche voltiger sur les troupeaux de moucherons de la rose, de l'œillet, des pois clamarts, etc., comme un aigle qui s'apprête à enlever une tête de bétail. Elle s'arrête sur l'un de ces petits insectes, qu'elle juge sans doute du goût de sa larve future, lui implante dans le dos sa tarière oviducte *d*, fig. 4, pl. 8, ce qui est fait en moins d'une seconde; et le puceron, ainsi atteint du trait, semble ne pas s'en apercevoir. D'abord il reste cloué à l'espace qu'il occupe; seulement on le voit enfler de jour en jour, par suite de cette grossesse inoculée; et bientôt il a l'air d'une outre soufflée, pl. 8, fig. 7; seulement on remarque sur son dos la trace tuberculaire de l'inoculation. Si on l'ouvre à cette époque, on y trouve une larve verte, apode, roulée sur elle-même, et qui remplit toute la capacité du corps du puceron, réduit à une simple pellicule vésiculeuse. Avant de se transformer en nymphe, la larve crève la peau du ventre du puceron ainsi ballonné, et vient filer sa coque entre la feuille et le puceron, qui y reste attaché au sommet par le ventre, comme une enseigne, ou plutôt comme un épouvantail ou un moyen de dépister l'ennemi, pl. 8, fig. 8 *a*. En effet, les insectes ichneumons, friands à leur tour de la chair de leur propre race, ne trouvant là qu'un puceron dévoré, ne s'imaginent pas qu'en dessous se soit caché autre chose. On remarque, à la base de la coque, un talus soyeux *b* attaché à la feuille, et qui est le point de départ du travail de la larve. Quand la coque est filée, la larve se change en la nymphe fig. 14, pl. 8, ayant de dix à douze anneaux, et offrant, sur un fond jaune, deux écussons violets latéraux, qui sont les étuis des ailes futures. La fig. 6, pl. 8, représente, sur une feuille d'œillet, la même coque perforée par la mouche qui est provenue de cette larve; il ne reste plus au sommet que des débris des pattes du puceron.

919. Deuxième espèce. *Ichneumon aphidivore à longues ailes* (*Ichneumon macropterus*), pl. 8, fig. 10, 11. La mouche a

l'abdomen, fig. 9, plus court que le corselet, et les ailes presque deux fois aussi longues que tout l'insecte. On voit, à côté de la fig. 10, les deux mesures de sa grandeur naturelle, avec et sans ailes. Sans ailes, l'insecte, de la tête à l'anus *a*, ne dépasse pas deux millimètres. La tête et ses antennes, le corselet et l'abdomen sont d'un violet noir; les pattes jaunes, affectant la même conformation que celles de l'espèce précédente. Les ailes piquetées, et lavées de violet par transparence, fig. 10, jettent des irisations gorge-de-pigeon, par réflexion, fig. 11 ; leur réseau cellulaire offre quelques différences avec l'espèce précédente. J'ai vu sortir cette mouche de tous les pucerons, fig. 15, pl. 8, que j'ai trouvés atteints de bouffissure et immobiles, sur la page inférieure des rosiers et autres arbustes. La larve ne file point de coque à l'extérieur du puceron; elle subit toutes ses métamorphoses dans l'abdomen de cette pauvre victime; elle s'y change en nymphe, qui affecte la forme générale de la fig. 15. Je crois avoir remarqué que les pucerons ailés seuls, ce qui est le signe de l'âge le plus avancé de ces insectes, ont le privilége de servir de pâture à la larve de cette forme d'ichneumon. Cette larve ne paraît se développer que dans l'abdomen de sa victime, dont elle respecte le corselet. L'abdomen en devient sphérique et énorme ; c'est un vrai ballon, sur lequel on distingue fort bien la trace des deux rangées jadis latérales des stigmates respiratoires, fig. 15. Dans l'intérieur de ce ballon ventral, on rencontre le paquet de corps violacés de la fig. 12, qui sont les excréments de la larve.

920. La mouche, fig. 10 et 11, serait-elle le mâle de la fig. 1? Dans ce cas, il faudrait admettre que la différence des sexes se signalerait déjà chez la larve, par une différence de goûts et d'habitudes ; car la larve de l'une file une coque au dehors du corps du puceron, et la larve de l'autre se contente de tapisser de soie l'intérieur de l'abdomen dont elle a épuisé la substance. Du reste, toutes les différences spécifiques des deux mouches ne résident que dans la forme de l'abdomen, c'est-à-dire que ces deux mouches ne diffèrent entre elles que, comme dans les autres classes d'insectes, le mâle diffère de sa femelle.

921. Synonymie. Leeuwenhoeck a eu l'occasion d'observer à son tour ces pucerons desséchés ; il y a trouvé des larves qui lui ont également donné deux mouches différentes (*); Il a figuré le puceron dévoré et la mouche qui en provient.

Nous croyons pouvoir rapporter à l'ichneumon aphidivore à longues ailes les fig. 5, pl. 46, et 7, pl. 45, tome 3, que Réaumur donne comme celles des ichneumons, auteurs des galles du rosier et de la groseille ; mais il nous paraît probable que Réaumur les aura obtenues, sortant du corps des larves du *cynips bedegaris*, qu'elles auront dévoré, comme elles dévorent les pucerons ; les cynips des galles ont toujours une longue tarière anale. Ce qui m'autorise à établir ce rapprochement, c'est que j'ai eu occasion d'observer des chenilles velues du poirier, que la larve de notre *Ichneumon textor* avait cousues par le ventre à la sommité de sa coque, comme elle l'aurait fait d'un simple puceron ; ce qui prouve que cet ichneumon peut vivre dans le corps d'une foule d'autres insectes, et dans le corps même des espèces de sa race, et c'est pour ne pas être atteinte à son tour, par des congénères, qu'elle leur donne le change et se sert du corps de sa victime, comme d'un *trompe-l'œil*.

922. Inductions pathologiques. Le petit nombre de faits que nous venons de rapporter, sur les mœurs et les habitudes des ichneumonides, nous suffiront pour évaluer les caractères pathologiques de tous les effets morbides, que le parasitisme de leurs larves est en état de produire. La variété des formes de ces produits n'étant que le résultat des circonstances accidentelles de leur mode de nutrition, les dimensions de ces organes de superfétation ne proviennent que de la durée de ce parasitisme, et du nombre des larves que la ponte de la mouche a pu rassembler dans ce tissu organisé.

Or, il est évident que ces larves, qui se plaisent ainsi à dénaturer les tissus des végtéaux et des insectes, pourraient trouver, dans la plupart des organes des animaux supérieurs, les

(*) Epist. 16 août 1695. *Continuatio arcan. nat.*, tom. 1, 1722, pag. 10 ; — epist. oct. 1700. *Continuat. arcan. nat.*, 1719, pag. 174.

conditions qui conviennent à leur nutrition spéciale. Les tissus charnus de certains enfants, de certaines dames, et même de certains individus lymphatiques et étiolés, présenteraient certainement, au goût de ces vers apodes, les qualités nutritives, la sapidité fade et succulente de la chair des chenilles et des pucerons. Que faut-il pour que cette hypothèse se réalise ? que l'homme, ou tout autre animal endormi, se laisse atteindre et piquer par l'ichneumonide, aussi paisiblement que la chenille et le puceron se prêtent à ce genre d'inoculation ovuligère. Si l'œuf de l'ichneumon est assez bien logé, pour que, d'un coup ou d'un seul frottement musculaire, il ne soit pas broyé ou écrasé avant terme, la petite larve qui en éclora, se mettant à l'œuvre, modèlera chaque jour sa demeure, comme un potier tourne et modèle l'argile, créant çà et là, à chaque piqûre, de nouvelles formes et de nouveaux reliefs; treillageant, pour ainsi dire, les spires créatrices, par des rencontres adultérines, par une incessante promiscuité; tricotant, en un mot, des chairs, avec l'aiguille de son suçoir et les fils des diverses paires de spires. Douée de la puissance d'organiser à son profit l'orgie des créations anormales et bâtardes, cette infiniment petite larve est en état de défier, par l'inépuisable fécondité de ses piqûres, l'inépuisable imagination de la caricature ; imitant, déformant, tordant, enflant, grimant, ridiculisant enfin les organes et la physionomie humaine, avec une verve de conception et une hardiesse d'exécution, dont l'art du dessin, bien loin de se constituer rival, a de la peine à être copiste. Quand une simple larve est dans le cas de réduire toute une longue branche de tilleul aux formes et aux dimensions de la figure sans nom que nous avons déjà donnée, et que nous reproduisons ici pour faire parallèle, jugez de ce qu'elle serait en état de faire, si le basard de la naissance lui avait fourni pour canevas le

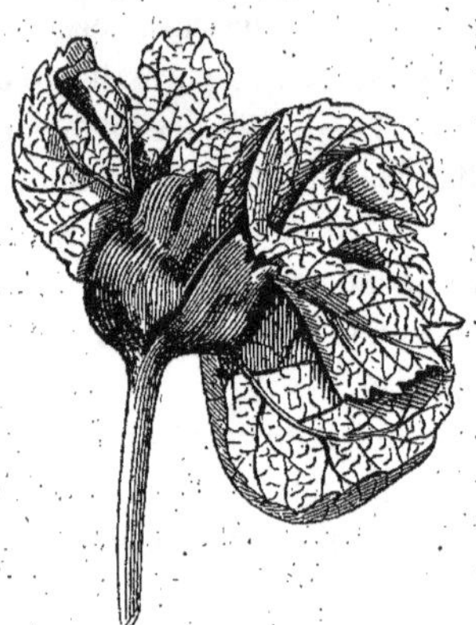

visage, le cou ou le nez d'un homme? En bosselant de la sorte, en saillies de toutes les façons, la surface des organes, ne lui serait-il pas aisé de nous donner tout autant d'éditions nouvelles des cas divers que nous allons recueillir dans les fastes de la science, et que nous avons pris soin de placer graphiquement sous les yeux du lecteur.

923. Voyez ce brave paysan, dont la figure a dû servir de cadre au travail intime d'une cause morbipare analogue, et dont la physionomie a disparu, sous un masque de nouvelles chairs; comptez le nombre de bosselures qui ont fait, de cette tête d'homme, une espèce de tête de veau; et vous vous assurerez, en vous reportant sur ce que nous avons dit ci-dessus, qu'avec vingt œufs seulement, une mouche ichneumon serait dans le cas de vous reproduire ce phénomène, que nous avons calqué sur la figure qu'en a publiée, en 1756, le Dr Ranson (*).

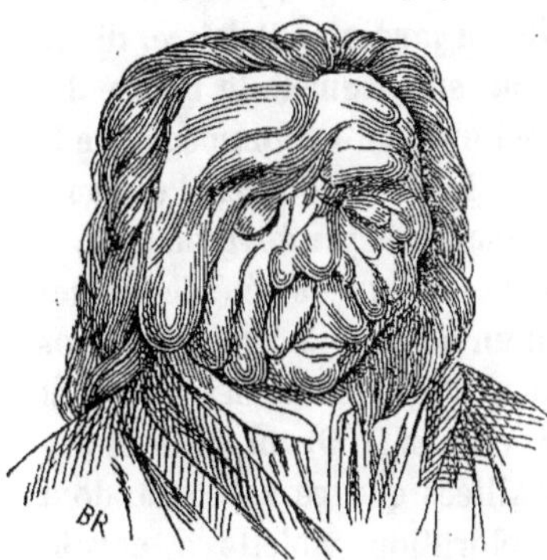

924. Alibert (**) nous a donné, de grandeur naturelle, la figure d'un cas semblable; nous l'avons réduite ici; il désigne ce cas sous le nom de *Dermatolysis faciei*. Alibert le croyait unique dans les fastes de la science, ignorant sans doute celui que nous venons de rapporter. Cet homme, du nom de J.-B. Lemoine, était né dans un petit village près de Gisors et

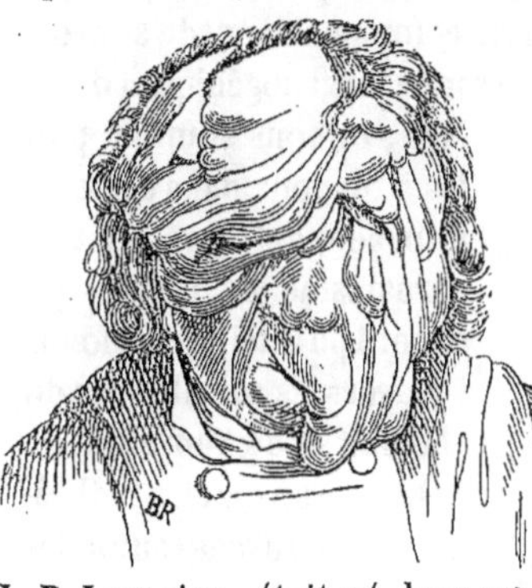

(*) *Recueil périod. des Obs. de méd. chir. pharm.* de Vandermonde, tom. 5, pag. 392. Ce paysan, natif de Fontenai, en Saintonges, y portait le nom de l'*homme à la tête de veau.*

(**) *Monogr. des Dermatoses*, par Alibert, in-4°, 1832, pag. 796.

habitait la commune de Courcelles, où bien des médecins venaient de loin le visiter. A l'époque où ce portrait a été pris, cet homme était âgé de quarante-cinq ans. Avec trente œufs seulement, un ichneumon est dans le cas de déformer, d'une manière aussi hideuse, cette face que la nature avait faite à l'image de Dieu.

925. Nous empruntons au même ouvrage (*) la figure réduite du jardinier Delaître, dit la *Taupe*, sur laquelle le ravage des bosselures n'a endommagé que le front, la racine du nez, l'œil gauche, mais cela par des granulations violettes, d'une variété de formes et d'un nombre incalculable. Nos troncs d'arbres ont des bosses et des xyloma (769) qui sont moins travaillées que ce sarcome, dont la coloration violette a envahi même tout le côté gauche du front. Il faut dire cependant que cette difformité était un vice de naissance, que la mère attribuait à l'effroi que lui avait causé la vue d'une *taupe morte*, que trois hommes lui avaient montrée, dans le commencement de sa grossesse. Nous croyons peu à la puissance organogénique d'une idée ; et nous sommes portés à ne voir, dans cet effet morbide, qu'un résultat de parasitisme de larves, qui auront pu atteindre le fœtus à travers les membranes du chorion et de l'amnios.

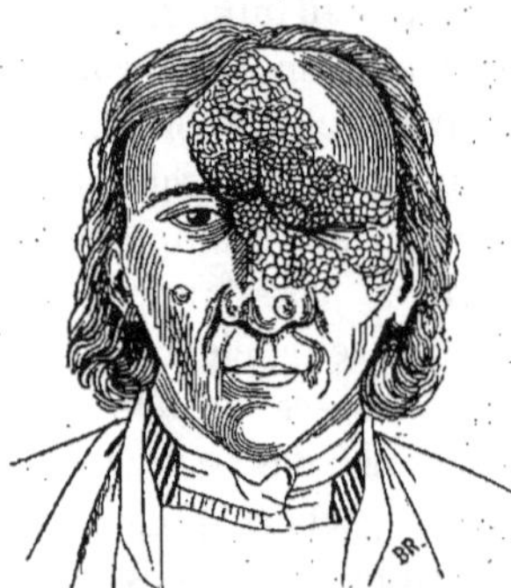

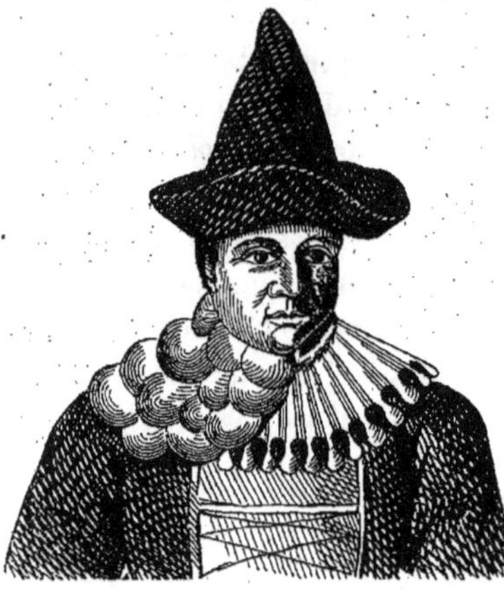

926. Transportez le théâtre de ces ravages sur le fanon et sur la peau du cou, n'aurez-vous pas bientôt les mille et une modifications du goître, depuis la forme

(*) Alibert, *Dermatoses*, pag. 803.

en grappes d'hydatides, qui est la plus fréquente chez la race des Tyroliens qui portent le costume de la figure ci-dessus, jusqu'à cette forme en longue mamelle de chèvre, qui est si commune chez une autre race des montagnards de la même chaîne des Alpes rhétiques, qui portent le costume de la figure que voici (*).

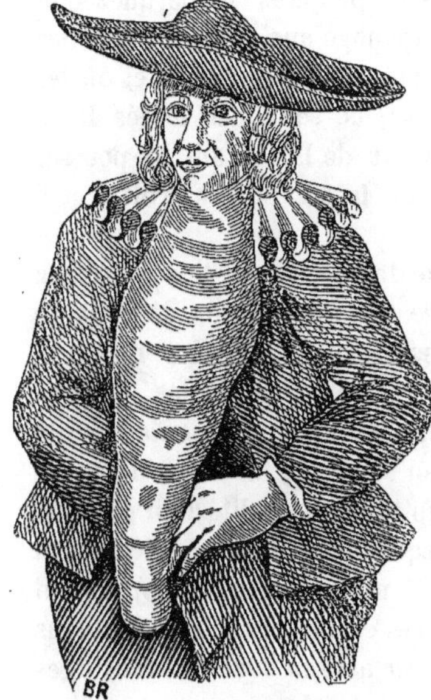

927. Je ne grossirai pas la liste de ces jeux de la nature; ils sont aussi peu faciles à compter que la forme des feuilles et que celle des sables de la mer; quand une modification dépend du caprice et d'un simple mouvement d'un tout petit insecte, l'imagination se perd dans le possible de semblables créations. Sous la trompe magique de cette toute petite larve, cette jambe peut devenir un tronc noueux, où toute la longueur du pied disparaît dans le diamètre du mollet; ce *scrotum* peut s'enfler comme une outre, en sorte que le pauvre nègre semble monté à cheval sur un pénis colossal; cette mamelle pourra, en s'allongeant, être rejetée par-dessus les épaules comme le bout d'une pelisse, etc., etc. Esprit follet et invisible qui se glisse dans les chairs de notre corps, pour en détruire l'harmonie et la symétrie, pour en altérer la beauté, pour en humilier de mille façons l'orgueil et la superbe; pour transformer le roi Nabuchodonosor en animal sauvage, et le faire descendre du trône, comme ayant dégénéré après coup!

928. Remarquez, en effet, qu'en général ces malheurs, ces dégradations physiques ne surviennent qu'aux gens de la cam-

(*) Nous empruntons ces deux figures à Daniell, traducteur latin de *la Nosol. méthod.* de Sauvages, édit. de 1763.

pagne, et épargnent l'habitant des villes, lequel, dans le fond de ses appartements, est moins exposé à la rencontre de ces milliers d'insectes qui s'abattent dans les bois et les prés, pour inoculer leurs œufs dans les tissus propices. Remarquez que le goître n'est presque jamais l'apanage que des habitants des pays froids, là où les larves en plein air sont rares, et où les ichneumons, manquant de tels sujets, sont bien forcés de se rejeter sur des anomalies, en vertu de la loi qui les pousse, ainsi que tous les autres êtres de la création, à croître et à multiplier.

929. J'ajouterai enfin, comme dernière induction, que chez les animaux supérieurs, l'œuvre de déformation de la larve doit survivre à la sortie de l'insecte, et qu'elle doit même se développer avec des dimensions plus considérables, à cause que ces excroissances superficielles sont alors alimentées par la vie générale qui n'a pas trop à en souffrir ; tandis qu'un pareil parasitisme absorbe tout à coup toute la vitalité d'un puceron ou d'une chenille, tarissant, jusque dans sa source, le torrent de la circulation, sans laquelle il n'y a pas de développement possible. Le développement de ces carnosités sera donc dans le cas de continuer, alors que leur artisan aura émigré de ces organes ; car la loi qui préside aux développements organisés ne gît que dans une impulsion qui féconde, et dans la vitalité qui nourrit. Le mâle, d'où émane l'impulsion créatrice, ne s'incruste pas à la femelle, pour que son œuvre ait la puissance de se développer ; ici l'appareil buccal de la larve fait l'office de mâle; l'organe femelle, c'est la chair de sa victime; la larve a beau s'en échapper plus tard, son œuvre n'en sortira pas moins son plein et indéfini effet.

TROISIÈME ORDRE : les Tenthrèdes (*Tenthredo*).

930. La larve des tenthrèdes se rapproche de celle des coléoptères et des papillons, par les pattes de ses anneaux et la conformation de l'appareil buccal. Aussi n'est-ce pas une larve créatrice de tissus ; elle s'en nourrit en les rongeant, et non en les suçant ; elle procède par des solutions de continuité, et

non par des piqûres ; ses œuvres sont des pertes de substance, et non des déviations du développement. Les véritables tenthrèdes, à l'état de mouches, ont une tarière ovuligère, dentée en scie des deux côtés, avec laquelle elles perforent, en sciant, l'écorce tendre des jeunes rameaux d'arbres et d'arbustes, pour y déposer leurs œufs. La tenthrède du rosier pond de cette manière par plusieurs étages, dans chacun desquels elle dépose un œuf ; la larve qui en éclôt se creuse une cellule dans le plan horizontal de la tige, en sorte que, lorsqu'on fend longitudinalement une pareille tige, on la dirait divisée en tout autant d'alvéoles que la tenthrède y a laissé de larves.

931. On trouve sur le rosier une autre larve de tenthrède qui ronge la moelle de la tige, se fait un terrier du canal médullaire, et, s'avançant de haut en bas, finit peu à peu par frapper de mort la plus longue tige. J'ai rencontré la même larve sur tout un arpent de vignes, entre lesquelles se trouvaient des rangées de rosiers ; sur des groseilliers à grappes et même sur des pommiers. La larve passe l'hiver dans son gîte ; elle atteint plus d'un centimètre de long ; elle est verte et marquée de deux raies longitudinales jaunes, couverte enfin d'un fort léger duvet ; on la prendrait pour le jeune âge de la chenille du chou. Lorsque la mouche dépose son œuf à l'extrémité des jeunes rameaux de pommier ou de poirier, les feuilles de la sommité tombent ; le bout du rameau noircit comme par l'engelivure ; il reste pointu comme un piquant ; mais on voit la couleur noire de l'escarre descendre peu à peu, à mesure que la larve fait des progrès dans le bas de la moelle ; les feuilles inférieures tombent successivement, une à une, et le rameau entier est bientôt flétri. La taille et l'épamprage préservent la vigne de cette mouchelure, mais la larve n'y arrive pas moins pour cela du voisinage ; elle s'y insinue par la cicatrice, et l'on en reconnaît la présence au canal qu'elle s'y est creusé. En un mot, dès que sur une tige encore jeune, vous voyez, dans une certaine étendue, l'écorce perdre sa couleur herbacée, devenir lépreuse, granulée, plissée, crevassée, et s'exfolier par petites pellicules, soyez sûr que, sous ce symptôme morbide, se cache la larve qui en est l'auteur.

932. Mais pour que les poiriers, rosiers et vignes s'attirent ainsi la préférence de la tenthrède, il faut que ces arbustes croissent dans un terrain sec, pauvre et peu profond ; il faut qu'ils soient mortifiés par le jeûne, pour que leurs tissus conviennent à la nutrition de la larve; une végétation luxuriante est un poison que sa mère reconnaît à l'odorat et dont elle la préserve : il y a toujours dans le sujet une prédisposition qui appelle et attire le parasite. La salade, le chou, les cardons, qui conviennent à l'alimentation de l'homme, ce parasite à son tour sur une grande échelle, ne sont pas des plantes *porte-graines* et dans la force de leur végétation ; ce sont des individus voués, par les artifices de la culture, à une superfétation maladive, à un étiolement qui paralyse leur fécondité ; ce sont les chapons du règne végétal, que nous engraissons par leur stérilité même.

CINQUIÈME GROUPE D'INSECTES BROYEURS MORBIPARES : Lépidoptères ou Papillons.

933. Les lépidoptères, sous le rapport qui nous occupe, tiennent de près aux ichneumonidaires, en ce que l'insecte parfait, papillon, est aussi inoffensif pour l'homme et les animaux que pour les plantes, tandis que sa larve, ou chenille, est également funeste aux deux règnes, et ne cesse d'être un instrument de destruction ou une cause occulte de bien des formes de maladies. Sous le rapport d'histoire naturelle pure, leur place devrait être à côté des diptères, à cause de la conformation de l'appareil buccal, bien différent chez le papillon que chez la chenille. Le papillon ne vit que pour s'accoupler, pondre et mourir ; aussi la dépense qu'il fait pour sa nourriture n'est pas lourde ; il ne se nourrit presque que pour se rafraîchir. On le voit déroulant péniblement sa longue trompe hors de son double étui, effleurer à peine du bout le fond des corolles, y prendre une imperceptible gorgée de sucs mielleux, comme par mode de passe-temps, et en attendant une bonne fortune. La fleur qu'il a sucée n'en est certes pas plus

malade pour cela. Mais cet insecte n'était pas aussi inoffensif avant sa métamorphose et sa résurrection ; malheur à la plante sur laquelle il dépose le millier d'œufs qu'il est en état de pondre ; les sauterelles de la Libye ne fauchent pas les herbes plus promptement que les chenilles ne dépouillent un végétal de ses feuilles, ou épuisent un tronc d'arbre de ses sucs.

934. Les chenilles ont deux fortes mâchoires, et au-dessous de l'orifice buccal un petit trou, qui est la filière de leur soie. Leurs anneaux sont au nombre de douze à treize ; mais, ce qui les distingue des larves ou vers de coléoptères, tous ces anneaux ne sont pas armés de pattes ; elles en ont au moins quatre qui en manquent ; trois paires de pattes écailleuses pour les trois premiers anneaux, une paire de pattes membraneuses pour le dernier, c'est ce qu'on retrouve chez toutes les espèces ; mais les paires intermédiaires sont au nombre de trois chez certaines espèces, de deux chez certaines autres, et d'une seule chez les chenilles dites arpenteuses. Les œufs de chenilles résistent à l'abaissement de température le plus fort dont nous soyons témoins dans nos climats.

935. Nous diviserons ce groupe en deux sections : les chenilles herbivores et les chenilles carnivores.

A. *Chenilles herbivores.*

936. Les chenilles herbivores, ou plutôt phytophages, peuvent, à leur tour, se diviser en trois catégories fort distinctes, par leurs habitudes et la nature de leurs ravages : 1° les chenilles qui rongent à ciel ouvert les feuilles et les tiges vertes, ou bien les racines sous la terre (chenilles phytophages) ; 2° les chenilles qui creusent le parenchyme des feuilles et se traînent sous leur épiderme (chenilles phyllophages) ; 3° les chenilles qui minent les écorces des arbres, en creusant entre l'écorce et l'aubier, ou bien en pénétrant jusqu'au cœur de l'arbre (chenilles xylophages). C'est à ces deux dernières catégories que s'applique plus spécialement la dénomination de chenilles morbipares ; les autres sont trop évidemment ravageuses pour qu'on puisse se méprendre sur la cause des effets morbides

qu'elles produisent, et les attribuer à une entité nosologique.

937. 1° CHENILLES PHYTOPHAGES, *qui rongent les feuilles, tiges, racines, en procédant à l'extérieur*. Les papillons de ces chenilles déposent leurs œufs sur la plante même que la chenille affectionne, tantôt isolément, tantôt agglomérés dans un feutre qui leur sert de placenta, tantôt côte à côte les uns des autres, ou disposés en spirales serrées autour d'une jeune tige; enfin toujours, et dans tous les cas, ils les collent sur une surface organisée qui puisse suffire à leur incubation (577). A peine sortie de son œuf, la jeune chenille se met à ronger la feuille ou la racine, et on ne tarde pas à avoir des traces de son œuvre destructrice dans les échancrures du tissu végétal. Quand c'est à la feuille que ces chenilles s'attaquent, on les voit se placer à cheval sur les bords du limbe, et les échancrer par le jeu de leurs mâchoires, qui agissent dans une direction perpendiculaire aux deux pages. Le mouvement de la tête, qui pivote sur les premiers anneaux, fait que l'échancrure est toujours taillée sur le même patron, dans ses diverses courbures. En général, les chenilles des papillons diurnes mangent le jour et se reposent la nuit, c'est le contraire des chenilles des papillons nocturnes; celles-ci mangent la nuit et se reposent le jour, quand leur habitation est exposée aux rayons de la lumière solaire, à moins qu'on ne leur administre dans l'obscurité la feuille qu'elles affectionnent. Après chaque repas, elles font une assez longue sieste; en sorte qu'on peut dire que le végétal qui en est rongé doit éprouver, par suite de leur invasion, des fièvres intermittentes de diverses périodes, selon l'espèce de chenilles et selon les variations météorologiques; chaque accès correspondant à un redoublement d'appétit de la part de l'insecte.

938. PARMI LES NOCTURNES, nous citerons succinctement :

Le ver à soie (chenille du *Bombyx mori*) dont le papillon ne pond bien ses œufs que dans l'obscurité d'un tiroir ou d'une armoire, sur du papier, mais surtout sur du drap de laine de couleur foncée. La chenille, dans nos climats, ne prospère bien que dans des lieux garantis du vent et des trop brusques variations de la température, ainsi que de la lumière directe du soleil ; elle mue quatre fois pendant sa vie de larve, et chaque mue est précédée d'un engourdissement qui a l'air d'un sommeil. Ses repas quotidiens sont aussi bien réglés que ses mues. On l'élève pour le cocon qu'elle file, et c'est ce qui fait que ses habitudes sont si bien connues, qu'elles peuvent nous servir de point de départ, pour en déduire, par analogie, les habitudes de ses congénères. Ces chenilles préfèrent la feuille du mûrier ; mais, dans le cas de nécessité, elles savent se contenter de feuilles de scorsonère, d'aubépine, etc. ;

La chenille du grand paon (*Bombyx pavonia*), si grande, si remarquable par les belles étoiles bleues qui hérissent ses anneaux d'un vert émeraude. On la rencontre endormie le jour sur les poiriers, les haies d'aubépine, les arbres fruitiers où elle file, à la fin de sa vie, de grandes coques d'une bourre grossière, dure et brune ;

La chenille processionnaire (*Bombyx processionaria*), qui file sur le chêne de longues toiles cloisonnées, des rues et carrefours de gaze, où elle vient dormir et se réfugier en longues files de concitoyens ;

Les chenilles arpenteuses (*Phalæna*), que l'on trouve tordues en zigzag et la tête haute, comme à genoux, pendant leur sommeil de jour, sur nos branches d'arbres, dont elles ont l'air d'être un rameau tourmenté par la taille et la serpette ;

Les chenilles des noctuelles (*Noctua*), qui vivent sur le frêne, le peuplier, l'osier, et donnent un papillon à ailes blanches et farineuses, avec une ou deux cocardes de diverses couleurs.

Parmi les diurnes :

Toutes les chenilles du genre papillon (*Papilio*), depuis la chenille verte du chou (*Papilio rapæ*) jusqu'à celles des papillons plus poétiques que Linné avait divisés en deux classes homériques, les grecs et les troyens ; toutes chenilles voraces qui ne vivent pas de peu, surtout quand elles vivent en société, et sont le fléau de nos arbres fruitiers ainsi que de nos potagers.

Enfin il est une autre classe de chenilles qui tiennent le milieu entre les nocturnes et les diurnes, qui évitent également et la trop grande lumière et la trop grande obscurité ; elles s'éveillent alors qu'il ne fait plus jour et qu'il n'est pas encore nuit ; elles ne donnent la fièvre au végétal qu'au crépuscule ; ce sont entre autres les chenilles crépusculaires des *sphinx*, qui sont des papillons crépusculaires.

939. 2° CHENILLES PHYLLOPHAGES, ou qui vivent plus spécialement et même exclusivement de feuilles ou de fruits charnus, se creusant un terrier sous l'épiderme ou dans l'intérieur de la chair des fruits. Ces chenilles sont en quelque sorte nocturnes, en ce qu'elles s'abritent du soleil, sous la tente de l'épiderme desséché ou dans les profondeurs de la drupe. Les premières rongent le parenchyme, à la manière des larves mineuses de mouches (851), mais elles soulèvent l'épiderme en larges vésicules et sans tracer de terriers étroits ; la plupart vivent en société dans cette mine qu'elles exploitent de compagnie.

940. Dès les premiers jours de l'été, on remarque que certaines feuilles du lilas, du troëne, du baguenaudier, se tachent de jaune sur le bord ou à l'extrémité ; de jour en jour la tache s'étend, l'épiderme se gaufre et se détache du parenchyme, la feuille paraît atteinte d'érésipèle. Déchirez cet épiderme frappé de mort, et vous trouverez en dessous la cause animée de cette maladie, dans une toute petite chenille qui se repaît du parenchyme et s'abrite de l'épiderme décollé ; c'est la chenille d'une fort petite pyrale, laquelle, le soir, vient déposer ses œufs blancs, côte à côte les uns des autres, sur les bords de la feuille.

941. Une autre espèce se fait, avec sa soie, un cornet des feuilles du lilas, pour en ronger le parenchyme, à l'abri des feux du jour, de l'éclat de la lumière et de l'œil des oiseaux ses ennemis. Pour cela elle applique l'extrémité d'un premier fil sur l'un des lobes de la feuille, et puis va implanter l'autre extrémité, pendant que le fil est encore mou et glutineux, sur l'autre lobe ; le retrait de la soie rapproche d'autant ces deux lobes ; au second fil, nouveau retrait et nouveau rapprochement ; de fil en fil elle parvient à faire toucher les deux bords de la feuille et elle en fait un cornet. Quand elle a épuisé le parenchyme de la page supérieure, elle se met à en coudre un autre autour de l'ancienne par le même procédé, et s'enveloppe ainsi dans ses provisions de bouche. C'est une petite chenille de

douze à quatorze millimètres de long, d'un fond violet lisse, à trois paires de pattes intermédiaires, ce qui lui fait quatorze pattes en tout; les anneaux portent une rangée de fort petits piquants qui partent d'un tubercule; la tête est noire, et, sur le deuxième anneau, elle porte une plaque noire, bilobée en arrière. Sa nymphe s'attache par l'extrémité à la surface d'une feuille; elle est d'un rouge brique. La pyrale qui en naît a les ailes en chape, pointillées d'or sur un fond d'argent.

942. D'autres chenilles de pyrales vivent dans les pommes, les prunes, les poires, les noisettes, et s'y pratiquent, en rongeant, des galeries salies par les crottes qu'elles laissent en arrière, en avançant; elles y occasionnent une carie qui exerce son influence morbide tout autour du foyer du mal, en sorte que la chair voisine s'ossifie, se granule, perd sa saveur et sa consistance. La présence de la chenille déforme tout ce qu'elle ne ronge pas; on en reconnaît la présence à l'extérieur, par la fistule dont elle a laissé la trace béante.

943. La pyrale de la vigne dépose ses œufs sur les jeunes pampres; la chenille qui en sort se jette sur les grappes naissantes qu'elle égrène en peu de temps; elle se change en chrysalide sur la fin de la saison avancée, et passe l'hiver sous cette forme, pour subir sa métamorphose à l'époque de la pousse de la vigne.

944. 3° Chenilles xylophages. Lorsque vous voyez un orme ou un marronnier, qui se déchausse et se ronge à fleur de terre, par une ulcération qui détache l'écorce de l'aubier, laquelle s'enlève par plaques festonnées et laisse voir au-dessous une plaie, soit sèche, soit baveuse; si vous en faites l'autopsie sur le vivant, et à coups de hache, vous ne manquerez pas de reconnaître que ces ravages profonds sont l'œuvre d'une énorme chenille lisse, rougeâtre, qui a l'air d'un ver de grand coléoptère. Cette larve ronge l'aubier au-dessous de l'écorce, se creuse, en montant, des galeries en vermiculation, frappe de mort l'écorce qu'elle laboure, le liber qu'elle détruit, le développement en diamètre dont elle épuise les produits; le mal gagne l'arbre par les pieds, et lui remonte au cœur, dès que l'insecte ne trouve plus dans l'aubier les sucs qui lui conviennent ; l'arbre languit et ne profite guère ; il arrive une année où il s'arrête, après avoir donné, par ses premiers bourgeons, quelques signes équivoques de végétation. J'ai eu cette année (1842), dans mon jardin, un orme qui m'a permis d'étudier l'étendue de ces ravages ; cet arbre avait à peu près vingt ans. Au commencement du printemps, m'étant aperçu de la maladie, je l'écorçai au pied, jusqu'à la hauteur de soixante centimètres, et je rencontrai là jusqu'à deux cents de ces chenilles que j'écrasai ; mais je m'assurai que le travail de ces parasites ne s'arrêtait pas à la superficie de l'aubier. En effet, quoique l'écorce fût verte au-dessus de cette large perte de substance, l'arbre ne donna pas le moindre signe de vie pendant tout l'été ; ses bourgeons se contentèrent de gonfler un peu. Au reste, les chenilles devaient avoir eu pour complices de leur travail désorganisateur les larves de la callidie sanguine (*Cerambix sanguineus*, Lin.) ; car, dès les premiers jours d'avril, il descendit une procession innombrable de ces coléoptères du sommet à la racine, et en deux jours ils avaient tous disparu. Au commencement de l'hiver j'ai abattu l'arbre pour en étudier les ravages ; je l'ai scié de place en place, et j'ai poursuivi les terriers de la chenille depuis la racine jusqu'à la couronne, à travers l'aubier et le cœur du bois ; quant aux rameaux, à chaque embranchement on remarquait une grosse nodosité d'ancienne date, qui portait les traces de plus d'une érosion. La carie à laquelle avait succombé cet arbre était donc l'ouvrage au moins d'une chenille, qui est la chenille du *Bombyx cossus*, le fléau des ormes et des marronniers de nos promenades.

B. *Chenilles carnivores.*

945. Nous comprenons, sous ce nom, les chenilles qui vivent spécialement de substances azotées, prises soit dans les organes des végétaux, soit dans ceux des animaux.

Les unes recherchent les tissus glutineux et musculaires ou albumineux ; ce sont :

1° La chenille de la teigne des grains (*Tinea granella*, Lin.).

Elle se fait un fourreau soyeux en attachant les grains de blé aux surfaces sur lesquelles elle travaille; elle se sert ainsi de ses provisions, comme de tout autant de matériaux de construction, les ronge à l'intérieur, et continue ainsi à étendre son terrier à la manière des vermets et autres insectes. Cette chenille redoute le grand jour; son papillon est nocturne. J'avais abandonné, dans un caveau humide, une petite caisse de bon blé; je l'en retirai un an après, infesté de ces chenilles, qui avaient tellement cimenté, avec leur soie, les quatre coins du couvercle, à l'intérieur de la boîte, que j'ai été obligé de le rompre à coups de marteau, ne pouvant plus l'ouvrir. On purge le blé de ces chenilles, en le remuant au soleil, surtout au soleil de la canicule;

2° La chenille de l'*Alucite des céréales* (*Alucita cerealella*, Oliv.), qui habite le midi de la France, ronge les grains de blé, en se creusant une loge dans l'intérieur, comme le font les vers de charançon.

946. Les autres préfèrent les tissus adipeux et oléagineux; ce sont :

1° Les chenilles des teignes des pelleteries (*Tinea pellionella*), des draps de laine (*Tinea sarcitella* et *Tinea trapezella*, Lin.), qui rongent les brins de poils et de laine, en se faisant un fourreau des brins qui ne leur conviennent pas.

2° La chenille de l'aglosse de la graisse (*Aglossa pinguinalis*, Fab., *Phalæna pinguinalis*, Lin.), qui vit dans le lard, la graisse, le beurre qu'elle dispute aux dermestes.

947. Le cadre de cet ouvrage ne nous permet pas de grossir ce catalogue d'un plus grand nombre d'exemples; nous ne devons prendre, dans la classification, que les exemples qui sont dans le cas de nous fournir d'heureuses applications. Quant à ces applications au point de vue qui nous dirige, c'est-à-dire quant à l'évaluation des effets morbides des chenilles chez l'homme et chez les animaux, nous renvoyons ce que nous avons à en dire à l'étude du groupe suivant, dont les larves ont, avec ces chenilles, tant de rapports de mœurs et d'habitudes.

SIXIÈME GROUPE D'INSECTES BROYEURS MORBIPARES : Coléoptères.

948. Les coléoptères se distinguent, sous le rapport qui domine dans cet ouvrage, de presque tous les insectes morbipares précédents, parce que l'insecte parfait peut être aussi nuisible aux plantes et aux animaux que sa larve même. L'insecte parfait a les deux ailes supérieures cornées concaves, et qui servent, pendant le repos, de couvercle protecteur aux deux ailes inférieures, et de carapace à l'abdomen ; son appareil buccal est plus compliqué encore que celui des crustacés (509); on y distingue en général deux lèvres, l'une inférieure, l'autre supérieure, deux mâchoires latérales qui sont destinées à appréhender et à amener l'aliment, et deux mandibules cornées qui le broient et le préparent à la déglutition ; le labre inférieur et les mâchoires sont munies de palpes, organes d'exploration, de goût et d'odorat.

La larve est une chenille (934) dont tous les anneaux sont munis de pattes ; elle prend plus spécialement le nom de ver. Comme la chenille, ce ver mue plusieurs fois, et sa nymphe diffère de la chrysalide en ce que toutes les parties de l'insecte parfait se dessinent à travers son maillot ; la larve de certaines espèces reste plusieurs années à se transformer en insecte parfait. Ces vers, nocturnes et amis de l'obscurité, vivant dans la terre ou sous l'écorce des arbres, sont en général voraces : les uns grands destructeurs de racines et d'aubier, fort peu phyllophages ; les autres, au contraire, carnivores, ainsi que leur insecte parfait. Chez les chenilles, les espèces carnivores sont l'exception à la règle, et encore on en connaît peu qui dévorent la chair palpitante d'un animal vivant.

PREMIER ORDRE : Coléoptères herbivores.

949. Les larves de ces espèces rongent ou les feuilles des plantes herbacées, ou les racines des plantes annuelles et vivaces, ou bien le liber et l'aubier des arbres un peu vieux ; l'insecte parfait vit de feuilles ou de fleurs. Quand on voit un légume bien

arrosé se faner tout à coup et étaler sur la terre ses feuilles en une rosace chiffonnée, enlevez la motte de terre, et vous trouverez la larve qui achève de trancher la racine de la plante et de frapper au cœur le végétal ; c'est le plus souvent la larve du hanneton ou de l'émeraudine qui est coupable de ce ravage. De même si, dans un excellent terrain, et après un développement non interrompu pendant plusieurs années, vous voyez un arbre languir, s'arrêter dans sa pousse et ne donner plus que quelques signes équivoques de végétation, fouillez au pied, et si ses racines ne sont pas ravagées par les mêmes larves, vous en trouverez d'autres, en soulevant l'écorce, qui labourent l'aubier et le cœur du tronc. Il n'existe pas un cas de maladie végétale dont nous ne puissions découvrir sur l'heure l'auteur animé, quand la maladie ne provient ni de la pauvreté du terrain, ni de la sécheresse, ni d'un empoisonnement par des arrosages corrosifs et désorganisateurs; car on n'a pas besoin d'attendre la mort du végétal pour avoir le droit d'en faire l'autopsie.

950. Larves et insectes coléoptères phyllophages, ou larves qui vivent en rongeant les feuilles des végétaux. Nous n'en connaissons pas qui correspondent aux pyrales, dont les larves mineuses se creusent des terriers sous l'épiderme de la feuille.

1° Forficules (*Forficula*). Coléoptères dont la nymphe est douée de mouvement, et dont l'insecte parfait est muni vers l'anus de deux crochets, au moyen desquels ils cherchent à se défendre, et qui leur ont fait donner vulgairement le nom de *perce-oreilles*. Lamarck traite de prévention sans fondement la crainte que ces insectes inspirent à plusieurs personnes. Pour moi, je ne me suis jamais trompé, en ajoutant plus de confiance aux craintes du peuple qu'aux dénégations des esprits forts de cabinet; car c'est en général le peuple des champs qui observe, et c'est nous qui enregistrons. Les perce-oreilles à l'état parfait sont nocturnes; pendant le jour, on les trouve tapis dans le creux d'une feuille, le cornet d'un pétale. Le *dahlia* a le privilége de les attirer plus que toute autre plante; j'en ai trouvé jusqu'à dix dans une même fleur; ils sortent le soir de ce berceau de rose, et se mettent à ronger à belles dents; ce que l'on reconnaît le lendemain aux larges échancrures des feuilles. Quand les dahlias sont jeunes et suffisamment abrités, il est souvent difficile de les amener à bien, tant les forficules les rongent jusqu'au cœur; à mesure que le cœur s'épanouit et qu'une feuille se développe, on la voit disparaître, pour ainsi dire, sous ses yeux. Mais je suis porté à croire que ces insectes, herbivores par nécessité, sont dans le cas de devenir carnivores par occasion. Exposez, en effet, sur un treillage, du linge infecté de sueur ou de sang, des torchons de cuisine, etc., et vous serez sûr le lendemain d'y prendre un assez grand nombre de forficules tapies dans les divers replis. Au reste, quand même ces insectes ne chercheraient pas une proie dans les diverses cavités de notre corps, il est évident qu'ils peuvent y trouver un abri dans l'occasion; qui les empêche de se nicher dans l'oreille ou dans le nez d'un homme endormi par les champs, et d'y sommeiller au moins pendant douze heures? Or, si cela arrive, les forficules deviendront de la sorte morbipares, sinon par leurs morsures, du moins et accidentellement par leur seule présence et leurs mouvements de déplacement.

2° Criocère (*Crioceris*). La larve et l'insecte parfait vivent en rongeant les feuilles et les tiges herbacées des lis ou de l'asperge, etc. La larve du criocère du lis (*Crioceris merdigera*) a soin de se couvrir de sa fiente pour se protéger, pendant son sommeil diurne, par le dégoût qu'elle inspire, contre la rapacité de ses ennemis et des oiseaux. Elle fait la nuit un grand ravage aux feuilles des lis; et quand les feuilles sont épuisées, elle ronge la tige et la coupe en morceaux. L'insecte parfait, à livrée d'un magnifique rouge, est bien moins vorace que sa larve; il est même presque inoffensif, car les insectes parfaits ne vivent que pour pondre.

3° L'Altise, tiquet, puce des jardins (*Altica oleracea*, Lamk. *Chrysomela oleracea*, Lin.). L'insecte parfait ravage, pendant la nuit surtout, les plantations de choux, de navets, de betteraves, à l'époque où le plant n'a que deux ou trois jeunes feuilles; en sorte qu'on voit des semis tout entiers qui sont ruinés et perdus. L'insecte parfait paraît petit comme une puce, et saute comme elle; ses dernières cuisses, fortement enflées, lui donnent cette propriété. Sa livrée est d'un vert luisant. Sa larve doit vivre de racines et dans la terre; mais on n'en connaît ni la forme ni les habitudes. Ce serait un point fort utile à éclaircir, afin d'en purger nos champs, en atteignant les œufs, ou au moins la larve de l'insecte. Les chrysomèles, congénères de l'*altise*, atteignent les feuilles de l'orme, qui en paraissent souvent toutes festonnées (*Chrysomela ulmariensis*, Lin.); d'autres le noisetier (*Cryptocephalus coryli*, Fab.), la vigne (*Cryptocephalus vitis*, Oliv., ou gribouri), le peuplier (*Chrysomela populi*, Lin.), etc.

4° Les CANTHARIDES (*Meloe vesicatorius*, Lin.), insectes à élytres molles, à livrée toute verte, et à odeur spéciale très-forte, que l'on rencontre par troupe, sur le frêne, le troëne, le lilas au printemps. C'est l'insecte parfait qui sert aux vésicatoires. Administré à l'intérieur, il a une action qui se porte d'une manière affreuse sur les organes génitaux, et leur communique une puissance de satyriasis qui dépasse toute croyance, mais à laquelle le malade ne survit pas longtemps. On cite des cas d'empoisonnement par cette substance, qui ont poussé l'homme à répéter, cinquante fois de suite, avec une égale vigueur, un acte qui ordinairement épuise les forces à la première ou à la seconde. Pauvres humains, dont la vertu ne résiste pas à l'influence de quelques grains d'une vile poussière!

951. LARVES RHIZOPHAGES, ou larves qui vivent sous terre, de racines, de plantes et d'arbres.

1° LARVE DU HANNETON OU VER BLANC (*Melolontha vulgaris*, Fabr.). C'est la larve la plus fatale à l'agriculture. Elle ronge toutes les racines qui se trouvent sur son passage, et porte la mort dans tous les carrés de jardin; car elle atteint quatre centimètres de long, et se repaît en conséquence. Dans certains pays, on fait suivre la charrue par les poules de la ferme, qui savent bien, en grattant, les découvrir dans la motte que le versoir a retournée; les cochons, qui en sont tout aussi friands, ne savent pas aussi habilement découvrir la larve. Dans d'autres pays, les communes donnent un prix du boisseau de hannetons que rapportent les enfants. L'insecte parfait est fort peu nuisible par lui-même; mais il pullule dans nos climats d'une manière alarmante. Les autres espèces de hannetons sont aussi voraces à l'état de larves; mais elles pullulent moins.

2° Larve de l'émeraudine ou cétoine (*Cetonia aurata*, Fabr.). Après celle des hannetons, cette larve, tout aussi grosse que la première, est une des plus ravageuses. Son insecte parfait, que l'on voit si souvent, comme un chaton d'émeraude, incrusté au fond d'une rose, se contente de brosser la poussière des anthères avec les poils de ses mâchoires, et vit ainsi presque à la manière des abeilles.

3° Je serais porté à croire que c'est la larve d'une cétoine qui, en rongeant les racines du *Centaurea calcitrapa*, Lin., détermine par là, sur tous les organes de la fleur, les déviations péloriques qu'une observation superficielle avait fait prendre pour des caractères spécifiques de bon aloi. J'ai, en effet, démontré ailleurs que le *Centaurea calcitrapoides*, nom sous lequel on a désigné cette monstruosité, n'était redevable de ses prétendus caractères qu'à l'érosion de ses racines (*).

952. Larves xylophages de Coléoptères, ou larves qui dévorent l'aubier des arbres, en se frayant des galeries sous l'écorce. Toutes ces innombrables vermiculations, qui labourent la superficie d'un vieux tronc d'arbre écorcé, sont l'œuvre de certaines larves plates, et comme à bords pentagonaux, blanches, ratatinées, plissées par leurs anneaux, que l'on prendrait enfin volontiers pour des vers cucurbitains. Ce sont les larves des Leptures, Cerambix ou Capricornes, Nécydales, Callidies (944), des Buprestes, Lyctus. Les Bostriches rongent le bois mort et le réduisent en poussière; le Bostriche typographe a reçu ce nom de la bizarrerie des figures qu'il trace sur le bois coupé. Les Scolytes ne sont pas moins destructeurs, et c'est l'une ou l'autre de ces larves qui produisent les fortes explosions que fait entendre, dans nos âtres, la bûche de bois qui

(*) *Nouv. Syst. de physiolog. végét.*, tom. 2, § 1465.

commence à brûler. Quand ce bois détone, c'est la larve qui crève dans son gîte hermétiquement fermé par la sciure de bois. La larve du *Nosodendron fasciculare*, Latr., produit ces larges ulcères de l'orme, d'où découle une sanie que Vauquelin a analysée comme un produit morbide spontané, et qui n'est autre que la séve des vaisseaux éventrés par la larve; à l'époque de Vauquelin, il y avait divorce complet entre la chimie et les notions d'histoire naturelle. Les insectes parfaits font peu de mal aux plantes; ils ne vivent que pour aimer et pondre; dans toutes les classes d'animaux, l'amour ne semble se nourrir que d'aspirations et d'haleine.

953. LARVES GLUTINIPHAGES, ou larves qui se creusent leur nourriture dans les organes glutineux et les tissus fortement azotés. Nous comprenons sous ce titre les larves mycétophages, les anobies des bolets (*Anobium boleti*, Fabr.), le *Chrysomela quadripustulata*, Lin., du bolet; les *Agathidies* et les *Xylophiles* des vieux troncs qui visent au développement fongueux, et sentent le champignon; la *Diapère* du bolet; la *Phalérie des cuisines*, qui vit aussi dans les tas de blé; les *Tétratomes* des champignons; le *Bolétophage agaricole*, les larves de taupin (*Elater*), les *Scaphidies* des champignons vermoulus; les charançons, dont la larve se développe dans l'intérieur d'un grain de blé, d'un pois vert ou sec, ou dans la moelle des arbres, dans la noisette (*Calandra granaria*, Fabr.; *Curculio nucum*, Lin.; *Rhynchœnus pini*, Fabr., etc.). J'y joindrai les *Ptinus fur*, Lin., qui dévorent nos herbiers et nos collections d'insectes; les vrillettes (*Anobium striatum*, Fabr.), espèces dont les larves sont accusées de vivre dans nos vieux meubles, et d'y occasionner ces petits trous où entrerait à peine la tête d'une aiguille, et dont l'insecte parfait vole si souvent sur les rideaux de mousseline de nos fenêtres, comme un petit cousin qui aurait pour ailes deux houppes soyeuses en vibration. Cet insecte n'est pas plus gros qu'une puce de grande taille; il est de couleur marron, a les élytres striées et le corselet bombé, de manière que sa tête s'y cache presque par un mouvement de genou. On attribue à cet insecte ce bruit qu'on entend souvent le soir dans les appartements, à la faveur du silence de la

nuit, bruit analogue à celui d'un mouvement de montre, et que produit l'insecte qui creuse son trou et se tranche sa nourriture.

954. J'ai de bonnes raisons pour croire que ce cénobite du bois s'émancipe assez souvent dans des goûts d'une certaine friandise, et qu'il ne vit pas toujours de nos vieux meubles. J'avais enfermé dans un bocal des fragments de pain trouvés dans les momies égyptiennes, et qui, par conséquent, avaient au moins trois mille ans de date. Malheureusement j'abandonnai le bocal dans une armoire humide, et dont les murs suintaient l'eau de tous leurs pores. Lorsque je visitai mes pains antiques, je les retrouvai devenus bruns comme une vieille éponge, et perforés de milliers de petits trous, dans chacun desquels je rencontrai la vrillette striée (*Anobium striatum*) à l'état de larve, de nymphe et d'insecte parfait; il ne restait plus de mes vieux pains pourris que les cloisons qui séparaient entre elles ces larves archéophiles. Aussi pensons-nous que cet insecte, ainsi que les mycétophages, forme le passage naturel des coléoptères herbivores aux carnivores.

DEUXIÈME ORDRE : Coléoptères carnivores.

955. A peu d'exceptions près, les insectes parfaits de ces larves sont carnassiers à leur tour :

1° Les larves des dermestes dévorent dans nos maisons le lard, nos pelleteries, les tissus gras que nous perdons de vue; et l'insecte parfait a une livrée comme huilée, sombre et terne, avec des taches graisseuses blanches; quelques espèces ne dédaignent pas le cadavre.

2° Les larves des bousiers (*Scarabæus sacer*, Lin.) vivent dans la fiente, et l'insecte parfait a soin de déposer son œuf au centre d'une boule de matière fécale, qu'il roule avec ses pattes, pour aller la placer en lieu de sûreté. Si ce Sisyphe est rencontré chemin faisant par un de ses congénères, qui ne soit pas occupé des mêmes soins, l'instinct de la sociabilité porte celui-ci à prêter main-forte à son concitoyen; et ils roulent à deux la boule dépositaire de l'un des espoirs de la génération future.

3° Les géotrupes (*Scarabæus stercorarius,* Lin.) creusent la terre au-dessous de la fiente où ils vivent, pour y déposer leurs œufs.

4° Les trox (*Scarabæus sabulosus,* Lin.) ont l'habitude de ronger les substances tendineuses qui se dessèchent sur le sable.

5° Les boucliers (*Silpha quadripunctata* et *obscura,* Lin.) ne vivent que dans les cadavres et les charognes.

6° Les fossoyeurs, porte-morts, enterreurs (*Silpha vespillo,* Lin., *Necrophorus vespillo,* Oliv.), répandent au loin l'odeur des cadavres; on les trouve au-dessous des cadavres des petits quadrupèdes, mulots, taupes, etc., occupés à creuser la fosse d'une dimension convenable, où ils les enterrent pour les dévorer à loisir, et déposer leurs œufs dans ce qui en reste.

7° Les nitidules (*Nitidula obscura,* etc., Fabr.) prennent moins de précaution, et dévorent les cadavres en plein air; aussi s'attachent-elles aux cadavres des animaux de toutes les tailles.

8° Les escarbots (*Hister unicolor,* Lin., etc.), d'une forme convexe, d'un deuil si luisant, vivent aussi dans le fumier et les cadavres, dans les bouses et le crottin de cheval.

9° Les staphylins (*Staphylinus hirtus,* Lin. etc.), fort reconnaissables à leurs élytres courtes, hideux à voir par leur forme et leur livrée noir sale, sont encore plus à redouter que les autres par leur audace à se défendre, et à mordre qui veut les attraper. S'ils ne vivent que de cadavres, du moins savent-ils prouver aux vivants, qu'au besoin leur chair vivante leur conviendrait assez. On voit les larves et les insectes parfaits se jeter avec acharnement sur les autres insectes, et les ronger à belles dents. On rencontre quelquefois une grosse larve qui, poussée par l'ardeur de la chasse, s'aventure en plein jour, dans les allées des jardins, attachée comme un vampire à un ver de terre, ou à tout autre insecte de grande dimension. Sur le dos, elle est d'un vert bouteille sombre et presque noir; sous le ventre, qui est fond gris, chaque anneau porte jusqu'à neuf à dix taches, six longitudinales noires, disposées par trois de chaque côté ; puis une grande hexagonale et transversale vert bouteille tendre, au-dessous de laquelle trois ou quatre autres petites carrées, qui semblent tout autant de cristaux à facettes. L'anneau anal est armé de deux grosses cornes, à la manière des *perce-oreilles* (950). La tête, qui est rouge, porte des antennes à quatre articles, rouge-brun, bordés de blanc, et puis des palpes maxillaires et labiaux, et deux très-fortes mandibules : c'est avec ses mandibules qu'elle saisit sa proie ; si celle-ci s'impatiente, la larve, relevant la queue, vient la piquer de ses cornes anales, et la forcer à la résignation. Cette larve a l'air de ces diables dont on garnit les jouets d'enfants. C'est une chose curieuse à voir que la manière dont le vampire torture les vers de terre qu'elle a attrapés dans leurs trous : on croirait voir un anthropophage acharné sur le corps d'un malheureux vaincu. L'insecte parfait, plus complet et plus fort, procède avec moins de rage et avec plus d'aplomb, mais pourtant tous ses mouvements rappellent ceux de la larve ; on le voit même relever la queue pour vous piquer, comme si la métamorphose ne l'avait pas débarrassé des deux aiguillons de la larve.

10° Les cicindèles (*Cicindella campestris*, Lin., etc.), dont les larves se tiennent en embuscade dans les trous qu'elles se creusent dans le sable, pour se jeter de là sur les insectes qui viennent à passer.

11° Les carabes, ou Marie-Jeanne (*Carabus sycophanta*, Lin., etc.), à belle livrée vert doré ou cuivrée, qui courent si vite dans nos carrés de jardin, sortant d'un trou pour rentrer et s'enfoncer dans un autre, ne sont pas moins voraces, par leurs larves et leurs insectes parfaits.

12° Et ces coccinelles, bonnes *bêtes du bon Dieu*, dans le langage de nos enfants, insectes demi-sphériques à livrée rouge, jaune, verte, avec des taches noires et blanches, arrangées avec tant de symétrie. Elles font les mortes quand on les prend ; mais elles pondent çà et là, sur la page inférieure des feuilles, des œufs végétants (578), d'où sort une larve hexapode, très-grosse par devant, très-effilée à l'anus, bariolée sur le dos de jaune et de noir, et qui fait aux pucerons une guerre d'extermination, comme la larve de la syrphe (855). On trouve ces œufs tellement agglutinés contre les nervures médianes des feuilles tendres et herbacées, que l'on croirait qu'ils sont recouverts par l'épiderme de la plante. Ces œufs atteignent, en se développant, jusqu'à un millimètre de long, sur un demi-millimètre de large ; ils sont ponctués comme un *dé à coudre ;* et, quand on les observe dans l'eau, on les voit s'imbiber, de manière qu'ils s'entourent d'une auréole membraneuse, au milieu de laquelle l'œuf paraît enchatonné.

13° Enfin, les dytiques (*Dytiscus*), les gyrins (*Gyrinus natator*, Lin., etc.), les élophores (*Sylpha aquatica,* Lin.), insectes aquatiques, et qui, à l'état de larves et d'insectes parfaits, font une guerre acharnée à tous les autres habitants des eaux, peuvent se développer, par l'ingestion de leurs œufs, jusque dans le corps des animaux de grande taille (500). Je m'arrête à cette énumération succincte, mais qui suffit à notre sujet, pour indiquer les goûts et les habitudes morbipares des principaux groupes de coléoptères carnassiers.

APPLICATIONS DES INDICATIONS PRÉCÉDENTES,

ou Effets morbides des chenilles des papillons, des larves et insectes parfaits des coléoptères, sur les animaux et sur l'homme.

956. Applications théoriques. Si je demandais à mes lecteurs de me dire s'ils croient possible que les chenilles et les vers herbivores s'introduisent et vivent dans les chairs des animaux, ils éprouveraient sans aucun doute un certain embarras à résoudre, d'une manière ou d'une autre, la question; car il faut être un peu avancé dans les théories générales de la chimie organique, et beaucoup plus avancé que nos chimistes ne l'étaient il n'y a pas encore quinze ans, pour se familiariser avec cette idée que, dans le plus grand nombre de cas, la différence qui sépare les substances animales des substances végétales, n'est qu'une distinction nominale et de classifica-

tion; en sorte que le parenchyme du chou, sous le rapport de la nutrition, peut être, pour certaines organisations, le succédané de la viande, et la viande le succédané du chou. Pour moi, je conçois fort bien que la chenille du chou puisse s'accommoder de nos tissus, si le hasard des circonstances en introduit l'œuf ou la larve jeune dans l'intérieur de nos organes, et s'y développer tant qu'elle s'y trouvera dans les conditions convenables à son mode de nutrition.

957. Mais nous n'éprouverons pas les mêmes hésitations à répondre, si, laissant de côté cette classe de larves habituellement herbivores, et limitant notre question à la classe de larves carnivores, nous demandons à nos lecteurs : 1° Pensez-vous que la larve de l'*Aglossa pinguinalis* (946), qui vit dans le beurre et le lard de nos boutiques, ne pourrait pas s'accommoder également des tissus adipeux d'un animal vivant, si le hasard venait lui en ouvrir l'accès? Qui l'en dégoûterait? Le développement des insectes ayant lieu en raison de la température, ces larves trouveront certainement plus d'avantages dans la couenne, le lard, ou dans le tissu adipeux d'un animal réchauffé par la vie, que dans le beurre ou le lard refroidi après la mort. La difficulté n'est que de s'introduire dans nos tissus; et cette difficulté est plus grande pour l'homme, dont les aliments en général passent tous par le feu, que chez les animaux de basse-cour ou d'étables, chez les cochons, par exemple, à qui l'on sert à froid tous les rebuts abandonnés de nos boucheries et de nos cuisines. Cependant l'homme mange à froid bien des substances qui sont dans le cas d'avoir été envahies par ces chenilles; on doit donc admettre qu'il n'est pas tout à fait à l'abri de l'invasion de ces parasites lardivores. Or, si cette hypothèse se réalise, il est facile de tracer d'avance la marche, les symptômes, les accès fébriles, l'issue heureuse ou funeste de la maladie dont la larve sera l'unique cause; car cette larve vorace tranchera, de proche en proche, bien des mailles du réseau circulatoire, bien des cellules fibrillaires des muscles, bien des anastomoses et des correspondances du système nerveux; chaque place qu'elle occupera donnera lieu à une maladie d'une dénomination et d'une gravité différente.

958. De là passant aux larves hideuses et carnassières des coléoptères, nous admettrons sans peine que les bousiers, dont l'œuf éclôt dans la fiente, puissent vivre dans le côlon des animaux qui barbotent dans la fange, et même dans celui de l'homme, si, par suite de quelque négligence, de soins de propreté, d'un coup de vent, et d'un de ces mille hasards qui sont capables de faire tomber un germe d'insecte dans les aliments que l'on nous sert; si, dis-je, par suite de quelqu'une de ces circonstances inappréciables, il arrive que l'œuf d'un bousier, d'un géotrupe, s'introduise dans notre canal alimentaire ; or, leur présence seule dans le côlon pourrait devenir la cause des plus graves désordres, en supposant même que, de leurs mandibules incisives, ces larves se contentassent de toucher à la matière des fèces, sans s'attaquer aux tissus de l'intestin.

959. Quant aux larves des staphylins, qui dévorent les insectes vivants; quant aux larves et aux insectes parfaits des sylphes ou enterre-morts, qui s'attachent aux cadavres non décomposés des animaux, ce serait manquer à toutes les règles de l'analogie, que de prétendre que, dans l'occasion, elles ne s'attacheraient pas avec le même acharnement aux tissus des animaux vivants. Si ces vampires s'attachaient à notre peau, nous nous en débarrasserions bien vite, car nous les verrions à l'œuvre; mais s'ils s'insinuent jamais dans nos chairs, à l'âge où leur taille est moins visible, qu'ils pénètrent dans nos organes, à l'état d'œuf ou dans leur extrême jeunesse, jugez des ravages dont ils vont être les invisibles auteurs, selon la place qu'ils occuperont, l'organe qu'ils envahiront, et le genre de médication que les symptômes de leur présence feront adopter de préférence. Par les temps chauds et par les sécheresses opiniâtres, la poussière qui nous vient des champs peut être riche de pareils germes, et la rose des vents peut nous apporter la contagion, par un point ou par un autre. Soumettons ces idées au calcul. Un nécrophore femelle est dans le cas de pondre jusqu'à un millier d'œufs. Supposons que les champs, tenus avec une certaine propreté, n'offrent à sa progéniture qu'un seul cadavre de petit quadrupède à dévorer; ce millier de larves ne pouvant pas arriver à bien avec ce peu de provisions de bouche,

toute la race de ce vorace parasite des cadavres pourra s'éteindre à cette génération. Mais supposons qu'une centaine de ces nécrophores, Géotrupes, Carabes, Cincidèles, etc., attirés par l'odeur d'un champ de bataille, se ruent sur les corps morts abandonnés à leur propre décomposition, ces cent parasites mettront au jour approximativement jusqu'à trente mille œufs, qui, venant à bien par l'abondance des vivres, donneront trente mille insectes, dont la moitié au moins de femelles : soit quinze mille mères capables de mettre au jour en tout au moins quarante cinq millions d'œufs. Mais tout à coup les cadavres décomposés manquent à l'éclosion de tant d'œufs de parasites ; les tissus putréfiés tombent en poussière sur le sol. Dès ce moment voilà quarante-cinq millions d'œufs que la force du vent peut soulever dans les airs, et amener, par la respiration, dans les organes de l'homme ; contagion effrayante et pestilentielle, dont le germe sera dans les airs, comme une émanation d'un foyer de putréfaction animale. Remarquez que la chaleur de la décomposition du cadavre maintiendra, même en hiver, autour de ces larves, l'atmosphère de l'été, et que la pullulation de ces insectes n'éprouvera pas d'intermittence et d'hibernation. Quant aux effets morbides que sera dans le cas de produire l'introduction de ces parasites dans nos organes, il est facile de les déduire de leurs habitudes et de leur habitation. Ces œufs, imprégnés d'une sanie putride, déposeront sur le tissu envahi le germe d'une infection, que la mandibule de la larve éclose ne manquera pas d'inoculer dans les chairs ; et ce sera là une inoculation de la décomposition et de la mort. De là bubons pestilentiels à l'extérieur et à l'intérieur, et sur toute l'étendue du canal alimentaire ; perforation des intestins, chute des membres, si la larve s'attache aux tendons ; délire frénétique, si la larve prend sa direction vers le cerveau. Quel tissu pourrait résister à la voracité d'une larve qui déchire et qui broie, et qui est dans le cas de se frayer une route à travers les os, comme à travers les tissus mous ? Quel spectacle effrayant que celui d'une population en proie tout à coup à d'aussi petites, mais innombrables causes d'aussi rapides ravages !

960. Les contagions de cette nature peuvent se propager tout

autant par le véhicule des eaux que par celui des vents. Les insectes carnassiers pullulent dans les eaux stagnantes, les mares et les marais; ils y déposent par myriades leurs œufs, que les animaux terrestres sont dans le cas d'avaler, en s'abreuvant à de pareilles sources. Or, les liquides de l'estomac peuvent offrir à ces œufs les conditions favorables d'incubation qu'ils trouvent dans les eaux croupissantes; donc, malgré tous leurs soins de propreté, les hommes, même ceux qui habitent les bords des rivières, sont exposés à l'invasion de ces corps organisés ; il suffit pour cela qu'une grande inondation vienne à transvaser dans le lit de la rivière, l'eau des marais et des mares, des eaux croupissantes enfin des environs de la localité. De là, en effet, les épidémies qui, après le débordement des rivières, viennent compliquer, de tant de façons effrayantes, les maladies qui émanent déjà de l'influence de l'humidité et de la putréfaction des matières organiques.

961. Si ces cas divers d'introduction se réalisent à notre insu, un seul de ces insectes est dans le cas de faire repasser devant nos yeux, sur un seul malade, tout le cadre du système nosologique, à l'état le plus complet, et cela en se contentant de changer de place et d'organe; de promener, enfin, l'inflammation, l'ulcère et la fièvre dans tous les recoins de notre économie, et de varier le thème des symptômes et des crises de mille manières différentes; se jouant à chaque instant de nos pronostics et de nos divinations; transportant la désorganisation dans le foie ou la rate, à l'instant où nous en avions surpris les signes dans l'estomac; puis dans les intestins, puis à l'œsophage, puis dans les poumons, puis dans les muscles des membres, et même jusque dans le cerveau. Quel tissu organisé opposerait un obstacle insurmontable aux mandibules qui broient le cœur du bois, et broieraient tout aussi facilement le verre?

962. Démonstrations pratiques. De tous les temps la médecine scolastique a manifesté la plus grande répugnance à admettre, comme authentiques, les cas d'introduction des chenilles ou des vers dans les organes de l'homme. Cet ordre de faits a toujours eu l'air d'ébranler, jusque dans leurs fonde-

ments, les doctrines humoriques, c'est-à-dire de tendre à renverser le temple d'Esculape, et à réduire ses pontifes et ses professeurs au simple rôle d'observateurs vulgaires ; atteinte évidente portée à une antique propriété. Quand donc nous aurons les médecins eux-mêmes pour garants du fait, on ne pourra pas nous accuser d'une crédulité facile ; car remarquez bien que chacune de ces révélations était une mystification médicale, et que c'est le mystifié qui en faisait l'aveu en se rendant à l'évidence.

1° On connaissait déjà, du temps de Pline, l'action de l'ingestion d'un coléoptère analogue aux cantharides, et que l'on nommait bupreste, ou enfle-bœuf, insecte rare en Italie, dit Pline, assez semblable au scarabée à longues pattes, qui trompe les bœufs en se cachant sous l'herbe, se laisse dévorer et leur enfle tellement le foie, qu'ils en crèvent (*). Les paysans et nos vétérinaires attribuent encore aujourd'hui à quelque chose d'analogue la météorisation de leurs vaches et de leurs bœufs ; mais c'est là plutôt un cas d'empoisonnement par une espèce de cantharides, qu'un cas du genre de ceux qui nous occupent ; c'est un venin, et non un parasite qui est la cause de cet accident.

« 2° Une femme de quarante-deux ans, dit le *Journal des Savants*, 1695 (**), se sent prise de la fièvre, le 27 août 1694, en sortant de son jardin, où elle s'était fort échauffée à travailler. Nuit suivante, grand mal de tête, défaillance, qui se termine par un vomissement ; *on la saigne*, et le mal de tête redouble ainsi que la fièvre ; sueur abondante avec syncope. La fièvre ayant diminué, on lui donna le soir un lavement et un *julep somnifère* qui calma quelque peu ses grandes douleurs. La fièvre se rallume jusqu'au 15 septembre, et alors un peu de relâche ; mais le mal de tête continue toujours. Le 8 du même mois, la fièvre recommence plus fort qu'auparavant, et ce jour-là la malade se plaignit d'une très-grande douleur dans l'oreille droite, *sentant*, disait-elle, *quelque chose qui semblait lui ronger*

(*) Pline, lib. 30, cap. 4.
(**) J'extrais ce cas de la *Collection. academ.*, tome 7, page 22.

le dedans de cette partie; bourdonnements, élancements tels, qu'elle en tombait en syncope; puis quelque relâche, pendant lequel on la purgea. Au bout de quelques jours les symptômes recommencèrent; vésicatoires au cou, cataplasmes anodins derrière l'oreille; calme. Au commencement d'octobre, le mal recommence comme auparavant, avec de si grands élancements dans l'oreille, que la malade se vit obligée de s'instiller dans l'oreille de l'huile d'amandes amères et d'absinthe, de l'eau-de-vie, etc.; *cinq jours* après, il sortit de son oreille cinq petites chenilles toutes vivantes, de différentes grosseurs et couleurs, les unes grosses de trois à quatre lignes et longues de six, les plus petites grosses de deux à trois lignes et longues de trois à quatre; les plus grandes étaient entièrement blanches, et les plus petites mêlées de rouge et de blanc; il en sortit près de quatorze à diverses fois. A la fin d'octobre, la malade ayant senti redoubler les élancements dans l'oreille, y porta le doigt assez rudement, ce qui occasionna *une hémorragie considérable, et en même temps la sortie d'une chenille* vivante de l'espèce des *arpenteuses;* elle avait de dix-huit à vingt lignes de long sur cinq à six de grosseur; le ventre était entremêlé de lignes vertes et jaunes, et son dos marqué de rouge, de vert et de brun; son corps était tout couvert d'un duvet assez long; elle avait douze pattes, c'est-à-dire quatre intermédiaires, et sur le devant de la tête deux cornes assez analogues à celles des limaçons; sa queue avait quelque rapport avec celle de la carpe. »

On ne saurait nier, à tous ces caractères, que la cause de cette violente *otite* ne fût une chenille, dont les œufs étaient sans doute tombés par hasard dans l'oreille de cette campagnarde. Les relâches et les recrudescences résultaient de la mue de ces insectes, qui paraissent avoir pris tout leur accroissement dans ce milieu de chair. Ne perdez pas de vue avec quelle facilité la marche des symptômes s'explique, dès que la sortie des chenilles vient en révéler les auteurs !

3° Andry (*) publie une lettre qui lui avait été transmise par

(*) *De la Génération des vers dans le corps de l'homme,* tome 1, pages 332-337, édition de 1741.

M. le procureur général Joli de Fleury, à qui elle avait été écrite d'Alais, en 1723, par M. de Rochebonet, alors vicaire général du diocèse d'Alais, et ensuite curé de Saint-Germain le Vieil, à Paris. Il y avait près de deux ans que cet ecclésiastique avait été atteint de vapeurs violentes qui l'avaient pris à une lieue de cette ville ; elles furent si terribles, que le malade se tenait le menton appuyé sur l'estomac, et qu'il perdait connaissance, dès qu'il faisait un effort pour relever la tête, et qu'il éprouvait des mouvements convulsifs ; point de fièvre ni perte d'appétit. La première attaque ne tarda pas à être suivie d'une seconde moins violente, et pendant trois semaines les attaques se succédèrent jour par jour ; mouvements convulsifs par tout le corps, et souvent dans les genoux, qui l'éveillaient la nuit en sursaut, et toujours dans des songes épouvantables ; le jour, idées tristes et noires. Enfin un jour, au sortir du réfectoire, il éprouva une attaque plus violente que toutes les autres ; on le reconduisit à sa chambre en le tenant sous le bras ; le médecin lui administra un purgatif fait avec séné, rhubarbe, manne, fleur de pêcher, absinthe et quelques grains de jalap ; quinze ou seize selles, mal de cœur ; eau tiède pour provoquer le vomissement, au moyen duquel le malade rend les truffes qu'il venait de manger, et puis une chenille qui vécut encore quatre minutes, et dont cet ecclésiastique adressa à Andry la figure de grandeur naturelle que nous copions ici. Le narrateur

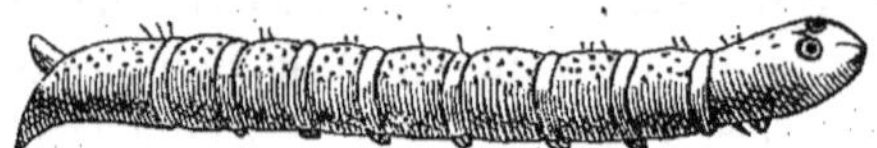

dit qu'elle était noire comme de l'encre, luisante ; mais il est possible que la couleur naturelle de l'insecte fût altérée par la couleur de la sauce aux truffes, car aux formes générales du dessin nous croyons pouvoir reconnaître la chenille du *Bombyx cossus* dont nous avons parlé plus haut d'une manière spéciale (944), à moins que ce ne soit la larve d'un gros coléoptère, l'une de ces larves qui vivent sous cette forme jusqu'à trois et quatre ans.

4° Le docteur Deleau Desfontaines, exerçant à Saint-Germain en Laye vers le commencement de ce siècle, rapporte un cas où figure, je le pense, la chenille dont nous venons de parler (*). « La réunion des symptômes semblait indiquer, dit le narrateur, *un état saburral* des premières voies, et faisait en même temps soupçonner l'embarras des viscères abdominaux ; les délayants, le petit-lait, l'eau de veau, les minoratifs, les amers, les lavements anodins, les cataplasmes émollients, les vermifuges, tout fut impuissant ; en six semaines le malade expira... L'estomac se trouva plissé comme une bourse avec quelques points gangréneux ; les intestins grêles étaient boursouflés et distendus par de l'air ; le pancréas était engorgé, la vésicule du fiel vide, presque desséchée et d'une capacité fort inférieure à sa capacité ordinaire. On y trouva dix petites pierres biliaires dont deux ressemblaient à des œufs de serin pour la forme et la grosseur ; le foie était diminué de volume, *dur et squirreux* dans plusieurs de ses parties ; sa couleur était pâle et livide. En le disséquant on aperçut, vers le milieu de la partie concave du grand lobe, une espèce de cavité d'environ six à sept lignes de diamètre et de quatre à cinq de profondeur, remplie d'une humeur épaisse et noirâtre, du milieu de laquelle il sortit une larve encore vivante ; sa longueur était de quatre pouces, sa grosseur semblable à celle du ver à soie parvenu à son plus grand développement; *sa couleur d'un rouge brun*, les anneaux marqués d'un petit piquant, et la partie postérieure du corps se terminant en queue d'écrevisse. »

Le docteur Desfontaines s'était hasardé, dans sa relation, à attribuer la maladie aux ravages de cet insecte; mais F.-J. Double, alors rédacteur en chef du journal, en sa qualité de dépositaire des saines doctrines de la société, s'élève hautement contre la théorie du narrateur, et il ne voit la cause de la maladie que dans les calculs cystiques et le squirre hépatique; en sorte qu'une chenille aussi longue, et aussi vorace, aurait pu s'introduire dans le foie, y vivre et s'y développer, sans toucher le moins du monde aux tissus de l'organe ; elle y aurait vécu, sans

(*) *Recueil périod. de la Soc. de méd. de Paris*, tome 15, page 43, an. 10.

se nourrir, si ce n'est de l'air du temps et des gaz des viscères. Quelle pétition de principes se permettent les galénistes ! tantôt c'est la maladie qui produit les calculs et les squirres ; tantôt, et par un revers de plume, c'est le calcul et le squirre qui sont cause de la maladie ; c'est le père qui engendre le fils, après que le fils a engendré son père ; en tout cela la mère ne contribue en rien. Demandez à F.-J. Double, de cette époque, ce qui a produit les calculs et le squirre, il vous aurait répondu : C'est la maladie ; mais si vous aviez commencé par lui demander ce qui a produit la maladie, il vous aurait certainement répondu : Ce sont les calculs et le squirre. Car en ce temps-là la nature avait encore horreur du vide en médecine.

5° Nils Rosen à la suite d'observations très-judicieuses sur l'histoire du ténia, publie le cas suivant (*), que nous reproduisons sous sa propre responsabilité. « Une dame eut une fièvre pourprée dont elle se rétablit difficilement ; elle ressentait des maux de tête, et des douleurs aiguës dans les bras, depuis l'aisselle jusqu'au coude ; le bas-ventre était quelquefois dur, enflé, constipé ; perte d'appétit, maigreur, tour des yeux livides, visage extraordinairement changé, et point d'autres symptômes. Un purgatif très-doux de feuilles de séné lui fit rendre trois espèces de cosses semblables à des cocons de chenille, grosses comme une noisette, mais plus longues. On les ouvrit et on les trouva remplies de plusieurs insectes, dont les uns étaient entiers et les autres à demi consommés, à savoir le petit scarabée pilulaire noir, à fourreau des ailes gris (bousier ou *copris* de nos systèmes) ; le charançon noir, à trompe de la longueur du corselet (*Calandra granaria*, sans doute), quatre araignées tout entières, un ver de scarabée, plusieurs chenilles à seize pattes, le ressort ou maréchal tout brun (taupin ou *elater*), une petite mordelle, etc. »

Ce cas pourrait s'expliquer par quelque mauvais goût de la dame qui se serait mise à manger des insectes, comme Lalande et sa nièce dévoraient les araignées, genre d'amusement très-

(*) *Mém. de l'Acad. de Stockholm*, 1772 ; extrait de la *Coll. académ.*, t. 11, pag. 310.

propre à enfermer le loup dans la bergerie, et à faire entrer des petits Jonas dans le ventre de la baleine.

6° En juillet 1789, dit Letual Dumanoir (*), médecin à Bayeux, la demoiselle Lefrançois, âgée de dix-sept ans, ayant les pâles couleurs et traînant une vie languissante depuis deux ans et demi à peu près, éprouve, le 15 au soir, un violent mal de tête ; il avait été précédé de maux d'estomac et de picotement dans l'œsophage qui fut suivi de convulsions ; la malade portait toujours ses mains à la gorge et paraissait près de suffoquer. Les parents, ne sachant plus que faire, l'engagent à prendre un peu d'eau sucrée tiède ; convulsions effrayantes, suivies du vomissement d'une gorgée ou deux de matière glaireuse et spumescente ; les convulsions cessent, et la mère, ayant jeté les yeux sur ce que sa fille venait de vomir, fut surprise d'y apercevoir cinq petits vers bien vivants et qui s'agitaient avec précipitation ; elle rassembla avec soin ces vers et pria le docteur de passer chez elle, après lui avoir envoyé ces vers. Le médecin les enferma dans une boîte de cristal fermant à vis ; ils avaient à peu près huit lignes de long ; ils étaient lisses, jaunes et à six pattes ; ils sautaient comme des puces, dès qu'on les touchait avec le doigt ou un stylet. Le médecin les montra au docteur Vernet et les fit dessiner ; ils les a conservés pendant un an. Pendant tout ce temps ils ne touchèrent en rien aux substances végétales ; mais l'un d'eux étant mort, les autres le mangèrent, et en quatre jours ils l'avaient dévoré en entier ; un second fut dévoré de même, enfin le troisième et le quatrième devinrent la proie du cinquième qui grossissait singulièrement. Dès lors on le nourrit avec des mouches. Tous les mois il se dépouillait après une mue, et il dévorait sa peau de préférence à celle des mouches. Il se changea le 5 juin en nymphe, et au bout de quinze jours il en sortit un scarabée que l'auteur fit dessiner à M. Toustain. Ce scarabée était d'un violet foncé, et ne vivait à son tour que de mouches. »

Voici la figure de la larve, fig. *b*, et du scarabée, fig. *a*, que

(*) *Journ. de Méd., chirur., pharm.*, page 78, tome 86, 1791.

nous avons eu soin de calquer sur les figures qui accompagnent le mémoire de Dumanoir, page 83. A la courte description qu'il donne des habitudes et de la livrée de l'insecte parfait, ainsi qu'à la figure, nous croyons avoir reconnu la larve et le mâle du *Carabus cœrulescens* ou *vulgaris*, Fabr., dont nous joignons ici la figure de la femelle que nous avons fait dessiner d'après nature. La larve de ce carabe carnassier est inconnue des naturalistes; il serait curieux que nous l'ayons exhumée d'un recueil de médecine, où elle serait restée ignorée encore bien longtemps. L'insecte parfait est très-commun dans nos jardins; on le voit entrer et sortir de la terre avec une vivacité qui est une preuve de sa voracité et de l'instinct qui l'entraîne à la chasse.

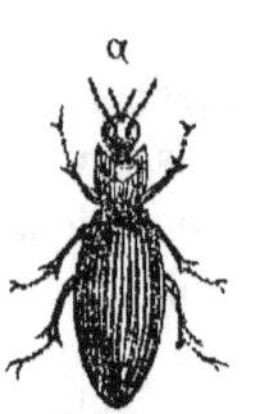

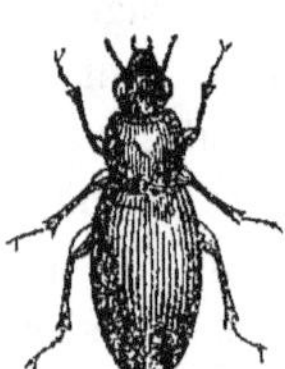

7° Le docteur Bonté, médecin à Coutances (*), a publié, sur un ver rendu par le vomissement à la suite d'un purgatif, une observation trop incomplète, sous le rapport d'histoire naturelle, pour nous permettre de déterminer l'insecte avec une certaine approximation. D'après lui, cette espèce n'aurait été décrite nulle part; elle approcherait cependant de celle dont Tulpius donne la figure sur la planche où il a représenté le *tœnia* ; par le corps ce serait une chenille de trois lignes de long (sept à huit millimètres) et pas tout à fait une de grosseur (deux millimètres); sa couleur en était rouge; par ses six pattes, ce ne serait qu'un ver de coléoptère ou de certains cynips (913); la tête paraissait fort grosse, elle était armée de deux crochets recourbés en dessous comme ceux des vers de la viande; mais voici des anomalies qui ne viennent que du défaut d'observation du médecin : « Entre les crochets aurait été un barbillon ou une corne aussi longue que l'insecte; au-dessous de la tête étaient quatre antennes (*quatre palpes, sans doute?*), deux antérieures (*les palpes maxillaires?*) plus longues, deux postérieures plus courtes (*les palpes labiaux?*);

(*) *Journ. de Méd., chir., pharm*, tome 14, page 52, 1761.

la queue recourbée et fourchue se serait terminée par deux mamelons. » Que l'auteur ait eu devant les yeux une larve de cynips ou un papillon à ailes avortées, dernière hypothèse qui expliquerait assez bien par la trompe, les fourreaux et les deux antennes, les appareils de la tête de l'insecte proposé, il n'en est pas moins avéré par ce témoignage qu'il a été rendu, par le vomissement, une larve ou un insecte dont la larve avait causé tous les accidents qui avaient nécessité la visite du médecin.

8° Vétillart du Ribert, médecin au Mans (*), est bien moins inexact dans la description qu'il nous a donnée d'une chenille rendue, le 8 juin 1762, par le vomissement, chez une demoiselle atteinte, depuis environ trois mois, de phthisie pulmonaire. Cette chenille, dit-il, appartenait à la première classe de Réaumur ; longue de onze lignes (deux centimètres sept millimètres), elle était brune, avec trois bandes longitudinales brunes, la ligne dorsale divisée dans toute sa longueur par une ligne noire, et terminée de part et d'autre par une ligne rousse qui était suivie d'une autre ligne noire ; les quatre paires de pattes intermédiaires se trouvaient placées du sixième au neuvième anneau, et chaque anneau portait un petit paquet de poils en forme d'aigrette sur le milieu. Cette chenille a refusé toute autre espèce d'aliment, à l'exception de la viande et du pain mâché. Or, cette pauvre demoiselle ne vivait que de laitage, ainsi l'ordonnait le médecin ; aussi, de juin en septembre, époque de sa mort, rendait-elle une multitude d'ascarides vermiculaires. (La note de Vétillart est accompagnée d'un certificat signé de la malade, de sa tante, de deux de ses sœurs et d'une autre personne qui attestent avoir vu sortir la chenille de la bouche du malade.)

Cette chenille, qu'à la description on pourrait reconnaître pour celle du *Bombyx chrysorrhœa*, Lin., ou du *Phalæna pruni*, chenille si commune en certaines saisons sur toutes nos pomacées, ne voulait toucher qu'à la viande ou au pain mâché, par l'habitude qu'elle en avait contractée, en sortant de l'œuf dans l'estomac même ; car l'habitude de la nourriture se

(*) *Journ. de Méd., chir., pharm.*, tome 17, page 445, 1762.

contracte en naissant; et telle chenille, dont l'espèce est habituellement friande de feuilles de telle plante, n'y touchera pas, si, à dater du jour qu'elle vient d'éclore, on ne lui sert qu'un aliment d'une toute autre qualité; l'habitude est une seconde nature, a dit la sagesse des nations. Dans l'observation que nous venons de rapporter, le sujet ne vivant que de laitage et de pain mâché, le parasite retrouvait ses goûts et ses habitudes dans le pain mâché qu'on lui servait; il était né dans cet aliment. Si le malheur et la disette faisaient qu'on habituât l'enfant que l'on sèvre à manger de la chair du rat et du cheval, il ne concevrait pas, à l'âge adulte, la répugnance que nous éprouvons tous pour ce genre de nourriture.

9° Christian-Franç. Paullini (*) rapporte un cas de vomissement où nous retrouvons encore la chenille dont nous venons de nous occuper, ou enfin une chenille bien voisine (*Phalæna wavaria,* ou *grossulariata*, Lin.). Un jeune garçon de treize ans sentait depuis longtemps dans la région précordiale des érosions et des inquiétudes. On lui administra de l'émétique, dans un véhicule abondant, qui lui fit rendre une chenille velue, pointillée de jaune sur un fond gris-brun, avec une grande raie dorsale rouge; puis un paquet d'une douzaine de plus jeunes, enfoncées dans une racine de groseillier, et qui sont peut-être les chenilles des *Sphinx tipuliformis,* qui rongent la moelle du groseillier; puis une feuille de groseillier, un brin de balais de bruyère, une aiguille, un fragment de tige de gramen, une plume de duvet, un morceau de cuir, et deux morceaux de fiente de pigeon; toutes choses dont Paullini a pris soin de donner la figure, page 40. Tout le monde, ajoute Paullini, connaît si bien ce fait dans ma ville, que personne n'oserait le révoquer en doute.

La réunion d'objets aussi dégoûtants indique que cet enfant était enclin à quelque mauvais goût, et qu'il se plaisait à manger des ordures; ce qui est plus fréquent chez les petites filles que chez les garçons. Le même auteur (*Ephem. cur. nat.*, dec. 20, ann. 6, 1687, obs. 13) cite plusieurs cas de larves trou-

(*) *Ephem. curios. nat.*, dec. 2, ann. 5, 1686, append., pag. 75, obs. 119.

vées dans le cœur de l'homme et des animaux, larves qui me paraissent se rapporter, les unes aux ichneumons, les autres aux capricornes et aux chenilles, d'autres aux helminthes; la plupart s'étaient métamorphosées en insectes parfaits.

10° Des personnes dignes de foi m'ont certifié qu'un enfant atteint des plus violents maux de tête accusait sans cesse des mouvements de reptation qu'il disait ressentir dans le crâne; l'enfant mourut à la suite de cette terrible maladie. Le père consentit et voulut même, comme une dernière satisfaction, qu'on en fît l'autopsie; et l'on trouva dans les méninges la *fausse chenille* du *tenthrède du rosier* (931). On se souvint alors que ce mal avait débuté la dernière fois que ce pauvre petit enfant avait eu occasion de flairer une prise de tabac dans une rose, fleur pour laquelle il avait toujours montré une prédilection.

Au reste, ces sortes de cas, révoqués en doute par les observateurs de cabinet, se présentent fréquemment dans les relations des habitants de la campagne, plus à portée que nous de les observer; ne récusons pas de pareils témoignages; l'histoire de l'insecte de la gale a dû nous servir de leçon à cet égard (916); ne le perdons pas de vue, quand il nous prend fantaisie de trancher ces sortes de questions. Je pose en fait, que si le peuple des champs savait écrire, et qu'il se méfiât moins de son propre jugement, nous aurions déjà, dans les fastes de la science, des milliers d'observations exactes, qui nous fourniraient la clef de bien des énigmes, lesquelles nous mettent l'esprit à la torture, et finissent par faire de nos sciences scolastiques, des sciences de mots qu'il faut désapprendre tous les vingt ans.

963. Les chenilles et les vers de coléoptères n'ont pas la puissance de déterminer le développement de nouveaux tissus et d'organes de superfétation, comme le font les vers de *cynips*, d'*ichneumon*, de certaines mouches, etc. La manière dont ils pourvoient à leur nourriture ne les rend propres qu'à la destruction et à la déformation. Ces larves hachent les chairs, tranchent les nerfs et les vaisseaux, rongent et pulvérisent les os. Les symptômes que le malade éprouve de leur présence doivent donc être les suivants : un sentiment plus ou moins

insupportable d'une reptation, et du déplacement d'un ver; un bruit de petits craquements caractéristiques de l'érosion d'un os, bruit que le malade distingue parfaitement bien, quand c'est aux os du nez ou du crâne que la larve s'attaque; douleurs ostéocopes et de *spina ventosa*, quand c'est au tibia, au fémur, aux cubitus et radius, etc., que la larve a pris sa place d'élection ; suppressions de mouvements dans les muscles dépendants, quand la larve ronge le cordon nerveux qui les anime; hémorragie, quand la larve a tranché quelques gros vaisseaux; ou suintements, crachats, humeurs catarrhales, striés de sang, quand elle n'a entamé que les capillaires de la superficie d'un organe; clapiers purulents, quand elle se nichera au centre d'un muscle; fistules toutes les fois qu'elle se frayera une route du dehors au dedans; perte de la vue, de l'ouïe, du goût, avec des symptômes plus ou moins douloureux, quand son érosion altère les nerfs dont ces organes divers ne sont qu'une expansion; fièvres cérébrales, si la larve exerce ses ravages autour des méninges; hémorragies cérébrales, si elle arrive aux sinus et aux gros vaisseaux; idiotisme, folie, fureur et rage, si elle pénètre plus avant dans la substance cérébrale. Cause unique de mille genres de destruction, qui prendront ainsi le nom de mille genres de maladies; à chaque pas qu'elle avancera, elle fera naître un nouveau symptôme et une nouvelle réaction; invisible vampire, qui en se plaçant, pour ainsi dire, au clavier de nos souffrances, peut à son gré nous en faire parcourir, sur tous les tons, la gamme entière, en quelques heures, tout aussi facilement qu'en quelques jours.

HUITIÈME ET DERNIÈRE CLASSE DE CAUSES MORBIPARES ANIMÉES.

LES ANNÉLIDES ET LES HELMINTHES OU VERS INTESTINAUX.

964. On entend par annélides et helminthes, que nous réunissons ici, des vers apodes, anguiformes, sans métamorphoses, mous, et dont le corps se plisse transversalement,

dans la locomotion, comme s'il était divisé en anneaux. Quelques-uns sont articulés à la manière de certaines plantes, en sorte que chaque articulation peut être considérée comme un germe complet; d'autres sont ramifiés comme les polypes. Ces animaux ne vivent que dans les liquides, ou les milieux humides; le plus grand nombre est parasite des tissus internes des autres animaux. C'est dans la classe des helminthes que se trouvent les vers rongeurs qui prennent l'homme au berceau, et ne le quittent qu'à la tombe, pour l'abandonner en pâture à d'autres genres de vers plus âpres qu'eux à la curée (823, 955).

Tous ces animaux se distinguent, par la simplicité de leur canal alimentaire, l'immense capacité de leur péritoine, où se logent leurs organes sexuels, ce qui fait que souvent leur corps ne semble qu'un ovaire, ou qu'un testicule; par la petite capacité, au contraire, de leur thorax et de leurs organes respiratoires à peine mesurables. Leur derme se fend plutôt transversalement que longitudinalement, à cause de la direction transversale des cellules et du réseau interstitiel, et, pour ainsi dire, siliceux dont il se compose, qui oppose une résistance presque insurmontable, et à l'instrument tranchant, et aux efforts de traction. Enfin, le corps est, à l'extérieur, marqué de quatre vaisseaux longitudinaux, équidistants, et qui divisent le corps en quatre parties égales. La bouche est armée d'appareils plus ou moins visibles de perforation et d'un appareil de succion, d'une ventouse qui attire les sucs dans le canal alimentaire. Ces vers sont ovipares, vivipares, ou gemmipares; hermaphrodites ou unisexuels.

Notre but principal n'étant pas de réformer la classification de ces êtres du bas de l'échelle, nous nous contenterons de décrire les espèces, dans un ordre qui nous permette de déduire les applications nosologiques les unes des autres, dans un ordre qui fasse, de tout ce que nous allons dire, une progressive induction. Nous commencerons par les vers cylindriques; passant ensuite par les vers plats, mais libres, nous arriverons, en vertu de cette transition, aux vers plats composés et articulés, dont l'étude nous donnera la clef des vers multiples.

PREMIER GROUPE : HELMINTHES CYLINDRIQUES.

PREMIER GENRE : LOMBRIC OU VER DE TERRE (*Lumbricus terrestris*, LIN.).

965. Tout le monde connaît assez la structure extérieure de ces vers qui voyagent dans la terre humide, en avalant les remblais du trou qu'ils se creusent pour s'ouvrir un chemin, et viennent les rendre, comme des excréments vermiculés, à la surface du sol. Chacun des plis de leur corps, qui en forment les anneaux, est hérissé, comme chez les larves des *mouches domestiques*, de petits piquants dirigés en arrière, qui leur servent de moyens de locomotion, les aident à avancer et ne leur permettent pas de reculer ; on remarque, sur le milieu de leur corps, un renflement annulaire, et plus rouge que tout le reste, que les naturalistes nomment le bât (*clitellus*).

966. Ce n'est que par de rares hasards que les lombrics terrestres sont dans le cas de s'introduire dans le canal alimentaire des animaux de grande taille, ou y éclore après l'introduction fortuite des œufs ; et l'homme, à cause de sa nourriture, toujours salée et épicée, doit être moins fréquemment exposé à leur invasion, que les autres animaux. La diète et le traitement antiphlogistique rigoureusement observés pourraient seuls offrir à ce ver les conditions d'existence qu'il recherche dans le sein de la terre. Les épines qui bordent ses anneaux rendraient ce cas de parasitisme plus douloureux et plus désastreux encore, que ne peut l'être la présence des *ascarides lombricoïdes*. Ces vers recherchent les lieux frais, mais ils ne sont pas amphibies, et ils ont besoin de respirer l'air, sans autre véhicule que l'humidité. Dans le corps de l'homme malade et alité, ils ne pourraient que rencontrer un milieu convenable.

967. Les autorités ne manquent pas pour démontrer que les lombrics s'introduisent dans le corps de l'homme. Linné certifie qu'ils s'y étiolent et deviennent blancs, ce qui les ferait facilement confondre avec les *ascarides lombricoïdes*. Pacchioni, Van Phelsum, Vanden Bosch, Nils Rosen, Buniva,

Rauch, Dehaën, Rosenstein, Moutin, ont vu des malades traités pour des maladies vermineuses, rendre, avec des ascarides, des véritables vers de terre. Pourquoi les œufs des vers de terre, ingérés par mégarde avec les aliments crus, n'écloraient-ils pas dans un milieu où séjournent quelque temps ces matières fécales que les lombrics recherchent dans la terre humide des jardins fumés avec les mêmes déjections?

2ᵉ GENRE : SANGSUE (*Hirudo*, LIN.).

968. Annélide ayant la propriété de faire le vide, tout aussi bien par un disque d'appréhension qui termine la partie postérieure de son corps, que par l'appareil buccal. Ces annélides amphibies nagent ou rampent sur un plan, à la manière des chenilles géomètres ; elles se gorgent du sang de leur proie, et ne quittent la place que lorsque leur capacité intestinale ne peut plus en contenir davantage. Cette propriété les a fait rechercher de tous les temps, comme un succédané de la saignée, et pour dégorger les tissus enflammés ; on se sert, à cet effet, de l'espèce désignée sous le nom de sangsue médicinale (*Hirudo medicinalis,* Lin.) ; mais les eaux tranquilles en renferment plus d'une espèce. La trace de la piqûre de la sangsue est circulaire, ayant un centimètre environ de diamètre, rouge-brun, bordée d'un rouge plus brun encore, et portant au centre une empreinte tricorne plus rouge encore que toute l'aire, de deux millimètres de côtés environ, et à côtés concaves ; c'est l'empreinte des trois lames, ou lancettes à tranchant courbe, au moyen desquelles la sangsue perfore la peau, pour en sucer le sang.

969. La sangsue s'attache aux jambes des animaux qui se baignent dans les eaux qu'elle habite ; et, s'ils s'y abreuvent, ils sont exposés à les avaler ; dès lors les accidents les plus terribles se déclarent, selon la place sur laquelle il a plu à l'annélide de s'attacher (*). Les habitants des alpes, des pays plats et

(*) On a vu l'application d'une simple sangsue sur le muscle sternomastoïdien

dépourvus de cours d'eau, sont plus exposés à cette calamité que les habitants des bords des rivières; car la sangsue ne se plaît pas dans les eaux courantes; elle pullule dans les flasques d'eau, dans les marais et les eaux dormantes. Les bestiaux, en tout pays, y sont plus exposés que les hommes, et les enfants de la campagne beaucoup plus que les enfants de la ville.

970. Comme animal morbipare, la sangsue agit de deux manières violentes à la fois; sa piqûre produit d'abord une vive douleur, surtout sur les parties maigres, tendineuses et dépouillées de tissus adipeux; ensuite elle détermine une hémorragie le plus souvent des capillaires, mais quelquefois aussi des gros vaisseaux, selon que les gros vaisseaux sont plus près de la superficie sur laquelle elle s'applique. Avec ces deux seules données il est facile d'obtenir, par mille et mille combinaisons, les symptômes et les caractères variables d'une foule de maladies aiguës et promptement mortelles, et dont la cause peut échapper à toutes les suspicions du médecin. Du reste, je ne sache pas un cas semblable, dont la cause, quand elle a été reconnue, ne l'ait été sur les seules indications du malade ou par les révélations du vomissement; jamais il n'est arrivé que le médecin l'ait soupçonnée, il ne l'a reconnue qu'en la voyant sous ses yeux.

971. Quand la sangsue pénètre dans la trachée-artère, elle peut déterminer, par occlusion, une asphyxie assez prompte, mais toujours des accidents alarmants; et si elle pénètre plus avant encore dans l'organe respiratoire, jugez du trouble que sa présence et sa succion apporteront dans la fonction de cet organe, et par le sang que l'hémorragie accumulera dans les anfractuosités pulmonaires, et par le déchirement des surfaces d'application.

produire le trismus cervical, la flexion du cou, et les accidents nerveux intenses. Ayant appliqué un jour quatre à cinq sangsues sur la surface externe de la boîte du genou, je fus fort surpris d'entendre le malade pousser des cris affreux, qui durèrent depuis le premier moment de l'application jusqu'à ce que les sangsues lâchèrent prise. Que serait-ce si, dans l'estomac ou autres cavités splanchniques, la piqûre de la sangsue tombait sur des tissus nerveux d'une aussi grande sensibilité?

972. Si la sangsue s'introduit dans l'estomac, le malade se sentira pris subitement de défaillance, de déchirement d'entrailles, d'hématémèse, de convulsions atroces, accompagnées d'un sentiment d'érosion froide qui en indique le siége. Hâtez-vous de faire avaler au malade, non pas de la gomme et du sucre (transgressez tout à coup tous les axiomes de la théorie antiphlogistique), attaquez cette effrayante inflammation par les remèdes incendiaires, le vin le plus fort, l'assa-fœtida, le sel marin, le vinaigre; car chacun de vos tâtonnements est funeste, et la mort survient, pendant que vous vous amusez à ausculter le pouls ou les battements du cœur.

973. C'est dans son jeune âge que l'annélide est le plus à craindre, parce qu'avec ces dimensions on la soupçonne moins, et que, par une gorgée, il peut s'en introduire un plus grand nombre. Lorsque les sangsues viennent d'éclore, si elles s'insinuent dans nos organes, rien certainement, avec nos méthodes d'observation médicale, n'en révélera la présence, pas plus au malade qu'au médecin; et dès ce moment la maladie prendra rang parmi les entités nosologiques.

Du reste, les faits de ce genre ont été tant de fois constatés dans la pratique, qu'on ne pourrait plus en nier la possibilité en théorie. Nous avons déjà eu occasion de citer à ce sujet l'autorité d'Hippocrate, de Pline, d'Hérodote, etc. (499); nous compléterons en cet endroit la citation par l'énumération détaillée des cas que nous n'avons fait qu'indiquer à la page 305.

1° Galien a décrit des accidents semblables; il faisait rendre la sangsue par les émétiques. (*De loc. affect.*, lib. 4, cap. 5.)

2° Bartholin rapporte, sur le témoignage de Donzelli de Naples, qu'un prince napolitain ayant bu, à la chasse, de l'eau d'un ruisseau, fut pris bientôt d'un vomissement de sang; on provoqua le vomissement, et le malade rendit une sangsue. (*Hist. anat. cent.* 2, hist. 23.)

3° Timœus cite le cas d'un enfant qui, en buvant à un ruisseau, avala plusieurs sangsues. Arrivé chez lui, il rendit beaucoup de sang par la bouche, se plaignit de cardialgie, de coliques. Timœus prescrivit une dissolution de sel marin, avec addition d'aloès, puis une décoction d'aneth avec oxymel, pour les faire rendre par le vomissement, puis la thériaque et les semences de cresson alénois ; mais l'événement devança toutes ces prescriptions polypharmaques, et l'enfant mourut dans des convulsions comme épileptiques, avant qu'on eût pu exécuter l'ordonnance du médecin. (*Casus medicinales*, page 324.)

4° Zuinger cite le cas d'un homme qui, depuis six mois, était attaqué chaque jour de cardialgie, de convulsions, et qui s'en débarrassa par l'émétique, qui lui fit rendre en quelques jours jusqu'à quatre sangsues qui s'étaient développées dans son estomac. (*Ephem. cur. nat.; cardialgiæ hirudinosæ.*)

5° On trouve dans Rodius un cas de cardialgie produit par des sangsues qu'on avait appliquées aux narines, pour produire une hémorragie, et qui s'étaient glissées dans l'estomac, où elles déterminèrent les accidents les plus graves qui ne cessèrent que par l'ingestion du sel marin. (*Obs. cent.* 11, *obs.* 72.)

6° Rivière parle d'un paysan atteint, depuis plusieurs jours, d'un vomissement de sang que rien ne pouvait arrêter. On prescrivit deux onces d'huile d'amandes douces, qui déterminèrent le vomissement de plusieurs caillots de sang et d'une sangsue qui remuait encore ; le malade se rappela alors qu'il s'était abreuvé un jour à un ruisseau où abondaient les sangsues. (*Obs. cent.* 4, *num.* 26.)

7° Dana, en décrivant l'*Hirudo alpina,* atteste combien les accidents semblables sont fréquents dans les Alpes et aux environs de Turin, à cause de la grande quantité de sangsues qui pullulent dans les environs des sources où s'abreuvent les pauvres paysans. (*Mém. de la soc. roy. de Turin*, année 1762-1765, tome 3, page 199).

8° Zacutus Lusitanus, Borelli, Etmuller, Larrey (*Relation chirurg. de l'armée d'Orient*), Fortassin (*Thèse inaugur. sur l'hist. nat. et méd. des vers du corps de l'homme*, ventôse, an XII, 1804), F.-J. Double (*Journal général de médecine*, tome 25, page 377), Grandchamp (*ibid.*, tome 26, page 242, 1806), Guyon (*Journal des connaissances médico-chirurgicales*, tom. 6, première partie, page 143, 1839), ont eu de fréquentes occasions d'observer des cas semblables sur les bords de la Méditerranée, en Égypte, en Asie, en Algérie et aux environs de

Paris. Tantôt c'est une sangsue qui, appliquée à l'anus pour combattre des hémorragies, s'introduit jusque dans les intestins, et y occasionne les plus grands ravages ; tantôt c'en est une autre qui, appliquée à la vulve, s'introduit dans le vagin et jusqu'à l'orifice de l'utérus ; ou bien qui, appliquée sur les gencives, et peu docile à l'ordonnance du médecin, prend sur elle de s'introduire dans l'estomac, après avoir fait plusieurs stations dans l'œsophage ; enfin d'autres fois ce sont des soldats épuisés de fatigue, qui s'abreuvent à des mares bourbeuses, et en reviennent les entrailles déchirées et vomissant le sang à grands flots, etc., tous accidents dont le mécanisme seul est d'une gravité incontestable, alors même que la piqûre de la sangsue ne serait pas envenimée par les saletés putrides et les miasmes exhalés de la bourbe des marais.

974. C'est surtout de ces sortes de vomissements spontanés que le vomissement provoqué est le remède ; *vomitus vomitu curatur*, Hipp. ; car le vomissement artificiel et provoqué par le médicament arrête tous les effets de l'hématémèse, en entraînant au dehors la cause animée qui les déterminait, et à qui l'action du médicament a d'abord fait lâcher prise.

5ᵉ Genre : ASCARIDE (*Ascaris*).

Première espèce : Ascaride vermiculaire (*Ascaris vermicularis*, Lin., *Oxyurus vermicularis*, Lamk.). Pl. 9 de cet ouvrage.

975. Anatomie de l'ascaride (*). L'ascaride vermiculaire est un petit ver filiforme, d'un blanc de neige à l'œil nu et par réflexion, d'une longueur variable, selon l'âge, mais qui ne dépasse jamais plus d'un centimètre. La plus petite des trois figures du carré 4, pl. 9, le représente de grandeur naturelle. On le voit souvent dans les selles liquides de l'homme, s'agiter en serpentant, pour arriver à la surface, et se sauver à la nage

(*) Nous avons jeté les premières bases de ce travail dans la *Gazette des hôpitaux*, 17 et 29 nov., 1, 8, 13, 20, 22, 25, 27 déc. 1838.

de l'asphyxie qui le menace hors du contact de l'air. Ce ver offre trois régions assez bien limitées : 1° la région antérieure et thoracique, *b* et *th*, fig. 1 (*) ; 2° la région abdominale, qui sur les dix millimètres de la longueur totale, en occupe bien sept, elle s'étend de *gl* en *an*, place de l'anus, fig. 1 ; 3° la région caudale, qui dépasse souvent trois millimètres, de l'anus *an*, à la hauteur de laquelle elle prend naissance, jusqu'à sa pointe, qui est si acérée, que la pierre à aiguiser ne saurait jamais arriver à de telles dimensions sur une aiguille d'acier.

976. Cet animal, si grêle, si transparent, est doué d'une rigidité, pour ainsi dire, cornée. Quand on le soulève hors du liquide avec la pointe d'une aiguille, il casserait plutôt que de fléchir ; on dirait une tige de métal qu'on essaye de sortir de l'eau, et qui semble tenir à la surface de l'eau par ses deux extrémités, comme le fléau de la balance est retenu et fléchi par le poids de ses plateaux, dès que le mouvement de la tige les isole du plan de position. Les leviers de cette rigidité résident dans quatre muscles longitudinaux et équidistants *mmm*, fig. 1, espèces de bandes ou coutures plus opaques que tout le reste du derme, et qui s'étendent depuis la tête jusqu'à l'extrémité de la queue. On en voit trois sur la fig. 1, et la moyenne des figures du carré 4, la quatrième étant cachée par la médiane. Sur cette dernière figure, on voit que tous les autres tissus sont transparents, à l'exception des muscles et de l'ovaire. Le relief de ces quatre tendons ou muscles imprime au corps du ver une forme légèrement tétragonale. On conçoit qu'avec un tel appareil musculaire, l'animal ne saurait se mouvoir que par des mouvements en spirale, et en décrivant d'ondoyantes sinuosités. Quant à la queue, elle s'articule avec le corps à la hauteur de l'anus *an*, de manière qu'elle peut se couder à angle droit, comme on le voit fig. 1, 3, 4 ; et toutes les fois que le ver rampe sur un plan qui le gêne, ou se débat contre un obstacle, il se coude de telle sorte qu'il peut plonger sa queue roide et acérée dans les tissus vivants, avec la puissance de la perpendicularité et de l'angle droit.

(*) Cette figure a été dessinée théoriquement, et pour mieux faire comprendre, par un simple dessin linéaire, la topographie des organes.

977. Le derme qui remplit les intervalles de ces quatre muscles est un tissu corné, composé de cellules aplaties, ayant la forme de parallélogrammes transversaux, dont les interstices forment un réseau vasculaire, analogue à l'épiderme d'une foule de plantes monocotylédones, pl. 9, fig. 10, mais à côtes plus prononcées dans le sens transversal que dans le sens longitudinal, et qui forment comme tout autant d'anneaux ou segments de un soixante-dixième de millimètre d'épaisseur, que l'instrument tranchant a les plus grandes peines de fendre dans le sens de la longueur du corps du ver. La fig. 2, pl. 9, représente les effets de cette réticulation sur un tronçon de ver desséché; mais ce derme présente de plus, avec l'épiderme des graminacées, par exemple, une analogie chimique. En effet, nous avons établi ailleurs que le tissu qui forme la couche épidermique de la paille s'y trouve combiné avec de la silice et le rend de la sorte imperméable. Or, il paraît qu'il existe quelque chose de semblable dans l'épiderme réticulé de l'*ascaride vermiculaire;* car le ver conservé dans l'ammoniaque liquide ou dans l'acide sulfurique concentré s'y conserve, comme dans l'eau pure, au moins pendant quarante-huit heures à l'air libre, ce qui n'aurait pas lieu, même pendant le court espace d'une minute de séjour dans ces menstrues, si le tissu dont nous parlons était de nature albumineuse ou même simplement cornée. Que si, au contraire, on a soin d'éventrer l'helminthe, avant de le plonger dans ces réactifs, on voit se déformer, s'étendre et se dissoudre tous les organes internes, œufs, ovaires, canal intestinal, qu'auparavant l'épiderme insoluble et imperméable protégeait contre l'action corrosive des menstrues alcalins ou acides.

Pour apercevoir distinctement la disposition réticulée de l'épiderme, on n'a besoin que de laisser dessécher l'animal sur le porte-objet, après une certaine macération dans l'eau, ou bien de l'éventrer en long avec la pointe d'une aiguille, et d'en étaler la peau sur le porte-objet dans une goutte d'eau. Sans aucune autre préparation, et sur le vivant, il est encore facile de lire cette structure, sur la partie antérieure *b*, fig. 1, pl. 9, du corps du ver. Cet organe transparent et vésiculaire, et qui sert de ventouse et d'appareil de succion à l'animal, se présente au microscope sous l'aspect illusoire de deux segments de cercle, accolés contre un canal opaque, segments marqués de stries transversales du plus joli effet. Ces stries sont les effets visuels du réseau épidermique de cette vésicule céphalique. Le pôle antérieur de la vésicule est creusé en entonnoir, et renferme l'appareil à suçoir de la bouche *a*, appareil dont l'analogie seule est en état de faire deviner les détails (967). C'est là que doit se renfermer le point de départ du système nerveux, du système respiratoire, à moins qu'on ne voie les traces de ce dernier appareil dans les deux glandes *gl*, *gl*, fig. 1, qu'on remarque dans la région thoracique.

978. Le canal alimentaire qui commence en *a* s'enfle en œsophage *oe*, avant de communiquer avec la panse stomacale *st*, qui est une boule sphérique ; puis vient un pylore pyriforme, ou plutôt l'organe de la digestion duodénale *duo*, qui s'amincit bientôt en un canal cylindrique rectiligne, lequel vient se terminer sans circonvolution à l'anus *an*. Là commence la queue, qui n'est qu'un organe de locomotion et de perforation. Quand on observe ces organes par réfraction des rayons lumineux, et que l'animal commence à s'émacier, on obtient la fig. 2, pl. 9. Si, au contraire, on observe par réflexion des rayons lumineux, et sur un fond noir par conséquent, le ver se dessine, sauf quelques modifications de position, avec l'aspect de la grande figure du carré 4, pl. 9. Mais sur la partie postérieure, les bords du canal alimentaire se bossellent de diverses manières selon que le ver est à jeun ou repu, et qu'on l'observe à une époque plus ou moins avancée de sa digestion, vivant et animé, fig. 4, pl. 9, ou desséché sur le porte-objet, fig. 3, même planche. En sorte qu'une observation superficielle, en attachant une trop grande importance à ces accidents, serait dans le cas de multiplier les dénominations spécifiques, au moyen d'un seul et même individu observé à plusieurs fois différentes, et à un état plus ou moins avancé de la dessiccation.

979. L'ouverture de l'anus *an*, fig. 1, pl. 9, ne paraît pas distincte de celle de la vulve, à nos moyens d'observation microscopique. Quant aux organes internes de la génération *ov*,

ut, ils occupent toute la région abdominale, c'est-à-dire les sept dixièmes de la longueur totale de l'animal ; sur la fig. 1, pl. 9, ils occupent l'espace qui est ombré au pointillé. On dirait, à voir cet organe si prodigieusement développé, que l'animal n'est qu'un long ovaire muni d'une tête et d'une queue, qu'un simple étui d'œufs enfin. En effet, quand on coupe l'ascaride par le milieu, comme on l'a fait sur la moyenne des trois figures du carré 4, pl. 9, on voit ces myriades d'œufs se répandre sur le porte-objet, comme d'une bourse éventrée. L'ovaire est double, et chaque lobe est divisé, par un étranglement *et,* en deux portions, l'une supérieure et qui nous paraît être plus spécialement l'ovaire *ov*, et l'autre inférieure, qui correspond plus spécialement à l'utérus *ut.* A la hauteur de la commissure *et* et des deux lobes, on remarque deux organes innominés *in,* qui ont l'air de deux reins sessiles, si toutefois, avec un troisième plus inférieur, ce ne sont pas des organes spermatiques ; car ces helminthes sont hermaphrodites.

980. Lorsqu'on examine au microscope l'animal vivant, on voit, à travers l'utérus, les myriades d'œufs dont cet organe est dépositaire, refoulés de bas en haut, de haut en bas, par des contractions utérines, que suit bientôt la parturition ; et alors le porte-objet se couvre d'une nuée d'œufs qu'éjacule la vulve anale *an.* Que si par un effort de constriction désespérée, l'helminthe s'éventre à la hauteur de la commissure *et* des deux ovaires, ce qui arrive assez fréquemment pendant l'observation, on voit alors sortir, de la solution de continuité, un paquet d'anses et de filaments blancs, entortillés autour de la hernie utérine. Ce sont les longues extrémités supérieures de l'ovaire et de l'utérus, dont les deux cornes analogues à celles de l'utérus de la brebis, effilées d'abord, doivent, à mesure que la capacité abdominale se développe, se développer à leur tour en largeur, par la fécondation, l'incubation s'exerçant sur une plus grande échelle ; ce sont des bouts qui allongent chaque jour la capacité de l'ovaire, à mesure que l'helminthe grandit.

981. Au microscope et par transparence, ce ver s'offre sous les aspects les plus variés, selon qu'il se présente à l'ob-

servateur, à un état plus ou moins avancé de gestation; après la ponte, il semblerait constituer une espèce différente du même individu observé la veille de la parturition.

982. Les œufs, fig. 9, pl. 9, sont ovoïdes, légèrement gibbeux; ils ont environ, et par simple approximation, un douzième sur un seizième de millimètre. Ils offrent des granulations à la surface, comme certains granules de graisse, dont ils ont l'aspect au premier coup d'œil; ils aspirent fortement l'air qui les enveloppe; car, si on les abandonne sur le porte-objet un instant sans liquide, et qu'on les recouvre ensuite d'une lame d'eau, il se forme tout à coup, dans leur sein, des bulles noires, qu'il est impossible de méconnaître pour des bulles d'air. Plongé dans l'acide sulfurique, l'œuf s'étend, s'éclaircit; et, à la faveur de sa transparence, il laisse lire à l'intérieur trois zones concentriques, dont la plus externe correspond au chorion, la suivante à l'amnios, et la plus interne à l'embryon; en même temps que les tissus se colorent en carmin, ce qui y dénote un mélange d'albumine et de sucre. A la loupe, et dans leur état d'intégrité, ces œufs se présentent avec les dimensions et l'aspect de la fig. 5, pl. 9.

On peut évaluer approximativement le nombre d'œufs qu'est en état de contenir l'ovaire d'une ascaride de un centimètre de long; ovaire, avons-nous dit, qui occupe une longueur de sept millimètres; en donnant à l'œuf un douzième de millimètre de long, nous aurons donc une somme de quatre-vingt-quatre tranches transversales pavées d'œufs. Or, il m'a semblé que je ne dépassais pas trop les limites de l'approximation, en admettant trente-six œufs à chaque tranche; car j'ai pu en compter jusqu'à dix-huit sur une ligne égale à la largeur du ver. Dans cette hypothèse, l'ovaire entier renfermerait donc un nombre d'œufs égal au produit de quatre-vingt-quatre par trente-six; soit trois mille vingt-quatre œufs environ par ver. Admettons maintenant que chaque ver, en s'appliquant, par sa ventouse orale, sur la surface des intestins, y occupe à lui seul un carré de un millimètre de côté, lorsqu'il est parvenu à la taille du ver adulte; il s'ensuivra qu'une seule ponte, parvenue à l'âge adulte, est en état de couvrir, en se nourrissant et se pressant au butin, une surface intestinale égale à une aire de trois mille vingt-quatre millimètres carrés; aire équivalente à un carré de plus de cinq centimètres de côté. Une pareille surface, en nosologie, commence, on le voit, à sortir du domaine des observations microscopiques.

983. *Mœurs et habitudes de l'ascaride vermiculaire.* L'ascaride vermiculaire ne vit point, comme certaines larves (826), dans les excréments humains; on ne le trouve jamais vivant ou mort au centre des cylindres excrémentitiels; il périt vite plongé dans les selles liquides; il périt dans l'eau chaude, et encore plus vite dans l'eau froide; sa mort est moins prompte, si on le laisse nager à la surface des selles liquides, ou si on le tient humecté d'eau, mais non submergé, sur le porte-objet du microscope, à la température ordinaire. Le canal intestinal du ver paraît toujours incolore; or, s'il vivait de nos excréments ou du bol alimentaire, son canal intestinal se dessinerait, sur toute la longueur du corps, et cela en vertu de la transparence du derme, avec des couleurs aussi variables que peut l'être celle de nos aliments. C'est ainsi que les *strongles*, qui habitent les vaisseaux sanguins, ont le canal intestinal coloré en rouge; c'est ainsi que le canal intestinal du pou se dessine, à travers son corps, par la couleur rouge des caillots de sang qu'il a sucés.

984. La structure de la bouche indique assez que l'animal s'attache aux parois des organes, à la manière des sangsues (968); qu'il se nourrit par le mécanisme de la succion et de l'aspiration, et non au moyen de solutions de continuité; en un mot, qu'il ne déchire pas nos tissus, mais qu'il les épuise; en sorte que les sucs qu'il digère sont toujours incolores et lymphatiques; que si la surface à laquelle il s'attache se trouve appauvrie de sucs, et que l'aspiration du parasite commence à ne plus s'exercer que sur des tissus épuisés, il peut, en plongeant sa queue roide et acérée (976) dans l'épaisseur des parois, pénétrer jusqu'aux couches des cellules turgescentes, et faire arriver de cette manière à son suçoir, des liquides que lui refusaient les surfaces devenues imperméables par épuisement. Cet animal capillaire ne saurait donc causer une hémorragie

sérieuse, mais seulement un simple suintement incolore ou légèrement lavé de la couleur rouge ou jaune qu'est en état de fournir une gouttelette de sang, si toutefois la pointe de la queue venait à s'égarer par hasard à travers la paroi d'une artère ou d'une veine.

985. En y prêtant une attention un peu plus soutenue, on remarque que l'extrémité de la queue, toute cornée qu'elle est, se contourne en spirale et à la manière d'un petit tire-bouchon. Lorsque l'animal se meut dans les selles, on l'y voit reculer avec autant de facilité qu'il avance; il décrit en serpentant des tours de spire, et pénètre à travers les selles liquides, comme une vis à travers un écrou. Il est donc évident, qu'en vertu du même mécanisme, ce ver peut pénétrer à travers les membranes, dans lesquelles il plante sa queue, tout simplement en continuant de l'enfoncer; dans ce cas, tout le corps doit suivre le mouvement de la queue; et si, pour émigrer d'un parage dangereux ou épuisé, l'helminthe n'a que cette unique porte, il a par devers lui le pouvoir de passer à travers les cloisons fibrineuses qui le séparent d'une région plus favorable à sa sûreté et à sa nutrition. Or, ce passage ne laissera pas la moindre trace de perforation accessible à nos moyens d'observation, pas plus que n'en laisserait une aiguille des plus fines; et nous n'en possédons pas d'un calibre aussi fin que cette aiguille vivante et avide de nos sucs. On doit donc s'attendre que, malgré sa prédilection pour le canal intestinal de l'homme, l'ascaride vermiculaire pourra se rencontrer encore, par des exceptions plus ou moins fréquentes, et selon les circonstances de la digestion, dans des organes où l'anatomiste n'a pas eu, jusqu'à ce jour, la pensée de le soupçonner.

986. L'ascaride est hermaphrodite; car, nous en sommes sûrs, on n'a pas rencontré un seul individu sans ovaire et sans œufs. Mais il paraîtrait, qu'à l'exemple des limaces et des mollusques univalves, ces vers ne peuvent se féconder eux-mêmes, qu'ils ont besoin pour cela de s'accoupler, faisant alors réciproquement le rôle de mâle et de femelle; car, lorsque l'aiguillon de l'amour, le plus puissant des anthelmintiques, force ces parasites à abandonner leur proie, qu'un bourroulement sourd et

vagabond succède à ces gargouillements stationnaires, signes infaillibles de la présence de ces helminthes dans nos intestins, c'est qu'alors ces vers acquièrent tout à coup ce sentiment de sociabilité qui renaît, à l'époque du rut, dans le cœur des êtres les plus égoïstes. Ils se recherchent avec fureur, mais sans distinction de sexe, puisqu'ils n'ont point de sexe distinct; sans distinction d'individus, puisque tous les individus peuvent également leur suffire, s'accouplant aussi nombreux qu'ils se rencontrent, se roulant les uns autour des autres en spirale, comme les pilosités du péristome de la mousse (*Tortula muralis*), ou plutôt comme les faisceaux mouvants des serpents en orgie : la vulve contre la vulve, la queue vibrante et frappant le sol en cadence, pour former les pieds de ce nouveau tout, la tête sibilante d'amour et rejetée en arrière, comme honteuse de cette promiscuité infernale, et cherchant, pour ainsi dire, à éviter un baiser, que la nature n'a donné en auxiliaire qu'à l'amour qui s'accomplit à deux. La longueur du canal intestinal ne suffit plus alors à l'impétuosité de leurs courses voluptueuses, et on les rencontre ainsi accouplés dans les déjections alvines, emportés au dehors du milieu qui les fait vivre, sans songer, même en présence du danger de mourir, à rompre les nœufs qui les enlacent. Malheur aux mortels, si ces races presque invisibles de vipères, d'aventure plus prudentes, réservent à nos entrailles les fruits innombrables de leurs immondes amours (982).

987. L'ascaride vermiculaire n'est point vivipare, comme certains autres helminthes, et les *strongles* en particulier ; il ne pond que des œufs, mais des œufs qui conservent leur vertu germinative au dehors du corps humain, sur le sol, dans nos ustensiles et dans notre linge, et qui montent en poussière dans les airs, avec la légèreté des grains d'amidon. Ces œufs sont donc dans le cas de revenir dans notre corps, par la voie de la respiration, et par le véhicule de toute autre poussière, que dis-je? par la voie de l'alimentation, et cela en dépit de tous les soins de propreté, qui sembleraient devoir suffire à nous débarrasser de cette peste.

988. Aussi ne saurait-on recommander avec trop de soin,

aux personnes qui soignent les enfants, de chercher à désorganiser par le feu, la cendre et les alcalis, les helminthes qu'elles ont l'occasion d'extraire de l'anus, ou de remarquer dans les selles; et c'est sous ce rapport, que les immondices qu'on laisse se dessécher et se réduire en poudre au pied des murailles de nos habitations, sont plus dangereux peut-être par leur poussière que par les miasmes de leur putréfaction; c'est alors, et sous cette forme physique, que la contagion vole, pour ainsi dire, sur les ailes des vents.

989. Ce n'est pas cependant que l'ascaride cherche à pondre ses œufs dans les produits de la défécation, et à rendre nos excréments dépositaires de fœtus qui ne sauraient y vivre; rien n'est prévoyant, au contraire, pour le sort de leur progéniture, comme les animaux du bas de l'échelle. Hors du corps humain, l'ascaride ne pond qu'en mourant; c'est une parturition de désespoir, plutôt que de prévoyance. J'ai étudié minutieusement, au microscope, les selles liquides et solides des personnes chez lesquelles j'avais constaté préalablement l'existence des ascarides, et je n'y ai jamais rien observé d'analogue aux œufs de ces helminthes. Il faut donc nécessairement admettre que le parasite confie l'incubation de ses œufs aux tissus mêmes dont il s'alimente; et, pour arriver à son but, l'organisation de sa queue, ainsi que la position de sa vulve, le servent admirablement. En effet, une fois la queue plongée à angle droit dans les tissus de la surface intestinale, l'animal n'a qu'à pondre pour que les œufs passent d'eux-mêmes de la vulve dans le trou qu'a perforé sa queue, et que ses mouvements d'ondulation tiennent béant. Quant à la détermination spéciale des tissus dans lesquels les helminthes déposent leurs œufs, nous nous en occuperons, en recherchant par l'expérience les régions que l'ascaride habite, et les effets morbides qu'il y détermine.

990. ÉVALUATION *à priori* DES EFFETS MORBIDES DE L'ASCARIDE VERMICULAIRE. La structure et les habitudes intimes de cet helminthe ayant été déterminées d'une manière rigoureuse, par suite de minutieuses dissections, il est possible de déduire *à priori* les effets qu'il peut produire sur nos organes, sans

craindre d'être démentis, en ce que l'induction présentera d'essentiel, par l'expérience et par l'observation directe. Nous allons procéder de la sorte à la démonstration ; nous chercherons à prévoir avant de vérifier ; la prévision rationnelle et logique est le guide le plus sûr de l'expérience, dont l'observation directe est l'œil immédiat.

1° L'ascaride vermiculaire, ne se nourrissant que par le mécanisme de la succion, doit agir sur nos tissus à la manière des sangsues (968) ; il aspire les sucs, les attire sur la surface, à laquelle il s'attache, sucs lymphatiques ou sanguins, et détermine de la sorte, sur le point qu'il occupe, une rubéfaction plus ou moins intense, selon la nature des tissus et le temps qu'il y séjourne. Mais la succion d'un si petit helminthe ne produirait aucune hémorragie appréciable, alors même que son orifice buccal serait pourvu des mêmes lames que la sangsue, parce que la membrane épidermique, qui revêt la muqueuse du canal alimentaire, serait encore trop épaisse pour se laisser perforer jusqu'aux capillaires par un aussi petit appareil. Si le tissu envahi est plus lymphatique que sanguin, la tuméfaction qui résultera de la succion de l'helminthe prendra les caractères d'une pustule, d'une tumeur, d'une phlyctène, d'un tubercule, etc., selon les circonstances variables de la structure intime du tissu.

2° Que dis-je ? cette élaboration anormale sera dans le cas de donner naissance à des tissus anormaux, lorsqu'elle s'établira sur une région favorable au développement des tissus, c'est-à-dire dans toute région, soustraite à l'action du hâle qui étouffe le développement dans son germe : car, ainsi que nous l'avons déjà établi (150), la nutrition normale ne répare qu'en remplaçant ; elle crée des tissus à la place de ceux qui ont vieilli et qui tombent ; elle chasse au dehors les tissus épuisés, les tissus de la périphérie, en fournissant au développement, des tissus plus internes qui vieilliront à leur tour ; succession incessante de générations emboîtées, où les anciennes servent d'abri protecteur à celles de nouvelle formation, où les nouvelles se développent aux dépens des plus anciennes, où enfin la vie est le parasite de la mort. Donc la nutrition anormale créera des tissus anormaux aux dépens des tissus normaux; appelant le sang autour des cellules stationnaires, elle portera une vie inusitée dans leur sein jusque-là paresseux et infécond; elle les fécondera successivement en organes dont l'évolution prendra l'essor que leur tracera leur structure primitive; glandes, bubons, taches, fibrilles, expansions, fausses membranes, tissus usurpateurs capables de souder les surfaces les plus hétérogènes, d'obstruer les canaux les plus amples de notre corps. La pointe d'une aiguille, en titillant nos chairs, enfanterait toutes ces choses; pourquoi la queue acérée et siliceuse de l'ascaride n'en ferait-elle pas autant et davantage, elle dont la pointe microscopique est dans le cas, sans blesser l'intégrité de la cellule, de ménager entre les spires génératrices les plus illégitimes accouplements (19, 21)? L'ascaride vermiculaire sera ainsi le cynips et l'ichneumon de nos entrailles (909, 917).

5° Nous venons d'indiquer l'action locale de l'ascaride vermiculaire; mais de cette action locale peut découler une action générale, une influence morbide dont l'activité s'étende à toute l'économie. L'ascaride se nourrissant à la manière des sangsues, afin de mieux rendre notre pensée, prenons pour terme de comparaison le mode d'action de la sangsue; or la succion de la sangsue n'opère rien moins qu'à la manière de la saignée; la saignée n'intervertit pas le cours du sang, elle ne fait qu'ouvrir une nouvelle issue au sang veineux, au sang de retour; elle désemplit un canal, mais n'en fait pas remonter le liquide vers sa source. Appelée au contraire sur une surface par la force d'aspiration, la circulation change de direction, le sang veineux et le sang artériel étant entraînés tout à coup et ensemble vers le même point; ce qui est dans le cas d'imprimer à la circulation une impulsion inverse de la direction normale, la veine devenant une artère, et l'artère une veine. Au moyen de la ventouse, le sang abandonne peu à peu les régions sur lesquelles l'aspiration maladive l'avait entraîné, avec une impétuosité funeste à l'élaboration des organes, pour refluer, au gré de la prévoyance du médecin, sur les surfaces par lesquelles on peut lui donner un écoulement salutaire, et désemplir le trop plein, par une solution de continuité facile à se ressouder. Dès ce moment, la chaleur, que la circulation accumulait dans les organes internes du corps, se porte sur la périphérie, et laisse, sur les régions qu'elle abandonne, un sentiment de bien-être, résultat immédiat du rétablissement de la température propice à l'élaboration des tissus. Mais si l'application de la ventouse avait lieu sur les surfaces internes des organes, sur celles, par exemple, du canal intestinal, tous les effets consécutifs de son application auraient lieu dès lors en sens inverse; la chaleur et la circulation qui l'engendre, abandonnant la périphérie du corps, se porteraient, en raison de la puissance d'action qui les appelle, sur les organes où leur accumulation est funeste et mortelle; le frisson crisperait notre derme, par suite du simple contraste de la chaleur qui nous brûlerait intérieurement, et par suite du rapprochement des papilles dermiques que la chaleur habituelle tenait dilatées auparavant; et dès lors tout serait interverti dans l'économie, la chaleur et le froid se succédant, dans nos organes, au gré des intermittences de la succion des vampires qui nous dévoreraient à l'intérieur, et selon qu'ils sommeilleraient après s'être repus, ou qu'ils se remettraient à l'œuvre, affamés; enfin la fièvre, avec son cortége de mille et mille désordres, de mille et mille rhythmes divers, changerait de nom et de siége, par le simple déplacement d'une cause unique par sa nature, multiple par ses individualités, et capable, passez-moi l'expression, de transporter l'aspiration pulmonaire sur les organes d'une toute autre fonction.

4° Mais une telle activité anormale ayant été transportée de la sorte, et artificiellement, sur des surfaces destinées à alimenter, par leur élaboration digestive, tous les autres systèmes d'organes du corps humain, l'émaciation des organes non envahis en sera la conséquence immédiate, puis le marasme et l'épuisement même des organes envahis; car tous les produits destinés ordinairement à la nutrition générale pourront finir par passer immédiatement au profit des parasites qui se seront prodigieusement multipliés.

5° A la moindre interruption de l'action artificielle qui entretient la vie de ces développements anormaux, chacune de ces superfétations sera frappée de sphacèle et de décomposition; le sang stationnaire et extravasé se décolorera en pus, le pus subira la fermentation putride; la gangrène, cette carbonisation émanée de la putréfaction, cette cautérisation par les combinaisons ammoniacales, la gangrène envahira de proche en proche ces végétations que la vie aura cessé d'entretenir, et la mort de ces développements accessoires deviendra le poison des tissus normaux qu'ils auront envahis. Ajoutez à ces causes naturelles d'infection, dans le cas spécial de parasitisme qui nous occupe, que si l'ascaride pique un tissu sain avec sa pointe caudale, qu'il aura préalablement trempée dans le pus d'un produit morbide de sa création, l'empoisonnement des tissus vivants sera d'autant plus prompt que l'inoculation sera plus mécanique.

6° Le titillement de la pointe caudale de l'ascaride donnera lieu à un dégagement de gaz de différentes natures, dégagement inséparable de toute espèce de fermentation. L'air, dont les tissus titillés étaient normalement imprégnés, s'en échappera par l'issue qui lui est ouverte, et se répandra en nature sur des surfaces qui ne devaient le recevoir qu'élaboré et tamisé par le tissu cellulaire ambiant; mais ces gaz ainsi emprisonnés dans un tube distendu, soit par des liquides, soit par des fèces solides, obéissant à la loi de la pesanteur et de la légèreté spécifique, s'échapperont en montant à travers les matières solides et liquides, et détermineront ainsi dans les intestins un bruit de spumescence, de borborygme, de gargouillement, de glouglou qui se modifiera à l'auscultation, selon les modifications de la matière fécale.

7° De là ballonnement et météorisation des intestins dont le mécanisme seul, étant déjà morbide, se compliquera d'accidents plus graves, si les gaz se composent d'hydrogène sulfuré, de phosphures et sulfures ammoniacaux, c'est-à-dire de gaz capables de promener l'empoisonnement sur les surfaces saines, mais encore plus puissamment sur les surfaces déjà décomposées et entamées par de nombreuses solutions de continuité.

8° Dans l'évaluation des phénomènes produits et par la succion et par les titillements de l'ascaride, il faut bien tenir compte de la nature chimique et de la structure intime des tissus envahis. Il est évident, en effet, que la piqûre de la pointe caudale de l'ascaride, pratiquée dans un tissu éminemment adipeux, n'aura rien moins que les résultats du même stimulus dans un tissu sanguin ou lymphatique, ou simplement albumineux, ou enfin dans la papille d'une dichotomie nerveuse. La même cause de désordre ne produira donc point les mêmes accidents morbides, chez les personnes douées d'embonpoint, que chez les personnes habituellement maigres et décharnées. On conçoit que, chez les premières, cette cause de titillations déterminera de la réplétion, des embarras gastriques; quand chez les autres, plus irritables, parce que les papilles nerveuses de la surface intestinale seront plus à découvert, les titillements de la pointe caudale de l'ascaride provoqueront des névralgies de tous les symptômes et de tous les genres d'intensité; c'est le cas d'une piqûre d'épingle qui agace si violemment telle personne, et qui pénétrerait inaperçue jusqu'aux os chez telle autre.

9° On professe encore dans les écoles de médecine, en dépit de nos premières révélations (de tous les temps les Facultés ont été retardataires), on professe, dis-je, que le siége des ascarides vermiculaires est spécialement dans le *rectum;* cependant, et nous le démontrerons plus bas, longtemps avant nos premières publications de 1838, les archives de la science ne manquaient pas de documents authentiques qui indiquaient que l'helminthe peut s'aventurer dans d'autres cavités du canal alimentaire. On peut donc concevoir que ce vampire s'attache aux surfaces de l'estomac, d'où l'on peut conclure qu'il est en état de s'aventurer dans l'œsophage; mais, s'il en est ainsi, on ne doit nullement se refuser à admettre qu'il puisse s'introduire et vivre plus ou moins longtemps dans les cavités nasales, dans les voies respiratoires, dans le canal cholédoque et ses ramifications les plus ténues. Dès lors, et en transportant par la pensée, dans ces divers organes, tous les effets immédiats que nous avons décrits comme découlant du mode de nutrition de l'ascaride, on aura autant d'affections diverses, de phlegmasies diverses, de fièvres diverses, etc., que cette cause, toujours identique de désordre et de désorganisation, se portera sur la surface d'organes diversement situés et chargés de fournir des matériaux différents à l'élaboration générale, d'où résulte la vie d'un individu. Je pourrais donner à ces observations le développement d'une assez longue dissertation ; en les formulant en syllogismes, elle n'en paraitront que plus évidentes aux esprits positifs qui n'ont jamais assez de temps pour s'amuser à lire : Cause de gastrite, de saburres et d'embarras gastriques chez les personnes douées d'embonpoint ; cause de gastralgie chez les autres, lorsque l'ascaride pullulera dans l'estomac ; — d'entérite de diarrhée, quand les ravages de l'ascaride s'étendront du duodénum sur la surface des intestins grêles ; de coliques et de météorisation quand l'helminthe pullulera dans la capacité du côlon ; — cause d'ictère et de pâles couleurs, d'ascite et d'hydropisie, quand l'helminthe, s'attachant au canal cholédoque, à l'instant où l'écoulement de la bile sera suspendu, parviendra à obstruer de ses tissus parasites les divers canaux de communication de la vésicule et de l'intestin où la bile se déverse ; — cause de maux de gorge, s'il parvient au larynx ; de catarrhes et rhumes, s'il descend plus avant dans la trachée-artère ; de bronchite et d'asthme, s'il s'établit sur les surfaces des bronches ; de phthisie pulmonaire, s'il s'attaque à la superficie des cellules respiratoires ; d'hépatisation de poumon et de péripneumonie, s'il s'enfonce dans ce tissu spongieux ; — cause de coryza et d'affections des voies nasales, s'il monte, derrière le voile du palais, jusqu'aux cavités du nez ; — cause de migraine, s'il vient titiller les papilles nerveuses des sinus frontaux ; — cause d'écoulements sanieux à l'angle interne de l'œil, de fistule lacrymale, si, réduit aux proportions du jeune âge, il se complait dans le canal nasal ; — cause d'ophthalmie, s'il pénètre dans la conjonctive, d'où il pourra introduire, dans l'intérieur de l'œil, tous les accidents morbides qui remplissent le cadre de l'oculistique, etc. ; et dans ces diverses stations de ses innombrables migrations, cause de mille symptômes mille fois variables, selon que la pullulation de l'helminthe aura rencontré plus ou moins d'obstacles, que les effets de sa présence seront devinés par l'observateur à telle ou telle époque, selon enfin les modifications plus ou moins irrationnelles de la médication. Or, en toutes ces inductions syllogistiques, il n'y aura de hardi que le refus d'avancer dans la voie des conséquences et l'envie de s'arrêter arbitrairement au premier pas ; une fois que l'on aura admis que ces helminthes sont dans le cas de s'aventurer dans toutes les localités diverses de la topographie du corps humain, on ne saurait ne pas admettre qu'à eux seuls ils ne soient dans le cas de devenir les auteurs de tout le cortége de désordres pathologiques, dont je ne pousserai pas plus loin en cet endroit l'énumération.

10° Nous avons établi plus haut (985) qu'à l'aide de sa queue acérée et de ses mouvements en spirale, l'ascaride vermiculaire a la faculté de pénétrer fort avant et très-vite dans la substance de nos tissus mous, de les traverser de part en part, comme le ferait une aiguille des plus grêles, sans laisser après lui la moindre trace sensible de perforation.

S'il arrive donc que la capacité du canal alimentaire ne lui offre plus un milieu propice à son alimentation ou aux circonstances de sa propagation, l'ascaride a, par devers lui, tous les moyens possibles d'émigrer sans obstacle et de porter les désordres dont il est cause, dans le sein des viscères qui communiquent le moins entre eux ; il peut se loger sur la surface et dans l'épaisseur du mésentère et du péritoine, sur la surface externe du foie, des reins, de la rate, de la vessie, de l'utérus, pénétrer même par les trompes de Fallope, jusque dans l'épaisseur et la cavité de l'utérus lui-même, pour y déterminer, par sa présence, tous les développements anormaux et parasites que la succion d'un ver de certaine nature détermine et greffe, pour ainsi dire, sur tous les tissus normaux des règnes végétal et animal ; développements qui s'arrêtent au rôle d'embarras gastriques et de simples saburres sur la surface du canal intestinal, grâce à l'effet des circonstances de la digestion et de la médication, mais qui, réfugiés dans ces milieux inaccessibles, sur ces séreuses sans communication aucune avec le dehors, revêtiront de toute nécessité d'autres caractères, des caractères dont la variabilité dépendra entièrement de la nature des organes, de la durée d'invasion, des habitudes et de la constitution physique de l'auteur de tant de maux.

Ces principes une fois posés *à priori*, passons à l'observation directe des effets morbides, qui découlent de la présence de l'ascaride dans les organes du corps humain.

991. ÉVALUATION EXPÉRIMENTALE ET DIRECTE DES EFFETS MORBIDES DE L'ASCARIDE VERMICULAIRE. La seule méthode rationnelle d'étudier les habitudes d'un animal vivant, c'est de l'observer là où il trouve sa vie ; et si cet animal est le parasite d'un autre animal vivant, le simple bon sens indique qu'on l'étudie en son lieu et place pendant la vie de la victime. Attendre la mort de celle-ci, pour constater les mœurs du parasite, ce serait s'exposer à confondre les sympathies d'un être avec ses antipathies, et à prendre les choses qu'il redoute et évite pour celles qu'il recherche. Or, s'il était vrai que les helminthologues aient procédé à peu près de la sorte à l'étude des helminthes, chez un certain nombre d'animaux, il est certain qu'on a précisément procédé d'une manière toute contraire, à l'égard du corps humain. Au lieu de poursuivre ce genre d'études dans les tissus de l'homme mort de mort violente, dans les cadavres que nos usages permettent de livrer au scalpel, immédiatement après la mort, et encore tout chauds de la vie qui les abandonne à peine, on s'est contenté, au contraire, de rechercher ces helminthes chez l'homme qui ne passe dans le domaine de l'autopsie que vingt-quatre heures après la mort, c'est-à-dire alors que la certitude de la mort est acquise au prix de la décomposition avancée de tous les liquides et de tous les tissus, c'est-à-dire enfin, alors que depuis un jour l'ascaride a cessé de trouver, dans nos entrailles, les conditions indispensables à son existence et à sa nutrition ; d'où il est arrivé que, prenant, pour le siége habituel de cet helminthe, l'asile où il se réfugie immédiatement, pour se mettre à l'abri du débordement du médicament, de la maladie et de la mort, bien des anatomistes ont été portés à penser que sa place naturelle était dans le *rectum*, et quelquefois dans le *cæcum*; et quand il leur est survenu d'en rencontrer dans d'autres tissus, ils se sont demandés si ce phénomène, jusque-là inaperçu, n'était point un phénomène

après coup, un effet insolite des influences de la mort, un résultat cadavérique enfin. Aussi je ne sache pas de point d'histoire naturelle qui soit resté plus longtemps aux premières indications de l'enfance de l'art d'observer, que l'histoire des vers intestinaux de l'homme.

992. Sans doute il serait encore mieux que tout ce que nous venons de poser en principe, de pouvoir observer l'helminthe parasite, sans altérer le moindre tissu de sa victime, et par conséquent sans modifier en rien les conditions physiologiques qui conviennent à son existence, de le suivre pas à pas dans ses mouvements et ses excursions, de lire ses habitudes à travers les parois qui le protégent et le cachent à nos regards, de l'étudier comme sous verre, à tous les âges, à toutes les heures, sous toutes les influences du régime alimentaire; enfin, depuis la sortie de l'œuf jusqu'à son expulsion hors de nos viscères. Mais pour lire de la sorte, à travers tant de tissus divers, il faudrait avoir recours aux yeux de lynx de l'observation et de l'autopsie, et à l'auscultation de ses propres douleurs; il faudrait se décider à se poser bien longtemps, comme sujet du problème, et être homme à consacrer plus d'un jour et plus d'une année à la solution d'une question qui, pour être fort peu propre à flatter l'orgueil de l'homme ordinaire, n'en est pas moins digne de fixer toute l'attention du philosophe. Que voulez-vous? on n'est pas toujours Prométhée, pour que Jupiter daigne vous faire déchirer les entrailles par un aigle; les hommes d'aujourd'hui sont trop dégénérés pour avoir droit de prétendre à cet honneur-là.

Pour moi, je n'ai pas perdu de vue, sur ce point de la question, que j'étais homme d'aujourd'hui; et, voulant écrire l'histoire du vibrion qui en ronge d'autres plus haut placés que moi, sans qu'ils s'en doutent, je m'en suis d'abord douté, moi, puis je m'en suis convaincu, et j'ai fini par m'en constituer bien volontairement victime journalière et assidue, afin de mieux en faire connaître les ravages à autrui. Du reste, je me trouvais placé dans une position éminemment favorable à ces sortes d'observations, et dans laquelle bien des gens se trouvent placés tout aussi bien que moi, sans qu'ils prennent la peine d'en tenir compte. Des enfants en bas âge, et ses propres enfants, c'est-à-dire des enfants que l'on soigne à toute heure de la journée; une vie calme et sédentaire, une nourriture sobre, mucilagineuse, peu épicée et très-peu alcoolique, application constante de la théorie antiphlogistique qui dominait alors, il n'en faut certainement pas tant pour être bientôt envahi par ces hordes de vampires qui nous rongent à l'intérieur. Mais, ainsi que tant d'autres, j'ai longtemps ignoré que j'avais en moi l'objet d'une observation aussi intéressante; j'en ai beaucoup souffert avant de le comprendre; et à l'époque de la plus grande vogue de la doctrine physiologique, j'ai bien souvent maudit la médecine, de ce qu'elle ne mettait à ma disposition que des remèdes qui empiraient mon mal, ma gastrite, mon entérite, mes douleurs atroces d'estomac; j'aurais cru alors proférer la plus ridicule hérésie si je m'étais expliqué aussi franchement qu'aujourd'hui, et si j'avais osé dire qu'après avoir laissé là la gomme et les mucilagineux, j'avais enfin trouvé une guérison dans les remèdes, naguère encore réputés incendiaires, que je professe aujourd'hui.

Vous préciser ensuite comment la démonstration actuelle s'est fait jour dans mon esprit, vous dire le fait particulier qui a commencé à me mettre sur la voie de la vérification de la méthode, ce serait vouloir vous peindre un point sans dimensions, et vous faire passer par une série indéfinie de raisonnements qui indiquent la route à l'observation, d'observations qui amènent les contre-épreuves, que l'on perd de vue, une fois qu'on est parvenu à traduire le tout en formules exactes; il est plus court de formuler en débutant, sauf à ceux qui exigeraient de plus amples démonstrations, à se constituer à leur tour, comme nous l'avons fait, les sujets d'une pareille expérience. Du reste, ce que je vais exposer est si clair, qu'il en paraîtra trop simple, et que chacun croira l'avoir vu ailleurs; et il est vrai que bien des choses que j'ai à dire se trouvent ailleurs, mais éparses, démembrées, jetées là comme par hasard, et ne se rattachant à aucune de ces généralités qui seules peuvent constituer une vérité nouvelle. Quand on est arrivé à un résultat, qui traduit les détails en une incontestable généralité, et qu'on le confronte avec ces détails épars sans ordre dans les livres, tout ce qu'on lit s'explique si bien par ce que l'on vient d'apprendre, que l'on serait tenté de croire qu'on n'a rien découvert de nouveau ; on est ensuite bien désabusé par l'impression que cette nouveauté produit, dès le premier abord, sur l'esprit des plus érudits et des plus doctes. Voici donc comment en tout cela j'ai procédé et raisonné :

1° Je me suis dit : S'il m'était loisible de reconnaître, dans un organe donné, la présence de l'ascaride à un signe instantané et appréciable par l'un de mes sens, j'aurais acquis le moyen d'écrire l'histoire des habitudes de ces helminthes, d'une manière précise, et de reconnaître les effets de leur présence, dans quelque organe que ce fût.

2° Pour arriver à ce résultat définitif, rien ne serait plus utile que d'avoir à ma disposition un médicament quelconque, du genre des médicaments anthelmintiques, mais qui eût la propriété d'agir aussi instantanément que se montreraient les effets, que l'observation directe m'aurait mis en droit de prendre, pour les signes de la présence de l'ascaride dans l'un de mes organes.

3° J'étais venu à bout de constater, par une série d'inductions et de médications, que les atroces douleurs d'entrailles et surtout d'estomac, que je ressentais depuis longtemps, n'étaient que les effets immédiats de l'ascaride vermiculaire. Il se trouva, un jour, que le hasard me porta à avaler, au moment de ma plus forte crise, un verre d'eau saupoudrée de camphre ; j'éprouvai tout à coup, dans l'intérieur de l'estomac, un bourroulement qui se peignait à ma pensée, comme si des myriades de vampires lâchaient prise, et se portaient en masse vers le pylore, pour échapper au médicament ingéré ; un mouvement péristaltique contractait et dilatait alternativement la panse stomacale, et ma douleur cessa instantanément. Mais ce soulagement ne fut pas de longue durée : les douleurs revinrent de proche en proche, en partant de la région du pylore, se rapprochant peu à peu de la région cardiaque, comme pour remonter dans l'œsophage. Un nouveau verre d'eau, saupoudré de camphre, les faisait cesser aussi instantanément et avec les mêmes symptômes concomitants que la première fois. Je continuai à me soulager de la sorte, jusqu'à ce que j'eusse reçu l'huile de ricin destinée à me délivrer, plus en grand et plus radicalement, de ces hordes d'helminthes ; et l'effet de l'évacuation acheva de me convaincre que je ne m'étais pas abusé sur la cause immédiate du mal.

4° J'avais ainsi acquis la certitude que mes douleurs d'estomac étaient causées par les titillements des helminthes ; secondement, qu'un peu de poudre de camphre les chassait de ce viscère, mais ne les atteignait pas dans les intestins où ils se réfugiaient, et où j'éprouvais des titillements, si ce n'est aussi violents, du moins tout aussi funestes par leur influence sur les diverses digestions duodénale, iliaque et fécale (161). Par une autre série d'expérimentations, je fus conduit à penser que je pourrais atteindre ces helminthes jusque dans les intestins, en m'appliquant sur l'abdomen une dissolution alcoolique de camphre ; j'avais, en effet, constaté avec quelle facilité l'influence d'une pareille dissolution pénètre dans les tissus les plus profonds. L'expérience ne fit que confirmer mes prévisions. En effet, dès que le moindre titillement se faisait sentir dans l'une ou l'autre localité de la région abdominale, aussitôt je le faisais cesser par l'application d'une compresse d'alcool saturé de camphre ; et je pouvais chasser ainsi, à mon gré, et de proche en proche, la douleur que je poursuivais.

Il devenait donc évident qu'avec la vapeur seule de camphre j'obtiendrais les mêmes résultats, à l'égard des organes sur lesquels je n'aurais pu l'administrer autrement, dans les poumons, par exemple ; car la vapeur a toutes les propriétés des molécules solides.

993. Signes auxquels on peut reconnaître la présence de l'ascaride vermiculaire dans nos organes. 1° Le premier consiste en un titillement comparable, par son effet pathologique, à la douleur que ferait éprouver la piqûre d'une pointe qui s'enfoncerait dans le tissu et en ressortirait en même temps : c'est le résultat d'une solution de continuité infiniment petite, qu'on laisse béante et en contact avec l'air qui hématose. La plupart de ces titillements passent pour nous inaperçus, quand ils ont lieu isolément ou en petit nombre ; ils deviennent atroces à

endurer par leur somme ; les entrailles semblent se déchirer, quand ils se reproduisent à la fois sur une large surface. C'est principalement à jeun qu'on les éprouve, car c'est alors que l'helminthe affamé cherche, dans des produits artificiellement provoqués, une pâture que le travail de l'assimilation digestive lui refuse.

2° Le second signe consiste dans une impression tout à fait analogue à celle que produit, sur notre peau, la succion d'une ventouse ou d'un organe d'appréhension, à l'instant où l'appareil se retire avec un certain effort : on dirait que l'on sent une ampoule déterminée par le vide, et qui revient sur elle-même, dès que le vide cesse et que l'air vient refouler le tissu ballonné. On sent, en un mot, la surface intestinale pour ainsi dire ramenée en dedans, comme par une petite ventouse qui ensuite lâcherait prise à regret. Quand l'helminthe change de place spontanément et sans contrainte, on n'éprouve rien de semblable ; seulement, si la surface envahie par ces petites sangsues est considérable, le déplacement occasionne des mouvements péristaltiques insolites et violents, qu'on éprouve avec plaisir.

3° Le troisième consiste dans des bruits intestins qui prennent des caractères acoustiques divers, selon les milieux que traversent les gaz dégagés par les titillements de l'extrémité caudale de l'ascaride. Je les distinguerai en : *bruits spumescents*, ou bruits analogues au bruissement de l'écume, dont les petites bulles viennent crever à l'air : ce bruit se manifeste, par la présence de l'ascaride vermiculaire, sur la surface de toutes les muqueuses et de toutes les séreuses, qui ne sont pas habituellement recouvertes d'une nappe de liquide ou d'une couche de matières solides, mais qui pourtant sont distendues par un certain volume d'air ; — *bruits de piston*, ou bruits analogues à celui que fait entendre le piston de la machine pneumatique, quand il s'applique violemment ; son qu'on peut rendre d'une manière imitative par la syllabe *pif ;* dans nos intestins, ce signe indique un gaz qui s'échappe à travers deux cylindres excrémentiels qui le compriment en se rapprochant ; — *bruits de sifflet*, ou bruits analogues à celui que fait entendre l'air qui s'échappe par une mince ouverture : dans nos intestins, ce signe indique un gaz qui s'échappe lentement, et à mesure que le titillement de la pointe caudale de l'ascaride l'élimine, à travers un cylindre excrémentiel qui le comprime sur la plus grande étendue de l'aire de sa base, et lui laisse un passage par un interstice étroit ; — *bruits de roulement lointain*, résultant de l'échappement, par saccades rapides, du gaz dégagé par les titillements du ver ; — *bruits de glouglou*, lorsque les gaz dégagés traversent, pour s'échapper, une matière plus ou moins liquide ; — *bruits de sabot*, ou bruit analogue à celui que la toupie d'Allemagne fait entendre en tournant ; il résulte des vibrations produites par la percussion des gaz qui, en s'échappant, rencontrent le pli d'une anse intestinale ; — *bruits d'aspiration* et que traduit très-bien le monosyllabe *oui*, quand on prolonge longtemps le son de l'*i*; ils résultent de l'expansion d'une capacité jusque-là contractée, et qui attire à elle les gaz par une ouverture assez grande. Enfin ces divers signes acoustiques sont dans le cas de varier à l'infini, selon les circonstances infiniment variables de l'état de santé ou de l'état morbide ; mais, dans tous les cas, ils n'en sont pas moins la preuve infaillible de la présence des helminthes dans les intestins, et probablement de leur présence dans tout autre organe, dans lequel il n'est pas permis de supposer que ces bruits proviennent de l'air atmosphérique aspiré et expiré.

4° Le quatrième signe de la présence de ces insectes dans le canal alimentaire est que, lorsque l'on ingère dans l'estomac un anthelmintique, on rend, un instant après, des vents par l'anus ; ce qui provient de ce que les ascarides, fuyant de proche en proche, vont se loger dans le côlon et dans le rectum, et y provoquent, par leurs titillements, un dégagement de gaz, que cette portion d'intestins n'est point capable de tenir enfermés.

5° La *boule hystérique* est un signe infaillible de la présence des ascarides vermiculaires, ou de l'ascaride lombricoïde, qu'une cause quelconque, ou l'influence d'un suc ou d'un médicament anthelmintique, force à remonter de bas en haut, et de parcourir, avec la rapidité que lui donne l'instinct de sa conservation, toute la longueur du canal alimentaire. Un peloton de vers accouplés, un lombric roulé sur lui-même en peloton, suffisent pour faire croire à la femme qu'une boule lui remonte de l'utérus vers la bouche ; car ce sont les enfants et les femmes, à cause de leurs habitudes d'alimentation, qui sont les plus exposés à l'invasion des ascarides. Ce symptôme semble retomber dans les intestins, comme une masse de plomb, et se dissiper comme par enchantement, à la suite de l'ingestion du plus faible vermifuge, ou de la plus faible respiration d'une huile essentielle, telle que fleur d'orange, eau de menthe, eau des carmes ou de mélisse, eau de Cologne, vinaigre des quatre voleurs, camphre, etc.

6° Le sixième signe est un certain prurit que l'on éprouve dans l'intérieur du nez, signe qu'on a regardé comme sympathique de la présence des vers dans le canal intestinal, alors que l'on professait la doctrine que l'ascaride n'habite que le *rectum* de l'homme. Mais nous croyons peu à cette entité que l'on nomme sympathie des organes les uns avec les autres. Les organes agissent entre eux par communication et par échange, et non par des influences occultes et à distance. Tout picotement est un effet immédiat d'une cause adjacente, et non le résultat mystérieux d'un rapport lointain. Quand le nez démange aux enfants, c'est que l'ascaride vermiculaire arrive sur cette surface, en se glissant derrière le voile du palais ; une prise d'une poudre anthelmintique suffit, en effet, pour faire cesser ce prurit nasal, quoique l'ascaride vermiculaire continue son œuvre dans le canal intestinal. Ainsi l'absence du prurit dans le nez ne prouve pas l'absence de l'ascaride vermiculaire dans le corps de l'homme, et il peut arriver qu'un individu soit en proie à ces hordes d'helminthes, sans qu'il éprouve la moindre démangeaison dans le nez, sans qu'il ait l'haleine fétide, surtout s'il a l'habitude de priser le tabac ; de même qu'on peut éprouver des démangeaisons dans le nez, sans posséder, pour cela, le moindre ascaride vermiculaire dans le canal alimentaire.

7° La présence des ascarides dans les selles signifie bien qu'on en avait dans le canal alimentaire, mais non pas qu'on en ait encore ; leur absence ne signifie pas qu'on n'en ait pas, souvent bien au contraire. Les médecins, jusqu'à nous, n'ont presque jugé de la présence des ascarides, chez un individu, que lorsqu'il en rendait par les selles, espèce de preuve qui ressemble assez à cette forme de sophisme : *cet homme est sorti de sa maison, donc il y est encore*. Or, comme dans certains pays, et surtout dans les grandes villes, les soins de propreté font qu'on a rarement l'occasion d'observer les selles, il s'en est suivi que le médecin a fini par reléguer les cas de maladies vermineuses au nombre des cas les plus rares qu'une longue pratique puisse fournir l'occasion d'observer ; et nous venons d'entendre un professeur de la Faculté (*), un professeur qui, pour sortir des habitudes routinières et rétrogrades de l'école, a préféré l'excentricité des aperçus à la rigueur de l'expérience, soutenir, devant tous ses élèves, que, « depuis seize ans, il n'a jamais rencontré un seul enfant de Paris qui présentât quelques accidents vermineux. Jamais, s'écriait-il, ou presque jamais, un enfant *né et élevé à Paris* ne rend des vers ; tandis que c'est le contraire en province. » A quoi sert le monopole universitaire des Facultés, quand on peut y professer, d'un ton aussi tranché, des opinions dont il n'est pas une bonne femme qui ne fût en état de démontrer la fausseté ?

A quoi tiennent cependant les idées scientifiques ? Sur cette question, c'est en partie à la disposition locale des privés : en province, les enfants rendent leurs matières en plein air, où chacun peut en examiner la nature ; à Paris, où l'on porte très-loin les soins de propreté, nous avons des lieux pour soustraire aussitôt aux regards un *caput mortuum*, dont l'odeur seule monte à la tête des habitants de la capitale, et que personne n'a fantaisie d'examiner. Comment savoir si les enfants rendent des vers, quand habituellement on n'en voit pas même les fèces ? Le docte professeur n'a sans doute sa clientèle que dans la haute société ; la science gagne toujours à faire descendre son expérimentation dans les classes inférieures. Mais nous reviendrons ailleurs sur ce sujet.

994. Effets morbides de l'ascaride vermiculaire, tant que

(*) Voyez *Gazette des hôpitaux*, 1er janvier 1842, page 62.

SON ACTION SE CONCENTRE DANS LE CANAL ALIMENTAIRE. L'ascaride vermiculaire est, plus spécialement que toutes les autres espèces d'helminthes, le *ver rongeur* de l'homme, celui dont tous les raffinements de notre alimentation tendent continuellement à nous débarrasser. Dès que la nourriture pèche et est en défaut, cette vermine pullule, et l'on n'en a jamais tant alors que lorsqu'on n'en rend pas. Dès qu'on en rend, c'est que l'alimentation devient un vermifuge, et chasse de proche en proche cette vermine, de l'estomac vers les intestins grêles, puis vers le côlon, puis de là vers l'anus, d'où ils se répandent au dehors sur les autres organes.

1° Quand les ascarides ont établi leur siége dans l'estomac, on sent dans cet organe des picotements qui y produisent un trouble, que nous traduisons par l'idée de *crudités d'estomac*, *maux de cœur*, et plus doctement *gastrite* ou *gastralgie*. Selon le genre de nourriture que l'on prend, on peut se sentir soulagé en mangeant; on est de nouveau torturé en digérant. Si les ascarides envahissent les surfaces qui sont le mobile du vomissement, les surfaces voisines du pylore, le malade rend des eaux, de la pituite; et ce premier mouvement antipéristaltique appelant la bile dans l'estomac, on ne tarde pas à voir de la bile mêlée aux matières du vomissement. Les titillements prolongés de la pointe caudale des ascarides sur la muqueuse de l'estomac ne peuvent manquer d'y produire des saburres ou développements de tissus parasites (909), qui paralysent la faculté d'aspiration de cet organe, c'est-à-dire sa faculté de nutrition et de digestion. La surface digérante en effet, recouverte alors d'une surface inerte et de superfétation, n'est plus capable d'agir immédiatement sur le bol alimentaire, de le modifier d'une manière favorable à la digestion. Ces tissus parasites et fibrillaires, se feutrant par un développement indéfini, forment ces saburres et ces embarras gastriques qui ont joué un si grand rôle dans les théories de la médecine du dernier siècle.

2° Quand, sous l'aiguillon créateur des titillements de l'ascaride, ces développements anormaux ont lieu dans l'étendue du duodénum, et au-dessous de l'embouchure du canal cholédoque, ce viscère étant obstrué en totalité ou en partie; la bile et le chyme sont refoulés dans l'estomac par cet obstacle mécanique, et le vomissement a lieu quelquefois après chaque ingestion d'aliments.

3° Si l'ascaride établit le siége de sa multiplication dans le canal cholédoque et dans ses diverses ramifications, ce qui est le cas le plus rare, il y aura dès lors suppression de la conversion du chyme en chyle, suppression de la digestion duodénale, avec tous les effets consécutifs, sur l'économie générale, de ce désordre local apporté dans l'une des plus essentielles régions; quelquefois aussi formation de calculs biliaires, puis ascite.

4° Chaque titillement laissera une trace d'abord analogue aux piqûres de punaise, pl. 11, fig. 17, qui s'enfleront en tubercules ou petites phlyctènes, et ensuite en escarres gangréneuses, selon les modifications apportées à ces tissus par la médication et la nutrition; produits morbides dont le siége, dans toute l'étendue du canal alimentaire, sera déterminé par la prédilection de l'ascaride pour telle ou telle surface, et par la place où les modifications du traitement lui permettront de se fixer de préférence ou de désespoir; en sorte que quelquefois, et sous l'influence de telle ou telle méthode, la rubéfaction et l'inflammation produites par l'action immédiate et mécanique de l'ascaride, ou par l'action corrosive de ses effets, sera dans le cas de s'étendre sur toute la longueur du canal alimentaire, et principalement sur les tissus si délicats et si impressionnables de toute la cavité buccale, et de la langue, surtout vers les côtés, et sur les tissus tout aussi impressionnables et hémorroïdaux du rectum et du pourtour de l'anus.

5° Mais si ces titillements, cause de tant de troubles et de désordres, s'exercent sur les papilles nerveuses, ces organes de la sensibilité, au lieu de s'amortir sur des tissus cellulaires et adipeux, les convulsions les plus variées en seront la conséquence immédiate, selon que les nerfs attaqués se rapporteront à tel ou tel autre organe du mouvement, et à tel appareil de la locomotion; convulsions dont nous sommes en état de reproduire toutes les modifications sur les animaux vivants, en les soumettant à la torture artificielle de titillements et de picotements analogues.

6° Les conséquences générales d'un pareil désordre seront la constipation et les selles difficiles ; le sang hématosé par les poumons, mais non alimenté par la chylification, épaissira dans les vaisseaux, et se congestionnera de place en place. De là, pouls saccadé et rapide, et puis lent et obscur ; de là, les céphalalgies, la stupeur, le vertige, et plus ou moins tard la fièvre transportant son siége au cerveau ; et puis enfin la progression maladive ayant lieu, les effets s'aggravant par la somme des effets, et devenant chacun à leur tour cause de milliers d'autres effets, le diagnostic et le pronostic se refuseront aux appréciations les plus sagaces d'une pratique exercée ; l'esprit de l'observateur aura de la peine à suivre les progrès du mal : ses notes seront toujours dépassées de vitesse par l'événement, comme la plume trop paresseuse qui se mêle de noter une improvisation.

995. Effets morbides de l'ascaride vermiculaire sur les dépendances de l'orifice supérieur du canal alimentaire. Il pourra se faire que le nombre des ascarides venant à s'accroître d'une manière alarmante, la digestion stomacale et duodénale ne suffisent plus à l'alimentation de ces parasites ; ou bien que l'alimentation du sujet ne convenant pas au parasite, celui-ci se voie forcé de l'éviter comme un poison ; l'helminthe aura alors, pour se soustraire au danger qui le menace, deux issues opposées, l'œsophage ou le rectum ; il se dirigera vers l'œsophage, quand le côlon sera déjà envahi par les résidus d'une alimentation qui lui est nuisible, ou bien quand l'action trop froide de l'air extérieur agissant, par suite du peu d'épaisseur ou de la conductibilité des vêtements, sur toute la région abdominale, maintiendra les intestins à une température qui ne convient pas aux habitudes de ces vers. Dès ce moment l'ascaride se portera vers la cavité buccale, d'où il pourra se diriger : 1° par derrière le voile du palais, soit dans les cavités du nez, d'où *démangeaison et prurit insupportable* (*), soit dans les sinus frontaux,

(*) Fernel a remarqué déjà que les ascarides ne remontent pas seulement des

d'où *migraine et coryza.* ; 2° dans la trompe d'Eustache, d'où le tintouin, l'affaiblissement de l'ouïe, et peut-être à la suite la perte totale de ce sens ; 3° dans la trachée-artère, puis les bronches, puis les anfractuosités de l'organe pulmonaire, d'où le rhume, la toux, le catarrhe, les bronchites, l'asthme, les inflammations de poitrine, et même tous les mille désordres de la tuberculisation et de la phthisie pulmonaire, selon que l'helminthe titillera de sa pointe caudale les tissus plus ou moins profonds des capillaires artériels ou veineux, d'où enfin des extravasations sanguines sur ces surfaces plus ou moins en contact avec l'air extérieur (*).

996. Effets morbides de l'ascaride vermiculaire sur les dépendances inférieures du canal intestinal. Si l'action expulsante de la nutrition ou de l'ingestion d'un médicament chasse l'helminthe vers le rectum, c'est alors que le malade en signalera la présence au médecin, par le prurit et les picotements qu'il éprouvera, quelquefois d'une manière insupportable, vers l'orifice de l'anus. Sur certaines chairs, ces picotements seuls sont des causes créatrices de caroncules hémorroïdales et ensuite d'écoulements sanguins. Mais le désordre ne s'arrêtera pas dans l'orifice anal ; car l'arrivée des fèces, imprégnées de ce qui chasse l'ascaride, portera celui-ci à déserter le fondement, pour se mettre à la recherche de régions plus propices ; et voici dès lors ce que l'on pourra observer :

1° Il n'est pas un dictionnaire qui, sur le rapport de Becker, ne fasse mention, à l'article *Nymphomanie*, de cette bonne vieille

intestins dans la bouche, mais vont quelquefois, pendant le sommeil, jusque dans le nez, lorsque la bouche est close, et qu'ils sortent par les narines (*de Morbis intestin. lumbr.*). Levinus Lemnius a vu plusieurs fois des vers remonter ainsi et sortir par le nez (lib. 1, cap. 21, *de Occult. nat. mirab.*). On nous fera peut-être observer qu'il s'agit ici des lombrics et non des ascarides vermiculaires ; mais ce serait alors nier le moins, en admettant le plus.

(*) On ne s'assurera anatomiquement de ce fait, qu'en disséquant vivants des animaux à qui on aura fait contracter la phthisie pulmonaire. Redi, qui a procédé de la sorte, a trouvé des ascarides dans les poumons d'un hérisson femelle, puis dans les bronches et la trachée-artère de deux autres individus de cette espèce. Chez le renard, la belette, etc., il a observé le même fait, toutes les fois qu'il les a rendus malades. (*Osservaz. agli animali viventi negli animali viventi*, in-4°, 1684, page 20 et suiv.)

jusque-là si chaste et si décente, laquelle se sentit tout à coup dévorer du feu des messalines, et prête à mendier à chaque instant avec frénésie, auprès du premier venu, des faveurs qu'on repousse avec horreur à son âge. Le génie infernal de ce désordre révoltant, de ce bizarre anachronisme de l'amour en délire, n'était autre que la pointe caudale de nos petits ascarides, égarés dans un sanctuaire si bien défendu ordinairement par l'âge contre toute autre espèce de séduction. Une simple injection d'une infusion de plantes amères guérit un mal contre lequel n'aurait pas manqué d'échouer toute la puissance de la morale; elle suffit pour ramener le calme dans l'organe et la pudeur dans l'imagination, en débarrassant la pauvre victime de l'incube microscopique qui l'assiégeait nuit et jour. Si le médecin moins avisé avait perdu de vue la cause infiniment petite de cette lubricité des vieux jours, le mal aurait certainement reçu, dans nos catalogues, un cortége de caractères symptomatiques et essentiels, propres à en faire une entité médicinale de nouvel ordre; et si cette bonne vieille avait fini par succomber à l'ivresse de tant d'intempestives voluptés, l'autopsie aurait cherché dans les lobes du cerveau et du cervelet, l'explication d'une anomalie, dont l'expérience directe démontra heureusement le siége à l'autre extrémité du corps (*).

Or ce cas, qui semble unique ou fort rare dans les fastes de la science en théorie, est très-commun au contraire dans la nature et dans la réalité; il échappe, parce qu'on ne pense pas à le deviner.

Toutes les fois qu'on éprouve à l'anus un fourmillement souvent impatientant, mais toujours incommode, et dont l'effet peut être comparé au déplacement des poils qu'une longue compression a collés sur la peau, et qui, par suite de leur élas-

(*) Scharf rapporte un fait semblable d'une femme de cinquante ans; Bremser a vu des femmes à qui les ascarides, en s'introduisant dans le vagin, avaient causé une véritable nymphomanie. (*Traité des vers intestinaux*, traduction française, page 447.) Benedetti a trouvé des vers ascarides entre les parois de l'utérus et le placenta, chez une femme morte enceinte de huit mois (*Journ. génér. de Méd.* de Sédillot, tome 45, page 331).

ticité, reprennent leur direction première, on peut assurer sans crainte qu'on a affaire à des ascarides vermiculaires, qui sortent de l'anus et se dirigent vers des organes plus propices à leur existence et à leur propagation. On les sent ramper, tant qu'ils n'ont pas dépassé les limites du sphincter; on en perd la trace, dès qu'ils rampent sur l'épiderme endurci et à travers les poils qui recouvrent ces surfaces; on s'en croit dès lors débarrassé, il n'en est rien. Ces vers filiformes se glissent entre les surfaces muqueuses ou pseudo-muqueuses des organes sexuels, entre le gland et le prépuce chez l'homme, entre les grandes et petites lèvres chez la femme, et ils produisent là des effets qui varient de caractère, selon la place à laquelle s'attache le ver rongeur : l'érotisme plus haut; un prurit douloureux et une simple démangeaison plus bas; lubricité au delà, souffrance en deçà; et la ligne de démarcation de ces deux maux de nature contraire n'a pas l'épaisseur d'un poil.

J'ai eu bien souvent occasion de m'applaudir d'avoir recommandé à des mères de famille de ne pas perdre de vue ce danger, et de se délivrer de l'ennemi qui les tourmente, en le saisissant avec un linge, et puis jetant le tout au feu, pour en détruire jusqu'aux œufs, et débarrasser d'autant leur domesticité de la pullulation de cette peste.

2° Chez les enfants en bas âge, on observe des circonstances plus variées dans ces sortes de cas. Les chairs étant plus tendres à cette époque de la vie, l'épiderme habituellement plus moite et moins desséché, tous les tissus enfin de l'enfant étant encore imprégnés de la substance saccharine qui abonde chez le fœtus; en sortant de l'anus, les ascarides semblent ne pas avoir quitté les surfaces muqueuses, surtout s'ils s'égarent sur l'épiderme des parties qui ne sont pas en contact avec la lumière. Là les vers titillent l'épiderme, comme ils titilleraient le canal intestinal. Si le repos de l'enfant, si la chaleur humide du lit favorise les migrations de ces insectes, il arrive souvent qu'on lui trouve ensuite le pourtour de l'anus, ainsi que les fesses, couverts d'une petite éruption écarlate, qui cesse de s'étendre au lever de l'enfant, et disparaît spontanément ensuite au moyen de quelques soins de propreté. Mais c'est surtout chez les jeunes filles, sur le pourtour de la vulve et sur le périnée, que cette éruption est plus fréquente ; on la voit encadrer très-souvent la fente des parties sexuelles d'un ruban rose, large de deux à trois centimètres. Si l'enfant est éveillée, lorsque les ascarides se glissent dans ces organes, elle ne manque pas d'y porter la main en se plaignant. J'ai vu une petite fille de deux ans qui ne nous trompait jamais à cet égard ; dès qu'elle commençait à faire la moue, à se plaindre et qu'elle bégayait le mot de *vers*, en portant la main entre ses petites jambes, sa mère l'étendait sur ses genoux, lui visitait le siége de sa petite douleur, et en détachait presque toujours un ou deux ascarides, qui s'étaient appliqués contre la surface des grandes ou petites lèvres ; dès ce moment, la jeune fille se mettait à reprendre ses jeux, comme de coutume, sans conserver le moindre souvenir de ses inquiétudes et de sa guérison.

3° Les hommes, même à l'âge mûr, sont tout autant exposés que les femmes et les enfants aux aberrations vagabondes des ascarides vermiculaires. Les personnes qui vivent habituellement de mucilagineux, qui boivent peu de vin ou en boivent du mauvais, qui prennent peu d'exercice, qui ne fument pas ou ne font pas usage d'odeurs fortes, d'odeurs anthelmintiques, ces personnes, dis-je, sont bientôt envahies d'ascarides qui deviennent la cause d'une foule de maux, lesquels peuvent présenter tout autant d'entités médicales. En thèse générale, toute personne d'un tempérament faible et facile à s'épuiser, qui ressent des désirs au-dessus de ses forces, qui veut ce qu'elle ne peut, et appelle de ses souhaits désordonnés une lutte qu'elle sait devoir lui être toujours funeste ; celle dont l'imagination médite longuement les fureurs de l'orgie, et dont la réalité se dissipe et s'éteint au seul souffle d'un baiser ; celle qui, les yeux ouverts, rêve des tentatives incroyables et impossibles, et qui s'éveille tout à coup en rougissant, comme au sortir d'un songe émané des enfers ; n'en doutez pas, celle-là, quelle qu'elle soit, vierge ou épouse, stérile ou mère, prêtre ou époux, dans quelque lieu qu'elle se trouve, sur les marches du sanctuaire des dieux publics ou des dieux protecteurs de la chasteté de la famille, celle-là est victime d'un accident qui vient de bien peu de chose. Toute cette tempête tient à un fil qu'un grain de sable peut rompre, à un animalcule qu'un atome d'amertume est dans le cas d'empoisonner; et tout le délire de l'imagination qu'enflamme un aiguillon si imperceptible tombe, comme par une inspiration angélique et céleste, si on oublie un instant les impuissantes entités de la médecine, pour éclairer le traitement au flambeau de l'histoire naturelle et de l'observation des infiniment petits. Dès cet instant, le spasme de l'organe s'évanouit sous la pointe qui le débarrasse du parasite qui l'assiége, et la révélation d'un fait prosaïquement médical vaut à elle seule un long cours de morale.

4° Poussons plus loin les inductions, ou plutôt suivons les migrations des ascarides dans la continuité des organes qui leur sont perméables. S'ils s'aventurent dans le canal de l'urètre chez l'homme, ils y détermineront, par leurs titillements, une érection priapique; s'ils arrivent jusqu'aux organes spermatiques, ils détermineront, avec une violente satyriasis, des écoulements involontaires et épuisants. Chez la femme, s'ils s'introduisent dans le vagin et de là dans l'utérus, ils feront suinter, de toutes les surfaces, des liquides de nature morbide ou flueurs-blanches; ils détermineront des ulcérations utérines, causes occasionnelles de désordres d'une autre nature; enfin, passant de là dans le péritoine par les trompes, leur présence pourra donner lieu à l'ascite et à l'hydropisie, ou à une violente inflammation (*).

5° Mais remarquez que ces ascarides, éclos d'un œuf d'un douzième de millimètre de long, ne sont pas, à tous les âges, visibles à l'œil nu, ni même à la loupe; il est donc des cas de prurit, de démangeaison, de coryza, d'ulcérations des gencives, d'ophthalmie et de lubricité, qui seront les résultats des titillements des

(*) Les docteurs Kuhn père et fils ont donné des soins à un enfant de six ans pris de catalepsie; on calma d'abord ces accidents avec des frictions sur l'épine. Le malade tomba alors dans un profond sommeil et une sueur qui dura six heures. A son réveil, il poussa des cris aigus, et rendit une grande quantité d'urine chargée de plus de deux cents ascarides vivants; et l'enfant recouvra la santé. (*Biblioth. germán.*, *médico-chirurg.* de C. Brewer, 1799, ou *Recueil périod. de la Soc. de méd. de Paris*, tome 7, page 211.)

ascarides, sans que l'observation médicale puisse en reconnaître les auteurs ; c'est alors que l'analogie logique doit nous servir de guide et suppléer, pour nous conduire vers l'évidence, à l'insuffisance de nos yeux ; la similitude des effets doit nous révéler la similitude de la cause.

997. Effets morbides de l'émigration des ascarides vermiculaires, a travers les parois du canal alimentaire. Que l'ascaride vermiculaire puisse passer à travers les membranes vivantes, sans y laisser la moindre trace de perforation, c'est ce qui résulte évidemment des notions que nous avons acquises, et sur la rigidité de son corps, et sur la structure siliceuse de sa pointe caudale, et sur la spiralité de ses mouvements, enfin sur la ténuité presque incommensurable de son calibre. L'acupuncture, ce procédé si inoffensif, n'aura jamais à sa disposition des aiguilles aussi fines. Or, ce fait une fois admis, il n'y a plus dans tout notre corps de tissus où l'ascaride ne puisse pénétrer, plus d'organes où il ne soit en état de s'introduire en parasite, pour y déterminer l'apparition des désordres et le développement des tissus de superfétation, que nous lui avons vu déterminer sur les surfaces du canal intestinal. Et qu'on ne dise pas que, dans le sein de ces divers tissus, le ver ne trouvera plus l'air qui alimentait sa respiration, dans l'organe qu'il affectionne ; l'air atmosphérique pénètre et imprègne tous nos organes : l'ascaride respirerait dans l'épaisseur des parois du cœur ou dans ceux du foie, tout aussi bien que dans notre estomac et nos poumons mêmes ; qu'il ait la faculté d'y émigrer, et il y respirera partout fort à l'aise. Or, quand il arrive que le canal intestinal, au lieu d'offrir à l'helminthe les conditions de nutrition qu'il recherche, ne lui apporte plus à la place qu'une alimentation qui est pour lui un poison ; cédant alors à l'instinct de sa conservation, l'ascaride doit fuir le danger avec la puissance de tous ses appareils de locomotion ; mais si les deux bouts du canal intestinal sont envahis par le poison, et qu'il soit pris entre deux obstacles, l'ascaride, par un dernier effort, s'échappera donc à travers les parois, et émigrera dans les organes les plus proches, obtenant intacte sur les séreuses l'alimentation que ne lui offrent plus les muqueuses. Que dis-je ?

il vivra tout aussi bien à l'aise, entre les gaînes des nerfs dont il paralysera l'influence, et entre les compartiments des muscles dont il paralysera le mouvement; devenant ainsi, par la seule migration, l'auteur des phénomènes caractéristiques du rhumatisme, des sciatiques, des coxalgies et des mille et mille accidents qui s'annoncent par la perte du mouvement. Mais supposons que ce poison qui le chasse soit celui de la décomposition, que j'appellerais volontiers anticadavérique; cette décomposition qui n'est pas encore la mort, mais qui n'est plus la vie, cette désorganisation se communiquant de proche en proche, chassera aussi de proche en proche, et du centre à la circonférence, ces helminthes affamés; une fois qu'ils seront arrivés sous le derme et l'épiderme, on verra nécessairement apparaître sur la peau les taches rubéfiées, que la piqûre de ces vers fait naître sur la surface intestinale; et comme la piqûre aura lieu en dedans, la tache n'en offrira au dehors aucune trace; la maculature versicolore, comme doit l'être l'extravasation d'un sang qui commence à se vicier, la maculature sera une pétéchie, pl. 11, fig. 19. Enfin un empoisonnement par ingestion occasionnera la même fuite et les mêmes résultats, et si les pétéchies surviennent, on les prendra pour une éruption cutanée, pour une efflorescence, pour ainsi dire, de l'intoxication : c'est précisément ce qu'on a remarqué dans certains cas d'empoisonnement par l'arsenic, dans lesquels la dose n'avait pas été assez forte pour occasionner la mort, mais seulement une indisposition grave du canal intestinal. Tout cela est tellement fondé en raison, que nous ne croyons pas avoir besoin de le développer davantage.

998. Émigration des ascarides vermiculaires hors du corps humain. Dans l'hypothèse des circonstances précédentes, les ascarides vermiculaires se portent en masse vers l'anus, pour s'échapper au dehors, s'il n'y a plus moyen de résister au débordement qui les entraîne ou au danger menaçant qu'ils pressentent; le malade les dépose avec ses fèces, s'il n'est pas alité; mais s'il est alité à ce moment, les ascarides, en sortant de ce milieu empoisonné pour eux, doivent se répandre et s'aventurer dans les draps, le linge et les matelas. Quand les médecins

des hôpitaux auront inspiré à leurs élèves l'idée de poursuivre cette veine de recherches, je suis sûr qu'à la suite des maladies vermineuses qui n'offriront pas d'ascarides à l'autopsie, on découvrira les ascarides ou leurs œufs dans les divers tissus du lit. Où se réfugieraient donc ces milliers d'ascarides que certains malades se sentent sortir de l'anus, s'ils ne se perdaient pas, en certain nombre, dans les draps ou dans les habits qui les enveloppent? Mais, avons-nous dit plus haut, chacun de ces vers est gros d'au moins trois mille œufs qui survivent à la mère et peuvent éclore sans le secours de son incubation ; ces œufs sont pondus, dès que la mère sent que la vie lui échappe ; fine poussière que peut soulever le moindre mouvement de l'air, comme toute autre poussière, comme la poussière d'amidon dont les grains dépassent souvent en grosseur les plus gros de ces œufs d'helminthes. Voilà donc la contagion vermineuse qui va se propager par le véhicule de l'air, je dirai même par le véhicule de l'eau des rivières, lorsque l'inondation, venant à laver les immondices des terres, entraînera dans le lit du fleuve les innombrables œufs d'helminthes que la surface du sol recélait ; voilà la contagion se propageant de malade à malade, par les matelas et les draps de lit, et même par les vêtements ; voilà une des causes variées de ces typhus vermineux qui fondent tout à coup, et à certaines saisons, dans les grandes agglomérations d'hommes soumis au même régime, dans les hôpitaux, les prisons, les colléges, dans toutes les réunions où les soins de propreté ne sont pas dirigés sous l'influence de ces idées. Que tous ceux qui daigneront me lire veuillent bien ne pas laisser échapper l'occasion de vérifier ce que nous avançons ; s'ils habitent dans le sein d'une famille qui ait encore des enfants en bas âge, si l'un d'entre eux donne des signes de la présence des ascarides, et que l'on ne prenne pas les précautions que nous venons d'indiquer en substance, l'observateur ne manquera pas, en quelques jours, de reconnaître que tous les membres de la famille sont en proie à la contagion. Les œufs d'ascarides se seront introduits dans leurs organes par respiration et par ingestion; ils leur auront été servis, par les mains de leurs domestiques, jusque sur leurs plus beaux plats de porcelaine et d'argent. Dans tout ce que j'expose, il n'y a de ridicule que notre naïveté à ne pas nous en douter; aussi malins, à cet égard, que cet oiseau qui se plante le bec en terre, pensant n'être pas vu, quand il n'aperçoit plus personne. N'avons-nous pas contracté l'habitude de nous croire à l'abri de tout ce qu'il ne nous est pas donné de voir? Quant à moi, j'ai été si souvent à même d'apprécier la marche de la contagion dont j'écris l'histoire, que je ne crains pas d'assurer qu'il n'est pas une seule famille de la capitale, même la famille du plus incrédule médecin, qui n'ait maintes occasions de répéter mes observations propres, sans sortir de son logement.

999. Nous venons de voir que les ascarides sont dans le cas d'être des causes de contagion par la communication de leurs œufs; nous ajouterons qu'ils peuvent l'être encore de diverses manières, comme simples véhicules. Admettons en effet que l'ascaride ait plongé sa pointe caudale dans les parois d'un organe sexuel infecté, dans l'épaisseur, soit d'un bubon, soit d'un chancre, soit d'un aphte, et que de là il s'échappe pour recommencer ses titillements sur un tissu sain, n'inoculera-t-il pas de place en place, et à chaque piqûre, le virus dont sa pointe se sera infectée ailleurs, et ne pourra-t-il pas, dès lors, en passant d'un individu à un autre, même sans le secours d'aucun commerce charnel, communiquer la contagion syphilitique, au moins localement, et par de simples accidents de détail? Pourquoi donc pas, puisque la pointe d'une aiguille, dans les mêmes circonstances, déterminerait les mêmes effets, et deviendrait un instrument de contagion? Observateurs trop affairés d'une œuvre qui se continue en notre absence, nous ne notons presque jamais que des effets dont l'artisan nous échappe. Que de mystères s'expliqueront un jour par la simple révélation d'un atome!

1000. Après une revue aussi complète, quoique succincte dans ses termes, de tous les points de la topographie humaine que l'ascaride est dans le cas d'envahir, je demanderai qu'on me cite un cas morbide, dans le nombre de ceux dont la cause est reléguée au rang des inconnues et des entités médicales, et dont l'ascaride ne puisse pas être l'auteur, si l'occasion s'en présente ; moi je n'en vois aucun ; et les observations subséquentes me donneront un jour amplement raison. Car même avant la tombe, et au milieu de nos plus grandes prospérités, sur la pourpre comme sur notre fumier, notre chair, pour parler le langage de Job, peut être toute grouillante de vers rongeurs et tout enfarinée des débris de leurs ravages (*).

1001. Dans quels tissus l'ascaride vermiculaire dépose-t-il ses oeufs? Nous avons déjà dit que, tout en habitant de préférence le canal intestinal, l'ascaride n'y dépose pas ses œufs au hasard, et dans le véhicule des fèces ; ainsi que les animaux supérieurs, ceux du bas de l'échelle ont un instinct de prévoyance maternelle qui leur indique toujours, pour leur ponte, la place qui convient à l'incubation des œufs ; ils doivent pressentir qu'entraînée avec les fèces de l'homme, leur progéniture serait exposée à être anéantie dans sa coquille et avant d'avoir vu le jour. L'ascaride ne pond dans un tel milieu que de désespoir, à tout hasard, et quand il a été expulsé des entrailles. Il faut donc admettre que, dans ses conditions normales, c'est à nos tissus, à notre propre chair que cet helminthe doit confier sa ponte ; de même que l'ichneumon ne dépose ses œufs que dans les chairs où ils pourront éclore et prospérer (917). Il ne s'agit plus, pour compléter l'histoire de l'helminthe, que de découvrir le gîte où il nous infiltre ce poison. Une semblable recherche ne saurait s'exécuter qu'à l'aide du microscope ; la dissection la plus fine ne saurait nous mettre en évidence que ce que notre vue est capable de percevoir ; et encore au microscope, comment parvenir à distinguer des œufs de un douzième de millimètre, enchâssés dans les diverses mailles d'un tissu déchiré en lambeaux ! Ce que je désespérais d'obtenir par ce procédé direct me fut révélé par voie d'analogie, à l'occasion de l'étude que je poursuivais sur un tissu qui se détachait de lui-même. Pendant l'épidémie de grippe de 1836, conduit par des soupçons alors encore vagues et en germes, qui se sont traduits depuis en évidence, je

(*) ***Induit caro mea vermes et pulverem;*** ou ***Scatuit caro mea vermibus et furfuribus scabiei,*** Job, cap. 7, v. 5; double version de la Bible de Watable, édit. de Robert Étienne, 1565.

me mis à étudier, plus attentivement que je n'avais fait jusqu'alors, les expectorations que je rendais. Déjà, avec le simple secours de la loupe, je m'assurai que chacun de ces crachats jouissait d'une organisation lobulée, que n'offrent jamais les magmas et les *coagulum*, albumineux, amorphes et produits par suite d'une tumultueuse précipitation. En les disséquant avec plus d'attention, j'arrivai à me démontrer que les grumeaux bleuâtres et lobulés, que j'y distinguais par place, étaient formés d'emboîtements comme glandulaires, analogues aux emboîtements du tissu adipeux, que j'ai décrit ailleurs (*). Or, en désemboîtant, jusqu'à ses divisions limites, chacun de ces lobules, j'arrivai chaque fois à étendre, sous le porte-objet du microscope, un tissu pavé de globules ovoïdes, dont l'aspect et les dimensions me représentaient exactement les œufs de nos *ascarides vermiculaires* que j'ai décrits plus haut (982). Que le lecteur en juge de ses propres yeux, par anticipation, à l'aide de nos figures. La figure 7, pl. 9, représente à la loupe un de ces grumeaux lobulés et bleuâtres pris dans un crachat. La figure 6 représente au microscope la membrane d'un lobule réduite à sa plus simple expression. On la voit pavée de corps ovoïdes qui offrent la plus grande analogie de forme, d'aspect granulé et de dimensions, avec les œufs de l'ascaride vermiculaire que représente, au même grossissement, et d'une manière comparative, la figure 5. Si nous rapprochons cette dernière observation de tous les développements que nous avons donnés ci-dessus, sur les effets morbides et consécutifs de l'introduction de l'ascaride vermiculaire dans la trachée-artère et dans notre organe pulmonaire, nous ne pourrons nous refuser à croire que nous avons retrouvé là le gîte de la ponte de ce ver. En déposant ses œufs dans le tissu de la muqueuse, l'ascaride y a, pour ainsi dire, déposé le germe d'un développement parasite et organisé, qui, s'il continuait sans obstacles et sur une grande échelle, serait dans le cas d'obstruer le canal de la trachée, et d'y former, en une fausse membrane, un tube moulé sur ses parois, lequel finirait par produire une asphyxie par occlusion. Dans ce cas la *grippe*, passant par la *coqueluche*, aurait

(*) *Nouv. Syst. de chim. organ.*, tom. 2, § 1486, édit. de 1838.

revêtu les caractères du *croup*, trois sortes de désordres morbides, qui ne diffèrent que par leur intensité.

1002. Comme les mucosités qui découlent du nez, dans les cas de coryza ou rhume du cerveau, offrent à l'œil nu et au microscope les mêmes lobules, la même coloration et les mêmes granulations ovoïdes que les crachats de certaines affections des poumons, ce que nous venons de dire de ceux-ci doit s'appliquer immédiatement au premier genre de produits; nous avons ainsi une preuve au moins suffisante de deux gîtes où l'ascaride vermiculaire dépose ses œufs; et plus tard la nouvelle direction imprimée aux études microscopiques en révélera bien d'autres.

Deuxième espèce : ASCARIDE LOMBRICOÏDE, LOMBRIC (*Ascaris lumbricoides*, LIN.)

1003. L'ascaride lombricoïde atteint, par rapport à l'ascaride vermiculaire, des dimensions colossales. A l'âge adulte, il affecte tellement les formes et les mouvements du lombric terrestre (965), que bien des premiers observateurs s'y sont mépris. Du reste, il ne diffère de l'ascaride vermiculaire que par l'absence de la pointe caudale, et par le plus grand développement de tous ses organes, qui met plus en évidence quelques-uns d'entre eux; le derme offre la même indivisibilité dans le sens de la longueur du corps; la direction transversale de ses interstices cellulaires, qui orne son corps de rides et d'anneaux très-rapprochés, s'opposant à l'action des instruments tranchants. Le canal intestinal est rectiligne, comme chez la petite espèce, enflé en estomac et en pylore, et s'ouvrant à une faible distance du bout de la queue; les organes de la génération, et par conséquent la capacité péritonéale occupent les dix-neuf vingtièmes de la totalité de la longueur du corps. Quelques naturalistes prétendent avoir distingué des mâles et des femelles dans les individus qu'ils ont soumis à leurs dissections; d'après eux, le mâle se ferait remarquer par deux cornes qui lui sortiraient de l'anus. Nous sommes porté à croire que le gros ascaride est hermaphrodite, à la manière de la petite espèce (975); que les individus, dans l'acte de la copulation, font réciproquement office de mâle et de femelle; en sorte que les prétendus mâles ne sont que des individus hermaphrodites et non encore fécondés, et dont les organes mâles ont été surpris dans l'impatience d'un érotisme qui devançait l'instant de la copulation.

1004. L'organe buccal du lombricoïde doit à ses dimensions d'être un peu mieux connu, dans ses détails, que celui de l'ascaride vermiculaire; on y remarque trois gonflements, qui le divisent en trois parties égales et saillantes, triple ventouse qui sert à l'helminthe de moyen d'application, quand il s'attache à nos tissus; l'orifice buccal est au point de réunion de ces trois ventouses, et c'est dans cet enfoncement que doivent se cacher les trois lames perforantes, dont nous avons parlé au sujet de la sangsue (968).

1005. Cet helminthe à l'âge adulte a de tout temps fixé l'attention des médecins; son histoire ne descend pas au delà de cet âge, parce qu'en médecine, ainsi que nous l'avons fait remarquer, on n'observe que ce qui se présente à nous, et l'on n'en pousse pas plus loin l'analogie. Mais ce ver, qui peut parvenir jusqu'à deux pieds de long, n'est certainement pas né avec un volume aussi visible; or, où l'a-t-on jamais trouvé dans son œuf ou dans son extrême jeunesse? nulle part dans nos tissus, du moins avec son signalement d'ascaride lombricoïde. Il faut que cette lacune, dans nos connaissances à cet égard, ait été comblée, dans nos systèmes helminthologiques, par quelque méprise et quelque double emploi. Il m'était souvent venu dans l'esprit, en m'occupant de cette face de notre question, que l'ascaride vermiculaire pourrait bien être le jeune âge de l'ascaride lombricoïde, lequel aurait passé de cette première forme aux modifications de la seconde, par des espèces de mues et de métamorphoses analogues à celles des insectes supérieurs. Mais une observation récente d'Owen est venue me donner un autre mot de l'énigme, et me faire retrouver, pour compléter l'histoire de l'helminthe, le fil qui nous échappait, à partir de son œuf.

1006. Le cadavre d'un Italien âgé de cinquante ans, et mort à l'hôpital de Saint-Barthélemy à Londres, fut apporté dans l'amphithéâtre de Richard Owen. Paget, un de ses élèves, s'aperçut que les muscles étaient couverts de petites taches blanchâtres, qui s'étaient déjà représentées de la même manière dans les précédentes saisons anatomiques, et que les prosecteurs n'avaient regardées jusqu'alors que comme de légers dépôts de substance crétacée. Mais l'impulsion imprimée aux études de fine anatomie amena Richard Owen à examiner au microscope ces petites granulations, et il reconnut que chacune d'elles était une espèce de sac ovale, dans lequel était niché un petit ver. Il n'en fallut pas davantage pour qu'Owen vît dans ce sac un kyste, et dans ce ver le type d'un genre nouveau, qu'il désigna sous le nom de *Trichina spiralis*, parce que ce ver, à peine gros comme un filament, se trouvait roulé en spirale dans cette poche kysteuse; chaque poche ne renfermait qu'un seul ver, et avait environ un demi-millimètre de long sur un quart en largeur; le ver avait en général un millimètre de long sur un trentième de large. Ce cas s'est représenté plusieurs fois, avec tous ces caractères, dans l'hôpital de Saint-Barthélemy.

Ces circonstances ont déterminé Richard Owen à ériger en genre l'helminthe de cette rencontre, avec cette phrase fort élastique : *animal pellucidum, filiforme, teres, posticè attenuatum; os lineare; anus nullus; tubus intestinalis, genitaliaque inconspicui* (*in vesicâ externâ, cellulosâ, elasticâ, plerumque solitarium*). Certainement dans le nombre de ces caractères, il n'en est pas un seul qui ne puisse convenir à un ver quelconque de cette dimension; et nous ne voyons pas en quoi il était si urgent d'ériger si vite en genre un ver qu'on pouvait sans difficulté ranger dans l'un ou l'autre des genres connus. Cependant, afin d'évaluer avec plus de raisons l'importance ou la probabilité de cette découverte, j'ai eu recours aux figures publiées à ce sujet, et par Richard Owen (*), et par Leblond (**),

(*) *Description of a microscopic entozoon*, etc. Description d'un entozoaire microscopique qui infeste les muscles du corps humain, par Richard Owen, insérée dans les *Trans. of the zoolog. Society of London*, vol. 1, 1835, obs. 35, pag. 315-325.

(**) *Atlas du Traité des vers intestinaux*, de Bremser, publié par Charles Leblond; Paris, 1837, pag. 31-37, planche 12.

à qui Richard Owen avait fait passer des portions de muscles affectés de ce genre d'invasion ; et je n'ai pas eu beaucoup de peine à me convaincre que le *Trichina spiralis* de ces deux auteurs n'était autre que le jeune *Ascaris lombricoides*, encore enfermé dans les enveloppes de son œuf. En effet il suffira d'examiner

4

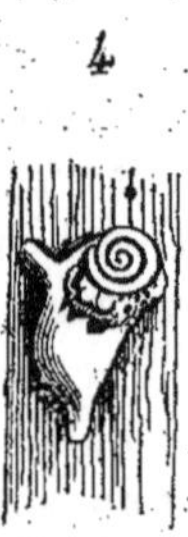

5

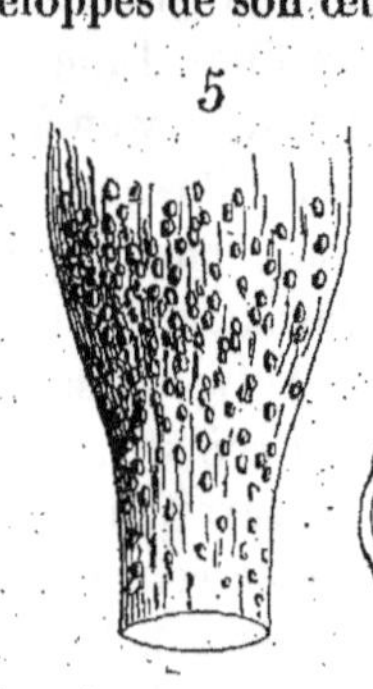

6

les figures ci-jointes, que nous empruntons aux auteurs ci-dessus cités, pour se convaincre de la justesse de notre hypothèse. La figure notée 5, de grandeur naturelle, est celle d'un fragment du muscle cubital antérieur (*flexor carpi ulnaris*), qui est couvert, jusque sur son tendon, de ces corps ovoïdes. Si l'on veut prendre la peine de les mesurer comparativement avec les œufs d'un grand lombric, on ne manquera pas de les trouver identiques, par l'aspect, la forme et les dimensions. La figure 6 offre un de ces corps, ou kystes d'après Owen, grossi de vingt diamètres. Chez les strongles, qui sont vivipares, on rencontre les mêmes œufs ; à l'instant de la parturition (*), on y aperçoit le ver roulé sur lui-même, à travers la transparence des parois. La fig. 4 représenterait, d'après Owen, un kyste grossi également de vingt diamètres, et qui contiendrait un *Trichina spiralis*, lequel s'en échappe avec une matière granuleuse que ses parois auraient sécrétée. Évidemment encore, il faut bien que l'œuf grossisse avec son fœtus ; et quand l'éclosion est venue, il faut bien que le ver crève ses enveloppes. Enfin Owen a ajouté les figures grossies des vers qui s'échappent de leur kyste ; et il a dû avoir l'esprit trop préoccupé de l'idée de créer un nouveau genre, pour ne pas voir que ces vers ne pouvaient être que des petits lombrics. Mais comme une bonne figure est toujours une bonne acquisition en histoire naturelle, le texte qui l'accompagne ne fût-il qu'une complète erreur, la rencontre

(*) *Voyez* mon travail sur les Strongles, *Annal. des Sc. d'observ.*, tom. 2, pag. 241, pl. 7, fig. 9, 1829.

d'Owen ne laissera pas que de profiter à la science, en nous donnant le moyen d'établir, par l'observation directe, un point que nous n'aurions pu que fonder sur l'analogie et le raisonnement.

Ces œufs de lombrics que nous avons vainement cherchés dans le canal alimentaire, le lombric les confie donc à l'incubation des muscles; mais alors il doit le faire par suite d'une perforation intestinale, à laquelle le malade succombe *ipso facto*, pendant que le lombric, une fois égaré dans le péritoine, peut de là se répandre, à l'aide de perforations nouvelles, entre les aponévroses des muscles les plus éloignés; sans quoi on serait forcé d'admettre que les œufs arrivent dans ces foyers de nutrition, par le véhicule du torrent de la circulation même, où ils auraient passé, par suite d'une inoculation opérée, sur les parois du canal intestinal même, par le lombric maternel. Les deux crochets sexuels que le lombric fait sortir à volonté de sa vulve lui serviraient de lancette à cette occasion, pour ouvrir dans la chair l'incision dans laquelle le lombric déposerait sa progéniture.

En un mot, le lombric se propage par œufs; il ne les pond pas dans les excréments, ainsi que nous l'avons fait observer plus haut (1001); il doit les inoculer dans les chairs de l'animal dont il est parasite; cela est évident; il nous restait à trouver leur gîte; la découverte d'Owen vient de nous en indiquer une; les observations ultérieures nous en indiqueront d'autres.

Mais bien longtemps avant Owen, Redi avait observé les mêmes phénomènes anatomiques, et il a parfaitement bien décrit les prétendus kystes des *trichina* d'Owen. En effet, chez un lézard d'Afrique (*Lacertolini africani*), il a vu tous les muscles de l'abdomen couverts d'innombrables petites glandes ou tubercules, semblables, pour la couleur et la grosseur, à des grains de millet, puis à des gros pois chiches, et qui renfermaient tous un ver chaque. Dans les quatre lobes du poumon droit et les trois lobes du poumon gauche, chez un renard, il a rencontré les mêmes glandes renfermant un ver; puis dans les poumons d'une belette; dans le jabot d'une autre, etc.

(*Osservazioni agli animali viventi negli animali viventi*, in-4°, 1684, pag. 20 et suiv.) (*).

1007. Que les lombrics soient dans le cas d'émigrer dans toutes les parties du corps humain, nous n'aurons pour le démontrer qu'à recourir à l'observation directe :

1° INTESTINS. Le lombric parcourt et habite à son gré toute la longueur des intestins, depuis le rectum jusqu'au duodénum exclusivement, où l'écoulement alcalin et amer de la bile ne lui permet que de passer, pour arriver dans l'estomac (**). Les signes de leur présence augmentent en raison du nombre de ces helminthes. Quand le lombric est arrivé à une certaine taille, il fait éprouver, par ses reptations et ses pelotonnements, un sentiment caractéristique que le malade serait en état de définir. Il pique quand il s'applique; on entend un bruit de *pif* (993, 3°) bien distinct, quand il lâche prise. Quand il se décompose dans le côlon, il donne lieu à un dégagement de gaz secs et froids, qui semblent faire gercer les parois du rectum, en s'échappant par l'anus. La présence de cet helminthe amenant la constipation, le ventre se ballonne et se distend; le sang est refoulé vers les parties supérieures; le malade sent dans ses intestins une douleur qui se déplace, comme un corps mou, à travers ses excréments endurcis, arrive dans l'estomac et jusque dans l'œsophage, pour retourner encore dans les intestins. Chez les chevaux, bœufs, cochons, etc., que l'on dissèque immédiatement après les avoir abattus, on rencontre le lombric indistinctement dans le côlon et les intestins grêles.

(*) Ne pourrait-on pas dire, avec une certaine raison, que Sauvages a observé quelque chose d'analogue au fait décrit par Owen et par Redi, dans les renseignements qu'il nous a transmis, au sujet de la maladie qu'il désigne sous le nom de *Pleuritis pestilens* (*Nos. method.*, class. III, *Pleuritis*, 16)? C'est une maladie qui régna en Provence en 1747 et 1751, et dans laquelle on trouvait les poumons gangréneux, parsemés de points noirs de la grosseur d'un grain de millet, pleins d'un liquide fétide; on remarquait les mêmes petits kystes dans les premières voies, avec force lombrics. Assez souvent on voyait sortir ces lombrics des cadavres, immédiatement après la mort. Ces tubercules étaient, à ne pas en douter, les œufs du lombric même enkystés dans les tissus des poumons et du canal intestinal.

(**) *Quò enim fermentum fellis non attingit, ibi lumbricorum est patria*. Van Helmont, *Sextupl. digestio alimenti humani*, 82, pag. 214, édit. 1707.

Ambroise Paré avait déjà indiqué les signes auxquels on pouvait reconnaître la présence des lombrics dans ces intestins (*loc. cit.*, p. 755).

2° Estomac. De là, ils peuvent passer dans l'estomac, remonter par l'œsophage, être rendus enfin par une espèce de vomissement. Hippocrate avait parfaitement bien vu que les femmes, surtout les jeunes filles, et plus rarement les hommes, sont exposés à des vomissements dont la cause est l'ascaride lombricoïde, qu'ils vomissent quelquefois (*Prædict.*, lib. 2, n° 55, éd. de Van der Linden).

3° Arrivés au pharynx, ils peuvent se glisser, ainsi que j'en ai un exemple, derrière le voile du palais, être rendus par le nez, ou remonter jusqu'aux sinus frontaux, ou redescendre jusque dans la trachée-artère. Ces faits de migration ne souffrent pas la moindre discussion; toute dépendance du canal alimentaire, jusqu'à la trompe d'Eustache, est dans le cas de leur servir d'asile, si quelque circonstance les chasse de leur demeure de prédilection; la difficulté n'est que de savoir s'ils peuvent s'introduire dans d'autres organes, dont la capacité ne leur est perméable qu'à l'aide d'une perforation. Or, en voici la preuve.

4° Perforation des intestins par les lombrics. Dans nos écoles, nous avons perdu de vue bien des choses; car il arrive souvent que le professorat du monopole marche à reculons. Il serait bien difficile de savoir si la Faculté a une idée quelconque sur la manière dont se nourrissent les helminthes dans le corps humain; lorsqu'on veut se rendre compte des théories nosologiques qu'on y professe, on arrive à conclure que, d'après nos dispensateurs de la science, les helminthes vivraient dans nos intestins, comme dans un milieu, et non comme sur une proie, qu'ils voguent dans l'océan des liquides et à travers la bourbe des matières fécales, sans jamais atteindre nos parois; que tout au plus ils ne feraient que les frôler; simples complications accessoires de maladies qui se développeraient sans eux; complications enfin inoffensives par elles-mêmes; symptômes ou effets, mais nullement cause, même occasionnelle, de la torture des intestins. Eh bien, une telle doctrine est non-seulement aux antipodes de l'analogie et de l'observation, mais encore elle est arriérée de cent cinquante ans au moins (*). Leeuwenhoek, en effet, l'avait déjà réfutée expérimentalement (**); il avait toujours vu les vers intestinaux tellement attachés à la paroi intestinale des poissons qu'il disséquait presque vivants, que l'influence des médicaments les plus forts les en détachait à peine ; et quiconque disséquera des animaux vivants s'assurera de la même circonstance. On n'a qu'à jeter les yeux sur la figure 9, pl. 46, de l'encyclopédie (*Atlas des vers*), figure qui représente une foule de *Tænia infundibuliformis* adhérents à la paroi d'un fragment d'intestins de canard, et les figures 4, 5, pl. 37, du même ouvrage, qui représentent l'échinorinque géant sur une plaque d'intestin du cochon, pour se faire une idée juste du parasitisme de tous les autres helminthes. En un mot, tous les helminthes meurent hors du corps humain, ce qui n'aurait pas lieu s'ils ne vivaient que de chyme, de chyle ou de fèces ; car la nature ne manque pas de substances qui pourraient leur offrir le même genre d'alimentation, et dans lesquelles ils vivraient tout aussi bien que la larve des mouches intestinales (827). Ce qu'il faut au lombric, c'est de la chair fraîche et élaborante dont il puisse aspirer les sucs ; dès que la maladie altère les tissus du sujet, le parasite lâche prise ; si la mort les envahit, il fuit comme au-devant du poison. Le lombric est pour nous l'une de nos sangsues intestinales ; mais la succion de la sangsue laisse des traces sur

(*) C'est aux ouvrages helminthologiques de Rudolphi et de Bremser que nous sommes redevables de l'opinion scolastique à laquelle nous faisons allusion. Mais ces deux auteurs ont trop peu étudié l'anatomie et les mœurs des helminthes, pour avoir pu se faire une idée juste de leur mode de nutrition et des effets morbides de leur parasitisme. Rudolphi n'avait en vue que la classification, et Bremser n'a voulu que mettre Rudolphi à la portée des praticiens et des élèves en médecine.

(**) *Videns jam hos vermes*, dit-il, *omnesque alios, quos tam in intestinis quam in stomachis piscium detexeram, firmissimè intestinis esse infixos, alioqui enim facillimè cum chylo ejicerentur, existimavi hos vermes non ex chylo in stomacho et intestinis existente alimentum suum petere, sed ex ipsis stomachi et intestinorum vasis... Vermes capita firmissima habent infixa substantiæ ex quâ intestina constant*. (*Arcan. natur.*, 1722, epist. 78, 23 janvier 1694.)

les surfaces d'application ; la succion du lombric doit en laisser de tout autant durables. Comment concevoir en effet qu'une ventouse, appliquée constamment sur des tissus aussi mous et aussi impressionnables que le sont les muqueuses, ne vienne pas à en désorganiser progressivement la paroi ; la ventouse n'a pas deux manières de procéder en physiologie. La succion de l'helminthe donnera donc lieu à une tache phlegmoneuse, qui commencera et se terminera, comme tous les phlegmons, par l'inflammation, la tuméfaction, puis la décomposition purulente et l'escarre. Mais si le travail de la décomposition s'étend à une certaine profondeur de l'épaisseur des parois intestinales, et que l'organe en cette place n'ait pas assez de substance intacte pour réparer peu à peu la perte qu'il vient d'éprouver, il est évident que la mortification s'étendant de proche en proche dans le sens de l'épaisseur, l'intestin finira par se perforer en cette place. Or, une telle perforation s'opérera d'une manière d'autant plus prompte, que l'helminthe restera plus longtemps attaché sur cet endroit de sa victime ; en sorte qu'il pourra arriver qu'il finisse par s'ouvrir une voie de la sorte jusque dans le péritoine. La théorie à cet égard est incontestable ; elle est du reste amplement confirmée par les faits d'observation.

1008. Bonnet parle d'un enfant qui succomba après un accès convulsif effrayant, et chez lequel on trouva le duodénum percé par un ver lombric encore vivant. (*Hist. de l'Acad. des Sciences*, 1730, pag. 42.)

Panazzi a trouvé l'iléum criblé d'une infinité de petits trous, tacheté d'escarres gangréneuses, et contenant une vingtaine de vers lombrics. (*Malattia verminosa della vesica*, Venise, 1787.)

Carron, médecin à Annecy, a consigné une observation analogue, au sujet d'un soldat qui mourut dans des coliques qu'aucun remède ne put calmer. On trouva, sur l'iléum, des taches gangréneuses et des perforations, à travers lesquelles les lombrics s'étaient introduits dans la cavité de l'abdomen. (*Journ. génér. de méd. de Sédillot,* tom. 20, pag. 364.)

Roux a vu un ver lombric sorti par une fistule ombilicale, qui depuis donna issue aux matières stercorales, chez un jeune homme de vingt-deux ans (*Gaz. des hôpit.,* 2 fév. 1841, pag. 58.)

Richard Chambers cite un cas de perforation des intestins par les vers, dans le *Provincial medical and surgical journal*, 19 févr. 1842. (Voyez *Gazette des hôpitaux*, supplément du 17 mai 1842.)

Magon, médecin à Carentan, rapporte quatre cas mortels de convulsions que l'autopsie démontra avoir été produits par des lombrics qui avaient perforé la membrane intestinale. Dans le premier cas, on trouva vingt-neuf lombrics morts et disséminés dans la masse intestinale, onze plus ou moins près de sortir de l'estomac, trente-cinq dans ce viscère, et dix dans l'intestin grêle. Dans le troisième cas, soixante lombrics morts dans l'estomac, dont quinze près d'en sortir par des perforations au nombre de cent, et ainsi des deux autres. (*Journ. génér. de méd. de Sédillot*, tom. 67, pag. 72 et suiv., 1818.)

Voyez un cas semblable dans l'observation que Boucher, médecin de Lille, a communiquée, dans le *Recueil périod. d'obs. de méd., chir., pharm.*, du docteur Vandermonde, tom. 6, pag. 532, 1757 ; et ensuite un cas de perforation du canal cystique par un lombric (observation de Fontaneilles, dans la *Revue médicale* de 1825, tom. 3, pag. 404) ; enfin, un cas de tétanos vermineux, décrit par Barrère. (*Obs. anat.*, pag. 167, 1753.)

Nous pourrions grossir la liste de ces sortes de cas ; les bornes de cet ouvrage nous imposent la nécessité d'être succinct Les écrivains de cabinet, depuis la fin du dernier siècle, ont cherché à expliquer, d'après leur manière de concevoir la médecine, ces cas incontestables de perforation des intestins. La médecine galénique a commencé, dès cette époque, à s'alarmer de l'introduction des sciences accessoires, dans le domaine des théories médicales ; elle pressentait le coup que la simplicité de ces phénomènes devait porter à l'échafaudage des humeurs ; les pontifes n'abdiquent pas si vite le culte des idoles. Il faut voir dans leurs prolixes dissertations, combien il leur en coûterait d'admettre qu'un lombric pût percer une paroi organisée ; où en serait l'entité maladive, que l'on s'était plu, dès le début, à diagnostiquer, si le ver lombric eût été le pelé, le galeux d'où venait tout le mal? Ne vaut-il pas mieux attribuer la perforation *à l'usure et à l'éclat subit d'un point très petit des parois de l'organe, à un principe humoral septique, à une inflammation morte et escarotique*, comme le disait le docteur Desgranges, en 1821 ; ou à une *phlegmasie marchant avec une effrayante rapidité*, comme le disait Gaulthier de Claubry, dans le même article (*Journal gén. de méd.*, 1821, tom. 76, p. 145 et 164)? à une coïncidence entre deux états pathologiques, comme le disait le docteur Defau en 1823, à l'occasion du travail de Serres d'Uzès sur les perforations intestinales (*Revue médicale*, tom. 10, pag. 177)? admettre que la perforation des intestins n'a lieu qu'après la mort, comme le pense l'annotateur anonyme de l'observation de Chabers, dans la *Gazette des hôpitaux* (suppl. du 17 mai 1842)? L'esprit humain préfère se jeter dans l'absurde plutôt que d'abandonner une croyance acquise avec de grands frais, et soutenue avec autorité en plus d'une circonstance. Il en coûte tant de démentir en théorie la pratique dont on ne s'est pas écarté jusque-là. Laissons donc là les croyants, nous en avons assez dit pour convaincre les neutres, et cela nous suffit. Du reste, si les lombrics ne perforaient les intestins qu'après la mort, comment auraient-ils fait pour arriver au dehors, dans le cas cité par Roux, et dans les cas suivants :

5° Lebeau, médecin au Pont-Beauvoisin, a eu l'occasion d'observer le cas d'une paysanne, âgée de quarante-cinq ans, à qui il survint entre le pubis et l'os des iles, à l'aine droite, directement au-dessus du ligament de fallope, une tumeur qui acquit insensiblement la grosseur d'une petite pomme, avec tous les caractères d'un petit phlegmon. Cette tumeur sembla se résoudre spontanément au bout d'une quinzaine, mais elle reparut comme ci-devant. On y appliqua du savon et de l'huile, ce qui augmenta considérablement les douleurs; l'épiderme de la tumeur s'enleva, le gonflement augmenta, et s'étendit vers la cuisse; il suinta pendant plusieurs jours, par plusieurs petits trous fistuleux, une sérosité sanguinolente. La tumeur se dissipa insensiblement, en conservant une légère induration. Les douleurs avaient cessé, lorsque la malade ressentit tout à coup *comme si on lui avait percé le ventre*, avec un chatouillement extérieur qui l'engagea à examiner la tumeur. Aussitôt elle en vit sortir une pointe mouvante par un des petits trous ; elle appela quelqu'un, qui reconnut un ver et le tira avec assez de peine ; c'était un lombric de la grosseur du petit doigt et long de sept pouces ; la sortie du ver ne fut suivie de rien qui ressemblât aux matières stercorales. Les douleurs cessèrent, et la malade reprit son travail. Mais dans l'espace de six semaines, on en vit paraître encore trois qui se faisaient jour, en poussant au dehors la croûte qui bouchait le trou de la fistule ; et la plaie se cicatrisa alors définitivement. (*Obs. de méd., chir., pharm., rédigées* par Vandermonde, tome 6, page 96, 1757.)

Dans le même recueil, tome 3, page 100, 1758, le docteur Marteau, chirurgien de l'hôpital d'Aumale, cite un cas d'ascite de deux ans de date, guéri en trois mois, et qui laissa à la suite une tumeur dure et phlegmoneuse à l'ombilic, laquelle par les cataplasmes mûrit et creva. Il sortit avec le pus trois lombrics ; la plaie continua à suppurer pendant six mois ; et, de temps à autre, on en voyait sortir des lombrics. L'enfant, qui fait le sujet de cette observation, continua à s'amuser aux jeux de son âge, et il guérit totalement au bout de six mois.

6° Le docteur Mercier, de Rochefort, rapporte le cas d'un étranglement intestinal, avec gangrène à l'extérieur et dans la région de l'aine. On retira de la plaie inguinale un peloton de cinq vers, le lendemain deux semblables, le surlendemain un autre plus long que les deux premiers, le jour suivant quatre nouveaux ; et huit jours après, guérison. (*Recueil périod. de la Soc. de méd. de Paris*, tome 13, page 194, an X.)

Burdin, le 4 janvier 1818, a vu un ver lombric s'échapper d'une tumeur à l'aine, chez un homme de cinquante-deux ans. (*Journ. gén. de méd.*, tome 66, page 331, 1819) (*).

Dans tous ces cas, il y a eu nécessairement perforation intestinale ; perforation traumatique, plutôt que spontanée et maladive. Le malade continue toutes ses fonctions ; les matières

(*) *Voyez*, pour des cas analogues de sorties de lombrics par des tumeurs inguinales, l'obs. 10 des *Éphém. des cur. de la nature*, déc. 2, an. 5, 1686, pag. 19, rapportée par Gunther-Christophe Schelhammer. — *Ibid.*, pag. 87, obs. 14. Cas de perforation des intestins par les lombrics, rapporté par Ernest-Sigism. Gras.

fécales suivent leur cours ordinaire ; la perforation intestinale s'est donc cicatrisée ; donc le tissu était sain avant la perforation intestinale; donc la perforation est l'œuvre traumatique de l'helminthe.

1009. 7° INVAGINATION DES INTESTINS ; PASSION ILIAQUE ET VOLVULUS ; COLIQUE DE MISÉRÉRÉ. Si deux de nos doigts pouvaient s'introduire impunément dans la cavité péritonéale, ne nous serait-il pas facile d'enchevêtrer, de pelotonner ensemble diverses anses des intestins grêles, de produire un nœud artificiel, un *volvulus*, et par conséquent de déterminer et de dissiper à notre volonté tous les symptômes de la passion iliaque et de la colique de *miséréré?* Eh bien, le lombric et la sangsue, à l'aide de la double ventouse de leurs extrémités, sont dans le cas d'opérer comme le feraient ces deux doigts, de nouer et dénouer nos intestins, comme un peloton de cordes, et de produire des invaginations, dont la longueur sera déterminée par la puissance des deux points extrêmes de la surface intestinale, sur lesquels s'appliqueront les deux extrémités du ver. En effet, supposez qu'un lombric de trente centimètres de long s'étende de toute sa longueur contre la paroi interne d'un des intestins grêles, qu'il applique sa tête par sa ventouse, et son anus par ses deux crochets de copulation contre la surface intestinale; que cela fait, il se pelotonne lui-même, et se roule par des spirales qui rapprochent son anus de sa tête, en faisant, pour ainsi dire, toucher les deux bouts; il faudra nécessairement bien qu'à l'aide de ce mécanisme, l'anneau intestinal sur lequel est appliquée la tête rentre dans celui sur lequel est appliquée la queue, ou réciproquement. Dès ce moment il y aura invagination intestinale, c'est-à-dire une anse de quinze centimètres qui se sera introduite, comme un gant dédoublé, dans une anse de même longueur. Mais si cette invagination dure, alors par suite du travail inflammatoire des contacts prolongés, l'anse invaginée ne tardera pas à contracter des adhérences avec l'anse invaginante, à l'endroit où le contact sera le plus immédiat et le plus compacte. Il pourra arriver de ce travail inflammatoire, et immédiatement après la soudure organique, que l'anse invaginée se détache par sphacèle; et le malade rendra alors par les selles une portion d'intestin, si la désorganisation n'en a pas encore altéré les caractères anatomiques, ou une fausse membrane, si l'intestin n'est plus reconnaissable par suite de la décomposion. Si on ne se doute pas de l'œuvre du lombric, ce sera là un cas d'invagination spontanée, sous l'influence d'une entité maladive. Ces cas d'invagination ne sont pas rares dans la science. Juste Lispe fut délivré d'une longue maladie, à la suite d'une médecine, par la sortie d'un corps membraneux fait comme un intestin, et qui lui donna tant de frayeur que, sans Heurnius, qui rapporte ce fait et qui rassura son malade, il ne croyait pas devoir compter sur un moment de vie.

Paul Pereda assure avoir vu une membrane longue d'une aune, et d'une capacité à admettre la main, rendue par un lavement. (*Schol. ad method. verand. mich. paschal*, lib. 7, c. 15.)

Andry cite un cas de ce genre, chez une personne qui en rendait souvent. (*Génér. des vers dans le corps de l'homme*, tom. 2, 1741, pag. 457.)

Percival parle d'une fausse membrane semblable à celle du croup, et qui a été rendue par les intestins. (*Mém. de la Soc. de méd. de Londres*, vol. 2, 1789, art. 5.)

Legoupil, médecin de Valognes, a vu un cœcum accompagné de six pouces de l'iléum et de quatre pouces du côlon ascendant rendu par un enfant de quatre ans et demi, bien portant, et qui continua à se bien porter. Et à la suite de cette observation, il rapporte une foule de cas analogues, auxquels nous renvoyons le lecteur. (*Journal génér. de méd.*, tom. 73, pag. 1, 1820.)

J'ai été témoin d'un fait semblable en 1829, époque à laquelle je commençai mes études physiologiques sur l'ascaride vermiculaire. Voulant un jour me débarrasser de cette vermine, je pris un lavement d'une forte infusion de tabac, qui ne tarda pas à me faire rendre des milliers de ces petits vers blancs, et à la suite un assez long tube membraneux, assez décomposé, mais qui me parut être au moins un dédoublement de la surface interne d'une portion de l'intestin grêle, plutôt que la portion en entier. J'ai vu souvent les enfants sujets aux vers en rendre de semblables.

1010. Il serait fort possible que la présence des lombrics, au sein de ces fausses membranes, y produisît une tendance à la solidification, à l'ossification, disons le mot, à la fossilisation que les animaux mous déterminent dans tous les tissus ambiants, et que ces portions d'intestins changeant de fonctions en cessant d'appartenir au système de l'appareil digestif, manifestassent une affinité plus grande pour les bases terreuses des sels calcaires dont sont imprégnés les résidus des aliments; qu'enfin cette anse intestinale, frappée de mort, et restant plongée dans l'obscurité d'un milieu favorable à ces sortes de transformations, devînt le noyau d'un calcul, d'une incrustation qui le durcirait en lui conservant sa forme; et ce serait alors le cas que rapporte Christ.-Ern. Clauder, dans les *Éphémérides des curieux de la nature*, sur une grosse noix pierreuse que traversait de part en part un paquet de lombrics, et que rendit par l'anus la femme d'un braconnier. (*Lapis lumbricis prægnans per anum excretus*, obs. 197, pag. 394, fig. 41, dec. 2, ann. 5, 1686.)

1011. De ces cas à la *passion iliaque*, *volvulus* ou *miséréré*, il n'y a que le passage d'un mouvement à l'autre, pour l'helminthe qui en sera l'auteur. Supposez en effet un helminthe long d'un pied et se roulant sur lui-même, après avoir appliqué sa ventouse buccale sur une paroi d'intestin; ne concevrez-vous pas qu'un pareil peloton vivant, soit dans le cas de boucher le passage d'une portion de l'intestin grêle, et même du gros intestin, et de forcer ainsi les fèces à rebrousser chemin, de manière à amener le vomissement de matières fécales? Ce sera alors une colique de miséréré sans *volvulus*. Mais si le lombric rapproche deux extrémités d'une anse intestinale, sans occasionner d'invagination, cette anse pourra devenir l'occasion d'un volvulus, si elle comprend en dehors et dans la capacité du péritoine une autre anse qui se laissera presser ainsi comme dans un nœud coulant; image imparfaite et exagérée, il est vrai, de ce qui aura lieu dans ce cas, qui pourrait plutôt être comparée au nœud de la ganse qui reste toujours en état de se dénouer.

Enfin si, après avoir attaché sa queue sur un point de la paroi intestinale, le lombric va perforer plus haut un autre point du même organe, sa tête, prenant alors les intestins par leur surface péritonéale, sera en état de ramener vers le point occupé les anses les plus éloignées, et de nouer ainsi, avec les replis de son corps, les intestins sur une longueur plus ou moins considérable, et de produire des inextricables replis qui ne pourront plus être démêlés que par l'autopsie. Cependant on trouve des cas de guérison pour des accidents de ce genre, entre autres celui que rapporte Fages, dans le *Recueil périodique de la Société de médecine de Paris*, tom. 2, pag. 175, 1797. Un jeune homme de vingt-sept ans est atteint à l'aine droite d'une tumeur de caractère phlegmoneux, qui se complique, dit l'auteur, d'une fièvre gastrique bilieuse. Le chirurgien plonge avec précaution le bistouri dans la tumeur, et tire du fond de l'abcès, au milieu du liquide, quatre vers *strongles* (lombrics) morts et d'une longueur considérable. Il excise une partie de la peau, lave le foyer avec de l'eau et du vin tiède, reconnaît la gangrène d'une portion d'intestin de deux pouces de longueur, et terminée par un cul-de-sac, mais par lequel aucune matière fécale ne passa. L'homme guérit, après un pansement avec des bourdonnets d'huile de térébenthine chaude, et des digestifs animés (*).

1012. 8° Dans les poumons. Quand les lombrics de grande taille s'introduisent dans les poumons, on ne saurait longtemps se méprendre sur leur présence ; la menace de l'asphyxie, les mouvements tortueux du ver indiqueraient suffisamment que ces effets morbides ne sont pas dus à une mystérieuse entité. Pour qu'on s'y trompe, il faut que le lombric soit bien jeune encore ; cependant, même avec de telles dimensions, il arrive souvent qu'il se révèle aux yeux, du vivant du malade, ainsi que suffirait, pour le démontrer, le cas de vomique rapporté dans le *Recueil d'observations de médecine*, etc., tome 9, p. 446,

(*) Morgagni n'a pas manqué d'assigner pour cause au *volvulus*, à l'*intus-susception*, à la *passion iliaque*, la présence des vers intestinaux (epist. 34 et 35, *de Intestinorum dolore*). Mais cette doctrine n'a pas pris dans les facultés.

1758. Le malade vomit un kyste qui renfermait une vingtaine de vers nageant dans le pus. D'un autre côté, si le lombric allait pondre ses œufs sur les surfaces pulmonaires, au lieu de les pondre sur les surfaces aponévrotiques, l'autopsie, faite d'après les règles ordinaires, ne verrait que la matière granuleuse et tuberculeuse dans chacune de ces petites incrustations d'œufs. Et pourquoi l'ascaride lombricoïde dédaignerait-il de déposer ses œufs dans ces tissus, puisque, ainsi que nous l'avons vu, l'ascaride vermiculaire y émigre si souvent, et pour y vivre, et pour y pondre (1001) (*).

1013. 9° DANS L'UTÉRUS. Le lombric peut passer de l'anus, d'où le chassent des aliments vermifuges, dans l'utérus, de même que le font les ascarides (996*), et l'on s'en doutera d'autant moins que le lombric sera plus jeune. Or, les parois utérines ne sauraient manquer d'offrir à l'helminthe les mêmes conditions d'existence que les muqueuses des intestins ; l'helminthe sera donc dans le cas d'y prendre tout autant de développement que dans le canal alimentaire ; mais les symptômes et les effets morbides de la succion d'un helminthe n'étant que l'expression du mode de souffrance de l'organe envahi, il s'ensuivra que la présence prolongée du lombric dans l'utérus se traduira par un écoulement qui suintera des surfaces de cet organe éminemment vasculaire, par la suppression ou l'altération des véritables menstrues, par l'intumescence et les caractères trompeurs de la grossesse, par des ulcérations et des développements insolites que la ventouse du lombric ne manquera pas de déterminer sur ces parois accessibles à l'air extérieur. Or, dans le sein de toute espèce de tumeur, il y a le germe et le type de toutes les superfétations organiques, squirres, cancers, etc. Admettez-vous la possibilité de l'introduction et du séjour des lombrics dans le sein de cet organe ? De toute nécessité vous devez admettre la réalisation de ces effets ; et qui sait si la plupart des cas de parturitions de ser-

(*) « Pectus ipsum et pulmones à lumbricis tutos non esse, multorum experientiâ satis constat..... qui eos non excretione aut vomitu, sed tussi ejectos viderant. (Thom. Moufet; *Insect. sive minim. animal. theatrum*, Lond., 1634, pag. 285.)

pents, que rapportent les auteurs (486), ne sont pas dus à la sortie spontanée d'un lombric qui aurait grossi, et aurait acquis sa plus grande taille possible dans l'organe utérin ?

1014. 10° Dans l'appareil urinaire. Quand le lombric s'introduit dans le canal de l'urètre, il y détermine les accidents morbides les plus variés, selon qu'il s'arrête à telle ou telle hauteur de ce canal chez l'homme, qu'il s'introduit et se fixe contre les parois de la vessie et qu'il se glisse dans les uretères, et cela jusqu'aux reins. Dans le canal de l'urètre, écoulements, priapismes ; vers la prostate, satyriasis et éjaculations involontaires, puis rétrécissements par tuméfaction et par le mécanisme de la ventouse ; dans la vessie, ulcérations des parois ; et puis chacun des œufs de l'helminthe pourra y devenir le noyau d'un calcul, par le seul fait de l'aspiration propre à l'incubation, de même que, dans un milieu fossilisateur, l'aspiration et le triage des tissus mous devient le centre d'action de la formation d'un caillou, la nature chimique du calcul ne dépendant plus que de la nature des sels, dont l'urine, par un simple effet, de l'élaboration et de la disposition pathologique de l'organe, se trouvera être le véhicule.

On pourrait objecter à ces propositions, 1° qu'un lombric ordinaire ne passerait pas par le canal de l'urètre, ni par les uretères ; 2° que l'alcalinité de l'urine finirait bientôt par le tuer dans la vessie. Nous répondrons à la première objection qu'on s'apercevrait trop vite de l'introduction du lombric dans ces canaux, si le lombric se trouvait de grande taille, pour que le malade ne s'en débarrassât pas aussitôt. Mais qui s'en apercevra pendant le sommeil, surtout si le lombric sort à peine de l'œuf, et qu'il ne dépasse pas en longueur quelques millimètres? Si ce fait se réalise, le petit lombric, par sa succion, saura bien élargir les capacités trop étroites, ou se retirer dans la vessie, dès que la capacité qu'il occupe ne suffira plus à ses dimensions. S'il prend élection de domicile dans les reins, la présence d'un pareil vampire, dans un milieu si peu en contact immédiat avec l'air extérieur, sera nécessairement la cause d'un ramollissement de la pulpe glandulaire, qui fera que l'organe rénal se prêtera au développement progressif de l'helminthe, lequel l'épuise et en amincit les parois; et tôt ou tard cette glande ainsi émaciée finira par n'être plus qu'une fausse vessie. Nous répondrons à la seconde objection que l'urine ne répugne pas plus à l'helminthe que les excréments, et même elle doit leur répugner moins, à cause de l'innocuité des sels dont elle est le véhicule. Quant à l'action de son alcalinité, la peau organico-siliceuse de l'helminthe ne doit pas en souffrir, puisque les tissus délicats de la vessie et de l'urètre s'en accommodent. Qu'importe à une sangsue qui s'attache à des parois vivantes, qu'il lui passe sur l'épiderme un liquide, qui n'a pas la propriété de blesser même les muqueuses?

1015. Du reste, si l'on consulte les fastes de la science, on s'assurera que l'expérience et l'observation directe confirment amplement ces inductions théoriques :

1° Redi a figuré un ver lombric, long de soixante-quinze centimètres et ayant un centimètre en diamètre, qu'il a trouvé dans le rein d'un chien; un autre, de quatre-vingt-quatorze centimètres de long, qu'il a trouvé dans le rein d'une martre. (*Osservaz. agli anim. viventi negli animali viventi*, 1684, pl. 8, fig. 1, 2.)

2° Dans une lettre adressée à Bartholin, François de l'Étang rapporte avoir trouvé, dans le cadavre d'un magistrat de la Flèche, un rein formé de quatre reins réunis en forme de fer à cheval. Un boucher, dit-il, lui en avait apporté un pareil trouvé dans une vache. A ce sujet il rappelle avoir disséqué, à l'école de médecine de Paris, un chien dont un des reins renfermait deux vers longs l'un d'un pied, et l'autre d'un demi-pied; ils avaient détruit la substance intérieure du rein. (*Actes de Copenhague*, ann. 1674, 1675, obs. 7.) — Le même Bartholin rapporte, d'après Georges Wolff Wedelius, qu'un gros chien de chasse, disséqué en 1675 à Iéna, avait le rein gauche dévoré par un ver long de plus d'un pied et gros comme le petit doigt. (*Act. med. et philos. hafniens,* tom. 3, ch. 68.). — Kerckring en a trouvé un d'une aune et un quart de long, dans le rein d'un chien de chasse (obs. 67, 69). — Godine, professeur à Alfort, ouvrit un chien qu'on venait de lui apporter dans le paroxysme de la rage, et qui était mort spontanément peu d'heures après son arrivée à l'école. Le rein gauche était trois fois plus considérable que le droit, l'artère émulgente avait deux pouces (cinq centimètres) de diamètre sur quatre pouces (dix centimètres) de long. On y découvrit un ver strongle (ver lombric), qui était logé en partie dans le bassinet et en partie dans l'artère rénale; il avait soixante-dix centimètres de long, sur trois centimètres de circonférence. Ce ver donna pendant une demi-heure des signes de vitalité. (*Journ. génér. de méd., chir., pharm. de Sédillot*, tom. 19, pag. 160.) Le même cas s'est représenté à Van Swieten. (*Comment. in* § *de rabie caninâ.*) — Collet a trouvé, dans le bassinet et l'urètre d'un chien, un ver rouge luisant, d'un pied de long, qu'il avait nommé *dioctophyme,* parce qu'il le croyait différent, à tort, de l'ascaride lombrical. Bosc et Alibert assistaient à la dissection. (*Journ. de physiq.*, frimaire an XI, tom. 55, pag. 458.) — Duverney, en 1694, montra à l'Académie des sciences le rein d'un chien, dans lequel se trouvaient trois petits vers, et un quatrième long de deux pieds trois pouces, qui avaient rongé la plus grande partie de la substance du rein (*Mém. de l'Acad. des sciences,* vol. 2.)

3° Pechlin rapporte le fait d'un enfant, dont le rein était distendu par un gros ver, lequel s'était ensuite frayé une issue par le côté droit. (*Obs. phys. medic.*, lib. 1, obs. 4.) — Houlier a vu, entre autres exemples qu'il cite, un avocat nommé Beaucler, rendre par les urines un grand ver, et être guéri ensuite de ses douleurs de reins. (*Comment. in prax. cap. de ardore urinæ.*) — Vidus Vidius cite un cas semblable observé par Dalechamp. (*De curat. morb.*, lib. 10, cap. 14.)

4° Moublet, chirurgien-major de l'hôpital de Tarascon, a consigné, en 1758, dans le *Recueil périodique d'observat. de méd., chir., pharm.*, t. 9, p. 244, une observation dont les diverses circonstances résument presque toute la question. Un enfant est opéré, le 19 avril 1748, par le haut appareil; on lui retire une pierre grosse comme un œuf de poule. Le 8 février 1752, il est pris de fièvre, de hoquet; il n'avait pas uriné depuis vingt-quatre heures. Il accusait une douleur très-vive à la région lombaire du côté droit, une inflexibilité dans les reins, et un engourdissement dans la cuisse. Les saignées, les fomentations émollientes sur le ventre, la sonde, ne font rendre qu'une urine ardente, trouble, avec sédiment épais. Le troisième et quatrième jour, tous ces symptômes empirent; rien ne soulage. On abandonne le malade pendant dix jours; mais on avait remarqué à la région lombaire une rougeur qui amena bientôt une élévation de la peau, et fut suivie d'une tumeur résistante que l'on ouvrit le dixième jour; le pus en jaillit à la profondeur de trois travers de doigt. Saignée, application de charpie trempée dans un digestif animé. Mais la plaie ne se cicatrisa pas, et l'abcès dégénéra en ulcère sanieux. L'ulcère se ferma au bout de quelques mois; mais alors le mal prit des caractères tout aussi alarmants que la première fois. Nouvelle incision, nouveau jet de pus, et les douleurs cessent. Mais quelque temps après, l'ulcère s'étant refermé, les douleurs recommencent, et les alternatives de revers et de soulagement continuèrent quelque temps encore. Il se forme enfin une fistule à bords calleux, d'où découlait un liquide d'une odeur insupportable. Le 14 mars 1755, la mère (car ce sont toujours les gardes-malades qui font de pareilles révélations au médecin), la mère vint dire au médecin, que, dans la nuit, elle avait vu dans la fistule un ver vivant qu'elle avait tiré avec les doigts; il avait cinq pouces de long, et la grosseur d'une plume à écrire. Dans l'après-midi, le chirurgien tire un second ver en vie avec ses pinces; celui-ci n'avait que quatre pouces de long. On injecte dans la fistule une dissolution de plantes amères et de calomélas; ce qui est suivi de la suppression des urines, de convulsions effrayantes qui prennent le malade dans le bain; et le malade rend un troisième ver par le canal de l'urètre, puis un autre dans la nuit; dès lors le malade entra en convalescence, pour arriver à un état de santé qui se soutenait cinq ans après, époque de la rédaction de cette observation.

Si le médecin avait pu soupçonner, dès le début, ce que lui révéla ensuite la dernière crise, et qu'il eût basé sa médication sur ce diagnostic, il aurait épargné à son jeune malade ces longues et effrayantes souffrances.

5° Robe-Moreau, médecin à Rochefort, nous a décrit, en 1815, un cas analogue, chez une dame qui, depuis douze ans, éprouvait des douleurs et coliques néphrétiques à la région lombaire droite, accompagnées de strangurie. Au bout de douze ans, il lui survint, entre l'hypocondre droit, l'ombilic et le flanc droit, une tumeur plus grosse que le poing, surmontée d'une autre tumeur très-superficielle, en raison de l'extrême amaigrissement de la malade, mais qui présentait le volume, la forme et la flexibilité d'un doigt auriculaire. Des élancements se faisaient sentir vers le pubis et le périnée. Le besoin d'uriner était continuel, et toujours accompagné de tenesme vésical. La malade, pendant le cours de ses longues douleurs, eut une pleurésie, une fièvre quarte, dont chaque accès était accompagné d'hémoptysie ; ensuite une affection cholérique ; elle devint grosse, et accoucha heureusement. Enfin, au commencement de l'été 1812, un beau matin, la malade jette des cris affreux, comme si on lui avait arraché les parties, et se sent glisser dans l'urètre un corps qu'elle croit être un caillot, et qui tombe dans le vase. C'était un lombric de sept centimètres de long et de la grosseur d'une plume, et cet événement inattendu fut suivi d'un rétablissement complet. (*Journ. génér. de méd. de Sédillot*, t. 47, p. 43, 1813.)

6° Nous terminerons cette énumération par le cas suivant que décrit, en 1819, dans le même recueil (t. 66, p. 315), le docteur Delaporte, médecin à Vimoutier. Après un temps pluvieux, un horloger ressent des coliques violentes dans les diverses parties du ventre, accompagnées d'une grande difficulté d'uriner. Les émollients ne produisent aucun bon effet; le ventre est distendu ; d'intervalle en intervalle, les douleurs augmentent; menace de suffocation, pouls fébrile, sueurs froides, *entiment d'un corps globuleux qui remonte vers l'estomac, et jusqu'à la gorge* (*). Un lavement, composé d'un demi-gros de camphre et de partie égale d'assa-fœtida, fait disparaître tous

(*) Qui ne reconnait à ce signe la cause d'un symptôme qui, chez les femmes, prend le nom de *boule hystérique*? Voyez, à cet égard, ce que nous en avons dit plus haut (995, 5°).

ces symptômes, et procure au malade quinze jours de calme. Les mêmes symptômes se renouvellent, et cèdent à la même médication. Un mois après, dévoiement considérable, trente selles par jour; déjections séreuses, bilieuses, et même sanguinolentes, dès les premiers jours ; urine goutte à goutte, toutes les fois que le malade va à la garde-robe. Les urines deviennent de plus en plus blanchâtres, glaireuses et épaisses; les forces s'épuisent, et l'obligent à garder le lit. Après une nuit orageuse, et des douleurs fort vives que le malade rapporte au bout de la verge, *il rend, par le canal de l'urètre, un ver lombric mort, de la longueur de six pouces environ,* puis trois onces de sang dans la journée; et le malade reprend un peu de calme. Mais ayant voulu descendre trop tôt dans sa boutique, et vaquer à ses occupations, une rechute finit par l'emporter.

1016. 11° DANS LE PÉRICARDE ET DANS LE COEUR. — On a trouvé, dans le péricarde et dans la substance du cœur, des larves de mouches, d'ichneumons, de scarabées, de papillons, qui y ont même subi leur métamorphose sans obstacle (*); pourquoi les ascarides, soit vermiculaires, soit lombricoïdes, ne pourraient-ils pas venir y faire les mêmes ravages que dans les reins? N'avons-nous pas démontré qu'ils viennent pondre leurs œufs dans des tissus tout autant musculaires? Tout tissu organisé est perméable à des helminthes qui ont à leur disposition tant de moyens de perforation ; et puis pour transmettre leur progéniture au cœur, ces vers ont-ils donc tant de chemin à faire? n'ont-ils pas partout le torrent de la circulation, dans les canaux duquel ils peuvent déposer leurs œufs, l'un à l'aide de sa tarière caudale, et l'autre à l'aide de ses crochets sexuels? Charriés ainsi par le sang, ces œufs ne pourront-ils pas se fixer dans le grand réservoir même de la circulation, comme

(**) Jean Daniel Horst. (*Manuduct. ad med.*, part. 1. c. 1., sect. 2. p. m. 43); — Severinus (*Obs. anat. de abscess. nat.*, pag. 281); — David Kelner; — Christ. Franç. Paullini (*Ephém. des cur. de la nat.*, déc. 2, an. 6, 1687 ; obs. 13 ; — Baglivi (*Lettre à Andry,* relatée dans le traité d'Andry de *la Génér. des vers dans le corps de l'homme*, tom. 1, pag. 100, 1741); — Schenkius (*Obs. med.*, lib. 11. *de Corde*), rapportent tous beaucoup de cas semblables.

dans les artères et veines pulmonaires, et dans les diverses anfractuosités du poumon ? L'analogie ne nous conduit-elle pas, comme par la main, pour les supposer dans toutes les anses de ce méandre circulatoire ? Au reste, rien n'est fréquent comme de rencontrer des vers, soit strongles, soit lombrics, dans le cœur des animaux domestiques, que l'on peut abattre et disséquer presque tout vivants. Dès 1679, Pauthot, professeur de médecine à Lyon, a signalé l'existence de pelotons de vers longs comme le doigt, et de la grosseur d'une épingle, dans le cœur d'un chien qui ne paraissait pas en être incommodé. (*Journal des Savants*, du lundi 28 août 1679, p. 284.) Chabert, qui s'est tant occupé de la recherche des vers intestinaux, a rencontré fréquemment, et en abondance, dans le cœur des animaux, l'ascaride lombricoïde. Pourquoi n'en rencontrerait-on pas dans le cœur de l'homme, si on en cherchait sur les cadavres, encore tout palpitants, des hommes morts de mort violente ? Car la décomposition cadavérique opposera toujours à ces études des obstacles dont il faut tenir compte dans les inductions. C'est là la réponse la plus péremptoire à ces interminables objections qui se représentent presque toujours, dans les rapports académiques, avec des modifications que résume l'exclamation suivante de Burdin (*) : « Quelle confiance peut-on ajouter aux diverses observations des auteurs qui rapportent avoir trouvé des vers dans le péricarde, le cœur ou les vaisseaux, lorsqu'on parcourt l'ouvrage de M. Corvisart sur les maladies du cœur, sans y trouver un seul fait analogue ! » Cela ne signifie qu'une seule chose, c'est que, sur l'homme, on ne peut chercher les helminthes dans un organe que lorsqu'ils n'y sont plus, ou que, par le progrès de la décomposition cadavérique, ils sont devenus méconnaissables, en se décomposant à leur tour.

Car dans les pays du tropique, aux colonies, à la Guadeloupe et à la Martinique, où l'élévation de la température permet les inhumations, et par conséquent les autopsies plus rap-

(*) Rapport de Burdin, à la Soc. de méd. de Paris, sur l'obs. de Delaporte (1015, 6°) (*Journ. génér. de Méd.*, tom. 66, pag. 358. 1819.)

prochées de l'instant de la mort, rien n'est plus commun que de rencontrer, dans les cas de convulsions, surtout chez les enfants, de gros lombrics nichés dans le péricarde, et même dans les parois du cœur.

1017. 12° Dans les vaisseaux sanguins. Si les lombrics se trouvent dans le péricarde et dans le cœur, qu'ils y soient parvenus, soit à l'aide des perforations des membranes, soit par le véhicule de la circulation, il est évident que de là ils auront la faculté de se répandre dans toutes les régions du corps, selon leurs caprices ou les troubles apportés, par les mouvements musculaires, dans leur nutrition habituelle. Au reste, les strongles, dont je parlerai plus bas, vivent dans les vaisseaux sanguins du marsouin, qui ne paraît pas en être gravement affecté, et ces strongles sont d'une longueur de plusieurs pouces. Pourquoi les lombrics ne vivraient-ils pas dans les veines et artères des animaux, s'ils peuvent parvenir à s'y établir? Les observations les plus authentiques ne manquent pas, pour démontrer la vérité de cette induction; et beaucoup d'auteurs d'une autorité incontestable en ont vu sortir par la saignée, et les ont retirés de la veine de leurs propres mains; on peut consulter à cet égard Rhodius (*Cent.* 3, *obs.* 6); Riolan (*Encheir. anat.*, p. 147); Ettmuller (*Dilucid. phil.*, *class.* 2, *de aceto*); Andry (*Génér. des vers*, 1741; tom. 1, pag. 105, 107, 111, 113, 118). On ne sera donc pas embarrassé, ce point une fois établi, d'expliquer comment il se fait que quelques observateurs en aient trouvé dans les sinus de la boîte encéphalique. Spigelius en a trouvé quatre, ronds et longs d'une palme, dans le tronc de la veine porte, où s'était formé une obstruction qui avait été mortelle. (Spigel., *de Lumb. lato*, not. 4.)

1018. Mais la présence de ces suceurs de gros calibre, dans les canaux de la circulation, ne saurait toujours être considérée comme inoffensive. Nous leur avons vu déterminer, sur la surface des intestins, par la seule application de leur ventouse, des ulcérations, des tumeurs et des développements insolites; la même cause déterminera nécessairement, sur les parois des veines et artères, d'analogues effets. Seulement ici ces développements parasites n'étant pas contrariés et paralysés par la nature des produits de la digestion intestinale, seront dans le cas de revêtir des caractères moins morbides, et d'arriver à de plus grandes dimensions. Dans ce milieu inaccessible au contact immédiat de l'air extérieur, et sans cesse arrosé de ce liquide où tous les organes s'alimentent, pourquoi les organes parasites ne s'alimenteraient-ils pas aussi? Or, il n'est pas rare d'en retrouver de tels dans l'intérieur des veines; et nous profiterons de cette occasion pour les décrire plus spécialement.

1019. A la suite de certaines maladies, on rencontre çà et là, implantés organiquement sur la surface interne des vaisseaux de gros calibre, des corps de différente forme et de différente grandeur; j'en ai vu qui avaient jusqu'à cinq centimètres de long sur trois de circonférence, dans leur plus grande épaisseur. Les anatomistes ont expliqué ce phénomène, en supposant que ce n'étaient là que des dépôts albumineux, qui seraient venus s'implanter après coup sur la tunique interne de la veine; cette opinion est inconciliable avec les lois les plus vulgaires de la physiologie et de la chimie. En effet, les précipités albumineux conservent toujours sur leur surface un aspect pelucheux et flottant; ils n'acquièrent jamais une superficie épidermoïde, consistante et tendineuse. Enfin, il serait absurde de croire que ces magma ainsi précipités de leur véhicule, dénués d'organisation et de vaisseaux, vinssent se greffer et s'implanter d'eux-mêmes sur des surfaces organisées. Les surfaces organisées repoussent et n'attirent pas; si elles commencent à se désorganiser, elles repoussent bien davantage au dehors, puisqu'elles rejettent, sous forme d'escarres et de pus, jusqu'à leur propre substance. Or, 1° jamais on ne trouve libres et flottants dans le torrent de la circulation les corps dont nous parlons. 2° Jamais leur surface n'est pelucheuse et amorphe. 3° Jamais leur intérieur n'est spongieux et hétérogène, comme le sont les grumeaux d'albumine que l'on précipite du liquide qui la tenait en dissolution. Voici au contraire ce qu'on remarque en les disséquant : leur superficie est d'une homogénéité constante, et qui n'offre pas la moindre trace de solution de continuité; c'est un épiderme tendineux, difficile à entamer par l'instrument tranchant, et dont l'épaisseur, assez considérable (un millimètre au moins), finit par se nuancer peu à peu, et par un progrès insensible, avec la substance blanche lardacée et cotonneuse qui compose leur intérieur, et qui abandonne à l'alcool un produit oléagineux abondant, que l'alcool, en s'évaporant, dépose sur le porte-objet, en myriades de globules microscopiques. Pour quiconque aura contracté l'habitude d'observer au microscope les tissus organisés, il ne restera pas le moindre doute que la substance interne jouisse, autant que la substance corticale, d'une organisation cellulaire d'une extrême ténuité. Quand on arrive au point par lequel la portion corticale adhère intimement à la surface interne de la veine, il est impossible à l'observation la plus minutieuse de ne pas admettre que la portion corticale de ce corps parasite se continue par une espèce de funicule, de cordon ombilical, avec la tunique elle-même de la veine; nulle part on ne rencontre la plus légère ligne de démarcation entre les caractères de la tunique veineuse, et ceux de l'écorce de ces corps; on peut détacher celui-ci de celle-là, non par un décollement, mais par une solution traumatique de continuité. L'organisation de cette surface corticale rappelle à l'œil celle de la tunique de la veine; elle est tout aussi peu vasculaire, tout autant tendineuse, avec cependant une teinte rosée de plus. En un mot, ces corps sont implantés sur la surface de la veine, comme l'embryon sur la surface interne du placenta, comme l'ovule végétal sur la surface du péricarpe, comme la cellule adipeuse sur la surface de la cellule qui l'a engendrée. Ces corps sont donc nés sur la paroi de la veine ; ils s'y sont développés ; ils ne sont pas venus s'y implanter tout formés ; ils y ont grandi à la manière des organes, dont les plus grands à une certaine époque, ont commencé par n'être en naissant que d'imperceptibles granulations. Nous avons eu bien des fois déjà l'occasion de voir combien d'organes semblables, la simple succion d'une larve ou d'un ver était en état d'engendrer, sur la surface des organes normaux ; et nous pouvons admettre en principe qu'il n'est pas un seul organe parasite et anormal qui ne soit le produit d'une cause semblable. Donc ces prétendues fausses membranes qu'on rencontre dans la capacité des veines, et que nous nommerions plus volontiers des *galles animales des veines*, doivent être le produit de la succion de quelque parasite animé (*). Or ces parasites, que l'on retrouve le plus communément dans le torrent de la circulation, sont les helminthes et surtout les lombrics et les strongles; donc c'est à ces derniers plus spécialement qu'il faut attribuer l'origine de ces productions, quoique cependant il ne soit pas impossible que les vers des mouches et des ichneumons deviennent, en certains cas plus rares, les complices de ces anomales créations. Quoi qu'il en soit de l'auteur véritable du fait, il n'en est pas moins incontestable que des superfétations de cette nature, qui sont capables de se développer indéfiniment dans la capacité d'un vaisseau, ne deviennent la cause mécanique d'une foule de désordres les plus graves, alors même qu'ils ne feraient que l'office de bouchon et d'obstacle. Suppression de la communication circulatoire dans les gros vaisseaux; anévrisme dans les ventricules du cœur; varices dans les veines; anévrismes dans les artères; congestions cérébrales et toutes les conséquences de ces désordres effrayants apportés dans la circulation, tels doivent être les effets les plus immédiats de la formation de ces *galles d'helminthes*.

1020. Résumé des effets morbides de l'ascaride lombricoïde. Il n'est pas, dans nos catalogues, une seule maladie interne que l'observation exacte n'ait vu se reproduire par l'action du lombric; maladies aiguës comme maladies chroniques; car il paraît certain que le lombric ne parvient pas en quelques jours, de la taille du fœtus à celle d'un pied, qui est la taille ordinaire sous laquelle on le remarque le plus fréquemment. Tout me porterait même à croire, en lisant

(*) Vers la fin de mars 1842, M. le professeur Blandin me fit remettre, par l'entremise de M. le docteur Alex. Thierry, pour lui en dire mon avis, un fragment de la veine cave inférieure d'une femme, qui présentait un des lobules décrits dans cet article, long de cinq à six centimètres et large de quinze millimètres, aminci par les deux bouts. La dissection de ce produit pathologique ne fit qu'accroître la conviction que je viens d'exposer ci-dessus. Quant à la maladie à laquelle avait succombé le sujet, M. Blandin l'a décrite dans la *Gazette des hôpitaux* du 8 avril 1842.

certaines observations médicales, qu'il emploie plusieurs années pour se développer ainsi. Épilepsie, monomanie, convulsions, tétanos, fièvres quotidiennes et de divers autres rhythmes, vomissements de bile ou de matières stercorales, diarrhée, inappétence, somnolence, cardialgie et syncope, pleurésie, céphalalgie, fistules phlegmoneuses, abcès, gangrène, perforations d'intestins, épidémies et épizooties ; il n'est aucun trouble général ou local que ce second parasite, ce second ver rongeur de l'homme ne soit en état de produire. Que l'on fasse le dépouillement de toutes les épidémies de fièvres qui ont eu pour descripteurs les médecins de la bonne école d'observation pour ce genre d'étude, et on n'en trouvera pas une seule dont on ne soit autorisé à attribuer l'origine à la multiplication extraordinaire des lombrics; et ces épidémies se montrent partout où l'homme fait usage de farineux, s'épargne le sel et les condiments, c'est-à-dire les antidotes du poison qui l'assiége. Que l'on consulte à cet égard les relations des épidémies qui ont régné de 1745 à 1751, dans divers villages de la Provence (Sauvages, *Nosol. method. phlegmasiæ*, class. 3, pleuritis, 16; et *Recueil périod. d'obs. de méd., chir., pharm.*, de Vandermonde, tom. 6, janvier 1759, pag. 64, et tom. 7, pag. 55); à Fougères, en 1757 (*ibid.*, tom. 6, pag. 380); à Toulon, en 1762 (*Journ. génér. de méd., chir. et pharm.*, tom. 16, 1762, pag. 175 et 251); à Fléchy, près d'Annecy, en 1820 (*Journ. génér. de méd.*, de Gaulthier de Claubry, tom. 71, pag. 311-312, 1820); dans le *Tarn*, en 1823 (*Journ. génér. de méd.*, tom. 83, pag. 211); la relation que Forestus donne de la fièvre quotidienne et épidémique de 1545, que l'on surnomma *trousse-galant* (obs. 7, lib. 6, pag. 156); enfin, l'épidémie de 1689, dont Ramazzini disait, en la décrivant : *verminatio nusquam alias major fuit;* etc. Dans toutes, on retrouvera les auteurs intestins pullulant au milieu de leurs désordres, et sortant même des cadavres, sous les yeux de l'observateur.

1021. Dans les épizooties internes, même réflexion ; car le lombric de l'homme vit tout aussi bien dans les intestins du bœuf, du cheval, de l'âne et du cochon et de tous les animaux domestiques ; et il paraît que, vu leur genre de nourriture, dans toute espèce d'épidémies de ce genre, les animaux domestiques en sont les premiers affectés; l'homme n'est pris que lorsque les intestins des animaux ne suffisent plus à la multiplication de l'helminthe. Au siége de Troie, nous voyons la peste attaquer d'abord les chiens, puis les chevaux, puis les hommes. Denys d'Halicarnasse, en décrivant l'épidémie qui ravagea Rome, fait remarquer qu'elle attaqua d'abord les chevaux, les bœufs, puis les troupeaux et les autres quadrupèdes, ensuite les bergers et les fermiers, et se répandit ainsi sur toutes les campagnes voisines. « Il fut fort difficile, ajoute Tite-Live, de procéder à l'élection des consuls, vu que la peste qui, l'année précédente, avait sévi contre les bœufs, venait de se tourner contre les hommes; » et ce fait d'observation antique ne s'est presque plus démenti depuis. Nous avons vu sous nos yeux et partout l'épizootie précéder l'épidémie. Quand il s'agit d'une invasion de vers, la poussière alors devient contagieuse, car ses atomes sont des germes de contagion; ce sont des œufs d'helminthes que les animaux et l'homme avalent, soit en respirant, quand la saison est sèche et chaude, et que la terre est poudreuse, soit par le véhicule des eaux potables, quand l'inondation entraîne les ordures des terres dans le lit des cours d'eau.

1022. Autres espèces d'ascarides lombricoïdes. La classification compte presque autant d'espèces d'ascarides que nous avons de quadrupèdes. Mais il est fort possible que les différences apparentes de ces espèces ne tiennent qu'à des différences d'habitation, et que l'ascaride de l'homme, en vivant dans les intestins du chien, du chat, etc., y dépouille sa teinte rosée, et prenne la couleur blanche qu'offrent si souvent les déjections crétacées de ces animaux, surtout celles du chien; la dissection ne révèle pas d'autres caractères distinctifs entre ces diverses espèces.

2e Genre : STRONGLE (*Strongylus*).

1023. Le genre strongle est assez mal caractérisé pour qu'il renferme les êtres les plus disparates. Nous avons décrit dans les *Annales des sciences d'observation*, en 1829 (tome 2, page 241), deux espèces de strongles qui vivent dans les vaisseaux sanguins du marsouin; et par l'anatomie que nous en avons publiée, on peut voir qu'ils n'ont que des rapports de classe, et non de genre, avec les autres espèces que les nomenclateurs ont réunies sous cette dénomination. En prenant pour type du genre le strongle qui vit dans les intestins des chevaux, et dont la bouche est armée comme d'une couronne de dents, à l'instar du péristome externe des mousses (*musci*), il faudrait renvoyer dans un autre genre, et les strongles sanguins du marsouin, et beaucoup d'autres encore. Quant au strongle géant (*Strongylus gigas*, Encycl., pl. 30, fig. 4) que Rudolphi a distingué de l'*Ascaris lumbricoides* avec lequel, dit-il, on l'aurait trop longtemps confondu, nous pensons que cette distinction ne s'appuie que sur une simple modification apportée, par l'âge ou par les circonstances de la nutrition, à l'organe buccal du lombric de l'homme. En effet, l'organe buccal du lombric est divisé en trois coussinets d'appréhension, par trois sillons rayonnants de l'orifice à la circonférence; mais avec un peu d'attention, il est facile de voir que chacun de ces coussinets est lui-même divisé par un petit sillon rayonnant. Il est évident que ce dernier sillon, d'abord moins profond que les trois principaux, se prononcera de plus en plus avec l'âge; et quand le lombric sera arrivé à une certaine taille, le lombric semblera avoir et aura réellement six coussinets au lieu de trois. Or, c'est là le seul caractère, sur lequel Rudolphi ait véritablement basé sa distinction du *Strongylus gigas*, qui, à nos yeux, n'est autre qu'un lombric qui grandit outre mesure et sans obstacle, quand il peut se développer dans les reins de l'homme et de divers autres quadrupèdes (1015). La figure donnée par l'Encyclopédie ne diffère en rien de celle du lombric.

3e GENRE : TRICHOCÉPHALE (*Trichocephalus*).

1024. Le trichocéphale (tête longue comme un fil) se fait remarquer par l'amincissement graduel de la partie antérieure de son corps, en sorte que nous n'avons pas de microscope assez puissant pour apercevoir les détails de la tête. Ce sont des vers qui ont les mêmes habitudes que les lombrics ; le trichocéphale de l'homme atteint jusqu'à sept centimètres ; après la mort du malade il aime à se réfugier dans le cœcum ; quand il pullule dans les intestins, il produit une dyssenterie qui a pris le nom *morbus mucosus*. Ce ver se modifie en passant dans le corps des petits mammifères, et *vice versâ*. Nous serions tentés de croire que le ver publié par Spigelius et par Andry (*Gén. des vers*, préf., page XIV) n'est que la partie antérieure altérée d'un très-long trichocéphale, plutôt qu'un fragment de *tænia*.

4ᵉ Genre : FILAIRE et DRAGONNEAU (*Filaria.*)

1025. Les filaires sont des vers cylindriques, très-grêles, qui acquièrent une longueur démesurée, et dont la plupart sont susceptibles de vivre dans l'eau, et même dans la terre humide, en attendant une proie sur laquelle ils puissent se jeter. Ce n'est pas au sujet de la filaire que l'on pourrait professer l'opinion scolastique que nous avons dû si longuement réfuter, en parlant des ascarides ; car il n'est pas de tissus et d'organes si compactes, où l'on n'en ait surpris, occupés à accomplir leurs effrayants ravages.

Première espèce : (δραχόντιον des Grecs ; *dracunculus* des Latins, mal à propos confondu avec les crinons ; *dragonneau*, des Français ; *colebrilla*, des Américains ; *vena medena* ou *nervus medinensis*, Avicenne ; *vena mitena*, Amat. lusitan. ; ver de Guinée ; *gordius medinensis*, Lin. ; *filaria medinensis*, Rudolph. et Lamk.)

1026. Explications historiques sur cette synonymie. Plutarque nous a transmis un passage d'Agatharcides, historien et philosophe du temps de Ptolomée Philométor (an du monde 3770), dans lequel nous trouvons pour la première fois la description de la maladie produite par la filaire, maladie dont Hippocrate et les auteurs suivants ne font pas la moindre mention : « Les peuples qui habitent la mer Rouge, dit Agatharcides, sont sujets à une maladie particulière ; certains petits dragons, qui se trouvent dans leurs jambes et dans leurs bras, leur mangent ces parties; ils montrent quelquefois leurs têtes au dehors; mais sitôt qu'on les touche, ils rentrent et s'enfoncent dans les chairs, en s'y tournant de tous côtés, et ils y causent des inflammations insupportables. » Plutarque ajoute que, ni avant ni depuis Agatharcides, personne n'a rien observé de semblable.

Cette observation fixa depuis l'attention de Galien, qui, n'en ayant jamais vu lui-même, et n'en parlant que d'après les personnes qui avaient voyagé en Arabie, ne voulut pas assurer que les dragonneaux fussent de nature vermineuse plutôt que nerveuse (*de loc. affect.*).

Paul d'Égine (liv. 4, chap. dern.) en parle dans le même sens; il les appelle *crinons*, parce qu'ils ont l'air de pelotons de cheveux; puis Avicenne (Fen. 3, lib. 4, cap. 21) lui donne le nom de *vena medinensis* et de *nervus medinensis*, du nom de la ville aux environs de laquelle il l'avait observé plus fréquemment, ne sachant si c'était une veine, un nerf ou un animal. Albucasis, autre auteur arabe, et qui, par conséquent, avait eu, comme Avicenne, occasion d'en observer sur place, en a mesuré qui avaient jusqu'à vingt palmes. Amatus Lusitanus (*Curat. medicin.*, centur. 7, cur. 64) nous a très-bien décrit la manière dont on l'extrait, en le roulant autour d'un bâtonnet. Aëce, Rhazès, Daleschamps en avaient parlé en témoins oculaires; mais nul d'entre eux ne s'était prononcé sur la nature helminthique de ce dragon, et nous arrivons au siècle d'Ambroise Paré, sans rencontrer une opinion plus explicitement formulée; car, après avoir réfuté les diverses opinions des auteurs précédents, Ambroise Paré se résume en ces termes (liv. 8 des Tumeurs en particulier, page 320, édit. de 1628): « Pour donc en bref arrester quelque chose de la nature, essence et génération des dragonneaux, j'ose bien dire, sauf meilleur jugement, n'estre autre chose qu'une tumeur et apostème faite par une ébullition de sang, etc. »

Les progrès des études micrographiques ne laissèrent pas longtemps planer une pareille incertitude sur la place que le dragonneau devait occuper parmi les helminthes; et Linné l'intitula *Gordius medinensis*. Mais, par une fatalité qui pèse assez souvent sur la micrographie, nous avons vu de nos temps un anatomiste remettre en question tout ce que la science avait acquis à ce sujet. Jacobson de Copenhague a occupé, en 1834, notre Académie, d'une singulière opinion qu'il annonçait s'être faite de la structure du *Filaria medinensis* (*). D'après lui, cette filaire ne serait qu'un tube ou fourreau rempli de vermicules : nous expliquâmes dès cette époque, dans le journal *le Réformateur*, d'où venait l'erreur de dissection de Jacobson.

1027. CARACTÈRES ANATOMIQUES DE LA FILAIRE DE MÉDINE. Ce ver parvient quelquefois à la longueur de trois pieds, quoiqu'il reste aussi grêle qu'un fil. On comprend qu'on pourra en faire autant d'espèces, qu'on le trouvera plus court, surtout en l'observant chez les divers animaux autres que l'homme. Qui aurait la hardiesse de voir la filaire de Médine ou de l'homme, dans une filaire longue d'un centimètre, et qu'on rencontrerait dans l'œil d'une volaille ou d'un petit quadrupède? Ainsi que les lombrics, la filaire n'est presque qu'un longissime ovaire, dont la tête et la région thoracique ne semblent qu'une des extrémités. Le canal intestinal, qui le traverse d'un bout à l'autre, étant très-exigu et facile à se rompre, on s'explique facilement comment il sera arrivé à Jacobson de croire que ce long corps n'était qu'un sac rempli de vermicules; car la filaire étant vivipare et ovipare, ainsi que les strongles, on aperçoit facilement à une certaine époque le petit ver à travers la transparence des enveloppes de l'œuf. D'un autre côté, il est fort rare qu'en extrayant la filaire du corps du malade, on l'obtienne en entier et dans toute sa longueur; la tête et la queue se détachent assez facilement du reste du corps, sous l'effort de la traction; or supposez que cet accident arrive sur la filaire de la poule que représente la figure 10 de notre planche 10, entre les deux points marqués *ov*, *ov'*, où commence et se termine l'ovaire, ne croira-t-on pas n'avoir devant les yeux qu'un tube rempli d'œufs? Telle est l'origine de l'opinion trop légèrement transmise à cet office de la publicité que nous nommons l'Institut.

(*) *Nouvell. Annal. du Musée d'hist. nat.*, tom. 3, 1re livr., pag. 80.

1028. La manière avec laquelle la filaire s'introduit dans nos chairs, et y décrit des sinuosités de toute espèce, nous indique suffisamment que la structure de sa portion céphalique doit être celle de tout instrument perforateur, celle d'une vis qui entre en taraudant. L'analogie nous indique, d'un autre côté, que cette manière de vis ne saurait être que la disposition en spirale des piquants ou lamelles que l'on rencontre sur la tête ou à l'orifice buccal de bien d'autres helminthes. Les souffrances horribles qu'éprouve le patient achèvent de corroborer cette hypothèse, que la petitesse de l'organe ne nous permet pas de démontrer par l'observation directe.

1029. Effets morbides de la filaire de Médine. C'est dans les tissus cutanés de l'homme que la filaire a presque toujours fixé l'attention des malades et des observateurs ; c'est là qu'elle rampe à travers la couche des muscles, des tendons et des aponévroses qu'elle laboure de ses nombreuses sinuosités. Les organes qu'elle affecte de prédilection sont la jambe plutôt que la cuisse, l'une et l'autre malléole, les bras, les mains, les hanches, les lombes, le scrotum, et jamais la tête ; c'est-à-dire que la filaire recherche les tissus où elle trouve en même temps et plus d'épaisseur et moins de frottements extérieurs : tout être animé est doué d'un instinct de prévoyance.

1030. Il survient quelquefois des circonstances qui l'obligent à abandonner sa place et à se faire jour au dehors. La chair se tuméfie en cet endroit, elle s'y enflamme parce qu'elle se désorganise au contact de l'air extérieur ; on voit s'y élever ensuite une pustule de la grosseur d'un pois ; c'est une phlyctène ou un phlegmon, selon la température et la nature de l'organe. Le malade éprouve sous cette place un sentiment pénible de reptation. Le second jour, on l'ouvre avec une aiguille, on en voit sortir alors l'extrémité libre du ver, que l'on commence à enrouler autour d'un bâtonnet, comme autour d'une bobine, avec la précaution de n'exercer tout juste, de ces efforts de traction, que ce qu'il en faut pour le décider à céder d'autant, et ne pas s'exposer à le rompre. C'est par ce moyen mécanique que les Arabes se débarrassent de cet hôte terrible, quand leur corps n'est envahi que par un seul.

L'usage des fomentations aromatiques le refoule à l'intérieur, si l'on ne les accompagne pas d'une médication interne. Cet helminthe n'épargne ni l'âge, ni le sexe, et les étrangers pas plus que les indigènes. Dire que la fièvre, les convulsions, le marasme, etc., sont les symptômes habituels du parasitisme de cet helminthe, ce serait répéter une phrase qui s'applique à toute espèce de ver de ce genre-là.

1031. Mais parmi les effets morbides que la filaire de Médine engendre, il en est un qui la caractérise avec une certaine spécialité. Ce ver si grêle et si long laboure la peau en spirales serrées, il la désorganise en se frayant des sinuosités souterraines dans l'épaisseur du derme, et sans que rien n'indique à l'extérieur la présence de ce fil mouvant que cache l'épiderme; la filaire, en effet, ne se décèle que lorsqu'elle se trouve dans la nécessité de sortir de ces chairs. Mais un pareil travail doit finir par laisser des traces, car c'est un travail de désorganisation, et ces traces seront d'autant plus visibles que la filaire en aura disparu, laissant à sa suite la mortification et la flétrissure des tissus labourés, effet morbide qui se traduira aux yeux, sur l'épiderme, par des saillies et des sillons concentriques, ou plutôt en spirales serrées, par un guillochage de tissus arides et desséchés. Dessinez ce que nous venons de décrire, sur une jambe ou sur une cuisse, et vous aurez devant les yeux la figure de la lèpre *alphos*, si commune en Arabie et en Égypte, ou de la lèpre tyrienne (*), dont la croûte d'une pustule sèche du *ruppia simplex*, fig. 6 de notre pl. 11, peut nous donner un diminutif isolé. Qui saura que ces effets de désorganisation cutanée ont pour auteurs les filaires, puisque ces filaires ne chercheront pas à sortir du corps? Ne sommes-nous pas habitués, par les doctrines de l'école, à ne juger de la présence des helminthes dans le corps que lorsque nous les en voyons sortir? En sorte que nous sommes censés ne point en avoir, tant que nous n'en rendons pas par les selles ou autrement; et cette naïveté n'a-t-elle pas force d'axiome dans tous les livres de médecine? Donc, quand un malade se trouvera

(*) *Voyez* Alibert, *Monogr. des Dermatoses*, planches des pag. 484-492. In-4°.

envahi de filaires qui ne feront pas mine de sortir, il aura aux yeux du classificateur une *leuce*, une lèpre, mais non une maladie vermineuse.

1032. En raisonnant d'une manière toute contraire, qui est la seule logique, nous établirons en principe que la filaire a la faculté de s'introduire et de vivre dans tous nos tissus, et dans nos intestins mêmes, dans le péricarde et dans le cœur, dans les poumons, le globe oculaire, et même le cerveau, tout aussi bien que dans les muscles; car elle se trouvera partout dans les mêmes conditions que dans les muscles superficiels, passant successivement des organes plus circonscrits aux organes plus développés, à mesure qu'elle augmentera en longueur par le progrès de l'âge, et prenant tout autant de noms spécifiques qu'elle se sera allongée d'un cran. Les naturalistes qui, ne portant pas leur attention au delà du résultat qui s'offrait à leurs yeux, avaient supposé que la filaire ne vivait que sous la peau de l'homme, se trouvaient fort embarrassés d'expliquer comment et par quel mode de transmission elle s'y était introduite, car la peau du malade n'offre jamais la moindre trace de perforation externe, avant l'époque où la filaire la perfore du dedans au dehors pour en sortir. Cette difficulté disparaît, dès qu'on pose la question dans les termes de notre hypothèse; car il en résulte que la filaire s'introduit dans notre corps, comme s'y introduisent tous les autres helminthes; par ses œufs et non pas seulement et exclusivement sous la forme adulte; par ingestion ou aspiration, et non par le moyen d'une perforation cutanée. Cependant il ne sera pas inutile d'évaluer le motif qui porte cet helminthe à venir ainsi labourer la peau du malade. Nous avons déjà vu les lombrics pénétrer dans ces régions musculaires, pour y déposer leurs œufs, pour les mettre et à l'abri de l'action corrosive des aliments, et sous l'influence de l'air atmosphérique qui se tamise, sans se décomposer, en passant à travers ces parois. Ne serait-ce pas dans un pareil but que la filaire se glisserait dans les régions cutanées ? Le fait suivant nous semble le démontrer péremptoirement. La filaire de la poule (*Filaria gallinæ*, Gmel ; *Hamularia nodulosa*, Lamk.) que la fig. 12, pl. 10, représente de grandeur naturelle, et la fig. 10, grossie vingt fois environ ; cette filaire, dis-je, vit dans les intestins de la poule, où on la trouve plus habituellement, quand on observe à l'instant où on tue la volaille. A un grossissement un peu plus fort, ses œufs affectent l'aspect de la fig. 11, pl. 10. Son ovaire occupe, sur la fig. 10, tout l'espace compris entre *ov* et *ov'*. Or, en examinant, le 11 octobre 1839, avec plus d'attention que de coutume, un poulet que l'on venait de plumer, j'aperçus à travers la transparence de l'épiderme, sur les muscles pectoraux et sur ceux de la cuisse, des granulations qui me faisaient l'effet de lobules adipeux jaunes et écartés les uns des autres. L'épiderme ayant été enlevé avec précaution, ces petits corps m'apparurent avec l'aspect de la fig. 9, pl. 10, enchâssés chacun dans une maille du tissu cellulaire et aréoleux, comme dans un kyste, et ce tissu aréolaire ayant été déchiré, j'eus devant les yeux les œufs que représente la fig. 8, pl. 10; l'un d'entre eux semble porter l'empâtement par lequel il tenait organiquement, comme par une surface placentaire, au tissu qui fournissait les sucs et le calorique aux progrès de son incubation. Ces œufs sont vus à un assez fort grossissement, les plus gros atteignant à peine trois millimètres, tandis que les plus petits ne dépassent pas un millimètre et demi. Leur test jaune et dur, aplati, irrégulièrement ovale, renfermait un tissu compacte et lardacé; leur structure enfin me rappelait assez bien les œufs de l'alcyonelle et de la spongille que j'ai décrits en 1828 dans un travail spécial. On les trouvait éparpillés çà et là dans le tissu aréolaire de ce poulet, par grappes de sept à huit. J'ai vainement essayé de les faire éclore, en les tenant plongés dans une masse de chair de poulet exposée à une température favorable ; la putréfaction de la chair s'est sans doute opposée à l'éclosion, et je n'avais pas sous la main d'autres poulets vivants, pour leur inoculer ces œufs et en suivre le développement. C'est une expérience à reprendre. Quoi qu'il en soit, ces corps sont de véritables œufs ; par la ressemblance de leur forme et la structure de leur test, ils appartiennent à la filaire de la poule; donc, la filaire se réfugie dans les tissus cutanés, pour y disséminer ses innombrables œufs, et y remplir ce devoir irrésistible, qui force tous les animaux, depuis l'éléphant jusqu'à la monade, à veiller à la propagation de leur espèce.

1033. Admettons maintenant que tous ces œufs dont l'incubation était si avancée, à en juger par leurs dimensions, fussent éclos en place, et que les petites filaires se fussent mises à exploiter pour leur compte les tissus dans lesquels le hasard les avait déposées, n'est-il pas évident que le poulet eût été attaqué de calvitie, que toutes ses plumes en seraient tombées, et qu'ensuite la chair, dénudée, eût offert de plus en plus le guillochage qui caractérise la maladie *alphos* ou la lèpre tyrienne? Mais si l'observateur venait à disséquer ces tissus, à cette époque de l'extrême jeunesse de la filaire, ne prendrait-il pas tous ces petits êtres pour des helminthes d'un genre nouveau, pour une nouvelle espèce de *trichina?* On ne saurait le répéter trop souvent, les observations isolées multiplient les espèces ; les observations d'ensemble les réduisent et les circonscrivent d'une manière durable.

1034. Filaires dans le globe de l'oeil. Le plus ancien exemple de l'existence de la filaire dans le globe de l'œil humain nous a été fourni par *Amatus Lusitanus*, qui écrivait vers le milieu du seizième siècle (*). Il est vrai qu'ici la filaire pourrait bien être un jeune lombric, et que, d'un autre côté, elle sortit par le grand angle de l'œil et a pu provenir des cavités nasales par le canal nasal ; cependant sa longueur (d'un demi-palme) et son épaisseur (une ligne, *linea*) nous permettent d'y voir une jeune filaire plutôt qu'un lombric ; le fait a été observé sur une fille de trois mois, et le ver fut retiré par les assistants.

Depuis l'observation publiée par Mongin (**), médecin de l'île Saint-Domingue, les médecins des îles et même de toute la zone torride des trois continents, ont eu de fréquentes occasions d'observer la filaire se frayant une route dans l'épaisseur de la conjonctive des nègres, et surtout des négresses, à qui sa pré-

(*) Cent. 7. Cur. 63.
(**) *Journ. de Méd.*, 1770, tom. 32, pag. 338.

sence occasionne les plus cuisantes ophthalmies. Voyez, du reste, sur ce sujet et sous le rapport philologique, le catalogue qu'a publié Gescheidt de Dresde, dans le *Journal ophthalmologique* d'Ammon, et qu'a reproduit la *Revue scient. et industrielle*, dans ses numéros de décembre 1840 et janvier 1841, p. 410 et 50, et les figures de Nordmann (*Recherches microsc. pour servir à l'hist. natur. des anim. invert.*, deuxième cah. 1832). La partie anatomique ayant été négligée par ces auteurs, il n'est pas étonnant qu'ils aient multiplié, comme leurs devanciers, les espèces de filaires, en raison de l'âge auquel ils les ont surprises dans l'œil; une filaire de deux lignes ne saurait être la même espèce, dans nos méthodes de classification helminthique, que la filaire de huit à dix lignes.

1035. Quoi qu'il en soit, la présence de ces filaires, dans un organe d'une aussi grande sensibilité que l'œil, ne saurait manquer d'y occasionner des souffrances et des désordres aussi variés que le parasite se complaira à ravager de régions et de chambres; s'il se glisse dans ou sur le cristallin, ou dans la cornée transparente, le malade finira par être affecté de la plus complète cécité, la filaire deviendra l'auteur d'un leucome, d'un albugo, d'une cataracte, car ses ravages détruiront l'homogénéité des sucs et des tissus, sans lesquels il n'y a pas de vision possible. Mais qui devinera la cause de ces désordres chez l'homme, si elle ne vient d'elle-même se révéler au médecin, en perforant la conjonctive et se faisant jour au dehors?

1036. Présence de la filaire dans les poumons (1012). Treuttler a décrit, sous le nom d'*Hamularia lymphatica*, un ver qu'il a trouvé en abondance dans un phthisique, dont les glandes bronchiales étaient trois fois plus grandes que dans l'état naturel; le ver était filiforme, long de vingt-six millimètres. Nous n'y voyons qu'une jeune filaire, qui était là la cause morbipare de ce cas de *phthisie pulmonaire*.

1037. La filaire dans le tissu osseux. Les douleurs ostéocopes, que ressentent les malades attaqués par la filaire, démontrent suffisamment que cet helminthe ne dédaigne pas les tissus cartilagineux et osseux. *Gordius medinensis in indiis cor-*

pus intrat, dolores ostocopos inducit. (Nysander, *Exanth. viva.*, tom. 5, pag. 103, *amœn. acad.*)

1038. Autres espèces de filaires. On trouve des filaires dans la cavité abdominale du singe, dans l'abdomen et les poumons des corneilles, dans le foie du cyprin, dans les viscères du hareng, dans l'abdomen et les poumons du cheval, dans les larves des coléoptères, des papillons, dans les faucheurs mêmes, etc., et la classification en a fait autant d'espèces qu'elle les a trouvées dans des animaux différents.

2ᵉ espèce : Dragonneau (*Gordius*, L.).

1039. Les poissons, disons-nous, ont aussi leurs filaires dont ils se débarrassent, comme nous, avec les vermifuges qui se trouvent dans les eaux. Or, si l'on trouve une filaire voguant dans les eaux, à l'état libre, et cherchant une proie moins rebelle que celle qu'elle vient de quitter, et qu'elle soit recueillie en cet état par un observateur naturaliste, dès ce moment celui-ci l'appellera un dragonneau (*gordius*). Mais, anatomiquement le *gordius* et la *filaria* sont absolument identiques; et si nous les avons séparés par un titre, c'est pour mieux les réunir enfin par le raisonnement; je ne sache pas entre ces deux espèces la moindre différence. La filaire des quadrupèdes fouisseurs a la propriété de vivre dans les terrains humides et devient alors le dragonneau de terre; la filaire des poissons peut vivre dans les eaux, et devient alors systématiquement le dragonneau aquatique; la multiplication de ces vampires, dans ces deux milieux, est en raison de l'élévation de température et de la différence des climats.

1040. Les ravages du dragonneau sur l'espèce humaine n'ont jamais trouvé de meilleurs observateurs que les malades qui en souffrent; ils ont presque toujours été niés par les médecins de profession. Les naturalistes ont amplement confirmé les prétendus préjugés des hommes du peuple.

Lorsque la saison avancée les force de descendre de leurs montagnes dans les forêts de la plaine, où ils n'ont pour se désaltérer que des eaux croupies et échauffées par le soleil, les pauvres Lapons se sentent très-souvent pris de coliques atroces qu'ils nomment *ullem* ou *hotme*; les douleurs qu'ils éprouvent à la région de l'ombilic sont si atroces, qu'ils se roulent et se traînent par terre comme des lombrics; ils savent que le dragonneau qu'ils ont avalé, en s'abreuvant à ces mares, est la cause de tous leurs maux, car ils n'éprouvent jamais rien de tel sur la crête des montagnes où les eaux, trop froides, conservent toute leur limpidité; et de ce dragonneau Linné a fait le *gordius aquaticus* (*). Scheuchzer a décrit la même maladie dans les Alpes; mais il en a méconnu l'auteur, et en a attribué la cause mal à propos aux vases de cuivre dont font usage les malheureux mineurs de ces régions, comme si ces ouvriers ne savaient pas, au prix de quelques soins de propreté, se mettre à l'abri d'un empoisonnement semblable. Kempfer a suivi à peu près l'exemple de Scheuchzer, en décrivant la colique des Japonnais (*colica japonica*); il en a fait une entité maladive, et y a méconnu l'action du dragonneau. Cependant Leeuwenhoeck avait, depuis 1694, fixé l'attention des observateurs sur cette cause morbipare, en leur rappelant que les poissons sont sujets à être dévorés par des vers intestinaux, qu'ils rendent dans l'eau, et qu'ils communiquent ainsi aux hommes qui s'abreuvent à ces étangs (**). Cependant encore, et de temps immémorial, dans les Indes orientales, les jardiniers, au rapport d'Helenus Scott, trouvent dans les terres humides, surtout dans la saison des pluies, des pelotons de dragonneaux, qui s'attachent aux jambes des Indiens, lesquels s'aventurent à marcher pieds nus, et leur donnent la maladie que nous avons décrite sous la rubrique de la filaire. Ce sont principalement les porteurs d'eau de ce pays qui y sont les plus exposés, parce qu'ils transportent l'eau dans des sacs de cuir, que le dragonneau n'a qu'à perforer, pour pénétrer dans la peau du pauvre diable (***).

(*) *Flor. lappon.*, pag. 69, *de Angelicâ.* Les Lapons combattent ce mal avec la racine d'angélique (219), les cendres et l'huile de tabac, le castoréum liquide.

(**) Tom. 1, *Arcan. nat.*, 1722, epist. 78., 23 janv. 1694.

(***) Voyez *Revue méd.*, tom. 2, 1823, pag. 325. Le dragonneau se rencontre, avec une égale fréquence, dans les sables maritimes du Groënland, de la Gothie occidentale, etc. *Vermes minuti gordii*, dit Linné, ou plutôt Nysander, *facie*

1041. Le dragonneau est très-fréquent dans nos eaux et dans nos terres humides; pourquoi en serait-il autrement, puisque les poissons de nos étangs et les volailles de nos basses-cours sont infestés de filaires, que tous nos insectes fouisseurs, nos larves souterraines et aquatiques, sont exposés à en être envahis. Or, comme, sous la calotte de notre ciel, les mêmes causes engendrent invariablement les mêmes effets, il faut que bien des maux, dont nous ignorons la cause, soient le produit des ravages du dragonneau. S'il en est ainsi, que de cas de tétanos, de douleurs ostéocopes, de rhumatismes, de tumeurs blanches aux articulations, de coliques et convulsions, de délire et fièvres cérébrales, d'ophthalmie, otite, phthisie pulmonaire, n'ont d'autre auteur que la filaire-dragonneau, qui pénètre dans le système nerveux, dans les os, dans les muscles, dans les articulations, dans l'abdomen, les intestins, le crâne, les yeux, les oreilles, les poumons du malheureux qui s'abreuve aux eaux des mares, ou de l'imprudent qui s'endort la face contre la terre humide, et en pétrit l'argile avec des doigts trop délicats pour ce genre de travail-là. Dès que le dragonneau sent de la chair chaude et vivante appliquée sur le sol humide où il attend, il perfore la terre, comme un lombric, pour perforer ensuite la peau, comme si c'était de la terre ; et quand il s'y est introduit, on chercherait en vain par où il y est entré.

1042. Nous avons dit ailleurs (786) que l'on voit des petits vibrions nager dans les sucs pourris de la carie qui désorganise les ovaires des céréales ; ces vibrions (*vibrio tritici*) sont évidemment des petites filaires parasites de la carie, et elles auraient retenu leur vrai nom, si on les avait trouvées dans les intestins d'un animal. Comment y sont-elles parvenues? cette question a embarrassé de tout temps les physiologistes, qui

in Norvegiâ elephantiases excitare, et ulcera cacoethica nuper observavit Martinus (*Exanth. viva*, tom. 5., *Amœn. acad.*, pag. 103); et c'est peut-être au dragonneau qu'il faut rapporter encore les helminthes qui ont été trouvés dans le panaris et dans le fourchet des bestiaux. *Nascuntur etiam, sub ungulis ovium, teste Columellâ (lumbrici), quales etiam nos vidimus sub unguibus panaritio laborantium.* Thom Mouffet, *Insect. siv. min. anim. theat.*, pag. 285.

n'ont trouvé d'autre solution que d'admettre que leurs œufs y étaient parvenus de la racine, à la faveur de la circulation végétale; cette explication était bien difficile pour la nature qui a, dans le mouvement de l'air, un véhicule plus simple et plus rapide. Un coup de vent ne peut-il pas, en soulevant la poussière, venir déposer, dans les sucs de l'ovaire carié d'un épi, les œufs que la filaire aura pondus dans la terre, à l'époque où celle-ci était encore humide; ces œufs trouvent, dans la fermentation de la carie, toutes les conditions qui favorisent leur incubation, et ils y éclosent. Cette explication rend également raison de l'apparition des vibrions dans la pâte de farine qui fermente acétiquement, au contact de l'air et dans une faible quantité d'eau, enfin dans le vinaigre qu'on abandonne dans des vases ouverts. La durée de ces petites filaires ne doit pas être fort longue dans ces liquides, parce que la fermentation putride ne tarde pas à y remplacer la fermentation acide, et empoisonne cette vermine à peine éclose de ses œufs.

1043. S'il en est ainsi, et que ces vibrions soient réellement des filaires-dragonneaux, tous ces phénomènes morbides que l'on a attribués à l'action de la carie s'expliquent avec une immense facilité, par l'action bien autrement désorganisatrice de ces vibrions. En effet, ces vers résistent à une température élevée, se dessèchent même complétement, sans perdre leur faculté de reprendre la vie, dès qu'on les humecte d'un peu d'eau. On les voyait plats comme des pellicules par la dessiccation; on les voit gonfler, en s'imbibant, reprendre le mouvement et la vie en reprenant leurs premières formes, et s'agiter dans la goutte d'eau, comme si leur dessiccation n'avait été qu'un sommeil. Fontana a le premier constaté ce phénomène de résurrection sur le vibrion et sur le rotifère; Bauer l'a confirmé pour le vibrion en 1824; et vers la même époque je m'occupais de le vérifier, en étudiant les maladies des céréales. Or, si l'animal éclos résiste, avec tant de puissance, à l'action d'une température élevée, à plus forte raison il doit en être de même de son œuf. Si donc on vient à pétrir le pain avec de la farine infestée par ces vibrions (jeunes filaires) ou par leurs œufs, ceux qui en mangeront devront se sentir atteints de tous les maux qui caractérisent le parasitisme des filiaires, à moins que leur mode d'alimentation ne serve aussitôt d'antidote à ce poison animé ; et si l'infection de la farine est assez répandue, pour qu'elle atteigne une population tout entière, nous verrons apparaître ces terribles épidémies d'*ergotisme*, qui s'annoncent par les vertiges, les nausées, les dyssenteries, la fièvre cérébrale, et finissent quelquefois par l'oblitération la plus hideuse des organes, et même par la chute des membres ; car la filaire est coupable de tous ces fléaux-là ; elle désorganise tout ce qui la nourrit ; et quand elle s'attaque aux ligaments des articulations, force est bien que le membre se détache et tombe comme de pourriture.

6e Genre : ÉCHINORHYNQUE (*Echinorhynchus* et *Liorynchus*, Rudolphi).

1044. Les échinorhynques, vers mous, cylindriques, plus ou moins allongés, portent à la partie antérieure de leur corps une tête rétractile, également cylindrique, mais effrayante à voir, quand elle se déploie, à cause des crochets recourbés en arrière dont sa surface est hérissée sur un ou plusieurs rangs. On se demande, en l'observant, comment cet helminthe ne se déchire pas lui-même, quand il rentre sa tête dans le fourreau, et comment il peut la retirer des surfaces intestinales, dans lesquelles elle pénètre, sans les mettre en lambeaux. Le mode d'alimentation de l'homme ne paraît pas beaucoup lui convenir, car l'autopsie ne l'a pas encore surpris une seule fois, d'une manière authentique, dans les intestins humains. Mais on en trouve une espèce géante (*Echinorhynchus gigas*) dans les intestins du cochon qu'on engraisse, et diverses autres espèces dans les intestins des poissons et des volatiles qui vivent, sur les bords des eaux, de poissons ou de vermine ; d'où il faut conclure, que l'homme serait exposé à en être envahi à son tour, s'il se condamnait à un régime aqueux, herbacé, non alcoolique, à un régime antiphlogistique enfin.

1045. Nous terminons là la série des helminthes libres et de forme cylindrique, laissant de côté la *tétragule* de Bosc, qui n'est sans doute qu'une erreur d'observation, et la *sagittule* de Bastiani, qui ne nous paraît être qu'une larve de mouche sarcophage ou scotophage (815), que Bastiani aura trouvée dans le canal intestinal de l'homme. Bosc a trouvé la tétragule dans le poumon du cochon d'Inde.

1046. Nous ne saurions passer sous silence un autre genre de parasite, dont la détermination peut paraître douteuse, mais dont l'existence est incontestable ; nous voulons parler de la furie infernale (*Furia infernalis*, Lin.), dont le nom indique suffisamment la puissance morbipare. Gilibert, Mickewietz, Solander, disciple de Linné, et Linné lui-même (*), ont été témoins de ses ravages ; Linné en a été atteint. D'après lui, la furie infernale serait un petit ver long à peine d'un centimètre, linéaire, jaunâtre, glabre, mais hérissé sur ses deux côtés d'un rang d'aiguillons très-fins recourbés en arrière. Elle tombe du haut des airs, dit-il, et fond sur les habitants de la Bothnie, pénètre comme un trait dans leurs chairs, et peut leur causer la mort en peu d'heures, dans les plus horribles tourments. Il est si commun dans ce pays, que les enfants même l'y connaissent. L'endroit par où la furie pénètre présente un point noir entouré d'une auréole inflammatoire, qui noircit bientôt, et s'étend en faisant irradier la gangrène de proche en proche. Le malade est en proie à la fièvre la plus intense, qui le jette dans une déplorable consomption, si l'on ne se hâte ou d'extraire le ver, ou de cautériser la place scarifiée avec de l'huile essentielle de bouleau ou de houx, ou bien en appliquant sur la place un cataplasme de fromage frais. Ce ver est-il vraiment un helminthe ou une larve? c'est un point qu'il reste à éclaircir.

DEUXIÈME GROUPE : HELMINTHES LIBRES ET A CORPS APLATI.

PREMIER GENRE : FASCIOLE OU DOUVE (*Fasciola*, LIN.).

1047. Les fascioles sont des helminthes plats, rubanés ou foliacés, dont la bouche et l'anus sont situés sur la partie

(*) *Flor. lappon.* et *Amœnit. academ.*

antérieure de la surface inférieure, ce qui a fait donner, à la plupart d'entre leurs espèces, le nom de *distoma* (ver à deux bouches). Les figures ci-jointes représentent la douve du foie (***Fasciola hepatica,*** Lin.), que nous avons eu l'occasion d'étudier et de dessiner, à l'instant où nous venions de l'extraire d'un foie de mouton qu'on nous apportait de la boucherie.

A ce moment ces helminthes étaient encore en vie; ils étaient attachés à la paroi du canal cholédoque, au milieu du produit verdâtre et alcalin de la bile. La fig. 1 est de grandeur naturelle; les fig. 2 et 3 représentent, au grossissement de la loupe, deux individus de grandeur différente, et dans deux différents états de contorsion. L'anus *b*, fig. 2, se trouve à la distance d'un millimètre de la bouche terminale *a*. Dans la fig. 3, cette bouche se rapprochait de la sorte de l'anus, par des mouvements convulsifs, et comme cherchant une proie plus chaude que celle qu'elle abandonnait.

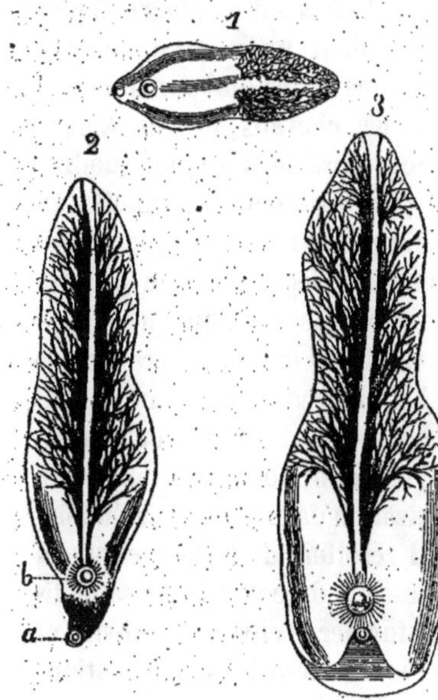

De l'anus à l'extrémité du corps, on distingue, par transparence, un canal que l'on prendrait pour le canal alimentaire, mais que l'analogie nous indique comme un gros vaisseau dorsal, où viennent s'alimenter toutes les anastomoses sanguines qui s'en détachent à droite et à gauche, comme tout autant de nervures secondaires de la feuille d'une plante. Ces petits canaux ramifiés étaient pleins d'un sang noirâtre en apparence coagulé. Le vrai canal intestinal ne s'étend que de *a* en *b* de la fig. 2. Le reste du corps est comme gélatineux, mou, contractile, et susceptible de déformer ses contours à chaque mouvement musculaire. On conçoit qu'un helminthe aussi plat peut, en se roulant sur lui-même, pénétrer dans les canaux biliaires les plus ténus.

1048. Outre les deux ouvertures dont nous venons de parler, les auteurs ont figuré un corps filiforme et comme un pénis, qui pourrait bien être l'organe générateur du mâle; comme je n'ai rien aperçu de tel, il faut croire que l'animal ne le sort qu'à l'instant où se fait sentir le besoin de la copulation.

1049. Ces fascioles sont très-communes dans le foie du mouton, et les bergers ne manquent jamais d'en diagnostiquer la présence, dès l'instant qu'ils voient un mouton attaqué d'*ascite*. On les trouve également dans le foie du bœuf, du cerf, des chèvres et chamois, des cochons, chevaux, lièvres, kanguroos, etc. L'homme y est sujet tout aussi bien que les quadrupèdes; seulement on surprend plus rarement l'helminthe en place, parce que les autopsies humaines n'ont presque jamais lieu qu'à l'époque où commence la décomposition cadavérique, laquelle chasse ou tue ces helminthes, tandis que le boucher fait ses autopsies sur le vivant. Les conséquences immédiates de la pullulation de ces helminthes chez l'homme sont l'ictère et la coloration en jaune de tous les tissus autrement colorés, l'ascite et l'hydropisie; et enfin, tous les troubles locaux qui résultent de la désorganisation de la substance du foie, et tous les troubles généraux qui résultent de l'obstruction du canal cholédoque, et de la suppression de cet indispensable liquide alcalin, qui seul peut transformer le chyme en chyle, et fournir ainsi une alimentation incessante à la sanguification. D'un autre côté, les canaux infestés deviennent osseux; on les sent craquer et crépiter sous la pression de la main. Les liquides coagulés participent de cette tendance à l'ossification, à la calculisation; peut-être même que les fascioles qui viennent à mourir et que leurs œufs non éclos subissent à leur tour les conditions que leur présence a fait naître, et deviennent les noyaux et la charpente de ces calculs biliaires que l'on rencontre si fréquemment dans les canaux du foie.

Fortassin (*Loc. cit.* 973. 8°) a eu occasion de lire une observation, dans laquelle on rapportait un exemple de deux cents fascioles dans le foie d'une femme. Bidloo, J. Bauhin, Bonnet,

Pallas, Rosen, Chabert, Brera, Bremser, en citent d'autres exemples. D'après Moulin, cet helminthe se montre assez communément dans le foie de l'homme, en Hollande, Suède, Norwége et Danemark.

1050. Quant à moi, toutes les fois que j'ai à soigner un malade affecté d'ictère, je le traite comme si les fascioles ou au moins les hydatides lui rongeaient le foie; et cette médication dissipe tout à coup tous les symptômes de la maladie, lorsqu'elle n'offre pas d'autre complication.

1051. Les premiers observateurs de la douve, cherchant à s'expliquer par quelle voie cet helminthe avait pu s'introduire dans le foie du mouton, ne rencontrèrent pas de solution plus ingénieuse de ce problème, qu'en supposant que les moutons gagnaient la douve toutes les fois qu'ils mangeaient les tiges de la crapaudine (*Sideritis glabra arvensis*) dont les feuilles ont la forme de ce ver, disaient-ils; et cette explication se rencontre dans le *Journal des Savants* de 1668, c'est-à-dire dans le journal qui a été de tout temps le plus rétribué pour être savant. On aurait pu trouver, dans les plantes aquatiques, des feuilles plus ressemblantes que celles du *sideritis* terrestre. Mais l'on abandonna bien vite cette explication, trop savante pour être vraie : l'observation, à cette époque, commençait à détrôner l'imagination. On découvrit, en effet, dans les eaux, des vers planulaires, et que l'on prendrait facilement pour des douves, si on les surprenait dans les organes d'un animal ; ce sont les planaires qui voguent dans les eaux des mares, se reposent sur les feuilles submergées des nénuphars, des callitriques, des potamogetons, etc., comme si elles en étaient les helminthes. Supposer donc que les douves du foie provenaient des œufs des planaires, ou de l'introduction des planaires elles-mêmes, que les moutons avalent en s'abreuvant, ce n'était certes pas trop s'écarter des règles de l'analogie; car, sous le rapport anatomique, les planaires ne se distinguent en rien de la douve que nous venons de décrire; et, quant à la différence de l'habitation, elle s'explique de la même manière que nous avons expliqué les rapports du dragonneau et de la filaire. Les douves que rendent les poissons continuent à vivre dans l'eau, sans qu'elles paraissent avoir changé de milieu ; dans cet état de liberté, ne seront-elles pas de vraies planaires, et ne redeviendront-elles pas des douves, dès que les bestiaux les auront avalées en s'abreuvant à ces eaux ? A défaut d'expériences directes, l'analogie nous paraît le démontrer ; car il résulte des relevés statistiques que j'ai pu faire, que les animaux et l'homme sont d'autant plus exposés à s'infester de fascioles, qu'ils habitent des pays plus marécageux, et où abondent davantage les planaires. Les moutons qui s'abreuvent aux sources limpides ou aux grands cours d'eau y sont moins sujets que ceux qui n'ont d'autre abreuvoir que des mares d'eau croupie. Cependant l'introduction des douves dans les intestins des mammifères peut encore s'opérer par la dissémination des œufs à l'aide du vent et de la poussière, ainsi que nous l'avons démontré à l'égard de l'ascaride (998).

1052. Quant à l'incubation des œufs de la douve, on est forcé d'admettre qu'elle a lieu à la manière de celle des vers que nous avons décrits plus haut, et que la douve confie aux tissus nerveux, cellulaire et musculaire, le développement d'une progéniture qui disparaîtrait bientôt du cadre de l'histoire naturelle, si la douve pondait habituellement, et sans autre souci de l'avenir, dans les canaux où coule la bile, qui les entraînerait bientôt dans le duodénum, d'où ils seraient expulsés au dehors par le travail incessant de la défécation. Mais nulle part, ni dans la bile, ni dans les fèces, on n'a jamais rien observé d'analogue aux œufs, ni de la douve, ni de tout autre helminthe ; il faut donc que la douve aille pondre ailleurs ; or, il est démontré que la douve a, comme l'ascaride, la faculté de perforer les tissus les plus consistants, et d'émigrer, par conséquent, dans les organes les moins en communication directe avec le canal cholédoque et les intestins. Nous aurons sujet de rappeler plus bas cette induction théorique.

2e Genre : **DISTOME** (*Distoma*, Rudolphi ; *Fasciola*, Lin.) ; vers cucurbitains des auteurs.

1053. Les distomes se distinguent spécialement des douves

ou vraies fascioles, d'abord par la forme cylindroïde légèrement aplatie de leur corps, par le voisinage de l'anus et de la bouche, et enfin par la ventouse d'appréhension qui termine brusquement la partie postérieure de leur corps, et leur permet de la sorte de s'appliquer sur une surface, à l'aide de leurs deux extrémités à la fois, et à la manière des sangsues. Cette ventouse d'application et d'adhérence pourrait être prise au besoin pour l'orifice buccal, quand on l'observe sur un helminthe privé du mouvement et de la vie ; c'est ce qui est arrivé à quelques observateurs. Ces sortes d'animaux sont d'une simplicité telle, ils offrent si peu d'analogie avec l'organisation des autres helminthes, que leur place au catalogue serait la plus grande des anomalies, si l'on était forcé de les admettre comme des êtres indépendants ; point de canal alimentaire distinct, et à sa place une simple communication entre les deux orifices ; point d'organes de copulation et de fécondation ; toute leur substance ne paraissant qu'un ovaire, et l'animal complet n'étant pas plus compliqué que la gemme détachée d'une espèce quelconque de *ténia*. Aussi, cette dernière analogie a-t-elle été pour moi un trait de lumière ; et à force de confronter les figures entre elles, et d'observer sur le vivant l'histoire de ces vers, suis-je arrivé à cette conséquence, que les vrais monostomes, distomes, polystomes de Rudolphi ne sont que des articulations isolées de ténia, des gemmes ovariennes qui se détachent et jouissent, jusqu'à la parturition, d'une vie indépendante, que des vers cucurbitains enfin (*vermes cucumerini* ou *cucurbitacei* des anciens). En effet, ces vers cucurbitains, en sortant du corps, se meuvent, s'étendent, se contractent, éjaculent leurs œufs sous les yeux de l'observateur, comme le feraient d'autres helminthes, ainsi que l'ont constaté, bien longtemps avant nous, une foule d'observateurs (*). On les prendrait pour des vers d'une nouvelle espèce, avant d'en être avertis, quoiqu'on ait présentes à l'esprit les figures et l'histoire des *ténia* des divers animaux ; l'exemple suivant me fera encore mieux comprendre, sur la possibilité de la méprise, car je ne me suis bien aperçu de la mienne, qu'après

(*) *Voy.* Andry, *de la Génération des vers*, éd. de 1741, tom. 1, pag. 224.

avoir fini à ce sujet tout mon travail. Je ne serais pourtant pas éloigné de croire que ces organes de propagation ne soient en état d'exercer sur nos tissus un certain parasitisme, et de s'y appliquer par leur oscule éjaculateur, pour y déposer les œufs dont ils sont gros ; comme l'œuf s'implante sur une surface placentaire, leur parasitisme ne serait alors qu'un parasitisme d'incubation. Si nous voulions pousser ensuite plus loin les conséquences, nous n'hésiterions pas à faire à la douve les applications de tous ces aperçus, et, pour nous, la douve ne serait qu'une gemme, comme les distomes ; mais cela nous mènerait trop loin. Il nous suffira, je pense, de renvoyer nos lecteurs à la planche 41 de l'*Encyclopédie :* qu'ils prennent la peine de dessiner à part l'une des gemmes des fig. 2, 13, 17, 25, et qu'ils les présentent à un helminthologue, sous les noms de monostomes ou de distomes, celui-ci ne manquera pas d'en désigner le nom spécifique, ou de lui imposer un nouveau nom.

1054. Distome du chien, ou ver cucurbitain du chien (*Distoma canis*, Nob., pl. 10, fig. 1-7). Toutes les fois que les chiens commencent à rendre, non plus des excréments crétacés et durcis, mais des déjections molles, charnues et glaireuses, il est assez constant que celles-ci fourmillent de vers d'un blanc de lait, cylindroïdes, cartilagineux, qui se contractent convulsivement pour s'échapper de la matière ; quelques-uns d'entre eux restent adhérents au poil du pourtour de l'anus, d'où ils pendent d'une manière dégoûtante à voir. Leur longueur, avant la contraction de leur agonie, dépasse peu deux centimètres sur trois millimètres de large. La fig. 5 *b*, pl. 10, en représente, sur un fond noir, un grossi de deux fois environ, et qui exécute des mouvements de contraction. La fig. *a*, *ibid.*, le représente, alors qu'il s'est contracté sur lui-même pour mourir ; il s'est élargi en se raccourcissant, et il a pris ainsi une forme quadrilatère. Une fois parvenu sur un plan solide, on le voit y cheminer à la manière des chenilles arpenteuses. A une loupe qui grossisse environ vingt fois, on observe un orifice *b*, fig. 1, qui doit être considéré par analogie comme la bouche, et sur le milieu d'un des côtés du corps, l'orifice anal *a* ; ces deux ouvertures communiquent entre elles par un canal simple ; car on fait sortir sans difficulté en *a* le crin qu'on pousse par *b*. Dans les monostomes, l'ouverture latérale doit être fermée par la force de la contraction musculaire du ver. Quant à d'autres organes, on ne distingue que deux tissus ovariens *ov*, fig. 1, qui partent de chaque côté de l'orifice buccal *b*, et vont se perdre à la hauteur environ de l'anus *a*. On extrait, de ces ovaires, des œufs non fécondés, fig. 6, qui sont ovoïdes et infiniment petits, et des œufs fécondés sphériques, d'un magnifique nacre et d'une grande dureté, qui, sur un fond noir, se présentent à la loupe, avec l'aspect de la fig. 2, et à un grossissement supérieur avec les reflets de la fig. 3. Si on les observe, au contraire, par transmission des rayons lumineux, ils ne laissent parvenir à l'œil de l'observateur que des rayons jaunes, et s'offrent avec l'aspect de la fig. 7. Ils ont en diamètre environ un trentième de millimètre. L'helminthe, ainsi que nous l'avons déjà remarqué au sujet de l'ascaride, les pond sans gêne sur le porte-objet du microscope, quand on l'y observe, immédiatement après qu'il est sorti de l'anus du chien. La fig. 4, quoique d'une grande exactitude, donne une faible idée de la rigidité de contraction de la ventouse caudale *c* de ce ver.

1055. Que ces œufs puissent se communiquer à l'homme, l'évidence en résulte de leur dissémination à la surface et de la terre et du pavé d'un appartement où l'on renferme des chiens. Ces vers, en effet, doivent pondre là, tout aussi bien que sur le porte-objet du microscope ; et dès ce moment, on ne saurait plus calculer par combien d'accidents ces atomes sont dans le cas de s'introduire dans les divers tissus favorables à leur incubation. Or, les tissus vivants sont certainement de ce genre, quelle que soit l'espèce animale qui en soit la proie. L'homme peut donc être à son tour infesté de ce distome du chien, comme il l'est de la douve du foie des bestiaux : son orgueil de race, il a beau faire, ne le préservera pas plus de la première humiliation que de la dernière ; et d'après les détails anatomiques que nous venons de donner, on peut se faire une idée des conséquences de cette communication contagieuse. Les enfants, soit à cause de leur mode de nutrition, soit à cause de leur inexpérience et de leur manque de propreté, sont plus exposés que les adultes à l'invasion de ces œufs d'helminthes ou de ténia.

1056. On les voit languir alors, en proie à une constipation qui fait refluer le sang à la tête, et qui les oppresse, en refoulant les intestins et l'estomac contre le diaphragme; la région du foie est ballonnée, le pouls est fort et dur : quand ils vont à la selle, c'est avec épreinte, et ce qu'ils rendent a assez l'aspect des déjections charnues des chiens; on dirait des morceaux de viande à demi digérés, striés de sang, et à circonvolutions cérébriformes. Si l'infection se communique à l'adulte, comme son alimentation plus épicée s'oppose à un aussi grand développement, les symptômes du parasitisme de ce distome s'arrêtent à une constipation assez opiniâtre, à une impatience qui, sur des riens et à la moindre circonstance, s'élève jusqu'à la fureur. Il compte, avec un peu d'attention, comme par tout autant de coups de fouet intimes, les instants où l'helminthe s'applique et ceux où il se détache et lâche prise; le sang lui monte au cerveau et y engendre les idées les plus noires, car c'est un sang incomplet, épaissi et prompt à se coaguler; la chylification, qui l'alimente et le répare à l'état normal, n'ayant plus lieu qu'à de faibles intervalles, et pendant les intermittences de la voracité de ces parasites du foie.

1057. On jugera, par ces indications, de tous les genres de ravages dont ces helminthes seraient capables, en s'introduisant dans les autres organes du corps humain. Or, dans quels organes, des œufs d'aussi petit calibre ne peuvent-ils pas pénétrer?

5e GENRE : **LIGULE** (*Ligula*, Rudolphi; *Fasciola*, Lin.).

1058. Les ligules sont des douves d'une grande longueur, que nous en séparons, moins parce qu'elles s'en distinguent en réalité, que pour ne pas heurter de front les habitudes de la classification. Ce sont des helminthes spéciaux aux poissons, surtout à ceux qui se rapprochent de la tanche, ainsi qu'aux oiseaux qui pêchent le poisson; ils s'attachent aux intestins ; on les prend souvent pour la vessie natatoire, quand on les trouve appliqués contre le péritoine; car ils perforent les intestins, comme le feraient les ascarides. D'après Leeuwenhoek (*), les poissons qui en sont atteints prennent de tels caractères d'émaciation, qu'à leur seule vue les pêcheurs sont en état de deviner la cause de leur maladie; ils donnent à ce vers le nom de sangle (*cingulus*). Rudolphi rapporte que les ligules que l'on trouve dans l'abdomen d'une petite espèce de poisson voisine du barbeau, sont recherchées en Italie, où elles font les délices des gourmets, sous le nom de *macaroni-plat;* et l'on conçoit la justesse de la comparaison, quand on se rappelle que la ligule des poissons atteint jusqu'à trente-six centimètres de longueur, et quinze millimètres en largeur, et qu'on estime la qualité de sa chair par le peu de résistance que la tendreté de ses tissus oppose aux instruments tranchants et aux réactifs chimiques.

1059. Si la ligule des poissons se communique aux oiseaux piscivores, pourquoi ne se communiquerait-elle pas aux bestiaux qui s'abreuvent de l'eau des étangs, et qui peuvent en avaler soit les œufs, soit les individus jeunes? L'homme lui-même, le marin, ne se trouvent-ils pas dans une foule de circonstances favorables à cette intrusion? Sans doute nos procédés culinaires, en faisant passer tous nos mets par le feu, nous débarrassent d'avance d'une pareille peste; mais les peuples ichthyophages et qui mangent les poissons crus, doivent être fréquemment exposés à ses ravages. Quant à nos marins d'eau douce, surtout ceux qui, par goût ou par besoin, pratiquent les règles de la sobriété, et mettent dans leur vin de l'eau des canaux sur lesquels ils voyagent, ceux-là ne peuvent pas toujours échapper au danger.

S'il en est ainsi, on conçoit, par la différence des milieux, que les symptômes du mal seront bien plus graves chez les animaux terrestres que chez les poissons; car nous ne sommes

(*) *Arcan. nat.*, 1694, tom. 1. *Epist.* 78, 23 janv., pag. 368. — Andry est le premier auteur en France qui en ait publié la figure, et qui ait observé par lui-même les ligules de la tanche (*Gén. des vers*, tom. 1, pag. 52, édit. de 1741.)

pas placés, comme eux, dans un bain qui nous rafraîchisse à mesure que la fièvre nous brûle, et qui répare à fur et mesure les désordres de la désorganisation. Nous ne supporterions pas aussi impunément que les poissons l'action d'un helminthe d'une certaine taille, qui nous perforerait les intestins, pour venir se loger dans la capacité de l'abdomen; et si l'ouverture de la perforation se refermait après le passage de la ligule, celle-ci, s'attachant en grand nombre aux parois du péritoine, n'y déterminerait-elle pas, par une succion aussi active, tous les symptômes et les effets morbides qui caractérisent l'hydropisie et la tympanisation ?

1060. Mais si la ligule a la propriété de perforer les intestins, pour passer dans la cavité péritonéale, on ne saurait lui refuser celle de passer dans une cavité quelconque, en perforant les parois qui la séparent de l'abdomen. De proche en proche, elle peut pénétrer dans les plèvres et dans les vaisseaux sanguins. Pourquoi en serait-il autrement, puisque les lombrics et les strongles y passent (1023). Or, nous avons, dans un fait publié par Treutler (*), la confirmation la plus évidente de cette hypothèse. L'auteur a extrait, de la veine tibiale d'un jeune ouvrier, un ver qui, à nos yeux, est une véritable ligule, une véritable fasciole allongée; il en a trouvé une analogue entre les ligaments larges de l'utérus. La figure et la description de Treutler se rapportent évidemment à une douve (1047); seulement Treutler avait cru distinguer six pores vers la partie antérieure du corps, et en avait fait, sur ce caractère, un nouveau genre, sous le nom d'*hexathyridium*. Mais il est évident à mes yeux que l'auteur a pris les plis de la peau qui se contracte, pour tout autant de pores. Aussi Rudolphi, se rapprochant plus près de la vérité, n'a vu, dans ce ver, qu'une planaire, et pourtant, cédant un peu trop à l'autorité de l'inventeur, il a cru devoir les placer dans ses polystomes, sous le nom de *Polystoma pinguicola* et *venarum* (*Linguatula*, Lamk).

(*) *Observ. pathologico-anat. auctarium ad helminth. corp. hum. continentes*; auct. Fr. Aug. Treutler, Lips., 1793.

4e GENRE : POLYSTOME (*Polystoma*, Rud.).

1061. Le genre polystome se distingue des fascioles et des ligules par les six ventouses sur deux rangs que l'helminthe porte sous la partie inférieure de son extrémité céphalique, et au moyen desquelles il se fixe sur les parois des organes, soit internes, soit externes, des animaux. On en trouve sur les branchies du thon, dans les poumons du lièvre, à la surface du foie de la chèvre, dans la vessie urinaire de la grenouille, dans les sinus frontaux du cheval et du chien ; et quand les études anatomiques seront dirigées vers ces sortes de recherches, on en trouvera dans tous les organes de l'homme et de la femme, surtout chez les habitants des pays marécageux, et chez les personnes qui se livrent à l'élève des animaux domestiques.

TROISIÈME GROUPE : HELMINTHES COMPOSÉS ET ARTICULÉS.

1062. Ce groupe d'helminthes offre, avec les polypes, une analogie incontestable d'organisation et de développement, en ce sens que leur reproduction a lieu, et par gemmes qui restent adhérentes à l'individu maternel, et par œufs, qui vont porter au loin la propagation de l'espèce. Les gemmes s'ajoutent bout à bout, et l'helminthe est alors articulé ; ou elles naissent d'une manière divergente, et l'animal est alors comme ramifié ou tuberculé.

PREMIER GENRE : VER SOLITAIRE (*) (*Taenia*, Lin. ; *malè Toenia*, Lamck. ; Ἕλμινς πλατεῖα, Hipp. Gal., ou VER PLAT ; *Lumbricus latus* des Latins ; *Taenia*, Columelle, Pline, et, dans certaines éditions fautives, *Tinea*.

1063. Après les deux ascarides (975), le ténia est l'helminthe de l'homme le plus anciennement connu, parce que

(*) Le nom de *ver solitaire* a été donné, pour la première fois, au tænia de l'homme, en 1699, par Andry (Préf., pag. IX et XXVIII *de la Génér. des vers*, éd. de 1741), parce que, dit-il, il est ordinairement seul de son espèce dans un

c'est celui dont l'homme est le plus communément affecté. Un corps grêle comme un fil, et d'un décimètre au plus de longueur, terminé postérieurement par un enchaînement d'articulations ovariennes plates, qui peut acquérir une longueur de deux à trois cents aunes (*), car son développement est indéfini, telle est l'idée générale que l'on peut se faire de la structure du ténia. La tête se distingue par quatre orifices buccaux diamétralement opposés et équidistants, et situés sur l'équateur de cette sphère ; ils communiquent avec le canal intestinal central ; un peu plus haut se trouve, chez certaines espèces, une couronne de crochets, et quelquefois au centre un suçoir rétractile. En arrière, cette tête se rétrécit en un long cou, qui est le véritable corps dont la série des articulations semblerait le ventre. Nous avons fait observer plus haut que, chez les helminthes, la portion thoracique du corps n'en forme que la minime partie (1027) ; tandis que la partie abdominale, consacrée au développement de l'appareil ovarien, semble former la totalité du corps même. Chez le ténia, les mêmes rapports de développement subsistent ; mais l'ovaire n'est plus qu'une annexe, et non une portion intégrante de l'abdomen ; le canal intestinal s'arrête et débouche là où les articulations ovariennes commencent, c'est la queue du serpent à sonnettes, dont chaque crotale serait une articulation ovarienne. Quand le ténia est animé de la tendance de reproduction, car les ténia sont hermaphrodites et se suffisent à eux-mêmes, il leur pousse, à l'extrémité du corps, un organe que la figure ci-jointe 2 représente dans ses dimensions les plus grandes. Cet organe est une gemme ou articulation, ayant une circulation à part ; mais c'est une gemme pleine d'œufs, comme

1

2

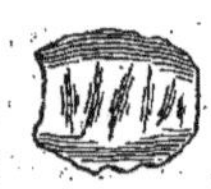

individu. Arnauld de Villeneuve l'avait appelé *solium*, ce qui, en supposant une faute de copiste, aurait la même signification. Le mot de *ver solitaire* est passé dans la nomenclature, et il a été adopté généralement. *Taenia* et non *Toenia*, de ταινία, signifie ruban, etc. ; cette désignation du *ver solitaire* date de Columelle.

(*) *Tæniæ tricenum pedum et plurium in longitudine*, Plin., lib. 2, cap. 33. *Voyez*, pour de plus grandes dimensions, Linné, Goeze, Andry, Boerrhaave, Muller, etc.

la gemme des plantes, que nous nommons le fruit. On distingue, sur un de ses côtés, l'ouverture vaginale par où les œufs s'échappent au dehors. Cette articulation peut se détacher du corps, sans que l'animal ait perdu la propriété d'en reproduire d'autres ; mais, si elle reste adhérente, c'est elle qui se reproduit et se régénère, en enfantant une autre gemme qui se soude avec elle bout à bout, ou plutôt qui reste empâtée sur la gemme maternelle, dont elle continue la série, pour produire une gemme de troisième création à son tour, laquelle produira de même, et ainsi de suite à l'infini, si la capacité du corps de la proie permet à son parasite un développement illimité. La figure 1 ci-dessus représente une série de six gemmes semblables, avec leurs oscules, ou ouvertures vaginales, tournés tous du même côté. Cette dernière circonstance est une exception ; car, en général, et lorsque le développement n'est pas entravé dans sa marche par des causes d'avortement, ces articulations ovariennes se forment, d'après la loi d'alternance que nous avons fait connaître, chez les tiges articulées des végétaux et chez les membres articulés des animaux. De même que les feuilles des graminées alternent entre elles, de même que l'arête, ou ligne angulaire du tibia, alterne avec la ligne âpre et anguleuse du fémur, ou celle du cubitus avec celle de l'humérus, de même l'oscule, ou ouverture vaginale, de chaque articulation ovarienne du ténia est placé sur le côté opposé à l'oscule de celle qui la suit et de celle qui la précède. Ainsi qu'on le voit sur la figure 1 ci-dessus, on trouve des articulations chez qui l'organe ovarien multiple a produit deux et quatre oscules, un pour chaque ovaire particulier.

1064. En conséquence, chaque articulation du ténia est un fruit rempli de graines plutôt qu'une gemme ; c'est une grappe d'œufs enfermée dans son utérus spécial ; c'est un tissu destiné à propager l'animal, et non à le nourrir ; un tissu destiné à se détacher du corps de l'animal même. Le ténia se rajeunit en se dépouillant ; et quand le malade en rendrait des milliers, il n'éprouverait pas pour cela le moindre soulagement, bien au contraire ; il n'en conserverait pas moins, dans ses flancs, l'helminthe possédant son intégrité individuelle, et également animé de sa première voracité. La sortie de ces articulations ovariennes ne prouve qu'une seule chose, qui est que le malade en est infesté, et qu'il en porte l'auteur dans ses entrailles. C'est en ce cas que l'on peut établir ce raisonnement, qui est absurde dans tous les autres (993, 7°) : *Il en rend, donc il en a encore.* Ces articulations détachées du corps du *tænia*, quand elles affectent la forme de la figure 2 ci-dessus, qui est celle de leur maturation, ont été, de temps immémorial, désignées sous le nom de *vers cucurbitains,* à cause de leur ressemblance avec certaines graines de cucurbitacées (*). C'est au moyen de ces ovaires détachés, que le ténia avise à la propagation de l'espèce ; car, rendus par les selles, ces œufs vont se confondre avec la poussière, et se disséminent ensuite dans le corps des divers habitants du pays ; on est témoin alors d'une épidémie vermineuse, d'une contagion du ténia. Ces épidémies sont fréquentes en Suède, en Russie, à Turin et dans la Hollande.

1065. Nous venons de dire que certaines articulations sont doubles et quadruples des autres, sous le rapport de l'organisation, et qu'elles ont alors, à l'extérieur, deux, trois et quatre oscules. Or, si chacun de ces compartiments devenait fécond sur place, et engendrait comme il a été engendré, dès ce moment, il se ferait là une espèce de bifurcation, et le ténia semblerait bifide et à deux queues, ainsi que cela arrive chez les lézards, dont la queue repousse, après qu'on l'a coupée. Si, d'un autre côté, le bout opposé présentait quelque chose d'analogue sur son dernier segment, on croirait voir un ver d'une espèce nouvelle, munie d'une tête à deux mâchoires, et d'une queue bifide (**). Dans le temps de la croyance aux prestiges du diable, il n'en fallait pas davantage pour crier au maléfice, quand on voyait un malade rendre un produit aussi monstrueux ; et nous pensons que le monstre que Jean Wier, médecin du duc de Clèves, a figuré dans son livre,

(*) Οἷον σικύου σπέρμα, Hipp., *de Morbis.* — *Vermes cucumerini* auctorum.

(**) Voy. *Encyclop.*, pl. 41, fig. 7. — Bremser, Atlas de Leblond, pl. 4, fig. 10.

de Præstigiis dæmonum, avec un bec de canne, et qu'Ambroise Paré copie (page 755, éd. ci-dessus), n'était autre chose qu'une de ces déviations des concaténations du ténia. Quoi qu'il en soit, nous avons là, dans ce phénomène de déviation organique, une analogie de plus de la structure du ténia avec les dichotomies des végétaux et des polypiers flabelliformes.

1066. Le célèbre anatomiste Winslow a cru voir les injections colorées se frayer une route, par un canal intestinal qui traverserait, comme une ligne médiane, toute la longueur de la concaténation des articulations. C'est une erreur d'optique très-certainement ; car si le canal intestinal de l'animal traversait toutes ces articulations, en sorte qu'elles fussent toutes entre elles en communication directe par le tube alimentaire, il ne pourrait pas s'en détacher une seule, sans que l'intégrité du ver fût détruite. Du reste, une anatomie plus fine et faite avec plus de précautions démontre le contraire.

1067. Quand le ver veut se nourrir, il s'attache, il se cramponne aux parois intestinales, en y implantant sa couronne de crochets, s'il en possède. Aussitôt après, il applique une de ses quatre bouches contre la surface qui lui correspond, et l'attire à sa hauteur par un pli, qui permet à la bouche suivante de l'attirer à son tour et de s'y appliquer de la même manière, ce qui met le pli d'adhérence à la proximité de la troisième bouche, et celle-ci en fait autant pour la quatrième. Dès ce moment, la tête du ténia est entièrement plongée, pour ainsi dire, dans les tissus vivants, sur une place qu'il déchire par ses crochets, et qu'il épuise par une succion incessante. On conçoit par là combien les tortures du malade doivent être terribles, et combien les symptômes du mal doivent être variables, selon que le ver s'applique à telle ou telle hauteur du tube alimentaire, qu'il rencontre tel ou tel centre nerveux, qu'il a affaire à telle ou telle constitution individuelle, à tel ou tel tempérament. Les tortures qui sont du fait de l'échinorhynque (1044) ne sont qu'un faible diminutif des tortures produites par le ténia. On a vu des cas de violente hystérie, de convulsions démoniaques, d'épilepsie, de marasme, de tétanos, de miséréré, qui étaient l'œuvre de ce monstre (*). Aubert, médecin à Genève, a décrit une tumeur dans un testicule, qui avait tous les caractères syphilitiques, et qui était produite par la présence du ténia, chez un homme qui n'avait jamais gagné la maladie vénérienne (**); et si les bornes de cet ouvrage nous permettaient de compléter l'énumération des ravages du ténia, nous ferions passer sous les yeux du lecteur, comme pouvant être son œuvre, tout le cadre nosologique, dans ses généralités et ses détails.

1068. Le mécanisme par lequel le ténia est en état de produire le miséréré, en interceptant le passage des matières fécales, s'explique facilement par la manière dont les segments ovariens se disposent à la suite les uns des autres. En effet, ces segments n'étant pas traversés par le canal intestinal, doivent s'appliquer les uns sur les autres par des tours de spire indéfinis, les anses intestinales tendant sans cesse à imprimer aux nouveaux segments la direction qu'ont prise tous les autres; et, d'un autre côté, aucune fonction des organes essentiels à la vie de l'helminthe ne les intéressant de façon à les dédoubler. Or, qu'on s'imagine une centaine de mètres de rubans d'un centimètre de large, et d'aussi peu d'épaisseur qu'on puisse leur supposer, enroulés en un peloton compacte (***); en faudrait-il davantage pour obstruer un intestin, même le côlon, et à plus forte raison, l'intestin grêle, et par conséquent pour forcer la matière fécale à rebrousser chemin, et à se rejeter au dehors par le vomissement? Si le malade et le médecin ne soupçonnent pas l'auteur de ce désordre, la maladie prendra le nom de *colique de miséréré*.

Nous le répétons, le ténia n'a pas besoin autrement de dévider ce peloton d'ovaires ajoutés bout à bout, et qui, une fois développés, ne font plus que mûrir leurs œufs, sans rendre en

(*) Voy. *Journal de Médecine*, 1763, tom. 18, pag. 441; — 1781, tom. 56, pag. 115. — 1783, tom. 60, pag. 22; — 1790, tom. 84, pag. 40.

(**) *Ibid.*, 1813, tom. 47, pag. 275. *Voy.* de plus Andry, *de la Génér. des vers*.

(***) Andry en a donné une figure qui représente le ver ainsi pelotonné. *Loc. cit.*, tom. 1, pag. 33, éd. de 1741.

rien, au vrai corps de l'animal, la nutrition qu'ils en reçoivent; leur destination étant la dissémination, ils se détachent à la file les uns des autres, en *vers cucurbitains*, dès qu'ils ont été mûris par l'incubation.

1069. On a divisé les divers ténia en deux groupes principaux, les ténia à trompe rétractile et les ténia qui n'auraient pas de trompe de ce genre-là. Nous pensons que cette différence ne dépend que d'un mouvement musculaire de l'helminthe, que les uns auront surpris au moment où il allongeait sa trompe, et les autres au moment où il la rengainait. Quant à la couronne de crochets dont les uns seraient armés et les autres privés, c'est encore là, dans le plus grand nombre de cas, une différence d'habitude du corps; car un organe d'une telle importance peut momentanément se réduire à de moindres dimensions, mais il ne disparaît jamais tout à fait. Le ténia le mieux armé paraît dépourvu de sa couronne de crochets, dès qu'il se retire et qu'il rentre, pour ainsi dire, en lui-même, comme le font les polypes tentaculés.

DIVERSES ESPÈCES DE TÉNIA.

A. *Ténia de l'homme.*

1070. Ténia cucurbitain, ver solitaire (*Tænia solium*, Lin.). Ce ténia, le plus anciennement décrit, cause à l'homme les plus cruelles tortures, et souvent même la mort, par la perforation des parois intestinales. Il est très-commun dans les pays marécageux, en Hollande, en Livonie. C'est celui dont les articulations ovariennes, rendues par les excréments, ont été prises, par bien des observateurs, pour des vers complets, qu'ils ont nommés vers cucurbitains, à cause de leur ressemblance avec des graines de certaines cucurbitacées. La tête de ce ver a quatre oscules opposés, croisés, et sur le devant une couronne de crochets; ses concaténations atteignent quelquefois plusieurs centaines d'aunes de longueur. Le malade qui en est envahi maigrit et tombe dans le marasme, tout en mangeant avec une incessante voracité; il éprouve à jeun des douleurs atroces d'estomac, qui s'apaisent par l'ingestion des aliments. Mais si la tête du ver s'engage dans quelque centre nerveux, alors le mal se complique de tous les symptômes des convulsions de divers noms et du caractère le plus effrayant.

1071. Ténia large (*Tænia vulgaris*, Lin.; *Tænia lata*, Rud.; *Botryocephalus hominis*, Lamk.). Il paraît que la tête de ce ténia n'a que deux oscules ou orifices buccaux opposés, au lieu de quatre. On le dit endémique en Russie, à Dorpadt surtout, en Suisse, etc. Ne serait-ce pas une déviation de l'espèce précédente, un accident d'organisation? Quand on voit le *Tænia solium* acquérir une bifurcation ovarienne, on peut bien supposer qu'il puisse naître avec deux oscules au lieu de quatre; deux et même un seul lui suffiraient amplement pour alimenter son estomac. Quoi qu'il en soit, cette forme produit sur le corps humain les mêmes effets morbides que le ver solitaire.

N. B. Si l'on n'avait que des fragments d'un ténia, pour le décrire, on s'exposerait à faire autant d'espèces de ces helminthes, que le fragment qu'on aurait sous les yeux serait pris à une plus grande proximité de la tête; car les articulations ovariennes sont d'autant plus longues et plus larges, qu'elles sont plus près de leur maturité. Or, l'étude analogique des organes ovariens nous indique suffisamment que ces anneaux doivent mûrir à fur et mesure que ceux qui les devancent se détachent; en conséquence, que ces anneaux doivent être d'autant plus courts, qu'ils sont plus près de la tête; en sorte qu'à une certaine distance, ces segments auront l'air de simples rides.

B. *Ténia des animaux.*

1072. Les brebis, les bœufs, les chevaux, les chiens, les animaux domestiques enfin, sont sujets à être envahis par des ténia, dont on a fait tout autant d'espèces qui ne nous paraissent distinctes que par des différences d'âge et d'habitation, c'est-à-dire de nutrition. Le ténia de l'outarde offre un caractère assez saillant, dans les prolongements filiformes dont chaque segment ovarien est armé sur un même côté de l'helminthe; Bloch l'a nommé pour cette raison, *Tænia villosa*. Le *Tænia nodulosa* (*Tricuspidaria*, Lamck.), que l'on trouve dans les intestins de la perche, etc., se distingue par deux aiguillons tricuspides qui sont placés au-dessous des deux lobes de la tête. Il serait inutile, au but que nous poursuivons, d'entrer plus intimement dans les détails de ce sujet; nous nous contenterons d'indiquer que le *Tænia ovina* habite les intestins des agneaux; le *T. denticulata*, ceux des vaches et bœufs; le *T. pectinata*, ceux des lièvres et lapins; le *T. perfoliata*, le cœcum et le côlon des chevaux; le *T. canina*, les intestins grêles du chien; le *T. infundibuliformis*, les intestins du faisan, de l'outarde et du canard, etc.; et nous passerons à un point de la question qui intéresse beaucoup plus la physiologie nosologique.

2ᵉ GENRE : HYDATIDE (*Hydatis*, Lamck.; *Taenia*, Lin.; *Cysticercus*, Rudolphi).

1073. Nous venons de démontrer que les *vers cucurbitains* ne sont que des articulations du ténia développées au bout les unes des autres; chacune de ces articulations peut être considérée comme un ovaire ou un utérus complet et indépendant de tous les autres. Quand ces articulations se détachent, comme un organe mûr, de l'animal qui les supporte, elles sont bientôt expulsées avec les matières fécales, pour aller confier aux chances de la décomposition ou de la dissimination les œufs qu'elles recèlent et mûrissent. Mais ce mode de propagation de l'espèce n'est certainement pas le mode normal; il ne doit être considéré que comme un accident indépendant de la prévoyance de l'helminthe. En effet, les animaux du bas de l'échelle ont l'instinct de déposer leurs œufs dans les tissus qui conviennent à leur incubation et à la nutrition du petit qui doit en éclore. Donc le ténia, ainsi du reste que tous les autres helminthes, doit chercher à confier ses œufs aux tissus vivants qu'il dévore lui-même; il ne s'agit plus que de le surprendre sur le fait. Or, demandons-nous *à priori*, sous quels traits s'offrira à nous le petit ténia, au sortir de son œuf (et cette question, jamais jusqu'ici les observateurs n'ont eu l'idée de se la poser). Les fœtus n'ont pas encore d'organes générateurs appréciables; le petit ténia ne devra donc pas encore présenter une concaténation d'ovaires appréciable à notre vue; il en sera réduit à ce que nous avons considéré comme le corps proprement dit du ténia, à ce que les naturalistes appellent son cou effilé surmonté de la tête. Mais ce corps lui-même sera d'autant plus petit, par rapport à la tête, que le ténia sera plus jeune; car chez tous les fœtus le développement commence par l'organe céphalique. Eh bien, représentons-nous maintenant d'une manière graphique le ténia dépouillé de sa longue concaténation ovarienne, réduit à son cou pointillé de spirales d'hexagones noirs, cou peu développé encore et se terminant en une grosse tête munie de ses quatre oscules et de sa couronne de crochets ; et quand notre figure d'imagination aura été terminée, confrontons-la avec les fig. 6-8, pl. 40, de l'Encyclopédie, et nous resterons convaincus que l'helminthe que nous venons de dessiner, à l'état de sa plus grande jeunesse, est exactement le même que l'helminthe libre de l'hydatide du cerveau du mouton, ou de toute autre hydatide; c'est-à-dire, que l'hydatide n'est autre que l'œuf éclos du ténia. Car deux formes identiques dans leur organisation ne sauraient appartenir à des êtres de différente origine.

1074. De même donc que les autres helminthes (1001), le ténia doit confier à d'autres tissus que ceux du canal intestinal, où il s'alimente, ses œufs, au moyen desquels la nature propage son abominable race. Ce résultat inattendu du raisonnement par induction et par analogie éprouvera sans doute une certaine défaveur, et ne sera pas admis, sans avoir passé par les phases de la répugnance, parce qu'on se demandera, sans trop pouvoir s'en rendre compte, comment et par quelle voie de communication les œufs du ténia auront pu se faire jour, du canal alimentaire, dans les organes les plus éloignés et les plus profonds. Cependant la possibilité du fait résulte de sa réalisation dans d'autres circonstances; et puisque les lombrics sont en état de résoudre ce problème, pourquoi les ténias ne le feraient-ils pas? N'ont-ils pas également, par devers eux, tout ce qu'il faut, pour inoculer leurs œufs dans un tissu contigu, ou pour les confier au torrent de la circulation générale?

1075. En effet, ce n'est pas pour aller disséminer les œufs qu'elle recèle, hors du corps des animaux, que l'articulation ovarienne du ténia est douée d'un oscule vaginal. La dissémination n'en aurait pas moins lieu, si cet ovaire était resté imperforé, au moyen de la décomposition putride de ses parois. La nature ne crée pas ainsi des organes inutiles et sans destination. D'un autre côté, l'observation directe nous a appris que, de cet oscule, on voit sortir quelquefois une espèce de pénis, qui pourrait bien être un organe perforateur analogue à celui des strongles et de l'ascaride ; les filaments, qui partent de chaque segment du ténia de l'outarde, auraient dans ce cas la même destination. Quand donc le ténia veut confier ses œufs à la substance intime d'un tissu contigu au canal alimentaire, ou au torrent de la circulation, il a par devers lui deux moyens de perforer la paroi de l'organe ou la tunique de la veine ; d'abord l'action de ses crochets céphaliques, et ensuite celle de chaque pénis exsertile de ses anneaux ovariens ; l'oscule de l'anneau s'appliquant, comme une ventouse, sur l'orifice de la perforation tenue béante, y déversera les œufs dont elle est pleine, et qu'elle a mûris dans son sein ; l'incubation fera ensuite le reste.

1076. Supposons donc que, se glissant dans le canal cholédoque, le ténia vienne à déposer de place en place, et de perforation en perforation, dans la substance du foie, les produits de ses diverses articulations ovariennes, il est évident que chaque perforation renfermera un assez grand nombre d'œufs dans le sein de sa cavité. Les bords de la plaie se rapprochant et se soudant de nouveau, cette cavité prendra les caractères d'un kyste rempli d'œufs. Mais ces œufs grandiront par les progrès de l'incubation ; les petits éclos, s'attachant aux parois qui les couvent et les emprisonnent, leur imprimeront, par leur succion, une impulsion de ce développement, dont nous avons eu tant de fois déjà l'occasion de décrire le mécanisme, sous l'influence des insectes suceurs (909). Le kyste, c'est-à-dire la cavité artificielle, grandira donc avec les vers qu'elle recèle, et ses parois ne seront pas distinctes de celles du tissu envahi ; seulement elles prendront des caractères d'organisation et de solidité différents de ce qui les entoure ; nous aurons alors les hydatides du foie.

1077. La ladrerie du cochon provient de la présence de milliers d'hydatides incrustées dans le lard et les chairs, sous forme de petites vésicules blanches, qui ont l'air de grêlons implantés dans les muscles ; ce qui faisait que les Latins désignaient cet état morbide, sous le nom de *caro grandinosa, corpus grandinosum;* comme l'on dit en province d'un individu atteint de la petite vérole : *il lui est tombé de la grêle, il lui a grêlé, il est grêlé.* Ces hydatides, d'après notre hypothèse, seraient arrivées là, de la même manière que les *trichina* ou œufs du lombric (1006).

1078. Que si le ténia confie, par de semblables perforations, ses œufs au torrent circulatoire, l'incubation ayant lieu dans les vaisseaux qui charrient ces germes, les petits ténia s'attacheront aux parois de la tunique ; dès l'instant qu'ils seront éclos, ils y détermineront une varice ou un anévrisme, varice ou anévrisme qui, à la suite, ou par le développement indéfini des parois attaquées, pourra prendre les caractères d'un kyste à son tour, si les bords se rapprochent et se soudent. Mais enfin, si le torrent de la circulation transporte ces œufs jusque dans le voisinage de la pulpe cérébrale, cette colonie de vampires, établie dans un milieu aussi délicat et dans des vaisseaux d'aussi petit calibre, y déterminera bien plus vite une cavité, qui prendra tous les caractères d'une poche et d'un kyste *sui generis*. N'avons-nous pas vu les larves d'insectes transformer en pareilles poches, par leur seule incubation, les tissus qu'elles transforment alors en organes de la nature la plus anormale (759)? Toutes ces inductions se tiennent par un fil si simple à dévider, qu'on les prendrait pour les résultats d'une observation directe. Ceux qui auront recours, comme nous, aux figures des deux ordres de phénomènes, figures dont les bornes de cet ouvrage ne nous permettent pas d'enrichir ce travail, ceux-là n'auront pas besoin d'une démonstration plus détaillée, afin de se convaincre de la justesse de ces rapprochements. Au reste, Linné, qui classait d'inspiration, n'ayant pas le temps de le faire à l'aide d'une patiente observation, Linné n'avait pas hésité à mettre les hydatides au rang des ténia, comme espèces microscopiques. Ses imitateurs voulurent aller plus loin, et ils n'ont jamais fait qu'agrandir le cercle des inattentions de ce grand homme ; les imitateurs ne suivent en général le modèle que dans ses écarts ; car c'est là seulement qu'on trouve quelque chose de nouveau à dire, quelque lacune à combler. Linné avait séparé, comme espèce distincte, l'œuf de l'individu ; ses imitateurs les ont séparés comme genres et comme familles ; c'est ainsi, en tout, qu'ils ont fait du nouveau.

A. Évaluations des caractères spécifiques assignés aux diverses Hydatides.

1079. Hydatide globuleuse (*Hydatis globosa,* Lamck.; *Cysticercus tenuicollis,* Rudolp.; *Tænia hydatigena,* Pall.; *Encycl.,* pl. 39, fig. 1-5). C'est un ténia encore à l'état fœtal et portant encore à l'extrémité de son corps, comme un renflement sphérique, le vitellus qui a servi à son incubation ; ce vitellus, qui fait corps avec la partie postérieure de son corps, s'en détache ensuite comme une première articulation ovarienne, et alors l'hydatide est un vrai ténia. Le kyste qui renferme ces petits fœtus n'est que leur nid pris, pour ainsi dire, aux dépens des organes de l'animal envahi. Toute larve qui vit dans le sein d'un organe y produit un développement kystique. On a trouvé cet état du développement du ténia dans le péritoine et dans la plèvre des ruminants, du porc, etc., d'où sans doute, à un certain âge, il revient, en perforant les parois contiguës, dans les intestins d'où il était parti. A l'époque de l'observation qui a donné lieu à la création de cette espèce, la vésicule caudale (vitellus, d'après nous) avait la grosseur d'une noix.

1080. Hydatide pisiforme (*Hydatis pisiformis,* Lamck.; *Cysticercus pisiformis,* Rud.; *Encycl.,* pl. 39, fig. 6-8). Ce n'est que la même espèce que la précédente, observée à un état beaucoup plus jeune encore, et dont le vitellus, moins vésiculaire, en était réduit à la simple grosseur d'un pois. L'observation qui a donné lieu à la création de cette espèce, a été prise sur des individus trouvés dans le foie du lièvre, du lapin, et quelquefois de la souris.

1081. HYDATIGÈRE TÉNIACÉE (*Hydatigera fasciolaris,* Lamck.; *Cysticercus fasciolaris,* Rud.; *Tænia vesicularis fasciolata*, Goez.; *Encycl.*, pl. 39, fig. 11-17). C'est l'espèce précédente arrivée à un développement de six à sept pouces, et présentant alors tous les caractères du ténia adulte, mais conservant encore à l'extrémité du corps sa vésicule vitelline. On l'a trouvé sous cette forme dans le foie des rongeurs, du rat, de la souris; par ses anneaux tétragones, il rappelle les caractères du *tænia expansa* des moutons.

1082. Quand on a trouvé cet âge du ténia dans le péritoine du cheval, on en a fait l'hydatigère chalumeau (*Hydatigera fistularis*); et, dans les aponévroses des muscles de l'homme, du singe, etc., l'hydatigère lancéolée (*Hydatigera cellulosa*).

1083. CÉNURE CÉRÉBRALE (*Cœnurus cerebralis,* Lamck., et Rudolp., *Tænia vesicularis,* Lin.). C'est l'état fœtal le moins avancé, alors que les anneaux sont encore à l'état rudimentaire, et que, par conséquent, la vésicule vitelline se distingue moins du reste du corps; l'helminthe entier ne dépasse pas alors quatre millimètres; et comme il n'est pas encore tout à fait détaché des membranes de l'œuf, et que le chorion de l'œuf adhère lui-même aux tissus qui ont servi à son incubation, il s'ensuit que tous ces petits ténia ont l'air de faire corps avec la cavité kystique qui les renferme, cavité dont les parois sont prises aux dépens des tissus de l'animal envahi. On le trouve en cet état dans le cerveau du mouton.

1084. ECHINOCOQUE DE L'HOMME (*Echinococcus hominis,* Lamck. et Rudolp.; *Nouvel atlas* de Bremser, par Leblond, pl. 10, fig. 1-8). C'est l'espèce précédente trouvée dans le cerveau de l'homme et observée sous un jour différent. Les helminthologues qui l'ont observé de leurs propres yeux ont cru voir, dans le corps de cet helminthe, des petits renfermant d'autres petits, etc. Ces prétendus fœtus sont les cellules du corps du ver, cellules dans le sein desquelles apparaissent d'autres cellules, et ainsi de suite, jusqu'aux limites de l'ampliation de nos instruments grossissants.

1085. ÉCHINOCOQUE DES VÉTÉRINAIRES (*Echinococcus veterinorum,* Lamck. et Rud.; *Tænia socialis granulosa,* Goez.; *Encycl.*, pl. 40, fig. 9-14). Un des plus jeunes états du ténia trouvé dans le péritoine et autres viscères des moutons, veaux, porcs, singes, dromadaires, etc.

1086. ACÉPHALOCYSTES. Laennec a donné ce nom à des corps vésiculaires d'un développement anormal, mais qui ne portent aucun caractère d'animalité et de vitalité propre, et n'offrent aucun organe qui en interrompe l'uniformité; vésicules de grandeur variable, groupées en grappes ou isolées en forme de tubercules, distendues à l'intérieur, soit par un tissu cellulaire lâche et aqueux, ou compacte et coloré en jaune, ou charnu, soit par un liquide albumineux, louche ou limpide : c'est assez dire que ce sont des produits du parasitisme de quelque larve ou helminthe, et non des helminthes proprement dits. Chez les végétaux, les galles, bédegar, etc., seraient des acéphalocystes, si l'on n'avait pas pu découvrir l'insecte qui en est l'auteur; chez l'homme, le goître serait considéré par l'école comme une réunion d'acéphalocystes, si cette masse de produits hétérogènes avait été trouvée dans l'intérieur d'un organe. Les reins monstrueux et vésiculeux dont nous avons déjà parlé (1015) auraient été pris pour des céphalocystes, si l'on n'y avait pas trouvé le lombric, dont la présence les avait ainsi déformés. Lorsque vous rencontrerez quelque chose de semblable dans les viscères d'un animal, rappelez-vous nos principes et supposez-en l'auteur caché quelque part, si toutefois la décomposition cadavérique ne l'a pas mis en fuite; ne voyez que le produit d'un animal, dans tout ce qui n'offre rien d'un animal. Un animal qui serait privé de tout ce qui caractérise les animaux, c'est une idée impossible et dont l'expression répugne dans les termes; l'étude de la physiologie végétale doit éclairer dans ce cas les inductions de la physiologie animale; et dès lors on admettra en principe général que tout kyste, bien loin d'être un animal *sui generis*, n'est que le produit de la succion, de la piqûre, de la présence, du parasitisme enfin d'un animal quelconque. Enfin on peut supposer encore que la plupart des cas d'acéphalocystes observés par les anatomistes n'étaient que des hydatides ou échinocoques encore trop peu avancés, dans l'incubation des œufs qui les produit, pour que les petits ténia aient pu révéler aux yeux de l'observateur les preuves de leur analogie; car les œufs sont aussi des parasites, avons-nous déjà dit bien des fois, comme le sont les helminthes qui en éclosent; leur incubation seule est donc dans le cas de produire, sur les tissus envahis, des développements anormaux. Or, quand ces œufs sont incrustés dans ces tissus, qui pourrait les y deviner? ils se confondent avec les cellules du tissu même.

1087. Ovuligère de l'articulation du poignet (*Ovuligera carpi*, Nob. *Nouv. Syst. de chim. organ.*, deuxième édition, tom. 2, pag. 628, pl. 12, fig. 7-11.) — J'ai décrit sous ce nom un produit kystiforme et bilobé, qui se développe principalement à l'articulation du poignet, et renferme nageant, dans un liquide synovial, un très-grand nombre de petits corps blancs, de forme variable, mais qui ne s'écarte pas trop de celle des œufs d'helminthes, et qui se changent en animaux mous que je n'ai pu étudier qu'après leur mort, mais qui m'ont tous paru munis d'un assez long cou, exsertile et susceptible de s'étendre et d'acquérir une longueur aussi grande que celle du corps lui-même. Les anatomistes avaient pensé que chacun de ces corps était une concrétion albumineuse; leur structure organisée et leur analyse chimique réfutent victorieusement cette hypothèse, qui, du reste, n'était fondée sur aucun autre genre de démonstration, mais sur un aperçu à vol d'oiseau, comme on en faisait tant à cette époque.

B. Effets morbides du développement des Hydatides proprement dites, c'est-à-dire de l'incubation des œufs des ténia.

1088. Un tel développement, dans les méninges et surtout dans la pulpe cérébrale, ne saurait poursuivre son cours longtemps, sans donner la mort à l'animal qu'il dévore. En sorte que jamais il n'arrivera peut-être de trouver le petit ténia assez bien caractérisé, dans ce milieu, pour qu'on ne puisse révoquer en doute son identité; l'observation anatomique ne l'y surprendra habituellement qu'à l'état de cénure et d'échinocoque. Mais les symptômes de l'invasion suivront de près l'invasion même; ils varieront au début selon le lieu d'élection: perte de la mémoire, si l'hydatide se développe sur la partie antérieure des deux lobes cérébraux; perte de la sexualité, si c'est dans le cervelet; perte des sens dont la paire de nerfs sera intéressée par la formation du kyste; tournis, si l'un des deux lobes est envahi seul, et que l'antagonisme de la sensation soit supprimé de la sorte; céphalalgie d'abord, puis consécutivement délire furieux ou maniaque, convulsions épileptiformes, idiotisme, léthargie, puis désordre consécutif dans la circulation privée de l'influence nerveuse, dans la digestion et la respiration, privées bientôt du complément de l'hématisation; décomposition progressive, et sur le vivant, des sucs nourriciers, par suite de la désorganisation de l'organe principe de la vie; et enfin mort, pour ainsi dire, par lambeaux.

1089. Si l'incubation a lieu dans les premières voies de l'organe respiratoire : mal de gorge d'abord, toux sèche, dyspnée et puis asphyxie par occlusion. (*Journ. génér. de méd.*, tom. 32, 1807, pag. 148.)

1090. Si les poumons sont le lieu d'élection (*) : asthme, toux par quintes, crachats sanguinolents d'abord, puis phthisie pulmonaire, sans crachats purulents. (*Actes de Copenhague*, ann. 1674 et 1675; obs. 76 de J. Valent. Willius, à l'occasion d'une épidémie de bestiaux, et d'un enfant mort à l'hôpital de Strasbourg en 1670. — *Thèses pathologiques* d'Haller, tom. 4,

(*) Fréteau de Nantes a décrit une opération d'empyème qui fut suivie, pendant quarante-cinq jours, de la sortie de près de cinq cents hydatides de la grosseur d'une cerise ou d'un œuf de pigeon (*Journ. gén. de Méd.*, de Sédillot, t. 43, p. 121, 1812). Le *Journal de médecine pratique* de Londres, 1785, et les *Transactions médicales* de Londres, de 1775, rapportent un cas analogue sur l'opération d'une tumeur dorsale.

Malouet (*Mém. de l'Acad. des sciences*, 1732), Baumes (*Ann. de la Soc. de méd. de Montpellier*, thermid., an IX), Corvisart (dans son Journal même année), Burserius (*Inst. med. prat.*, vol. 4, p. 421), ont décrit des cas remarquables d'expectoration d'hydatides. Bonnet (*Sepulcret. anatom.*, lib. 2, sect. 1, obs. 36; sect. 2, obs. 38) a trouvé des hydatides dans les poumons d'un asthmatique.

pag. 284, obs. de Salzmann. — Séances de déc. 1822, de l'Académie de médecine de Paris.)

1091. Si l'incubation a lieu dans l'estomac : d'abord inappétence, digestions lentes et pénibles ; déjections sans caractère fécal, et, pour ainsi dire, chymateuses et glaireuses ; tension abdominale, douleurs plus ou moins vives aux deux hypocondres, sentiment effrayant comme d'un déchirement, par suite de l'amincissement des parois propres de l'estomac ; et puis, quand l'éclosion aura lieu, expulsion au dehors, par le vomissement, des kystes frappés de mort, si les parois de l'estomac n'ont pas été tout à fait intéressées et sacrifiées dans le développement de la superfétation parasite. (*Journal de méd.*, tom. 55, 1781, pag. 326, et tom. 84, 1790, pag. 339. — *Journ. de méd.* de Blegny, ann. 2, pag. 73 ; — *Biblioth. de* Planque, tom. 9, pag. 202.)

1092. Si l'incubation a lieu dans le foie, et que la communication n'en soit pas interceptée avec les divers rameaux du canal cholédoque, les hydatides une fois détachées seront rendues par les déjections, et le malade offrira tous les symptômes caractéristiques de l'ictère. James Lind en a vu rendre ainsi près de mille, de la grosseur d'un pois à un pouce de diamètre, avec tous les caractères des *Lumbrici hydropici*, de Tyson. (*Journ. de méd. de Londres*, vol. 30. 1789, pag. 76. — *Journ. de méd. de Paris*, tom. 44, pag. 313, 1775 ; tom. 79, pag. 345, 1789 ; tom 84, pag. 48, 1790.)

1093. Si le duodénum se trouvait obstrué au-dessous du canal cholédoque, les hydatides de l'ictère seraient rendues alors par le vomissement. (*Gazette des hôpitaux*, 17 décembre 1836.)

1094. On en a vu assez fréquemment rendre par les urines, à la suite de douleurs néphrétiques, ou d'un traitement antisyphilitique. (*Journ. génér. de méd.*, tom. 56, pag. 168, 1816 ; J.-C. Lettsom, *Mém. de la Soc. médic. de Londres*, vol. 2, 1789, art. 3.)

1095. Enfin, supposons que, perforant de leur pénis les parois intestinales, les oscules ovariens du ténia lancent leurs œufs dans la cavité péritonéale, l'incubation ayant lieu sur le péritoine ou l'épiploon, sur la membrane externe de l'estomac, du diaphragme, du foie et des ovaires de la femme, etc., l'abdomen ne tardera pas à prendre tous les caractères de l'hydropisie, quoique la cavité péritonéale ne fournisse pas à la ponction la moindre goutte de liquide. (Obs. d'Édouard Tyson, dans les *Transact. philosoph.* de Londres, ann. 1691, art. 6, n° 193.)

1096. Quand les hydatides sont logées assez profondément dans l'épaisseur des parois abdominales, il arrive fréquemment qu'à l'aide de la désorganisation des tissus, par le cautère ou les vésicatoires sur la place correspondante, il se développe une fistule, par laquelle ces hydatides se font jour au dehors. (*Journal des Savants*, ann. 1698, obs. du docteur de Mailly.)

1097. Les hydatides en grappes de l'utérus, telles que les ont figurées, entre autres auteurs, madame Boivin (*sur la Grossesse hydatique*, 1827), ne nous semblent pas appartenir à cet ordre de faits, mais aux acéphalocystes (1086), ou plutôt à quelque chose d'analogue au cas de cancer utérin, dont nous avons déjà donné la figure (822).

1098. Nous ne comprendrons pas non plus dans les helminthes, et encore moins dans ce genre, le Bicorne, *Ditrachyceros rudis* de Sultzer (*), espèce de vésicule surmontée de deux cornes aussi longues que le corps, et hérissées de filaments. Sultzer dit en avoir vu rendre, à la suite d'une douleur fixe à l'hypocondre gauche, et à l'aide de purgatifs, un nombre prodigieux. Il y a eu quelque méprise dans la détermination; ce ver n'a plus été retrouvé depuis. Ne seraient-ce pas des ovaires jeunes de céréales ou autres plantes qui, ayant été ingérés par cette femme, dans une préparation quelconque, se seraient fixés ensuite sur la grande courbure de la panse stomacale, ou dans l'anse supérieure du côlon descendant? Rien ne ressemble plus à ce bicorne qu'un ovaire non fécondé de certaines graminées (*Tragus racemosus*, *Melica cærulescens*,

(*) Dissertation sur un ver intestinal, etc., par Charles Sultzer, 1801. — *Voyez* la figure extraite de Sultzer, dans le nouvel Atlas de Bremser, 1837, pl. 10, fig. 13.

Triticum Zea mays, Lin.). On sait que l'on fait dans l'Alsace des fritures avec les épis non fécondés du maïs; la maladie de cette femme n'était peut-être pas autre chose qu'une indigestion de ces sortes de mets.

RÉSUMÉ HELMINTHOLOGIQUE.

1099. 1° Il n'existe pas une seule espèce d'animal, à quelque classe qu'il appartienne, qui n'ait, dans ses flancs, un ou plusieurs helminthes, dans le cas où son mode d'alimentation se trouve favorable à l'incubation des œufs et au développement de ces vers.

2° Les vers intestinaux ont la faculté d'aller pondre leurs œufs dans tous les viscères et dans tous les genres de tissus organisés et vivants.

3° L'éclosion de ces œufs peut faire croire à l'existence d'une nouvelle espèce; car en helminthologie on n'a presque, pour établir des différences spécifiques, que la différence des dimensions et de l'habitation.

4° Quand l'helminthe est expulsé hors du corps de sa proie, il ne laisse pas que de pondre partout où il se trouve, dans les excréments ou sur la terre; et ses œufs, soulevés par les vents comme une fine poussière, peuvent devenir le germe de contagions et d'épidémies; car un seul petit helminthe pond au moins trois mille œufs, et un malade rend quelquefois les ascarides vermiculaires en nombre incalculable. Multipliez le nombre des vers par celui de leurs œufs, et le hasard n'aura-t-il pas, dès ce moment, à vos yeux de quoi infester toute une contrée, toute une réunion d'hommes, une caserne, un collége, un couvent?

5° Le parasitisme de l'helminthe s'opérant par succion et souvent par perforation, on comprend qu'il n'est pas un seul cas maladif qui ne puisse en être l'œuvre. La différence des symptômes ne dépendra que de la localité envahie et du nombre croissant ou décroissant des générations de ces vers. Il y aura trêve et intermittence, quand l'helminthe digérera, qu'il cuvera les sucs et le sang soustraits à son malade ; accès, quand il se remettra à l'œuvre ou qu'il changera de place, quittant une surface épuisée pour une surface fraîche et non encore entamée, ou bien enfin, à chaque éclosion d'une nouvelle génération. Les accès quotidiens seront dus au réveil des helminthes; et les helminthes, insectes nocturnes, dorment et digèrent le jour, et se remettent à l'œuvre le soir. Les autres accès à plus grande distance, trois et quatre jours, seront le résultat de la durée de l'incubation des œufs, ou celui du temps qu'il faudra à ces hordes pour épuiser de ses sucs une surface envahie.

6° Les helminthes ne sont les vers rongeurs que des animaux vivants ; ils meurent et se décomposent en même temps que leur proie, ou bien à l'approche de la décomposition de la proie ; le vampire s'échappe alors par les issues qui lui sont ouvertes. Voilà pourquoi l'anatomie ne les retrouve plus dans leur œuvre, et finit par attribuer leurs ravages à des entités que forge l'imagination.

7° Si l'on veut dépouiller, par des calculs statistiques, tous les cas d'observations complètes, surtout au temps où l'on ne négligeait ni l'étude des urines, ni celle des fèces, on s'assurera que les neuf dixièmes des maladies ont été l'ouvrage des helminthes, et n'ont dû leur guérison qu'à l'usage bien conduit des anthelmintiques, et leur gravité qu'à une contraire médication. Je ne sache pas une épidémie de fièvres bilieuses et intestinales, où l'on n'ait constamment observé, par milliers, les vers qui, à nos yeux, en étaient les seuls et uniques auteurs. Quand les observateurs ne relatent pas cette circonstance dans leurs descriptions, c'est que, trop imbus des doctrines galéniques de l'école, ils ont négligé d'observer les fèces, ou qu'ils ont exercé dans les pays, où un louable raffinement de propreté a adopté des dispositions qui dérobent les excréments à l'odorat et à la vue.

8° Les effets généraux et locaux de l'invasion des helminthes étant connus, dès qu'ils se manifesteront à l'extérieur, nous devrons en reconnaître la cause, dût la médication ou le hasard des circonstances ne pas nous permettre de la surprendre sur le fait, par nos propres yeux.

9° Si nous joignons au nombre de ces parasites qui nous prennent au berceau et nous accompagnent jusqu'à la mort, le nombre de ceux qui ne s'introduisent dans nos tissus qu'accidentellement, nous aurons suffisamment de quoi nous rendre compte des causes de l'autre dixième des maladies, qui ne sauraient être attribuées aux ravages des helminthes. A l'exception donc des maladies dont nous avons expliqué la cause et le mécanisme dans le chapitre premier de cet ouvrage, et dans la première catégorie du second chapitre, il ne nous restera plus, en fait de maladies qui ne viennent pas du parasitisme des insectes, que celles qui appartiennent aux causes que nous allons décrire dans la division suivante.

2e DIVISION DE LA 1re SECTION DE LA 2e PARTIE.

Causes morales des maladies (50, 51).

1100. L'air est pur autour de nous, la nourriture est saine et abondante, nous sommes nés forts et bien constitués ; nos mouvements cessent là où commence la fatigue ; un sommeil calme et abrité nous prépare à de nouveaux exercices, à de nouveaux mouvements ; nos jeux et nos plaisirs sont imprégnés de chaleur et de lumière ; nous sommes libres de faire ce qui nous plaît, et ce qui nous plaît, nous l'obtenons sans nous nuire ; nous sommes sains enfin et féconds, et rien ne manque à nos fonctions, ni l'organe, ni l'aliment. Mais un mot, trois syllabes nous arrivent à l'oreille ; un geste à nos regards ; et tout à coup toute notre force se résout en faiblesse, nos fonctions s'arrêtent, nos organes s'épuisent, la circulation se trouble ou suspend son cours, le froid ou le feu circulent dans nos veines ; et la sueur ruisselle sur tous nos traits que revêt la paleur, ce résumé de tous les autres symptômes et qui les précède tous.

Cette jeune fille, si belle de jeunesse et de santé, si insouciante dans le présent, parce qu'elle est confiante dans l'avenir, si bonne envers tous, parce qu'elle se sent supérieure à tous, si enjouée et rieuse, s'arrête subitement au milieu de ses danses les plus folles ; rien ne l'a touchée, quelque chose l'a frappée, et ce quelque chose est pire que le poison ; car aussitôt après elle n'est plus belle, elle n'est plus jeune, elle pleure et se cache le front.

Plus loin, sur cette scène de la vie, deux jeunes gens viennent de se serrer la main, et de se ranger autour de la même table ; ils trinquent à la gloire et aux amours, ils s'aiment comme deux frères ; mais un mot leur échappe, et nos deux amis sont deux tigres altérés du sang l'un de l'autre ; ils brisent leurs verres et vont s'entr'égorger.

La veille du combat, et assis encore sur les lauriers de la veille, ce général pâlit en lisant une dépêche, ses cheveux blanchissent tout à coup ; et dès ce moment ce soldat intrépide est homme à reculer.

Quel est donc ce démon qui agit si vite, et porte le ravage dans nos organes, avec la vélocité de l'éclair et la puissance de la foudre ? C'est une idée, une simple idée, une idée sans forme, sans point de contact avec la matière, et qui est capable de pulvériser la matière. La cause de cette maladie foudroyante n'est plus le vice de l'atmosphère, le poison des aliments, l'excès du froid et de la chaleur, la pointe du poignard, l'épine qui s'insinue dans nos tissus et les taraude, le parasite qui nous ronge et les os et les chairs, comme un vampire qui s'attache à notre existence ; ce n'est point enfin une cause physique : c'est une cause morale, une cause impalpable et invisible dans le mécanisme de son action.

Essayons de la définir, c'est-à-dire d'en reconnaître les rapports de ressemblance et de dissemblance, avec les causes morbipares que nous avons énumérées dans la première division.

1101. Cette unité organisée, que nous nommons notre corps, présente deux fractions bien distinctes, l'une centrale et qui donne l'impulsion à toutes les autres, les anime, tout en s'alimentant de leurs produits, coordonne leurs efforts, rétablit et maintient leurs communications, et favorise leurs échanges; principe et fin, départ et but, centre de gravitation et d'irradiation, siége de la pensée qui prévoit, de la sensibilité qui anime, ensemble harmonieux de conducteurs innombrables, sa forme essentielle est une dichotomie rayonnante émanant d'une simple tubérosité qui lui sert de germe; son nom est le système nerveux. Tous les autres organes qui se forment à chacun de ses rameaux, comme les fleurs à la sommité des ramescences, élaborent les fluides extérieurs et en deversent les produits, comme tout autant de tributs divers, dans la circulation générale. Le système nerveux imprime à ces sucs l'impulsion et la vie; aux organes la puissance de se les assimiler, de s'en nourrir et de s'en féconder. Le système nerveux est le siége de la vie, les organes en sont les moyens.

1102. Son essence, c'est la dualité, c'est-à-dire la symétrie par le nombre deux. Chaque ordre d'organes est double; dès que l'un des deux corrélatifs est supprimé, il y a souffrance, et défaut d'équilibre dans l'autre. Tous nos rhythmes, rhythme de la marche, des mouvements, de l'exercice, de la danse, du chant et de la parole, se résument dans la mesure à deux temps; les trois temps de la valse même ne sont que la moitié de la mesure suivante; et la valse n'a véritablement que huit mesures; qui ne sait qu'on transforme, quand on le veut, la mesure à trois temps en mesure six pour trois? L'organe gauche alterne avec l'organe droit; l'un agit quand l'autre se prépare; si l'un est obligé d'agir deux fois de suite, par le silence ou l'absence de l'autre, il se fatigue sans repos, il s'épuise sans réparation. Voilà la loi de tous nos mouvements physiques et moraux.

1103. La pensée est élaborée par le système nerveux, comme le chyme par l'estomac. Mais la pensée n'est qu'une combinaison d'idées, qu'un raisonnement où, des données du passé et du présent, se déduisent les chances de l'avenir. Notre pensée n'est qu'une prévoyance qui veille à la sûreté de nos organes, et sur les moyens d'alimenter leurs fonctions. Si son instinct de prévision lui fait connaître qu'il y a péril en la demeure, que tel besoin menace de ne pas être satisfait, que le monde extérieur se refuse au monde intérieur, que telle passion va rester impuissante, telle fonction dépourvue d'aliments, la pensée, âme de la vie, suspend son impulsion ; elle détend ses ressorts, elle éteint tous ses foyers d'action, elle les plonge dans l'inaction et dans la léthargie de la tristesse, pour qu'ils aient moins à souffrir de la privation ; elle les soustrait aux angoisses de la souffrance, en les plongeant dans la quiétude de la douleur. Le désespoir est une providence qui amortit les coups de l'infortune et des tourments ; on dirait que tous nos organes vésiculaires se désenflent par les larmes et la sueur, pour ne point s'exposer à crever sous l'effort qui va nous atteindre, et dont la pensée a déjà perçu le vent.

1104. Tous nos besoins se réduisent à trois, qui sont à leur tour fort complexes : respirer, digérer et procréer ; c'est-à-dire s'organiser avec les matériaux de l'air, de l'eau et de la terre, et se reproduire à sa propre image. La pensée s'attriste et se jette dans les ressources du désespoir, dès que l'une de ces trois fonctions est menacée de privation et de famine.

1105. On comprend facilement que l'idée de se voir exposé à mourir d'asphyxie ou de famine nous épouvante et dérange toutes nos fonctions. Mais que l'idée d'un amour trahi, d'un mot qui nous insulte, du pouvoir qui nous échappe, nous jette dans l'abattement et dans la consternation qui mène au marasme, on éprouve un peu plus de peine à se faire une image saisissable de ces effets ; cependant le mécanisme de l'un de ces effets ne diffère pas de celui de l'autre.

L'amour qu'un sexe porte à un autre n'est que la prescience instinctive que ce besoin de la procréation que nous éprouvons peut être satisfait par tel plutôt que par tel autre individu. Si l'une des deux moitiés éprouve plus de besoin que l'autre ne peut en satisfaire, il y aura souffrance par privation ; la prévision de cette inégalité de conditions est une répugnance ; la prévision de l'égalité et de la réciprocité des actes, c'est l'amour. Le besoin de procréer est le meilleur physionomiste du monde ; il reconnaît ce qui lui manque et ce qu'il lui faut, à un acte, à une parole, à un geste, à un signe, à la combinaison de quelques traits et de quelques lignes, à la seule sympathie du regard. Une fois que le fait est révélé, que les organes inspirés par la révélation se sont préparés à la satisfaction dont l'espoir les imprègne; malheur! si la fortune dérange ces intimes calculs et sépare ce que la nature avait mis en rapport; le rhythme est rompu, le désespoir prépare les organes au sacrifice; la tristesse amortit la douleur. Quel accès démoniaque de fureur et de rage, si l'on conservait l'intégrité de ses besoins, la soif de la jouissance, le spasme des désirs, avec la certitude que rien de tout cela ne saurait plus être satisfait, par cet être que le ciel semblait avoir créé sans rivaux, dans le but de nous satisfaire? La nature, déjà si dure envers nous, se serait par trop montrée marâtre; elle a eu pitié de nous avoir fait si pauvres; en compensation, elle nous a donné la tristesse et la résignation, comme l'Église fonda les couvents en faveur des organisations non satisfaites. Notre conscience, pour que nous souffrions moins de la privation qui nous menace, nous jette dans la tristesse, et nos organes dans l'affaiblissement; elle nous rend malades, afin que nous soyons moins malheureux. Notre maladie ne ressemble en rien à toutes les autres; c'est une maladie, pour ainsi dire, de précaution. Mais des organes affaiblis, par cette cause émanée de la prévision, et constitués dans un état de privation et d'épuisement, n'élaborant plus d'une manière normale, ne rendent plus en échange des produits normaux à l'économie; l'organisation est en souffrance, et est disposée dès lors à recevoir le germe de tous les autres maux.

1106. La prévoyance de l'animal ne s'arrête pas à la recherche des moyens qui doivent satisfaire le besoin qu'il éprouve de procréer et de se reproduire; elle s'étend au delà de l'accomplissement de cet acte; elle veille, pour ainsi dire, d'avance sur la conservation de ses produits; le bonheur de l'amour n'est pas celui de l'égoïsme, mais bien celui de la providence. Au fond de tous ces spasmes de délicieuse volupté, il y a bien plus encore un sentiment intime du bonheur qu'on prépare à d'autres êtres que l'on crée à son image; sans cette loi serait-ce donc un si grand bonheur que d'être mère, et la perspective de tant de souffrances n'en dégoûterait-elle pas à jamais les tempéraments les plus enclins à la volupté? L'instinct de la progéniture est donc gravé en lettres de feu dans tous les êtres; ils ne jouissent et ils ne se résignent à souffrir que sous l'influence de cet espoir; ils ne jouissent et ne se résignent ensuite que dans le but de ménager à leur race les conditions favorables à son développement et à sa conservation. Il n'est pas d'animal si féroce, pas d'insecte et de polype si solitaire et si peu sociable, qui ne soit animé, dans tous ses actes, du besoin de veiller sur ce qui doit lui succéder dans la place qu'il occupe au rang des êtres. La crainte qu'il éprouve pour le sort de sa race est une cause aussi puissante de perturbations morbides que la crainte qu'il ressentirait de ses propres dangers. Dès qu'il la croit menacée dans son existence ou dans son bonheur, il s'enveloppe dans son désespoir; sa prévoyance paralyse le jeu de ses organes, pour éteindre, dans l'inanition, le sentiment d'une douleur qui les briserait du coup, comme du verre, si la réalisation de ses craintes rencontrait ses organes dans la plénitude de leurs fonctions. Cependant ici-bas, et au milieu du choc de tant de circonstances contraires, nul être ne saurait être sûr d'avance que sa race échappera à tous les dangers. De là les soins que nous prenons pour prévoir le plus grand nombre de chances possibles, et pour parer le plus grand nombre de coups; nous amassons, pour soustraire nos enfants à la famine; nous bâtissons, pour les abriter et les défendre; et quand la multiplication de l'espèce devient trop grande, et que les familles commencent à se toucher de trop près par les coudes, c'est à qui s'arrachera et les produits et l'espace; chacun, en effet, a la prescience qu'il finira par en manquer à quelques-uns; et nul ne veut que ce soit aux siens propres. Rivalités, jalousies, disputes, combats, ruses, fraudes, soustractions, homicides, et tous ces maux enfin inconnus dans la solitude, et si fréquents dans les sociétés, émanent, comme de la boîte de Pandore, de cet état de lutte qui existe constamment entre l'amour que nous portons aux nôtres et la gêne que nous éprouvons à réaliser nos vœux. L'état de société multiplie donc les causes morales de maladie, en raison directe de la population et inverse de la superficie. Pour l'homme de la nature, pour l'homme du désert, le cadre nosologique des causes morales est bien pauvre ; nous avons des milliers de livres moraux, pour compléter celui de l'état de société, et l'œuvre n'est pas encore achevée. Qui pourrait dire d'avance ce que tel mot, tel signe, tel geste inoffensif est en état de produire sur la santé la plus florissante jusque-là, sur la constitution la plus robuste ?

1107. Mais ce n'est pas seulement sur sa propre race que la providence de l'animal s'étend, c'est sur la conservation de toute son espèce. Allez voir la fourmi, allez voir l'abeille, afin de juger de la puissance de cet instinct qui nous rend nos enfants plus chers que nous-même, et les intérêts de la patrie plus chers que ceux de nos propres enfants. Arrêtez-vous devant ce scarabée sacré, qui roule la boule fécale dépositaire de l'incubation de son œuf, pour aller la mettre à l'abri des causes de dissolution et de destruction qui la menacent à la surface du sol ; ses forces s'épuisent à pousser ce fardeau si précieux pour la propagation de la race ; mais, chemin faisant, un scarabée inoccupé le rencontre, et il lui prête secours sans le connaître ; l'œuf de son congénère devient son œuf adoptif ; c'est un des chaînons de sa race ; il veille sur lui avec un patriotique amour. Chez toutes les espèces d'animaux, l'amour de la mère semble se concentrer sur ses enfants, sa prévoyance dépasse peu les limites de la famille ; le mâle, au contraire, éprouve un amour moins exclusif ; l'amour des siens n'exclut jamais l'amour de sa race ; celui-ci est même une extension de celui-là. La mère veille sur un berceau, le mâle veille sur la patrie ; il veille avec amour, avec tendresse, avec volupté, avec enthousiasme, avec dévouement ; il aime à se faire tuer pour elle. La mère meurt souvent avec joie, pourvu qu'on sauve son enfant ; le mâle meurt avec orgueil, pourvu qu'on sauve sa patrie : « Malheur à qui l'insulte, malheur à qui la trahit ! Arrière celui qui la sert mal, ou pas assez ! A moi de prendre cette place que tu ne remplis pas, de monter le premier sur cette brèche, où tu tardes d'arriver, de faire bien ce que tu fais si mal, d'être plus utile que toi, à toi et à tous les autres ! C'est un besoin irrésistible qui m'y pousse, c'est une passion qui me dévore ; c'est une rivalité qui ne me laisse pas dormir ! » Envie d'aller plus vite, de faire mieux, qui nous porte à atteindre ceux qui nous précèdent et à les dépasser ; à être enfin le premier de tous, si nous nous sentons meilleur et plus utile que tous. Ambition, sublime fureur, quand elle n'est pas une manie ridicule ! passion plus terrible que la prévoyance qui nous porte à assurer notre sort, que la prévoyance qui nous porte à nous reproduire ; ou plutôt passion de même nature, mais d'une intensité multipliée par le nombre des êtres qui en sont l'objet. L'ambition d'être chef d'escouade, par rapport à celle d'être chef d'une nation de 35 millions d'habitants, semble être, en violence, comme 4 : 35 millions. Ce qui la contrarie est une cause d'indisposition dans le premier cas. C'est la cause des plus terribles émotions, des plus grands désordres intellectuels et physiques dans l'autre ; l'ambitieux en meurt ou en devient fou.

1108. Toutes nos passions ont leur jeu régulier ; mais toutes ont aussi leurs aberrations ; car elles ne s'exercent pas toutes d'une manière complète. Nos vices et nos ridicules ne sont que d'incomplètes vertus ; ce sont des défauts d'harmonie et d'à-propos. Un grand courage dans des organes émaciés porte à des actes ridicules ; il en est de même soit d'une grande capacité de mère dans une trop grande incapacité d'amour, soit de l'association d'un grand dévouement à la patrie avec une petite portée d'esprit. Nos prétentions ridicules sont comparables à des têtes de géant sur un corps de pygmée ; ce sont des excès de prévoyance qui dépassent le but. L'avarice est l'aberration de l'économie ; la jalousie, une aberration de la rivalité ; la vanité, une aberration de l'ambition ; l'ambition, une aberration du dévouement à la patrie.

1109. Le vol et l'homicide, l'adultère et le viol, ne sont pas des aberrations, mais des explosions de passions violentes et comprimées ; ce ne sont pas des ridicules, mais des actes affreux, car ils accusent des besoins en souffrance ; ils accusent non pas les vices d'un homme, mais bien ceux de la société, qui cherche ensuite à se faire illusion sur sa propre culpabilité, en se vengeant de celle d'un autre, à qui elle aurait pu donner une meilleure direction.

1110. *Mens sana in corpore sano,* voilà l'homme normal, l'homme modèle, l'homme fort, l'homme juste; *mens sana in corpore non sano,* voilà l'homme malade et souffrant; *mens non sana in corpore sano,* voilà l'homme triste, mélancolique et affligé, il en devient ou maniaque ou fou; *mens insana in corpore non sano,* c'est l'agonie, c'est le prélude de la mort.

Pensée, lien commun, combinaison intime des impressions venues du dehors et des propensions élaborées au dedans; élaboration invisible de produits visibles et matériels; centre de toutes les élaborations et qui les harmonise et les féconde toutes; cause incessante de maux physiques, par tes écarts autant que par ton activité même, sentinelle avancée de nos joies et de nos revers! ne prends pas des chimères pour des réalités! N'avons-nous pas d'assez tristes réalités dans nos sociétés oublieuses et marâtres? Règle notre avenir, sans trop affliger notre présent! Comment pourrions-nous conjurer l'orage qui nous menace, si tu engourdis nos membres de frayeur, et nos organes de désespoir? Apprends-nous à considérer le malheur comme une mauvaise chance, le bonheur comme un mot, le devoir comme un besoin, les torts comme une souffrance, la vie comme une tâche à remplir, le travail comme l'acquit de notre dette, la mort comme une loi, et à ne voir en nous que de simples atomes, en face de l'humanité et de l'univers. Tu nous soustrairas ainsi à la moitié des maux qui nous affligent.

DEUXIÈME SECTION DE LA DEUXIÈME PARTIE.

ÉTUDE SYNTHÉTIQUE ET CLASSIFICATION DES EFFETS MORBIDES.

(*Nosologie*) (48).

1111. Dans toute la première section de cette deuxième partie, nous avons étudié méthodiquement l'histoire de chaque cause morbide, dans ses caractères de forme et d'action. Nous avons pris, dans la nature, tout ce qui est dans le cas d'apporter un trouble grave dans les fonctions de l'organisation. Nous avons presque toujours procédé, dans ce travail, par un raisonnement *à priori*, déduit d'une observation directe. Nous avons posé un problème, et cherché sa solution, en combinant entre elles toutes les données qu'ont pu nous fournir la chimie, la physique et l'histoire naturelle. Une telle cause étant donnée, avec son influence ou son parasitisme, quels seront les effets morbides que sa présence déterminera sur un corps organisé ; et nous avons classé ces causes par la similitude de leurs effets et de leurs influences.

Dans cette seconde section, nous prendrons la marche inverse et réciproque, et, renversant le problème, nous le poserons de la manière suivante : Des effets morbides étant donnés, en déterminer la cause. Cette deuxième section devient ainsi une contre-épreuve de la première ; l'une étant un travail analytique, l'autre en sera la synthèse, et *vice versâ*. Mais les effets morbides se rangent en deux grandes catégories, quand ils s'offrent à l'évaluation et au raisonnement, c'est-à-dire quand ils font office de symptômes et de signes. Les uns nous indiquent en général que l'état de santé a fait place à la maladie, et les autres, nous conduisant ensuite comme par la main, sont capables de nous révéler le siége, et jusqu'à la cause de l'influence morbide ; ils nous fournissent les caractères propres à distinguer les diverses maladies, et les moyens de les classer méthodiquement. Je diviserai donc cette section en deux divisions : l'une comprenant les considérations générales sur les signes qui sont communs à tous les états morbides, et l'autre comprenant un essai de classification des divers cas maladifs décrits dans nos traités de nosologie.

PREMIÈRE DIVISION.

Considérations générales sur les caractères de l'état de maladie.

1112. Dès qu'une cellule élémentaire de l'économie animale cesse de recevoir et d'aspirer l'air et les liquides qui la fécondent et la nourrissent, ou que l'air et les liquides qui lui arrivent sont les véhicules d'une substance inerte ou désorganisatrice, c'est-à-dire qui s'oppose ou qui nuit à l'organisation, ce petit organe devient dès lors le siége de la maladie, la cause d'une souffrance et le germe d'une contagion. Mais notre sensibilité n'en a pas encore la conscience, parce que nos organes ne sont pas d'un calibre à percevoir les infiniment petites sensations, les sensations moléculaires. Nous ne percevons et ne savons exprimer par des mots que des sommes de sensations; nous ne donnons des signes de nos souffrances que lorsque nos souffrances, sortant du cercle des atomes, commencent à compromettre nos diverses organisations. L'homme de l'art a nommé ces signes des *symptômes* (*).

1113. Les signes ou symptômes des troubles survenus dans les fonctions partielles ou générales de l'économie sont ou externes et accessibles à la perception d'autrui, ou internes et qui ne se révèlent qu'au sens intime du malade lui-même. Ils sont *visibles*, *odorants*, *tactiles* ou *acoustiques*, selon qu'ils sont perceptibles à la vue, à l'odorat, au toucher ou à l'oreille.

CHAPITRE PREMIER.

SIGNES EXTERNES.

1114. Les *signes visibles* sont les plus externes de tous; ce sont des symptômes de surface. Les *signes tactiles* peuvent correspondre à une certaine épaisseur. Les *signes acoustiques* sont, pour ainsi dire, des signes intimes et de profondeur.

1115. Le concours et la combinaison rationnelle de ces signes est une équation qui sert à dégager non-seulement l'existence d'un trouble morbide, mais encore le siége qu'il occupe et le foyer d'où il émane. C'est ensuite par un nouvel ordre

(*) De συν, en même temps, et πίπτω, survenir, c'est-à-dire accidents, circonstances concomitantes.

d'idées, et par une nouvelle combinaison d'inductions, que l'on arrive à reconnaître la *cause* et la *source* du mal. La médication, c'est-à-dire la médecine, n'agit qu'à tâtons et en aveugle, tant qu'elle ignore ce dernier point; il est évident en effet que, pour dissiper des effets, il faut en reconnaître la cause; et il n'est pas besoin de démontrer qu'en enlevant la cause, on supprime d'un coup tous ses effets immédiats; il ne reste plus alors qu'à en réparer les conséquences. ***Sublatâ causâ, tollitur effectus.***

§ 1er. — *Signes visibles.*

1116. Les SIGNES VISIBLES se tirent de la physionomie, des modifications de la surface cutanée, de l'habitude générale du corps, de la sueur, des urines, des fèces, des expectorations, de l'écoulement et du vomissement.

1° ***Physionomie.*** Lorsque la cause du mal attire le sang à l'intérieur, et vide par conséquent les capillaires cutanés du sang qui colorait les surfaces, on voit peu à peu la peau devenir pâle, flasque, plissée, terne, et enfin terreuse. A la pléthore succède l'émaciation, les protubérances des os se dessinent en saillies au dehors, les joues et les tempes se creusent, les yeux s'enfoncent dans leurs orbites, le regard est cave et mourant, les lèvres décolorées et pincées sur les dents comme dans la vieillesse. La physionomie, ce miroir si mobile et si animé des sensations intimes, n'en réfléchit plus qu'une seule, qui est la souffrance et la désorganisation. Si, au contraire, la cause qui à elle seule absorbe tous les sucs nourriciers est externe, c'est-à-dire qu'elle ait son siége et son centre d'action dans les tissus de la périphérie du corps, la circulation attirée d'une manière insolite du centre à la circonférence, et agrandissant ses voies par la dilatation et l'extravasation, amènera à sa suite la pléthore des vaisseaux, l'intumescence des tissus, la rubéfaction des surfaces; le visage bouffit, les extrémités enflent, les yeux sortent de l'orbite, la peau se colore en rouge, puis en violet, pour arriver plus tard à une diaphanéité de mauvais augure. La coïncidence de la bouffissure et de la décoloration, au début du mal, est de bien plus mauvais augure encore ; car, dans la cause de la maladie, il y a une infection alors, une cause de décomposition du liquide de la circulation.

2° La surface de la peau subit, sous l'influence d'un état morbide, des modifications, dans sa contexture et sa coloration, qu'il est plus facile d'apprécier que de décrire, et qui deviennent caractéristiques de maladies particulières plutôt que d'un état morbide général. Le derme est alors le siége du mal plutôt que le dépositaire de ses symptômes plus intimes.

3° *Habitude du corps.* Ces effets sont moins percevables sur des membres dépourvus d'expression ; la physionomie donne donc des signes plus prompts que les autres extrémités du corps : il faut ici une plus grande intensité dans la décoloration et la flétrissure, dans la coloration et l'intumescence, pour que le signe soit évident. Il y a donc une habitude du corps normale, et l'autre anormale, l'habitude de la santé et l'habitude de la maladie. Les signes de l'habitude normale ne sont que des signes relatifs, et non ceux d'une entité caractéristique et limitée dans le cadre de l'organisation ; on peut moins les définir que les évaluer. Pour cela, nous sommes parvenus, dès notre première enfance, à grouper les images des individus bien portants sous une généralité typique, à laquelle nous rapportons au besoin l'image que nous avons à reconnaître. Ce type varie selon les climats et les agrégations sociales ; et tel être fort aurait l'air faible et maladif, s'il était observé dans une société de géants et d'hommes d'un type supérieur encore. Plus l'aspect d'un individu s'approche du type normal, plus l'individu nous paraît fort et sain ; plus il s'en éloigne, plus l'individu nous paraît faible et malingre : les intermédiaires sont aussi innombrables que les différences qui distinguent les feuilles d'un même chêne ; et quand l'école galénique avait eu l'idée de classer les habitudes ou tempéraments des hommes, elle avait jeté les fondements d'une nomenclature sans fin, car elle ouvrait la porte à une nomenclature que j'appellerai individuelle. On définit sans doute fort bien en théorie les tempéraments sanguin, lymphatique, bilieux et nerveux ; mais on applique bien moins facilement ces idées en pratique, laquelle leur donne à chaque instant des démentis. Le tempérament, c'est la modification de la constitution d'un individu qui se rapproche ou s'éloigne du summum de développement que son espèce est dans le cas d'atteindre; le tempérament est donc fort ou faible en général, et relativement plus fort ou plus faible que tel autre en particulier. La prédominance du sang, de la lymphe, de la bile, du système nerveux, est une idée incomplète et insaisissable, une valeur sans poids, sans mesure, sans moyen d'évaluation. Pourquoi ne pas y joindre la prédominance du fer, du chlorure de sodium, des phosphates ammoniacaux, de l'eau ou de l'albumine dans le sang, la prédominance de la graisse dans les chairs, des fibres musculaires, du phosphore dans le cerveau, des sels urinaires, et enfin celle de tous les éléments organiques qui rentrent dans la composition d'un tissu organisé? La doctrine galénique des tempéraments ne peut pas plus se soutenir que celle des humeurs galéniques, devant les progrès indéfinis de la physiologie et de la chimie. La différence des types humains se transmet par le crayon ou le pinceau, et non par la parole; il y a, dans les traits d'un individu, pour un observateur de mœurs, une expression de satisfaction ou de mélancolie, qui est le signe infaillible que les organes fonctionnent d'une manière normale, ou sont entravés et troublés, dans le jeu de leurs fonctions, qu'il est dans un état habituel de santé ou de maladie; l'échelle des différences entre ces deux extrêmes a des degrés qui ne sont plus susceptibles d'être comptés, mais seulement d'être évalués.

4° *Sueur*. L'exhalation cutanée, quand elle est trop abondante, pour se dissoudre immédiatement dans l'air ambiant, se condense sous forme de sueur qui ruisselle sur le corps ou s'élève sous forme de nuages. La sueur qui émane de l'activité des mouvements et de l'exercice du système musculaire est normale et n'offre rien que de naturel; c'est le signe de la fatigue, qui avertit que l'économie animale a besoin de repos, ce qu'il est toujours à notre disposition de lui donner. Mais la sueur pendant le repos est de mauvais augure; elle est le signe d'une fatigue interne et indépendante de notre volonté, d'une souffrance dont nos mouvements ne sont pas la cause ; l'air nous manque ou la nourriture ; un vampire nous agite et s'approprie les principes de notre vitalité. Dès ce moment, nos cellules élémentaires, asphyxiées et affamées, cessent d'élaborer et d'aspirer, et elles rejettent au dehors, comme par un effet de leur affaissement et de leur compression mutuelle, le trop-plein qui les surcharge et les distend. Les liquides désormais inutiles à leur nutrition leur suintent par tous les pores.

La sueur, imprégnée de sels ammoniacaux, a une odeur variable, selon les individus et les sexes, mais caractéristique. Elle est acétique ou alcaline à l'état normal ; phosphorescente et alliacée ou hircine, à cause de la prédominance de l'hydrochlorate d'ammoniaque dans le mélange de ses sels. La sueur urineuse est un signe morbide.

5° L'*urine* normale est limpide, légèrement citrine ; elle ne laisse point ou fort peu d'incrustation saline sur les parois des vases ; son odeur est légèrement ammoniacale, ou plutôt c'est un mélange de l'odeur du benjoin mêlée à celle de l'ammoniaque ; elle verdit le sirop de violette ; le besoin de la rendre se fait sentir deux à trois fois par jour, et la fonction s'exécute sans difficulté, sans douleur, sans intermittence, mais avec un certain sentiment d'une pudique volupté. L'urine anormale est trouble, opaline, chargée d'un dépôt, jaune (*urée*), ou rouge de brique (*prétendu acide urique*), ou floconneux et albumineux ; elle incruste les vases presque en tombant ; son odeur est forte et larmoyante ; on en éprouve fréquemment le besoin sans pouvoir le satisfaire ; ou on ne le satisfait qu'avec intermittence, et une douleur qui commence par le col de la vessie, et finit à l'orifice du canal de l'urètre.

6° Les *fèces* varient selon le genre d'alimentation, et par conséquent selon les espèces d'animaux et d'individus. Cependant, dans certaines limites, et avec des modifications de formes, de couleur et d'odeur, dont il est toujours facile de se rendre compte. L'étude de ses caractères, aujourd'hui fort négligée, avait sérieusement fixé anciennement l'attention des observateurs ; et l'on cite un professeur de Montpellier du siècle dernier, qui, dans les excursions qu'il entreprenait par les champs, se faisait fort de déterminer avec précision à quel sexe, à quel âge, à quelle stature, à quel tempérament devaient se rapporter les excréments qu'il rencontrait sur la route.

Les fèces normales sont consistantes, sans dureté, gluantes à la surface, moulées sur les plis du côlon, d'une couleur verdâtre, ayant l'odeur de l'*assa fœtida*; trop dures, elles sont le signe d'une constipation, et la constipation est le signe que les produits de la digestion sont absorbés par quelque parasite, ou que l'alimentation n'est pas assez humectée ou est trop alcoolique. Les fèces trop liquides indiquent que la défécation est troublée dans le côlon, et que les parois de cet intestin sont envahies par quelques parasites. Les fèces sanguinolentes annoncent la présence, dans les intestins grêles surtout, d'un parasite perforateur ou à mandibules. Les fèces glaireuses, gypseuses, albumineuses, sont le signe que les parasites ont envahi le duodénum et l'embouchure du canal cholédoque, et que la chylification ne s'opère plus normalement. La fétidité anormale des selles dures est le résultat de quelque décomposition gangréneuse des produits de la désorganisation opérée sur les parois du côlon, par le parasitisme de quelque vampire; la fétidité des selles liquides indique la même cause de désordre sur les parois du duodénum et de l'intestin grêle.

La défécation liquide et verdâtre est le signe de l'action dissolvante d'un condiment ou médicament amer, ou de la surabondance de l'écoulement de la bile, sous l'influence d'une cause quelconque médicamenteuse ou morbide.

La défécation solide, mais gazeuse, c'est-à-dire la défécation gazeuse qui accompagne avec bruit la défécation solide, annonce que la nutrition se débarrasse d'elle-même, et par ses condiments, des helminthes qui l'assiégent et qui viennent se décomposer dans le côlon. La défécation gazeuse sans bruit, au contraire, annonce la décomposition d'un certain nombre d'helminthes ou de parasites, au milieu d'une pullulation assez grande, pour s'opposer à l'acte de la chylification, et partant à celui de la défécation normale. Le type de l'homme sain est de digérer sans aucune éructation ni par le haut ni par le bas ; car les gaz de l'alimentation normale sont de la nature de ceux qu'absorbent les parois des intestins.

La défécation vermineuse est une preuve que, sous l'influence, soit de la médication, soit de la décomposition, le séjour des intestins ne convient plus aux parasites ; on ne rend fort souvent des vers qu'après qu'ils ont achevé leur œuvre de destruction et de mort. On peut en avoir beaucoup, sans en rendre ; on peut en rendre beaucoup, sans en être débarrassé.

7° *Salivation et expectoration.* Il faut avoir soin de distinguer les produits de l'expectoration de ceux de la salivation. La salivation normale est celle qui suffit à l'imprégnation de la mastication et à la lubrification des parois buccales ; l'excès de cette sécrétion est une preuve de l'action morbide, soit d'un poison, tel que le mercure, soit d'un parasite qui désorganise les glandes salivaires ; la salivation anormale a toujours un caractère de putridité.

L'expectoration est dans tous les cas un signe d'un trouble quelconque survenu sur les parois des voies aériennes. L'aspiration des poussières amène une excoriation qui se résout en expectoration ; ces produits portent avec eux et le caractère de leur cause et le remède du mal dont ils débarrassent l'organe.

L'expectoration catarrheuse et filante vient de la trachée ; l'expectoration grumelée, lobulée, colorée en jaune ou en bleuâtre, vient des bronches et de leurs premières ramifications ; l'expectoration tuberculeuse et purulente vient de la décomposition du tissu respiratoire. Dans le premier cas, la cause mécanique ou animée du mal s'attache aux parois du larynx et de la trachée ; dans le second, elle a son siége sur les parois des bronches ; dans le troisième, la cause du mal est incrustée dans les mailles du réseau circulatoire de la respiration ; plus la couleur des expectorations est verdâtre, plus les poumons sont endommagés profondément, et moins la maladie est curable. L'expectoration sanguinolente ou striée de sang annonce la rupture des capillaires pulmonaires, et la délicatesse native ou morbide de la trame du tissu. Quand la désorganisation est limitée sur une petite surface, elle est l'œuvre d'un parasite qui ne s'y propage pas; le malade finit par le rendre à l'état de *vomique*.

8° Le *vomissement* est un phénomène essentiellement morbide, qu'il soit provoqué par les médicaments ou spontané; toute cause qui provoque le vomissement agit à la manière des poisons, en paralysant la faculté aspiratoire des parois stomacales, et ne respectant que sa faculté d'expiration et d'expulsion. Dans ce cas, la matière du vomissement diffère peu d'aspect et de couleur avec la matière de l'aliment qui a subi une première mastication. Lorsque la cause mécanique ou animée du vomissement a son siége vers le passage du pylore, et que le vomissement n'a lieu que parce que le pylore est obstrué par la cause morbide ou ses produits, la matière du vomissement est un chyme filant, acide, jaunâtre; c'est l'aliment qui a subi une première digestion. Si la cause morbide obstrue le duodénum au-dessous du canal cholédoque, le vomissement est amer, alcalin, bilieux d'abord, puis purulent ensuite, si le mal se prolonge sans changer de siége; que si la cause morbide intercepte le passage à une hauteur quelconque des intestins grêles, la matière du vomissement est fécale à un état plus ou moins avancé de défécation; son caractère fécal est complet quand c'est le côlon qui est obstrué. Un vomissement de glaires qui déposent un sédiment verdâtre, et comme pulvérulent, est du plus fâcheux augure; c'est le signe de la rupture d'une profonde et purulente ulcération des parois de l'estomac. Le vomissement de toute la quantité de matières ingérées, qui se répète après chaque ingestion, indique que le passage du pylore est obstrué, soit par la tuméfaction d'un ulcère, soit par un développement polypeux; ce dernier cas est incurable. Un vomissement sanguinolent (*hématémèse*) marque que la cause morbide mécanique ou animée a opéré une solution importante de continuité dans les tissus de l'estomac, qu'il y a hémorragie stomacale. La gravité du cas se déduit de la durée du phénomène et de l'intensité de la coloration des produits du vomissement; la couleur bleu foncé ou noirâtre du vomissement annonce soit une hémorragie intestinale, à la hauteur du canal cholédoque, et en contact avec les produits alcalins de la bile, soit que la cause mécanique, toxique ou animée qui la détermine déverse sur les produits de l'hémorragie un produit ammoniacal et alcalin. L'hématémèse, par un poison acide, est du rouge le plus vermeil ; ou bien, si l'acide a une propriété de coagulation, les produits sont grumelés et à marbrures rougeâtres.

§ 2. — *Signes odorants.*

1117. L'ODEUR de l'exhalation normale, si forte et si désagréable qu'elle paraisse, est toujours distincte de l'odeur de la décomposition ; l'une peut être piquante, aigre, phosphorescente, hircine ; l'autre est cadavérique et putride à un degré plus ou moins fort, selon l'étendue de la désorganisation. Les caractères des odeurs ne peuvent se décrire ; la pratique de l'observation est le seul livre qui serve de guide sur cette matière. Les odeurs varient d'intensité et de nature même, et se modifient à l'infini, selon la différence normale ou maladive de l'odorat qui les perçoit, selon les mélanges odorants qui émanent du milieu ambiant, et par le souvenir des circonstances heureuses ou pénibles dans lesquelles nous les avons perçues une autre fois. Marie de Médicis se trouvait mal à l'odeur de la rose, qu'Anacréon chanta, et qui

> . . . . dans leurs jours de fête,
> D'Horace et ses amis a couronné la tête.

L'odeur ne nous impressionne qu'au premier instant ; au second, l'odorat s'émousse et s'y façonne ; il ne la perçoit plus, même alors que l'influence des émanations odorantes nous fatigue et nous nuit. Quand on entre dans une réunion d'individus, où rien ne vient modifier et neutraliser les principes odorants que la respiration déverse dans l'atmosphère, on est étonné de voir qu'ils restent sans se plaindre, et comme sans s'en douter, dans un tel foyer d'infection ; cette première répugnance une fois passée, on fait comme les autres, on ne se plaint plus, car on n'y sent plus rien ; on s'y asphyxie en riant. La garde-malade ne perçoit pas ce caractère morbide, comme le médecin que l'on vient d'appeler. L'odorat, comme le goût, n'avertit qu'une fois; de là notre goût pour la variété des odeurs et des mets.

1118. L'odeur de l'haleine n'est pas percevable pour les individus qui cohabitent, mais pour ceux qui se rencontrent; elle leur est d'autant moins supportable, que les habitudes sont plus opposées, les mœurs plus diverses, les soins de propreté de la personne et de l'habitation plus distincts; enfin la différence d'âge et de nourriture accroît encore la répulsion. L'haleine de l'âge mûr est repoussante pour l'enfance, non-seulement parce que l'odorat est plus sensible et moins émoussé chez l'enfant, mais encore parce que les produits de la respiration des deux âges sont plus dissemblables, et que leur odeur est plus intense dans l'âge mûr.

L'odeur normale de la sueur est acétique et acerbe (*) ou hircine, avec des modifications individuelles variables à l'infini. L'odeur anormale est urineuse, nauséabonde, cadavérique. La sueur, pendant la diète, prend souvent l'odeur des médicaments ingérés, qui semblent alors se tamiser à travers les pores.

L'urine, au premier contact de l'air, doit avoir une odeur balsamique; elle ne devient ammoniacale que quelques heures plus tard. L'urine morbide est fétide et a presque une odeur fécale. La plupart des principes odorants des aliments et médicaments ingérés passant promptement dans l'appareil urinaire, l'odeur de l'urine est fort souvent une indication de la nature de l'ingestion.

L'odeur acétique du vomissement est l'odeur normale. C'est une preuve que le vomissement n'a d'autre cause qu'une influence passagère, qui a suspendu ou paralysé le mouvement péristaltique de ce viscère. L'odeur nauséabonde indique l'afflux de la bile dans l'estomac; l'odeur putride, une ulcération gangréneuse dans les parois stomacales; l'odeur fécale une colique de miséréré, un *volvulus*, etc.

Une plaie de bonne nature exhale une odeur fade et tout au

(*) C'est-à-dire qui rappelle à l'odorat le goût des fruits âpres et non mûrs.

plus nauséabonde ; la plaie de mauvaise nature, une odeur de putridité repoussante, une odeur cadavérique. C'est, dans ce dernier cas, l'odeur des chairs frappées de mort et abandonnées à leur propre décomposition.

§ 5. — *Signes tactiles.*

1119. Le tact nous donne les moyens de percevoir les mouvements de la circulation, les déplacements d'un liquide sous-cutané. Le dégagement et l'absorption de calorique, deux ordres de signes de l'état plus ou moins normal ou plus ou moins morbide de l'économie animale, l'alternance de l'aspiration et de l'expiration, deux facultés inhérentes à toutes les surfaces organisées et vivantes, impriment au liquide circulatoire des secousses isochrones, et des chocs également espacés contre les anses des vaisseaux. D'un autre côté, quand les parois d'un tube élastique aspirent, elles se rapprochent les unes des autres, et rétrécissent d'autant sa capacité; quand les mêmes parois expirent, elles s'éloignent les unes des autres et agrandissent la capacité. Or, si vous placez le doigt sur la partie correspondante à ce foyer d'une double fonction, vous percevrez des pulsations égales en nombre aux alternances d'expiration et de dilatation. Les veines, à l'état normal, ne donnent point de pulsations : ce phénomène est exclusif aux artères. Or, comme toute veine suppose une artère qui lui est contiguë et corrélative, il faut admettre que l'action de l'un de ces ordres de vaisseaux est inverse de l'action de l'autre. Si la pulsation est la conséquence de l'expiration, il faut donc que l'aspiration réside plus spécialement dans les veines, et l'expiration dans les artères, c'est-à-dire que la veine soit le vaisseau nourricier, et l'artère le vaisseau le plus spécialement excrémentiel; que l'un des deux s'alimente dans le torrent de la circulation, et que l'autre s'y décharge des rebuts de l'élaboration, par des alternances de systole et de diastole. Notez bien que le sang artériel possède la coloration caractéristique de l'acidité, et le sang veineux celui de l'alcalinité. Voilà la théorie du pouls réduite à sa plus simple expression.

1120. A l'état normal, le nombre des pulsations varie de soixante à quatre-vingts par minute; descendant ou montant selon le repos et le mouvement, le jeûne ou l'activité de la digestion. Le pouls des enfants est plus fréquent que celui des adultes, et le pouls des adultes plus fréquent que celui des vieillards; car c'est le signe de l'activité de la vie et de la puissance du développement; activité naturelle ou artificielle, normale ou morbide; c'est un signe général et non local. On composerait un volume pour compulser tout ce que l'on a écrit, depuis et y compris Galien, sur les indications du pouls; et de ces compilations, on ne retirerait pas, en quintessence, une seule règle pratique, qu'on ne puisse obtenir en se tâtant le pouls dans deux ou trois états différents. Galien professait que le pouls est simple ou composé, long ou court, large ou étroit, grand ou petit, lent ou rapide, fréquent ou rare, fort ou faible, et modéré, mou ou dur, plein ou vide, égal ou inégal, finissant par un bout ou par les deux bouts en queue de rat, intermittent, intercident ou défaillant, bondissant en saut de chèvre, double, ondoyant, vermiculant, formicant, tremblotant, convulsif, calme et serein, pointant en forme de dard et de cône, etc. Les modernes ont agrandi à leur tour le cercle de cette nomenclature, et l'on pourrait encore l'agrandir indéfiniment. Qui serait capable, en effet, d'exprimer par des mots toutes les modifications d'un choc et de la sensation d'une onde liquide? L'importance qu'on semble attacher aux indications minutieuses du pouls n'a jamais tenu qu'à un petit charlatanisme, qui permet au médecin de prendre l'air de la chambre, la physionomie du malade, et les renseignements qui lui arrivent de toutes parts; et quand je vois le docteur, une montre à secondes à la main, calculer, s'amuser, pendant une minute, à diviser les pulsations par les secondes, je m'attends toujours à ce qu'à la suite de cette équation, il me dise du coup le nom et le siége de la maladie; comme si le nombre de pulsations correspondait à telle maladie, en sorte que le pouls deviendrait ainsi un dictionnaire nosologique. Mais quand, au sortir de ce profond calcul, le médecin me dit que cet homme est malade, je déclare que, sans compter les pulsations du pouls, chacun, et le malade lui-même, le savait bien avant l'arrivée du docteur. Je me suis souvent occupé de tâter le pouls à une série de gens bien portants, mais diversement occupés, et j'avoue que bien d'entre eux auraient pu être pris pour malades à ce signe, s'ils avaient simulé la moindre indisposition ; on aurait dit alors : Il y a chez cet homme un peu de fièvre.

Le nombre des pulsations, dans un temps donné, est un signe individuel et d'idiosyncrasie ; il faut qu'il dépasse du tiers au moins celui de l'état normal de la santé, pour qu'il devienne le signe d'un état morbide. Comparez le pouls du malade au vôtre, vous aurez toujours une suffisante indication ; car la solution du problème n'est pas là. Le pouls devient faible et obscur, soit par suite d'une atonie des tissus, et un affaiblissement de l'influence nerveuse, soit par suite de la liquéfaction du sang, et de la prédominance de son véhicule alcalin ou alcaliniforme ; il devient fort et plein par la tonicité des tissus, la tension nerveuse, ou par la concentration du liquide circulatoire, par la diminution de sa capacité de saturation, par la saturation, enfin, d'une certaine quantité de son véhicule alcalin. Il y a alors, dans l'économie animale, une cause soit mécanique, soit alimentaire, soit animée, qui dépouille le sang de sa partie aqueuse, ou qui y déverse de l'acidité ou des produits alcooliques.

1121. La coagulation de l'albumine du sang produit, dans les vaisseaux, des obstacles à la circulation, qui modifient de mille manières diverses les indications du pouls,

La circulation, en effet, pour se faire jour entre ces rochers d'albumine, passez-moi l'expression, peut avoir à décrire des circuits, des sinuosités, à sourdre perpendiculairement, par bouillonnements et par cascades, etc., tous mouvements qui donneront au sens du toucher des impressions différentes de vermiculations et de fourmillements, de saccades et de soubresauts, d'intermittences et d'accélérations. Un pouls régulier dans ses battements, mais dur au toucher, indique que le sang est épais, mais homogène, et non congestionné ; c'est un liquide à un grand état de concentration, et, pour ainsi dire, de cohobation.

1122. On perçoit, par le toucher, le déplacement des gaz des liquides et des solides; ce mode d'exploration s'exécute en palpant. Les gaz ne se déplacent pas comme les liquides; et les gaz et les liquides, qui distendent les cavités d'un viscère, se déplacent d'une autre manière que les produits de la décomposition accumulés, sous forme de clapier, dans les profondeurs des organes musculaires. Les résultats obtenus par cette observation n'acquièrent une signification distincte qu'après avoir passé par la filière de l'induction et du raisonnement.

1123. Le dégagement de calorique, chez les animaux, est toujours en rapport avec la vitesse de la circulation, et par conséquent avec l'activité naturelle, artificielle ou morbide de la vie. La différence des milieux le rend plus ou moins sensible à notre toucher. Les animaux aquatiques et l'homme qui se baigne semblent ne pas en dégager du tout; le milieu ambiant le leur absorbe trop vite pour qu'il soit perçu.

1124. La chaleur sans moiteur est le signe d'une élaboration anormale qui a son siége dans la profondeur de nos tissus, et qui en absorbe les produits, au détriment de l'unité et de l'économie générale.

La moiteur sans chaleur est un signe de mauvais augure; il annonce une exhalation de la matière inerte, et non le produit d'une fonction. Ce n'est point de la sueur, c'est de l'évaporation.

Mais, dans ces indications, il ne faut pas perdre de vue que la chaleur d'autrui n'est que relative à celle qu'à l'instant de l'observation possède l'organe explorateur du tact.

§ 4. — *Signes acoustiques.*

1125. Nous avons recours à l'ACOUSTIQUE pour percevoir les signes de la santé ou de la maladie, que leur profondeur dérobe à la vue, à l'odorat et au toucher. Nous jugeons à distance du timbre et des altérations de la voix; mais c'est en appliquant immédiatement ou médiatement notre oreille sur le corps, ou en faisant résonner par des chocs répétés la sonorité des surfaces, que nous parvenons à obtenir certains renseignements, que le raisonnement combine ensuite, sur l'état des liquides et des tissus profonds. L'un de ces procédés se nomme procédé d'*auscultation,* et l'autre procédé de *percussion.*

On ausculte pour juger du jeu d'un organe ; on percute pour se faire une idée du genre d'altération de ses tissus, un tissu sain n'ayant pas la même sonorité qu'un tissu malade; un organe plein et distendu par un liquide, qu'un organe flasque et épuisé ; un tissu induré, qu'un tissu d'une organisation normale.

1126. On AUSCULTE le cœur, les poumons, l'estomac, les intestins, la matrice en état de gestation, en appliquant l'oreille sur les régions qui correspondent à ces organes. Le stéthoscope de Laënnec n'ajoute rien de plus à la puissance de l'audition immédiate ; et quelquefois, ce tube est dans le cas de dénaturer les vibrations que l'on recueille, en raison de la matière qui le compose, de son diamètre et de sa longueur.

1° Les battements du cœur sont sensibles à la main et souvent à la vue ; lorsque le pouls est élevé, on en sent quatre distinctement, et qui correspondent aux mouvements de dilatation des deux ventricules et des deux oreillettes : car, en se dilatant, chacune de ces quatre cavités fait effort contre les parois du péricarde et les refoule contre le thorax.

Si l'on applique l'oreille sur la région du thorax correspondante à celle du cœur, on entend deux bruits rapprochés qui se répètent à un fort court intervalle ; on peut s'en représenter le rhythme par une mesure à deux temps composée, à chaque temps, d'une croche, une noire et un demi-soupir. Cependant ce rhythme est subordonné à la régularité de la respiration ; les deux temps sont séparés par un plus grand intervalle, quand on retient son haleine, que le poumon est oppressé et la respiration gênée ; car le mobile de la circulation, ce n'est point le cœur, c'est l'organe respiratoire. Il suffit d'observer quelques minutes avec soin ces bruits du cœur, pour se convaincre qu'ils sont dus à la dilatation et à la contraction des oreillettes, chaque oreillette donnant un temps ou les deux notes de la mesure. En effet, ces deux temps battent sur une ligne à peu près horizontale, seulement sur deux points séparés, et cette ligne correspond à la hauteur des oreillettes. Si les ventricules y contribuaient, les deux bruits du premier temps seraient superposés et non à la même hauteur. D'un autre côté, si les ventricules du cœur fournissaient un bruit, il faudrait qu'on en distinguât alors huit, au lieu de quatre, dans une mesure; car, évidemment et en raison de leur structure, chaque oreillette doit en donner deux. Supposez, en effet, une vessie flasque et capable de s'affaisser sur elle-même; l'instant où le liquide viendra l'enfler sera marqué par un bruit; celui où la contraction de ses parois chassera ce liquide sera marqué par un autre. Il n'en sera pas de même, pour notre ouïe, des ventricules du cœur, parce que leur contraction, vu l'épaisseur de leurs parois, ne va jamais jusqu'à l'affaissement et l'agglutination des surfaces plissées.

Quand le sang hématosé dans le poumon rentre dans l'oreillette gauche, il y a un bruit de dilatation ; quand l'oreillette le chasse dans le ventricule gauche, pour le pousser dans l'aorte, il y en a un autre de compression : ce sont deux chocs de retour ; de même, quand le sang veineux passe de la veine cave dans l'oreillette droite, il y a un bruit de dilatation ; et quand l'oreillette droite pousse le sang veineux dans le ventricule droit qui l'envoie aux poumons par l'artère pulmonaire, il y en a un autre de compression. Ces deux temps sont distants et non isochrones, vu qu'ils sont, l'un, le signe de l'aspiration des parois respiratoires, et l'autre, celui de leur expiration, deux fonctions dépendantes l'une de l'autre et qui ne sauraient s'accomplir qu'alternativement; c'est un cas de départ et de retour, deux mouvements inverses et non simultanés.

L'intensité du bruit et la force des battements du cœur sont, ainsi que la pulsation des artères, des signes de modifications imprimées par une cause quelconque à la circulation. Le cœur a son rhythme normal et régulier, morbide et irrégulier. Quand à ces deux bruits si réguliers s'en mêlent d'autres qui en dérangent et en masquent le rhythme, c'est que l'organe a subi dans ses parois une altération quelconque. Le bruit d'un clapotement irrégulier indique que, par une solution de continuité, il s'est formé, dans l'épaisseur des parois des ventricules, une cavité où le liquide se loge en état de stagnation, et d'où il est retiré par la contraction des ventricules ; les parois de la cavité anévrismatique se rapprochent, et ensuite, en se séparant de nouveau, elles produisent un bruit analogue à celui que nous faisons entendre, quand nous détachons mollement notre langue du palais, et nos lèvres l'une de l'autre. Il ne faut pas confondre ces bruits de flicflac, avec les gargouillements stomacaux provenant du mouvement intestinal des liquides ingérés. Un bruit plus caractéristique d'une altération organique du cœur, c'est le bruit de râpe et de roulement, qui vient des vibrations des valvules, lorsque celles-ci ne se prêtent plus à l'alternance du mouvement des oreillettes et des ventricules, à cause de l'épuisement, de l'ossification ou d'une altération profonde de leur substance. Ce bruit s'imite assez bien en faisant une pétarade avec la bouche ; qu'on me passe la trivialité de l'expression.

Les fortes palpitations indiquent une tension insolite des cavités du cœur, qui vient, soit de ce qu'une trop faible portion de la quantité du sang contenue dans les ventricules et les oreillettes en sort à chaque contraction, soit de ce que l'activité du cœur et sa faculté d'aspiration augmentant d'une manière anormale, les cavités subissent une dilatation plus considérable ; soit, enfin, de ce que la circulation générale reçoit d'une cause morbide une plus violente impulsion, à quelque distance du cœur que cette cause exerce son action.

L'obscurité des bruits du cœur et la faiblesse de ses battements, en l'absence de tout autre symptôme, seulement avec complication de dyspnée et d'enflure des extrémités, est un signe d'un développement et d'un épaississement anormal des parois du cœur, c'est un signe d'hypertrophie, qui est à l'anévrisme ce que l'obésité est à l'excoriation et à la blessure.

2° Dans l'état normal, le jeu des poumons ne doit faire entendre d'autre bruit que celui d'un soufflet qui s'emplit et se vide alternativement d'air. On distingue, à l'oreille, la marche de l'air, qui semble s'ouvrir une issue par un tuyau perpendiculaire, lequel occuperait le centre de chaque poumon. Lorsque la cause morbide a fixé son lieu d'élection dans la capacité du poumon, et qu'elle y détermine une exsudation catarrhale, l'air inspiré et expiré, se frayant une route à travers ces dépôts de liquides, fait entendre un bruit de *gargouillement*, qui devient si distinct à l'approche de la mort, qu'on le perçoit à la distance de plusieurs pas. Quand la cause morbide détermine le développement de tubercules, et que ceux-ci ne sont point encore arrivés à la période de la suppuration, qu'ils en sont encore à celle de l'induration, on entend, dès que deux de ces tuberbules se heurtent, un bruit métallique, un tintement que l'on peut reproduire, quand on frappe avec le doigt sur le dessus de la main qu'on se tient appliquée contre l'oreille. A ce bruit succèdent des bruits de froissement humide, quand ces tubercules qui se choquent sont purulents et humides. Les cavités, que le progrès du mal creuse ensuite dans la substance du poumon, donnent à l'auscultation des bruits aussi variés que peuvent l'être la région, la profondeur, la purulence de cette perte de substance. Le raisonnement seul est en état de fournir les moyens de reconnaître la nature des modifications acoustiques qu'un état morbide imprime à la respiration ; nous tomberions dans la puérilité, en voulant tracer à l'observateur des règles pour apprécier les perceptions de son ouïe.

Quand la cause du mal a établi son siége dans la cavité du péricarde, ou de l'une des deux plèvres, le liquide que son influence y accumule se déplace dans les alternances de systole et de diastole, d'inspiration et d'expiration, refoulé de diverses manières, selon son volume et sa saturation, ou son organisation. Le bruit qui en résulte n'est pas celui d'un gargouillement spumescent, mais d'un clapotement et d'un glou-glou intime, dont le rhythme suit celui de l'organe qui le déplace, en l'attirant ou le refoulant.

3° En appliquant l'oreille sur l'abdomen durant la gestation, on peut percevoir les battements du cœur du fœtus ; ainsi que le déplacement du liquide de l'amnios que les mouvements du fœtus occasionnent.

4° On n'a pas besoin d'une auscultation aussi immédiate, pour percevoir les bruits de gargouillement intestinal ; on les perçoit souvent à distance. Ce sont toujours des indices d'une anomalie dans la marche de la défécation; car dans l'état normal, le chyme, le chyle et les fèces ne dégagent que des gaz qui sont immédiatement absorbés par les parois intestinales. Les divers bruits et borborygmes que nous percevons dans les intestins, sont le produit des ravages des helminthes ou de leur décomposition, ils sont dans tous les cas le signe infaillible de leur présence; nous en avons expliqué les modifications ci-dessus (993).

5° On entend, dans certaines affections des os, un petit bruit que j'appellerais volontiers ostéocope, analogue à celui que produit un instrument tranchant, en découpant du bois, de l'ivoire ou de l'os. C'est évidemment le signe de l'action corrodante d'un insecte à mandibules, et qui se fraye une route à travers le tissu osseux. On entend distinctement ce bruit dans le nez, toutes les fois que les larves des mouches s'introduisent dans ces cavités, et surtout dans les sinus frontaux. Et certes quelle entité maladive serait en état de faire entendre un pareil bruit? Un effet n'est-il pas toujours de la nature de la cause qui l'engendre?

1127. Percussion. Il a dû arriver, à plus d'un médecin praticien des temps anciens, de percuter du doigt la région d'un organe, en cherchant à s'assurer, par la résonnance de ses vibrations, de la nature de son état morbide; mais Avenbrugger (*) est le premier qui ait eu l'idée de classer méthodiquement ces indications acoustiques, et de faire un art du procédé de la percussion. Avenbrugger n'appliquait son moyen qu'à la région thoracique; il frappait du doigt sur les côtes ou sur le sternum, et décidait, aux modifications du son, que les tissus du cœur et des poumons se trouvaient à l'état sain ou malade. Mais ce procédé n'obtint une certaine vogue que du jour où Corvisart l'eut importé, pour ainsi dire, en France, en publiant les résultats de l'examen expérimental qu'il avait fait du livre d'Avenbrugger. M. Piorry eut l'idée d'étendre à la région abdominale l'application de ce procédé, et de se servir à cet effet d'une plaque solide, destinée à faire l'office, sur l'abdomen, des côtes

(*) *Inventum novum ex percussione thoracis.* Vienne, 1765.

ou du sternum de la région thoracique. On applique une plaque peu épaisse sur la peau, et on frappe du doigt sur la surface. Le procédé de la *percussion médiate* n'est pas plus compliqué ; celui d'Avenbrugger prend le nom de *percussion immédiate*.

Il n'est certes pas douteux qu'un poumon induré et hépatisé ait une sonorité différente du poumon normal ; qu'un boyau plein résonne d'une autre manière qu'un boyau vide. Mais il faut bien se garder d'exagérer la puissance des indications de ce procédé, surtout quand on l'applique aux régions abdominales. L'autopsie a donné jusqu'à ce jour de trop fréquents démentis à l'engouement de cette méthode, pour que le diagnostic ne se montre pas désormais plus réservé dans ses devinations, et plus modeste et plus désintéressé dans ses prétentions. Quand de l'ensemble des symptômes on est parvenu à connaître que le siége du mal se trouve dans tel ou tel organe, rien n'est plus facile que de faire croire à ceux qui nous entourent, que la percussion est en état d'en tracer les limites et d'en dessiner la topographie comme au crayon. Il suffit pour cela de s'abandonner au souvenir de l'anatomie des régions, en promenant sa plaque sur la surface correspondante ; et c'est ainsi que, dans le plus grand nombre de cas, la percussion indique tout ce que l'on savait d'avance, tout en prenant pour son compte le mérite de ces révélations. En un mot, la percussion est un plagiaire de bonne foi, et de la meilleure foi du monde ; ne la troublons pas trop dans ses illusions et ses jouissances. Quand, en médecine, un procédé ne fait pas d'autre mal au malade, il a droit à tous nos ménagements et à notre sympathie. A l'état normal, la région du foie résonne d'une autre manière que celle de la vessie et de la matrice ; la région que parcourt le côlon, surtout lorsqu'il est plein de matières durcies, donne, sur toute la courbe qu'il décrit, un son différent de celle où s'amoncellent les circonvolutions de l'intestin grêle. L'abdomen distendu par des gaz (*tympanite*) a une sonorité bien autre que lorsqu'il est plein de liquide ou d'hydatides (*ascite*, *hydropisie*, etc.) ; et à l'état normal il a un tout autre son.

Mais sur tous ces points de pratique, la logique du simple

bon sens en apprend plus, dans l'application, que toutes les règles tracées d'avance; règles qui encombrent la mémoire et fatiguent le raisonnement en pure perte; car il est impossible, en acoustique, de prévoir et de décrire toutes les modifications que le changement, survenu dans l'arrangement et l'organisation des molécules, imprime à la sonorité.

CHAPITRE II.

SIGNES INTERNES DES MALADIES.

1128. Nous entendons par signes internes de la maladie, ceux dont le malade est seul observateur, et dont nous ne pouvons apprécier la valeur que sur le propre et unique témoignage de celui qui les endure. Pour percevoir ces divers signes, le malade a un sens de plus que l'observateur, un sens à la vérification duquel il soumet à chaque instant le témoignage des cinq autres; je veux parler de la conscience intime de sa douleur et de ses impressions. Il est des sensations que ni la parole ni le geste ne sauraient rendre et exprimer; pour les concevoir et les comprendre, il faut les percevoir. Il est des maladies que l'on ne saurait bien décrire qu'après les avoir gagnées; et la meilleure clinique médicale à mes yeux n'est pas la plus nombreuse clinique, mais, si je puis m'exprimer ainsi, *sa propre clinique, l'autoclinique*, l'observation raisonnée de ses propres maux. Quant aux maladies que nous n'avons pas subies, comment les connaîtrions-nous, de manière à pouvoir les classer et les décrire, sans les révélations et les indications du malade. Si tous les malades étaient sourds et muets, nous n'aurions pas plus de moyens de connaître et d'apprécier leurs souffrances, que nous n'en avons de deviner les souffrances de la plante et de l'arbre qui commencent à languir.

D'un autre côté, l'observateur, qui ne voit qu'une fois par jour le malade, est moins propre à décrire l'histoire de la maladie, que la garde-malade, laquelle veille au chevet de celui qui souffre, et l'étudie en le servant. Une garde-malade de profession, si peu lettrée qu'elle soit, est souvent un grand médecin; elle paraîtrait un génie, avec une certaine éducation de plus. Que de choses elle devine que cacherait le malade ! que de circonstances elle note, que le malade oublie, et dont le médecin ne se douterait jamais !

Le malade perçoit, à l'aide de ses sens, le trouble survenu dans les organes, et dans le sens lui-même.

1129. 1° Sa VUE se trouble et s'affaiblit, dès que le système cérébral est intéressé dans les progrès du mal; il voit les objets tourner autour de lui, et le plan sur lequel il s'appuie décrire un cercle oblique à l'horizon, dès que les congestions sanguines viennent détruire dans l'organe la simultanéité de la vision, et déplacent, par le trouble apporté dans la circulation, et partant en décrivant des courbes, le centre où convergent les rayons visuels; c'est là le signe de l'ivresse alcoolique ou narcotique.

2° Il a horreur de la lumière, il éprouve une violente photophobie, dès que le globe de l'œil, enflant par la turgescence des tissus, et l'accumulation des liquides qui en distendent les cellules, la pupille se dilate, la cornée transparente allonge le rayon de sa courbure, et partant diminue sa convexité, que le cristallin s'aplatit par la compression que les liquides antérieurs et postérieurs exercent sur ses deux calottes, et que par conséquent les rayons lumineux, au lieu de se concentrer vers le point visuel, et d'avoir leur foyer dans l'humeur vitrée, portent plus loin, s'éparpillent sur la rétine et pénètrent péniblement dans l'épaisseur de la choroïde, expansion de la portion nerveuse qui n'est pas organisée pour percevoir, sans en être brûlée, les gerbes de feu que nous nommons rayons lumineux. (Voyez *Nouv. syst. de chimie organ.*, édit. de 1838.)

3° L'œil perd le sentiment des couleurs ordinaires et celui du rayon blanc, dès que le centre du cristallin et de l'humeur vitrée est affecté d'un état anormal, et que le champ, par lequel se fait percevoir le rayon blanc, se rétrécissant ou s'altérant, la vision est forcée de passer par les champs plus externes et concentriques à celui qui manque. Le malade voit alors tous les objets colorés en jaune, parce que le champ visuel du rayon jaune est le premier, après le champ central du blanc. Si cette zone s'altère encore, le malade verra vert, puis bleu, puis rouge, si, de proche en proche, l'altération gagne les zones de plus en plus externes, jusqu'à la plus externe de toutes.

4° Il voit avec ses deux yeux les objets doubles, quand les deux yeux cessent d'agir parallèlement, et que, par suite d'une inégale rétraction des muscles, l'un des deux yeux se trouve réellement à une plus grande distance des objets perçus que l'autre; ce qui fait que les deux images, au lieu de se contrôler mutuellement, en se superposant, se séparent ou se débordent. Le malade voit double avec le secours d'un seul œil, quand la cornée ou le cristallin subissent dans leur courbure, des modifications qui leur donnent deux foyers au lieu d'un seul, et les assimilent à deux lentilles juxtaposées.

5° On voit les objets les plus immobiles, branler, s'agiter, se déplacer, vibrer, par suite des déplacements convulsifs du cristallin ou de son foyer visuel.

6° On aperçoit des mouches voler dans l'espace le plus pur, par suite de petites congestions qui ont lieu dans le torrent de la circulation incolore qui alimente le tissu cellulaire du cristallin, et contribue à l'homogénéité de sa réfraction. Chacune de ces petites congestions est un écran opaque, et qui se mouvant avec la rapidité de la circulation et en suivant les inextricables mailles du réseau de la circulation, transporte, sur le foyer visuel, l'image d'un corps qui volerait dans l'espace.

7° On voit des fantômes les yeux ouverts, par suite du trouble profond apporté dans la structure optique des diverses pièces de l'œil et par la rapidité fiévreuse avec laquelle l'attention s'exerce, rapidité qui fait que les images se confondent, se combinent en désordre, au lieu de se suivre dans l'ordre de leur perception; et que les objets les plus réguliers, en se réfractant dans notre œil pêle-mêle, finissent par former les assemblages les plus variables et les plus monstrueux, se modifiant, au gré de la tempête fébrile, comme ces nuages bizarres que le souffle des vents modèle de tant de manières, et avec une incommensurable vélocité.

8° Nous voyons des fantômes les yeux fermés, par une surexcitation de l'imagination, cette puissance magique qui crée de nouvelles images, en combinant des images déjà perçues, et dont la verve intarissable laisse si loin, derrière elle, les ressources les plus subtiles de la peinture et du dessin. L'imagination, c'est le sentiment indéfini des formes possibles, moins la conscience de leur réalité; c'est l'anachronisme de la vérité.

1130. Le GOUT s'émousse, se vicie, s'aiguise ou s'éteint, dès que les progrès du mal ont atteint la racine ou les papilles des nerfs qui se distribuent dans la langue. Le malade ne perçoit plus, ou perçoit moins les saveurs les plus piquantes, ou il perçoit plus vivement les saveurs jusque-là les plus obscures; les plus agréables lui déplaisent, il lui prend des mauvais goûts qui lui font rechercher les plus repoussantes; il les confond les unes avec les autres, et se trompe sur la nature du corps qui les lui transmet. La saveur est viciée par le défaut des sécrétions qui arrivent à la langue, soit des produits de l'expiration, soit des renvois acides, bilieux et amers d'une digestion anomale.

1131. L'ODORAT se vicie ou s'émousse plus facilement que le goût, et indépendamment de tout état morbide. On perd le flair dans la meilleure santé; mais dans l'état morbide, il est surexcité ou dénaturé de mille et mille manières diverses, soit par l'altération de l'organe olfactif en lui-même, soit par le mélange et la combinaison des émanations morbides de l'organe pulmonaire et des éructations stomacales. Que d'odeurs perdent leur fétidité ou en acquièrent une insolite, dans un accès de fièvre, dans un spasme nerveux.

1132. L'OUÏE devient dure, quand le tuyau auditif est sale et encrassé par l'accumulation du *cerumen*, et que partant les vibrations de l'air n'arrivent pas immédiatement jusqu'au tympan. La présence d'un corps étranger dans le tuyau auditif fait, pour ainsi dire, l'office de la harpe d'Éole, en modifiant les sons qui arrivent de l'extérieur, de la manière la plus illusoire; on entend alors, dans le lointain, les vibrations d'un instrument à cordes, les mugissements cuivreux des instruments métalliques, les sons mélodieux de la flûte ou nasillards du hautbois, les sifflements plaintifs du vent qui se brise dans le feuillage, les détonnations harmonieuses de l'orgue, etc., selon que la disposition et la structure de ce corps étranger brise les vibrations de l'air, à la manière des cordes ou des tuyaux de flûte, etc., ou des conques marines. Le bruit de *tintouin* est dû à une agitation convulsive de l'un ou de l'autre des deux osselets de l'ouïe, et indique que la cause mécanique du mal, trop petite pour obstruer le tuyau auditif et faire obstacle à la colonne d'air qui vibre, est assez forte et active pour mettre en mouvement l'un de ces appareils, du concours desquels résulte la pureté de l'audition. Le bruit de forge et de soufflet, qui se reproduit à certains intervalles, indique la présence, dans le tuyau auditif, soit d'un écran du cérumen ou autre substance glutineuse que la colonne d'air crève et qui se referme après, soit d'une larve dont les mouvements de contraction et d'expansion chassent et refoulent l'air, à la manière d'un piston élastique. Si ce corps s'est introduit ou s'est formé dans la trompe d'Eustache, l'ouïe s'assourdit, parce que la colonne d'air extérieur n'étant plus contre-balancée par la colonne intérieure, la membrane du tympan est dès lors incapable de traduire, par ses vibrations propres, les vibrations des corps sonores. Le malade perçoit le bruit des érosions qui lui attaquent les dents ou les os du nez, et jusqu'aux os du crâne; ce sont des bruits d'un emporte-pièce ou d'un ciseau qui sculpte le bois; un tel bruit indique un jeu de mandibule, et partant la présence d'une larve à appareil rongeur (934). A l'approche de la mort, l'ouïe s'affaiblit, avant tous les autres sens, et le malade a la conscience que cette matité d'un sens habituellement si subtil à percevoir les sons ne résulte d'aucun obstacle mécanique; il demande avec anxiété à ceux qui l'assistent d'où vient qu'il n'entend presque plus.

Les douleurs d'oreille indiquent la présence d'une cause capable de blesser les papilles nerveuses de la surface auditive, soit par une action mécanique de déchirement, soit par une intumescence qui dilate et par un frôlement qui blesse.

1133. Le TOUCHER est le sens de toutes les surfaces, soit internes, soit externes ; le malade en reçoit les impressions de toutes les parties de son corps. Il sent la reptation d'un helminthe, le déplacement d'un liquide, ou d'un corps solide, les démangeaisons et le prurit d'un atome mouvant, l'introduction ou la sortie de l'air, les échanges enfin du calorique, les impressions de chaud et de froid, de sueur ou d'arrêt de la transpiration, de frisson ou de fièvre, et des accès inflammatoires.

L'impression du froid, sans que la température baisse, indique que nous cédons à l'air plus de chaleur que nos organes ne peuvent en produire, et partant que l'élaboration de nos organes cellulaires diminue d'activité et n'est plus alimentée comme de coutume. L'impression de chaleur, quand la température de l'air ne monte pas, indique que nous produisons plus de chaleur que nous ne pouvons en céder à l'air extérieur, et que partant nos organes sont doués d'une activité étrangère à leur organisation, qu'ils aspirent l'air d'une manière insolite et le combinent en liquides contre toutes les habitudes de l'état normal. L'impression de froid ou de chaud n'a pas la même signification chez l'observateur que chez le malade. L'observateur, de l'impression de froid qu'il reçoit en touchant le malade, conclut que l'organe touché du malade ne produit plus assez de chaleur, et qu'il en emprunte aux surfaces ambiantes. Mais, chez le malade, l'impression de froid, quand rien ne change autour de lui, indique qu'il dépense plus de chaleur qu'à l'ordinaire, que l'évaporation par les surfaces est plus active qu'auparavant ; que la sueur est plus abondante que de coutume, et que ses tissus perdent de leur turgescence et s'épuisent de leurs sucs en s'affaissant : une sueur froide est toujours accompagnée d'amaigrissement. L'impression de chaleur, que le toucher transmet à l'observateur, indique que le malade est dans un paroxysme d'élaboration que lui imprime une cause étrangère, et que ses organes produisent trop de chaleur, pour pouvoir longtemps y suffire. Pour le malade, au contraire, ce sentiment indique que l'élaboration de ses organes baisse, de manière à emprunter aux corps étrangers de la chaleur, au lieu de leur en céder. En réalité, le malade produit moins de chaleur, quand il éprouve une impression de chaleur sans cause connue ; il en produit plus que d'ordinaire, quand il éprouve une impression de froid. Dans le premier cas, il en emprunte ; dans le second, il en dépense (227). Aussi le frisson accompagne toujours l'impression de froid ; car c'est alors que les cellules du tissu cellulaire s'épuisant par l'évaporation des liquides, les papilles nerveuses proéminent au dehors, deviennent saillantes, se mettent en contact plus immédiat avec l'air ambiant, acquièrent une activité plus grande, et transmettent au cerveau plus rapidement et plus en désordre leurs titillements convulsifs. La peau fait alors la *chair de poule*.

1134. La conscience intime, ce sixième sens pour lequel la parole et l'alphabet n'ont plus de signes, ce sentiment si lucide pour l'âme du malade, si obscur pour l'observateur, nous indique bien des faits que l'observation et le raisonnement ne sauraient jamais atteindre. Quand il s'exalte, il tient de la magie et de la divination ; il lit distinctement dans les replis les plus cachés de ses organes et des organes des autres ; son regard perce les murs et les montagnes, et perçoit à plusieurs degrés de distance ; son ouïe entend les sons les plus lointains ; il découvre les choses les plus secrètes, reflète, comme par l'effet du miroir, les plus lointaines, prédit les plus reculées dans la nuit des âges. Qu'est-ce donc que cette puissance qui, isolant l'homme de tout ce qui l'entoure, fait qu'il ne voit, n'entend et ne sent plus rien de ce qui l'avoisine, pour ne sentir que ce qui est loin et à distance ; qu'il court sans crainte sur le bord du précipice, et n'y tombe jamais ; qu'il voit sans lumière, qu'il entend sans bruit, qu'il palpe sans toucher, qu'il cause sans ouvrir la bouche ; qu'il vit d'une vie, ou plutôt comme d'une mort passagère, dont il ressuscite, sans en garder le moindre souvenir ; qu'il rêve enfin des choses vraies, et qu'il vous marque, sur le cadran de l'avenir, l'heure et la minute d'un événement, dont il n'existe pas encore dans le présent le moindre germe ? Qu'est-ce enfin que ce somnambulisme de l'état de santé, et ce somnambulisme de l'agonie, que le charlatanisme singe si mal, et que la science est incapable de reproduire? Est-ce un sixième sens? Non ; car autrement nous pourrions l'exercer à toute heure. Ce n'est qu'une plus longue portée de tous nos sens, dont le foyer en se concentrant augmente l'ampliation et la puissance, et fait que nous voyons mieux de loin que de près, que nous cessons d'être en rapport avec ce qui nous entoure, ou qui est trop près de nous, horizon, hommes, êtres, temps présent, pour n'être plus en communication qu'avec cette nature qui est hors des limites de notre sphère habituelle d'action. Rompant alors tout commerce avec les hommes, nous entrons, pour ainsi dire, en commerce avec la Divinité.

Si tout à coup nos deux yeux, à l'insu de ceux qui nous entourent, devenaient deux télescopes, que verrions-nous autour de nous? Et qui dès lors pourrait nous entendre parler, sans nous croire en communication avec les êtres surnaturels?

Hommes de progrès et d'avenir, visons sans cesse à exalter, en nous et dans les autres, ce sentiment intime de notre puissance, qui se multiplie par notre isolement des choses d'ici-bas.

COROLLAIRES DE CETTE PREMIÈRE DIVISION.

1135. 1° Le malade est le premier à avoir conscience de l'invasion du mal ; il en révèle le premier à l'observateur les *symptômes*.

1136. 2° Les *symptômes* sont des signes qui nous servent à déterminer le siége des effets morbides et la nature de la cause qui les produit; opération de l'esprit par laquelle notre perception se fait jour à travers les tissus les plus épais, pour lire dans les replis les plus profonds des organes les plus complexes ; nous *diagnostiquons* le mal. Nous apprenons à le connaître, à travers les enveloppes qui le dérobent à nos regards, afin d'en diriger rationnellement la médication et le remède (*diagnostiquer*, de διὰ, à travers, et γίγνώσκειν) ; à connaître la durée de ce trouble survenu dans nos fonctions, les caractères successifs qu'il prendra pendant toute cette durée, les modifications qu'il sera en état de subir par celles du traitement, ses paroxysmes et ses intermittences, sa terminaison heureuse ou fâcheuse, douteuse ou certaine, la crise ou la chronicité, la guérison ou la mort. Le médecin *pronostique*, en combinant les indications présentes, pour en déduire par analogie les conséquences futures (*pronostic*, de πρὸ, d'avance, et γίγνώσκειν, connaître).

1137. 3° De tous les temps, et en suivant la méthode galénique, le *diagnostic* a été trompeur (ἡ πεῖρα σφαλερὴ), et le *pronostic* difficile (ἡ κρίσις χαλεπὴ, Hipp). Comment deviner le siége et la nature des effets d'une cause inconnue, d'une entité indéterminée? Comment prédire la durée d'un effet, quand nous ignorons la biologie de la cause? Quand je consulte le médecin au début de la maladie, et que je le vois si réservé dans ses prévisions, je me demande par où s'est fait jour l'outrecuidance qu'à l'issue de la maladie l'observateur montre dans ses descriptions; et quand je considère la précision du diagnostic et du pronostic dans cette rédaction après coup, je suis tenté de croire que le médecin possède une divination instinctive et qui ne peut se réduire ni en formules ni en art. C'est une excellente idée que d'avoir voulu publier au jour le jour les cliniques; j'aurais désiré qu'on les sténographiât, et qu'on les publiât séance par séance, afin de rappeler à nos observateurs, à force de désappointements, que le médecin doit être modeste en face du malade, comme les moines, pour être humbles, n'avaient qu'à se poser en face de la mort.

1138. 4° L'*autopsie* est un diagnostic après coup, où le scalpel, déchirant le voile, met, sous les yeux de l'observateur, les effets immédiats et les lésions de l'état de maladie qui a amené la mort, mais rarement la cause elle-même de la maladie. Elle prend plus proprement le nom de *nécroscopie* (observation sur le cadavre), et c'est dans cette partie de sa tâche que le talent de l'anatomiste se console de l'insuccès du médecin. Il apprend souvent de la sorte le *pourquoi* de son erreur; qui aurait droit dès lors de lui en tenir compte? le malheur de s'être si gravement trompé n'est-il pas assez compensé par le bonheur d'en avoir acquis la certitude? *Felix qui potuit rerum* (*errorumve*) *cognoscere causas!* Pendant fort longtemps le triomphe de l'autopsie a été de découvrir quelques traces au moins d'inflammation sur les membranes ; c'était là le siége du mal qui souvent a été confondu avec sa cause. Le but de cet ouvrage est de démontrer combien sont accessoires, pour arriver à la connaissance du mal, ces signes superficiels d'une aberration de la circulation sanguine. Il est bien des causes de maladies qui disparaissent sans retour, avec le dernier souffle du mourant.

1139. 5° Quand la mort arrive par le centre de la sensibilité, tous les sens s'éteignent à la fois, le malade est frappé d'apoplexie. Quand, au contraire, la vie nous quitte, en procédant par la périphérie, le mal suit, dans ses progrès, une gradation que l'on pourrait noter avec la précision d'une règle générale : La chaleur abandonne les extrémités, et se concentre peu à peu vers le foyer de la circulation sanguine. L'odorat, qui s'émousse si souvent dans l'état de santé, le goût, qui se déprave par l'indisposition la plus légère, sont les premiers à s'oblitérer. Puis, vient l'ouïe, et là commence la série des symptômes d'une grande gravité; la perte ou l'affaiblissement de l'ouïe précède souvent de deux semaines l'époque de la mort. Les muscles s'émacient, les protubérances osseuses proéminent, la face se grippe et se ride, l'œil est terne, les tempes se creusent, les poumons s'engorgent, la vue se trouble, la parole s'embarrasse, le toucher s'émousse, la main cherche à tâtons, les doigts se rapprochent par des mouvements convulsifs, comme pour éplucher les brins de laine de la couverture, et comme si le malade cherchait *à faire son paquet* à l'instant du départ; le cauchemar de l'agonie fait entendre ce râle qui vibre comme le chant de la mort, et cesse par un dernier soupir; la vie s'échappe par un dernier effort de respirer. Là, le cœur cesse de battre, et une sueur froide couvre le corps. La chaleur revient quelques instants après à la surface, comme si la vie, qui avait quitté la périphérie pour se concentrer vers la région du cœur, revenait de nouveau se tamiser, à travers les pores de l'épiderme, dans l'espace et dans l'éternité. Pendant que le corps tombe ainsi en défaillance, comme par lambeaux, que la matière vivante se décompose atome par atome, l'intelligence semble suivre une marche inverse, s'épurer et s'agrandir d'instant en instant; la pensée s'exalte, les passions s'ennoblissent;

le remords, enfant de la conscience et du souvenir, fait place à la résignation, fille de l'espérance ; l'âme se rapproche de l'avenir, à chaque anneau que la mort brise de la chaîne organisée qui l'attachait au présent. Elle s'illumine peu à peu, en se débarrassant, couche par couche, des enveloppes grossières qui faisaient obstacle à son intuition ; il lui vient de célestes et douces passions d'en haut, à mesure qu'elle se détache de celles d'en bas ; elle connaît mieux la valeur de ce qu'elle quitte, et voilà pourquoi elle le regrette moins ; elle connaît mieux le prix de ce qu'elle va être, et voilà pourquoi elle en a moins de peur. La dernière pensée du mourant, c'est la découverte d'un nouveau monde ; son regard en exprime la sublimité ; le timbre de sa voix en traduit l'harmonie ; la douceur de ses paroles en reflète la sainteté. Recueillez ses volontés à genoux ; et si méchant qu'il ait pu être pendant sa vie, ne le maudissez jamais dans ce moment solennel ; un instant avant de mourir, il n'était plus le même homme, il était plus près de Dieu que de vous !

Paix et silence ! On se perd en voulant creuser la profondeur de ce mystère : la haine et le mépris ne survivent point à la tombe, parce que là tout s'efface, pour recommencer sur nouveaux frais et sur un même plan : ÉGALITÉ DEVANT LA MORT !

DEUXIÈME DIVISION.

Essai de classification des divers cas maladifs décrits dans nos catalogues de nosologie (1111).

1140. Dès l'instant que le trouble s'est fait jour dans le sein d'un organe, l'unité individuelle commence à se trouver dans un état de souffrance, parce qu'elle se trouve dans un état de privation.

1141. La vie générale, en effet, n'étant que le produit du concours des fonctions partielles, dès que l'une de ces fonctions faiblit ou fait défaut, toutes les autres éprouvent une perte et une secousse ; le contingent de l'un des organes venant à manquer à l'élaboration de tous les autres, les produits qui résultent de chacun d'eux ne peuvent être qu'incomplets, et partant non assimilables. Là commence la progression morbide, progression dont la raison varie, par la complication des échanges morbides, d'une manière incalculable à nos moyens d'observation, à moins qu'il ne survienne une circonstance, qui rétablisse l'harmonie des fonctions, en ramenant à l'état normal la fonction en souffrance.

1142. D'où il faut conclure que l'une quelconque des maladies de nos catalogues est une prédisposition à toutes les autres, et qu'une maladie, si locale qu'elle soit, est dans le cas, selon les hasards de la médication et des autres circonstances, de devenir le germe et le foyer de la maladie générale ; le trouble survenu dans le plus petit de nos organes est dans le cas de jeter le trouble dans toutes les fonctions de l'individu ; l'unité menace de se détruire, dès que l'une quelconque de ses parties s'en isole, s'en détache ou change de nature et de nom.

1143. Une cause morbipare étant donnée, les effets morbides, qui résulteront de son introduction dans l'économie de l'individu, changeront de caractères et de nom, selon l'organe que cette cause aura envahi de préférence ; la même cause est donc dans le cas d'engendrer différents maux, et, en voyageant d'un organe à un autre, de nous donner, pour ainsi dire, tous les tons de la gamme nosologique.

1144. D'un autre côté, deux causes de nature différente peuvent produire des symptômes du même ordre et des effets morbides de la même intensité, si l'une et l'autre viennent envahir le même organe, et y apporter le même genre de trouble et le même produit, et y produire la même somme d'altérations.

1145. En considérant le système nerveux comme le centre d'action et de développement de toute l'économie, et tous les autres organes, tant externes qu'internes, comme des développements dichotomiques et superficiels de cet arbre vital, nous concevrons que l'individu a deux manières d'être malade : l'une qui commence par le centre de la sensibilité, et l'autre par les divers centres de l'élaboration périphérique qui nous mettent en rapport avec le monde extérieur. Dans le premier cas, l'individu pâtit, dans le second il souffre; dans le premier cas, toute élaboration cesse et partant toute souffrance; le corps est dans un état d'apathie. Quand le mal nous prend par le centre de la sensibilité, la torture des agents extérieurs s'exerce en pure perte, la souffrance des organes périphériques n'a plus d'interprète pour la traduire et l'analyser; mais quand le centre de la sensibilité conserve l'intégrité de ses fonctions et de sa puissance, alors que le mal envahit les organes périphériques de l'élaboration, l'individu a la conscience de sa propre désorganisation, et cette conscience fait son supplice.

1146. Quand un organe périphérique est le siége plus spécial du mal, le liquide circulatoire s'accumule dans ses mailles par hémorragie ou extravasation, ou dans ses canaux par l'appel d'une violente aspiration; ce qui ne saurait avoir lieu sans qu'il se produise un dégagement proportionnel de calorique, plus ou moins sensible à nos instruments thermométriques. La simultanéité de ces deux circonstances a pris le nom d'*inflammation* chez les animaux à sang rouge; et ce mot, qui n'avait pas d'autre signification que celle d'un *symptôme morbide*, semble avoir pris celle d'une *entité* et d'une cause *sui generis*, depuis que Stahl l'a accrédité. Les maladies qui présentent ce caractère ont formé le groupe des *phlegmasies*.

1147. On appelle *névroses* celles où la souffrance n'a pas pour cortége spécial les caractères ordinaires de l'inflammation, c'est-à-dire la rougeur et la chaleur des surfaces. En thèse générale, la distinction des *névroses* et des *phlegmasies* a quelque chose de vrai; car, lorsque le centre nerveux est atteint par la cause morbipare, la circulation doit se ralentir faute d'impulsion, la chaleur doit diminuer faute d'élaboration; la souffrance est, pour ainsi dire, glaciale.

1148. Mais si, nous dégageant du langage de l'école, nous descendons plus avant dans cette distinction, nous ne manquerons pas de nous apercevoir qu'elle n'indique que deux états différents de notre mode de souffrir, et non deux groupes de maladies *sui generis*, deux groupes d'entités de différente puissance; le même état morbide pouvant arriver alternativement ou successivement de l'une à l'autre de ces phases, pendant le cours de son développement.

1149. Si l'on passe en revue les diverses nomenclatures nosologiques populaires ou scientifiques, abstraction faite des théories qui leur servent, après coup, de commentaires, on se convaincra que les maladies ont toujours pris leur nom de l'organe qui semble en être plus spécialement le siége et le foyer ; la maladie en particulier, dans toutes les langues et toutes les nomenclatures, c'est l'état morbide ayant son siége dans un organe plutôt que dans un autre, c'est une cause désorganisatrice ou perturbatrice qui agit dans le sein de telle plutôt que de telle autre région. J'ai mal à la tête, aux yeux, au cœur, à la poitrine, etc., *laboro capite, oculis,* etc., κεφαλήν, οφθαλμοὺς πονέων (Hipp.), ce sont là des traductions de la même pensée ; c'est le même problème avec les mêmes inconnues et la même position de l'équation ; la cause du mal ayant toujours été égale à x, et ses effets ayant presque toujours tiré leur dénomination de la région qui en est le siége.

1150. La marche, la complication, les intermittences et les recrudescences, la terminaison fâcheuse ou favorable d'une maladie quelconque, dépendent de la nature, de la biologie et de la pullulation de la cause d'où elle émane, ainsi que des rapports réciproques de la puissance de cette cause et de la résistance de nos organes. Nul médecin, au début de la maladie, n'est en état de tracer d'avance l'histoire de ses progrès et de prédire son mode de terminaison d'une manière positive, quand la cause qui engendre la maladie se dérobe à l'évaluation de nos sens. La maladie n'a ni cadre ni programme ; car elle n'est que le résultat d'indéfinies décompositions et désorganisations ; son caractère principal, c'est le désordre et le ravage.

1151. Sa durée dépend de l'intensité d'action de sa cause ; concentrez dans un seul instant tous les effets consécutifs d'une *maladie chronique* (*morbus longus*, νούσος μακρὸς), vous aurez, dès cet instant, le paroxysme de la maladie *la plus aiguë* (*exacerbatio, morbus acutus*, παροξυσμὸς) ; la chronicité et l'acuité de la maladie ne sont donc que le moins ou le plus d'intensité du mal.

1152. Les Asclépiades ayant regardé la maladie comme une espèce d'interrègne de la santé, comme un état qui tient en suspens le jeu normal des fonctions de l'économie, comme une lutte enfin entre la souffrance et la santé, entre la vie et la mort, avaient supposé un instant décisif où doit tomber l'un ou l'autre plateau de la balance, l'instant du triomphe de la santé ou de sa défaite ; dernier effort où les deux combattants rappellent et concentrent toutes leurs ressources, et jouent leur va-tout ; instant de convulsions acharnées qui aboutissent à la guérison ou à la mort ; suprême explosion de la tempête, qui brise le navire en éclats, ou dissipe les nuages et ramène le calme à l'horizon. Ils avaient donné, à ce degré du développement de la maladie, le nom de crise (*κρίσις*, de *κρίνω*, se décider). « La crise d'une maladie arrive, dit Hippocrate (*), quand le mal augmente ou diminue, qu'il prend un autre caractère ou qu'il se termine de l'une ou de l'autre manière. » L'idée des crises est l'une des plus malheureuses naïvetés qu'ait mises en circulation la collection hippocratique. Analysez-en la définition, vous trouverez que tous les mots en sont tout autant de pléonasmes, que tous les membres de la phrase sont en contradiction avec l'idée qu'exprime le mot. Qu'est-ce qu'une décision qui se manifeste, en ce que le mal augmente ou diminue, et que le juge enfle ou baisse la voix, quand il a changé de place et pris une autre décision, et quand il cesse de parler ? Qu'est-ce qu'un signe qu'on ne peut reconnaître que lorsqu'il n'est plus, et qu'il a passé dans un autre signe ? Mais dans l'application, ce sont bien d'autres anomalies ! Que de maladies se terminent sans aucun accident qui ait l'air d'une crise, et qui ne ressemble à tous les autres accidents lesquels constituent les symptômes du mal ! Que de crises offre la même maladie, si l'on entend par crises les recrudescences du mal ! et dès lors que de décisions qui s'annulent les

(*) Κρίνεσθαι δὲ ἐστὶν ἐν τῇσι νούσοισὶ ὅταν αὔξωνται ἁι νοῦσοι, ἢ μαραίνονται, ἢ μεταπίπτωσι ἐς ἕτερον νούσημα, ἢ τελευτῶσιν. Hipp. περι παθῶν. VIII, 21, édit. de Vander-Linden. Les traducteurs latins expriment l'idée de κρίσις par *judicatio*, et celle de κρίνεσθαι par *judicari*.

unes les autres, et n'ont aucun résultat! que de fins sans fin! que de changements qui continuent le même ordre de choses! que de crises, dans le sens actuel du mot, qui ne sont pas crises dans le sens de l'école asclépiadique!

1153. L'école a défini *la maladie : un groupe de symptômes divers, dont la combinaison forme les différences et les ressemblances, et sert à distribuer méthodiquement les maux qui nous affligent, par classes, ordres, genres, espèces et variétés.* De là vient sans doute que la maladie n'est caractérisée et définitivement classée qu'à l'autopsie. Que deviennent alors ces prétentions à deviner, au premier abord et dès le premier jour, et ce qui se passe et ce qui en adviendra? Qu'est-ce que le diagnostic et le pronostic d'un mal, qui n'en est qu'au début de ses caractères, et qui, à cette époque, peut se confondre avec bien d'autres maux, pour passer plus tard, par une crise, à droite ou à gauche de l'arbre nosologique? L'expression de *groupe de symptômes* équivaut à celle d'un *groupe de minutes, d'heures, de moments successifs,* enfin. C'est une idée impossible; c'est-à-dire c'est un mot sans idée.

1154. Jusqu'à ce jour on n'a réellement classé les maux qui tourmentent l'espèce humaine et l'espèce animale, que par les traces qu'ils laissent de leurs effets. Ce qui fait qu'en définitive on n'a classé ces maux que par les régions qui en sont le siége; et qu'enfin la science, avec ses calculs, ses théories et même son anatomie pathologique, n'a pas classé cet ordre d'idées d'une autre manière que ne l'a fait le peuple, à l'aide de sa raison, vierge du verbiage des écoles, et avec la conscience de ses sensations. La science a dit, comme le peuple : *Le mal a son siége dans tel organe*; mais dans l'un et l'autre langage, le mal n'en est pas moins resté une *entité*, un *esprit*, quelque chose enfin d'invisible et d'impalpable, *esprit follet* qui s'attacherait à la crinière de notre âme, et la dompterait à coups d'aiguillon, pour la laisser sur place, jugulée à jamais, ou exténuée pour quelques semaines.

1155. Nous avons conçu l'histoire de nos maux d'une autre manière. Nous avons cherché dans la nature toutes les circonstances physiques et morales, qui pouvaient apporter le trouble dans nos fonctions, trouble qui constitue l'état de maladie. Il est résulté de cette revue qu'il n'est pas un seul de nos maux qui ne puisse découler du concours ou de l'invasion de l'une ou l'autre de ces circonstances parfaitement bien appréciables à nos moyens d'observation. L'invasion de ces circonstances est pour nous la *cause du mal;* chacune d'elles est un genre qui, en changeant de région, forme tout autant d'*espèces*, et prend ses caractères spécifiques de la nature de l'organe envahi.

Dans la première section de cette deuxième partie, nous avons énuméré, décrit ces causes, et évalué la puissance de leur action. Dans cette deuxième section, il nous reste à obtenir la contre-preuve, en démontrant que tous les effets morbides que nous avons recueillis dans nos catalogues peuvent découler de l'une ou de l'autre de ces causes, et en prendre, pour ainsi dire, le signalement.

Nous avons appelé *morbipares* les causes de maladie; nous nous servirons de la désinence *gène* (*) pour désigner le groupe des effets; de même que nous avons dit *insectes morbipares*, nous dirons *maladie entomogène*, maladie qui est le résultat du parasitisme d'un insecte. Chacun des genres qui vont suivre sera donc corrélatif à l'un des genres qui divisent les chapitres des deux divisions de la première section, de même que la description de tout effet doit correspondre corrélativement à la description de sa cause. Nous diviserons donc les divers genres des effets morbides en groupes : 1° les maladies qui proviennent d'une privation partielle ou générale de l'air respirable (MALADIES PNEUMAGÈNES, de πνεῦμα, respiration) (54); 2° les maladies qui proviennent de la privation partielle ou générale de la nutrition (MALADIES TROPHOGÈNES, de τροφή, aliment) (150); 3° maladies qui proviennent de la privation partielle ou générale de

(*) De γεννάω, engendrer, γένη, enfants, γένος, race. Cette désinence en français est tantôt à la voix passive, et tantôt à la voix active. Elle est active dans *oxygène* (qui engendre les acides ou oxydes), *hydrogène* (qui engendre l'eau); elle est passive dans *hétérogène* (d'une nature différente). La nomenclature chimique a commis un solécisme en la prenant à l'actif; elle l'a détournée de son étymologie : *Diogène* signifie issu de Jupiter, et non père de Jupiter.

la température nécessaire à l'assimilation et au développement (MALADIES THERMOGÈNES, de θέρμη, chaleur) (222) ; 4° maladies qui sont le produit de l'action désorganisatrice ou décomposante d'une substance non assimilable, en un mot d'un empoisonnement (MALADIES TOXICOGÈNES, de τόξικον, poison avec lequel on empoisonnait les flèches, pour que la plus légère blessure fût mortelle) (254) ; 5° maladies qui proviennent d'une solution de continuité de dehors en dedans du corps (MALADIES TRAUMATOGÈNES, de τραῦμα, blessure, plaie) (395), 6° maladies qui proviennent d'une solution mécanique de continuité qui se fait jour du dedans au dehors (MALADIES ACANTHOGÈNES, de ακανθὰ, corps qui fait l'office d'arête et d'épine) (425) ; 7° maladies qui proviennent du développement d'une graine ou d'une gemme végétale dans l'une ou l'autre des cavités du corps (MALADIES PHYSIMOGÈNES, de φύσημα, intumescence, enflure due au développement organisé) (459) ; 8° maladies qui résultent de la présence et des ravages d'un parasite dans les tissus vivants (MALADIES ENTOMOGÈNES, de ἔντομα, insectes, ou tout animal qui procède à notre égard à la manière des insectes) (469) ; 9° enfin, maladies qui proviennent de l'influence d'une cause morale (MALADIES NOOGÈNES, de νόος, le moral, la portion intellectuelle et passionnée de nous-mêmes) (1100).

1156. Comme il serait à désirer que chaque classification naturelle adoptât une spéciale terminaison, ainsi que nous en avons exprimé le désir dans le *Nouveau Système de physiologie végétale*, on pourrait consacrer la terminaison *nose* (de νοσος, maladie), à la classification médicale ; cette terminaison indiquerait tout aussitôt un effet morbide ; on dirait ainsi : 1° Les *pneumagénoses*, 2° *trophogénoses*, 3° *thermogénoses*, 4° *toxicogénoses*, 5° *traumagénoses*, 6° *acanthogénoses*, 7° *phymogénoses*, 8° *entomogénoses*, 9° *noogénoses*.

La synonymie, dont nous aurons soin d'accompagner ces titres génériques ainsi que les noms spécifiques des maladies, suffira pour amoindrir aux yeux du lecteur l'impression d'étrangeté que porte avec elle toute espèce d'innovation ; du reste, c'est un essai que nous soumettons à l'examen des philologues, plutôt qu'une nomenclature que nous imposons.

PREMIER GENRE : MALADIES PNEUMAGÈNES (88) (*Pneumagénoses*).

1157. Définition. Maladies qui proviennent de l'absence, la privation ou l'altération dans les proportions de l'air respirable.

Caractères. Dès que les rapports de l'oxygène et de l'azote de l'air ne se traduisent plus, à nos moyens actuels d'analyse, par :

Azote	79
Oxygène	21
	100

l'organisation animale ou végétale, aérienne ou aquatique, est en souffrance par privation. Cette souffrance se gradue sur les proportions nouvelles de l'air, depuis le malaise et l'affaiblissement des fonctions et des facultés, jusqu'à l'asphyxie complète, qui se manifeste par l'absence des pulsations artérielles. La circulation ralentit ou accélère graduellement sa marche, parallèlement ou plutôt consécutivement au ralentissement ou à l'accélération de la respiration.

Synonymie. Asphyxie, Sauvages, Linné, Cullen, etc. (de α *privatif* et σφύξις, *battement du pouls*, cessation des pulsations, ce qui ne convient qu'à la fin même de ces maladies, et pourrait convenir à la terminaison fatale de toutes les autres maladies en général).

PREMIER SOUS-GENRE : PNEUMAGÉNOSES ATMOSPHÉRIQUES.

1158. Définition. Maladies par défaut de respiration, qui proviennent du vice de l'air lui-même, et non d'un obstacle mécanique dans les appareils de la respiration (98).

1re ESPÈCE. PNEUMAGÉNOSE PERAZOTÉE, ayant pour cause la prépondérance de l'azote dans l'air respirable, et une soustraction de l'oxygène (70). La respiration se ralentit, et la circulation par conséquent. Le sang se cyanose au lieu de s'hématoser ; la prédominance des combinaisons azotées et ammoniacales lui donne une liquidité qui prévient les congestions, mais produit l'atonie et l'affaiblissement progressif des facultés mentales. On se sent étouffer par la compression qu'exercent, sur la région thoracique, les muscles pectoraux qui perdent peu à peu leur vitalité et leur contractilité. On s'éteint plus qu'on ne souffre ; point de fièvre, mais défaillance ; point de délire, mais une somnolence et de la stupeur, et le malaise se gradue sur les pertes successives de l'oxygène ; la mort arrive, dès que tout l'oxygène est consommé.

2e ESPÈCE. PNEUMAGÉNOSE PAR LE VIDE, ayant pour cause la soustraction complète et plus ou moins subite des deux éléments de l'air à la fois. Tout l'air atmosphérique qui avait pénétré dans les interstices cellulaires, tous les liquides de la circulation cellulaire et interstitielle, tendent à s'échapper au dehors pour remplacer l'atmosphère qui se dissipe ; de là vient que le liquide de la circulation se congestionne faute de véhicule, qu'il est attiré vers le point où le vide l'appelle. La chaleur s'échappe par la périphérie, et les aliments par le haut et par le bas ; la peau est brûlante et se couvre de sueur ; elle rougit et pâlit aussitôt ; l'animal chancelle, tremble, palpite, et tombe comme frappé de la foudre, pour ne plus se relever ; il est frappé d'*apoplexie*.

SYNONYMIE. Ἀπόπληξις (Hipp.) de πλήσσω, frapper ; φλεβῶν ἀπόληψις (id.), interception des veines. Hippocrate appelle βλῆτοι les individus frappés d'apoplexie.

3e ESPÈCE. PNEUMAGÉNOSE PEROXYGÉNÉE, ayant pour cause la prédominance de l'oxygène sur l'azote, ou bien la condensation de l'air, ce qui fait qu'à chaque inspiration le poumon reçoit de l'oxygène en excès, et dont la dose n'est plus en rapport avec la puissance d'élaboration de cet organe. La respiration, et partant la circulation (car cette dernière fonction est subordonnée à la première), s'accélère proportionnellement à la quantité d'oxygène de surcroît; en sorte qu'en prenant, pour unité de rhythme et de mesure, l'espace de temps qui comprend l'alternance de l'aspiration et de l'expiration dans l'état actuel de la constitution atmosphérique, il arrivera que ces alternances se succéderont deux, trois fois, etc., pendant la même mesure, selon que la dose d'oxygène reçue dans chaque aspiration sera deux, trois, etc., fois plus grande que la dose ordinaire et normale. Le pouls normal, battant soixante fois dans une minute, battra cent vingt fois dans le même espace de temps, si l'aspiration, au lieu d'apporter aux poumons 21 d'oxygène sur 79 d'azote, apporte au contraire 42 d'oxygène sur 58 d'azote, la cause qui imprime l'impulsion à la circulation ayant alors le double de puissance; ce qui n'a pas besoin d'une démonstration nouvelle, après ce que nous en avons dit ci-dessus (88). L'hématose du sang ayant lieu sur une plus grande échelle, la coloration rouge envahira toutes les surfaces, par l'accélération de la circulation d'abord, et par suite aussi de la respiration cutanée (148). Toutes les fonctions subiront l'activité de la circulation qui les alimente. Si une telle atmosphère est sèche et sans hygrométricité, la transpiration du corps devenant plus abondante, en raison de la puissance dissolvante du milieu ambiant, le sang perdant peu à peu de son véhicule et ne le remplaçant pas à mesure, et s'acidifiant en s'oxygénant outre mesure, épaissira, laissera çà et là sur son passage des coagulations albumineuses qui, faisant obstacle à la circulation, et obstruant les canaux des anastomoses, détermineront, dans l'organe cérébral, tous les symptômes qui découlent d'une violente compression exercée mécaniquement sur cet organe; de là, symptômes de fièvre, de délire, de fureur, et puis menace d'apoplexie.

4e ESPÈCE. PNEUMAGÉNOSE PAR RARÉFACTION DE L'AIR, ce qui peut arriver soit par l'élévation de température, soit par le transport de l'animal ou de la plante dans des régions trop distantes de la couche d'air du niveau de la mer. La vitesse de la circulation résultant de deux puissances opposées, l'expiration et l'aspiration (89), elle doit s'accélérer, que ce soit l'une ou l'autre de ces deux puissances qui prédomine. Or, quand l'air se raréfie, la circulation, cédant plus qu'elle ne reçoit, doit tout aussi bien accélérer son rhythme que dans l'espèce précédente où elle recevait plus qu'elle ne rendait. Mais cette raréfaction, étant un commencement de vide, attire les liquides et les gaz à la périphérie, et partant les aliments ingérés au dehors : nausée, lourdeur de tête, suffocation, c'est-à-dire expansion de la poitrine augmentant à chaque inspiration, pour compenser, par le volume d'air aspiré, ce qui manque au nombre de ses atomes ; violentes palpitations de cœur d'abord, puis défaillance par suite de la liquéfaction du sang, et par la diminution de son hématose : symptômes qui se dissiperont à mesure que les organes se façonneront à cette atmosphère.

5e ESPÈCE. PNEUMAGÉNOSE PAR ADDITION D'UN GAZ NON ASSIMILABLE (258) (hydrogène, oxyde de carbone, etc.). Mêmes symptômes que par la raréfaction de l'air, se compliquant par la diminution ou la prédominance du calorique.

2e SOUS-GENRE : PNEUMAGÉNOSES MÉCANIQUES.

1159. DÉFINITION. Maladies provenant d'un obstacle qui s'oppose, dans les voies aériennes elles-mêmes, à l'introduction de l'air respirable.

1re ESPÈCE. PNEUMAGÉNOSE PAR OCCLUSION (140) ; quand le spasme de l'épiglotte, la formation de fausses membranes 130) ou l'introduction d'un corps étranger dans la trachée-artère (141) intercepte toute communication à l'air extérieur.

2e ESPÈCE. PNEUMAGÉNOSE PAR STRANGULATION (133) ; quand la compression exercée autour du cou par une action étrangère, ou autour de la trachée-artère par la contraction et la tuméfaction des tissus adjacents, intercepte l'accès de l'air.

3e ESPÈCE. PNEUMAGÉNOSE PAR OPPRESSION (137) ; quand

la pression exercée sur le thorax, par le poids d'un corps étranger ou par la contraction spasmodique des muscles pectoraux et autres, diminue progressivement la capacité des poumons, et partant la puissance de l'hématose.

4° ESPÈCE. PNEUMAGÉNOSE PAR IMMERSION (124); quand l'animal aérien ou la plante aérienne reste plongée dans l'eau, et que les plantes et animaux aquatiques s'échappent de l'eau dans l'air.

5° ESPÈCE. PNEUMAGÉNOSE PAR INGURGITATION; quand les liquides de la nutrition, se trompant de route, s'introduisent dans les poumons, au lieu de prendre la voie du pharynx et de l'œsophage.

N. B. Nous avons suffisamment donné, dans la première section, l'histoire, le mécanisme, et les symptômes de ces divers accidents.

2° GENRE : MALADIES TROPHOGÈNES (*Trophogénoses*) (150).

1160. DÉFINITION. Maladies provenant, soit de la privation complète ou incomplète de l'alimentation digestive, soit de l'ingestion d'une trop grande quantité d'aliments, soit du défaut de proportions dans les éléments complémentaires de la digestion (153), soit de la soustraction, à mesure qu'ils s'élaborent, des produits de la digestion.

CARACTÈRES. La nutrition générale étant en défaut, toutes les nutritions partielles en souffrent; et l'élaboration de chaque organe et de chaque cellule élémentaire de l'organe se trouve de plus en plus en retard, rendant moins à l'économie, parce qu'elle en reçoit moins. Il se manifeste dès lors un arrêt dans le développement, et par conséquent un mouvement rétrograde de la santé, qui est l'expression de l'assimilation normale, laquelle est la cause première du développement, vers l'état de maladie, qui est l'expression progressive de la suppression des produits nécessaires à l'assimilation ; suppression qui est un élément plus ou moins composé, et un germe plus ou moins important de mort.

SYNONYMIE. FAIM, FAMINE, ÉPUISEMENT, MARASME, CONSOMPTION, AMAIGRISSEMENT.

PREMIER SOUS-GENRE : ATROPHOGÉNOSES.

1161. DÉFINITION. Maladies qui proviennent de la disette d'alimentation et du défaut de nutrition.

1re ESPÈCE. ATROPHOGÉNOSE STOMACALE. Maladie provenant du vice de la digestion qui s'opère dans l'estomac, et qui est destinée à transformer les aliments en chyme. Cette maladie a pour cause, soit la mauvaise qualité ou le défaut de proportion des aliments (154), soit la mauvaise disposition de la panse stomacale elle-même. Dans ce second cas, la maladie est l'effet d'un autre genre de maladie (213).

8e *variété. Atrophogénose complète.* Si la torture et la souffrance ne sont que des privations et des suppressions qui altèrent l'unité organisée, la faim, c'est-à-dire la privation complète des aliments, doit être la plus grande des tortures et des souffrances; car l'estomac alors se digère lui-même, et le sentiment intime de sa propre destruction fait naître dans l'individu le délire de la férocité. L'animal perd toutes ses habitudes ; l'homme oublie ses lois et ses mœurs, ses droits et ses devoirs. Il dévorerait ses semblables et son père, pour assouvir le paroxysme de sa faim, et son père le lui pardonnerait encore en mourant; tant il est vrai que le besoin est exempt de crime ; et que celui qui pâtit, n'obéit plus qu'à une loi, la nécessité de vivre.

SYN. *Faim-calle, faim canine; boulimie, inanition, famine.*

2e *variété. Atrophogénose persaccharine.* La prédominance du principe saccharin, dans le bol alimentaire, fait que la digestion stomacale s'arrête à la phase alcoolique, la portion glutineuse manquant pour transformer ces derniers produits en acide acétique (152); d'où il résulte que les parois stomacales n'ont plus à absorber l'acide carbonique qui est nécessaire à leur élaboration, et qu'absorbant, au contraire, et à la place l'élément alcoolique, leurs surfaces se dépouillent de leurs molécules aqueuses, se dénudent et se phlogosent, par suite de l'afflux du sang qu'attire dans leurs capillaires cette insolite élaboration. Les papilles nerveuses se ressentent de ce désordre ; irritées d'abord et émoussées ensuite ; elles transmettent d'abord l'impression d'une souffrance dans le centre de la sensibilité, et finissent par ne plus en rapporter dans l'organe digestif cette impulsion vivifiante qui préside à toute espèce d'élaboration, et qui ne saurait émaner que du système nerveux ; cercle vicieux de souffrances reçues et de souffrances rendues ; action de désordre et de désorganisation qui provoque de plus nuisibles réactions ; réciprocité incessante de maux, si la médication ne l'arrête à temps dans un sens ou dans l'autre.

SYN. *Gastralgie, crampes d'estomac.*

3e *variété. Atrophogénose perglutinique.* Maladie provenant de la prédominance excessive de l'élément albuminoso-glutineux dans le bol alimentaire ; ce qui fait que lorsque toute la masse saccharine a subi sa transformation d'abord alcoolique, et puis acétique, il reste dans l'estomac une masse glutineuse inerte et incapable de subir une autre transformation que celle qui résulte de la réaction de ses propres éléments, c'est-à-dire la fermentation ammoniacale et putride, si la masse inerte séjourne trop longtemps dans la panse stomacale Que si elle passe dans les intestins, elle ne doit pas manquer d'y produire tous les genres de désordres qu'y occasionne tout corps qui n'a pas préalablement subi l'élaboration chymateuse. Le malade se sent un poids sur l'estomac, et comme une éponge qui s'imbibe, sans se décomposer, qui augmente de volume en s'imbibant, et distend progressivement les parois stomacales. Les poumons sont refoulés, ainsi que les intestins ; le canal cholédoque est fermé par la compression, et partant la digestion duodénale interrompue ; la veine cave et l'aorte comprimées à leur tour, la circulation, que la digestion cesse déjà d'alimenter, est plus ou moins complétement interceptée ; le sang épaissit, s'extravase, se congestionne. De là fièvre cérébrale, violente migraine, et tous les accidents cérébraux qui peuvent être la conséquence mécanique d'une pareille perturbation. Ce qui avait fait dire aux anciens, que la plus terrible des indigestions est l'indigestion du pain, cet élément si riche en élément glutineux : *Indigestio panis pessima*.

SYN. *Indigestion, crudités d'estomac, embarras des premières voies.*

4ᵉ *variété. Atrophogénose peraqueuse.* Trouble apporté dans la digestion, par l'indigestion d'une trop grande quantité d'eau. La fermentation stomacale a ses proportions, ainsi que toute autre espèce de fermentation. Or, dans toute fermentation, la quantité d'eau est au moins approximativement réglée. Cette quantité, quant à la fermentation stomacale, varie, en raison de la saison, du repos ou du mouvement, et enfin en raison de la constitution particulière des individus, de la différence d'âge et de sexe ; l'homme en prenant moins que la femme, et l'âge adulte que l'enfance. L'excédant du liquide, c'est-à-dire cette portion qui ne peut être utilisée par la digestion, ballotte dans l'estomac et fait entendre un bruit de glou-glou sensible à distance. La partie aqueuse des liquides et du sang augmentant outre mesure, le développement cellulaire pèche faute de l'élément propre à en solidifier les parois. La charpente des tissus perd de sa force et de sa consistance, et ne se prête plus à l'impulsion du système nerveux ; la force musculaire perd de sa puissance, ainsi que la force de la volonté.

SYN. *Faiblesse d'estomac, sentiment de fadeur*, qui fait dire à l'ouvrier : *Je n'ai pas le cœur à l'ouvrage.* La plante a beau avoir d'engrais ; elle se fane et périt de famine, sans un peu de pluie.

5ᵉ *variété. Atrophogénose sèche.* Trouble apporté dans l'acte de la digestion, par le défaut de l'élément aqueux, qui doit servir de dissolvant et de véhicule à la fermentation stomacale. La masse alimentaire produit, sur les parois stomacales, le même effet que toute autre masse qui ne le serait pas Elle pèse comme un corps inerte, et qui refuse de se mouvoir, au gré de l'aspiration et de l'expiration des parois organisées (160). En outre, cette masse avide d'eau dépouille les parois stomacales, des molécules aqueuses qui les lubrifient; elle les dessèche et les désorganise par conséquent. Dans les accidents de ses déplacements, elle blesse, éraille et phlogose les parois stomacales, et porte ce genre de désordre sur toute la surface des intestins qu'elle parcourt.

SYN. *Indigestion, digestion pénible, faute de boire.*

6e *variété. Atrophogénose peralcoolique.* Maladie provenant de la surabondance de l'alcool ou des liqueurs alcooliques prises en boissons (vin, cidre, poiré, bière, etc.). L'usage des liqueurs fermentées est un succédané de la digestion normale; c'est un complément des digestions paresseuses et retardataires, et qui par elles-mêmes ne seraient pas en état de produire assez d'alcool, pour passer, par l'influence de l'excédant du gluten, à la fermentation acétique. Dans les pays froids, la digestion est retardataire faute de température; l'homme a besoin du succédané du vin, comme d'un complément digestif. Dans les pays chauds, la digestion se suffit à elle-même; l'homme y est naturellement buveur d'eau; l'usage modéré du vin serait encore pour lui un grand excès de table (205). L'excédant de l'élément alcoolique réagit sur les parois stomacales et intestinales, comme tout caustique avide d'eau; il les dessèche et les rend moins propres à l'élaboration qui leur est spéciale. En passant dans les liquides et dans le sang, il coagule l'albumine, produit çà et là des congestions qui, interceptant ou entravant le cours de la circulation, suspendent de la manière la plus irrégulière l'antagonisme des mouvements musculaires d'où résulte l'équilibre, et l'antagonisme des impressions et des propensions d'où émane la pensée et la volonté. Le malade chancelle et déraisonne, jusqu'à ce qu'il tombe d'apoplexie ou de sommeil. Quand tous les tissus sont imprégnés d'alcool, la peau prend feu à l'approche d'une simple allumette, et semble s'être enflammée spontanément (*combustions spontanées*).

SYN. *Ivresse, ivrognerie, crapule.*

2e ESPÈCE. ATROPHOGÉNOSE DUODÉNALE.

DÉFIN. Maladie provenant d'un vice de la digestion qui se passe dans le duodénum, et qui a pour but de transformer le chyme en chyle. La bile, étant alcaline, sature l'acidité du chyme et lui communique un dissolvant de l'albumine, qui rend cette masse propre à la sanguification et à l'assimilation. Par le fer qui entre dans sa composition, elle fournit à l'hématosation les deux éléments de la matière colorante, c'est-à dire du caméléon animal (*potasse* et *fer*).

1re *variété. Par défaut;* quand l'élaboration de la bile n'a plus lieu d'une manière normale, ou que le canal cholédoque est obstrué ou refoulé; dans ce cas, le chyme passe acide dans les intestins grêles et dans le côlon, et produit une défécation liquide et diarrhoïque, qui affame et phlogose les parois intestinales ; d'où *amaigrissement, obstruction du foie, jaunisse* ou *ictère, pâles couleurs*, etc. Cette maladie a pour cause la présence d'un helminthe, etc., dans les divers canaux biliaires, la formation consécutive de calculs biliaires, une mauvaise position trop longtemps prolongée, et qui, en appliquant la paroi duodénale contre l'embouchure du canal cholédoque, ou en ployant en deux et coudant l'un ou l'autre de ses conduits, s'oppose à l'écoulement de la bile.

2e *variété. Par excès;* quand la bile coule en excès et ne peut toute être employée à la chylification du chyme (152) : d'où il arrive un débordement par le bas, si le pylore fonctionne normalement et s'oppose à son mouvement rétrograde; ou un débordement par le haut, et un vomissement de matières bilieuses (161), ou des éructations âcres et amères, selon la quantité en excès, si un obstacle intestinal oblige la masse de remonter et de forcer le passage du pylore, pour venir jeter le trouble dans la panse stomacale, cette cucurbite animée de la fermentation digestive acide.

SYN. *Débordement bilieux, glaireux; déjections glaireuses.*

3e ESPÈCE. ATROPHOGÉNOSE COLIQUE OU FÉCALE.

DÉF. Maladie provenant d'un trouble survenu dans l'élaboration du côlon et dans la fonction de la défécation. Le bol alimentaire cède, en se dirigeant vers l'anus, à chaque anse intestinale les éléments nécessaires à leurs respectives élaborations. La digestion générale est un acte qui commence à la mastication, et ne se termine qu'à l'expulsion de la matière fécale. Il y a souffrance dans l'économie, dès qu'elle s'interrompt à une distance quelconque, sur la longueur du canal intestinal.

1re *variété. Par excès et par constipation.* La constipation est une indigestion colique, qui ne porte pas moins que l'indigestion stomacale le trouble dans toutes les autres fonctions; et qui, mécaniquement, peut devenir la cause de troubles plus graves encore, en agissant par le poids, les rugosités, la tension de la matière fécale desséchée, sur les parois de la panse colique (161), et sur les parois et viscères de l'abdomen, des organes urinaires, sur la substance ou le contenu de l'utérus, contre les gros vaisseaux, etc., d'où peuvent provenir, *hernies, étourdissements, vertiges, fissures au rectum, difficulté d'uriner, avortements et autres accidents funestes à la gestation, concrétions stercorales, colique de miséréré, vomissements stercoraux, chordapsus.*

2e *variété. Par défaut et par liquéfaction des matières fécales*, dépourvues des éléments nécessaires à l'absorption spéciale des parois de ces intestins.

4e ESPÈCE. ATROPHOGÉNOSE PAR ÉPUISEMENT,

DÉFIN. Il y a souffrance, non-seulement quand l'organisation ne reçoit pas assez de ce qui lui est nécessaire, mais encore quand elle dépense plus par extraordinaire qu'elle ne reçoit. L'excès de mouvement et de travail, les abus des plaisirs et des passions de quelque genre que ce soit, quelle que soit la quantité de nourriture ingérée, et l'état de notre santé, épuisent le corps tout autant que la famine. Dépenser plus qu'on ne reçoit, équivaut toujours, en définitive, à n'avoir rien du tout, pour en profiter.

2e SOUS-GENRE : HYPERTROPHOGÉNOSES.

1162. DÉFIN. Maladies qui proviennent d'un excès d'alimentation se reportant sur un ou plusieurs organes de préférence, au lieu de se distribuer également sur tous à la fois; ce qui produit, par excès, le même défaut d'antagonisme que la faim produit par privation : *obésité*, si cet excès de nutrition se reporte sur les viscères abdominaux; *obstruction du foie*, ou *ascite simulée*, si c'est dans le foie; *hypertrophie du cœur*, si c'est dans les parois du cœur; *asthme sec*, si c'est dans les tissus du poumon; *menaces d'apoplexie*, si c'est dans les organes adjacents à la trachée-artère, etc. L'hypertrophogénose, considérée chimiquement, se réduit à la production excessive de l'élément adipeux, au développement cellulaire de la graisse. Si tous les autres tissus (musculaires, nerveux et osseux) participaient de la même tendance au développement, l'individu aurait acquis par là une structure colossale : mais il aurait gardé des formes normales et ne présenterait aucun caractère maladif; il aurait agrandi son cadre, dont l'hypertrophie altère d'une manière plus ou moins grave, ou plus ou moins ridicule, les proportions.

Cette maladie a pour cause l'oisiveté et l'inaction. Les individus accoutumés d'abord à des travaux rudes, et qu'une fortune improvisée condamne tout à coup à des habitudes casanières et à l'inaction de la classe riche, ces individus, dis-je, sont le plus exposés à ce genre de maladie (168). J'en ai vu qui, à cette révolution dans leur manière de vivre, contractaient, avec toutes les apparences de la santé la plus florissante, des affections asthmatiques qui résistaient à tous les genres de traitement; car ces affections n'étaient pas des maladies, mais bien des déviations d'un excès de santé. On ne guérit de ces maladies qu'en reprenant ses habitudes anciennes, et en s'imposant le travail qui est par lui-même une souveraine médication.

ESPÈCES DIVERSES. *Hypertrophogénose abdominale, hépatique, urétrale, utérine, cordiale, pulmonaire, trachéale, cérébrale ou obésité de l'esprit*, etc.

5e Genre : MALADIES THERMOGÈNES (*Thermogénoses*) (222).

1163. Défin. Maladies qui proviennent soit de l'élévation de la température atmosphérique, au-dessus de la limite *maxima* qui préside au développement de l'organisation, soit de son abaissement au-dessous de la limite *minima*, ou bien enfin du passage trop brusque d'une température élevée à une température plus basse, et *vice versâ*.

Caract. La cellule organisée étant une combinaison intime d'eau, de carbone, de bases ammoniacales ou terreuses et de calorique sous un volume donné, elle se désorganise dès que ce dernier volume augmente et diminue, en deçà et au delà des limites assignées au développement. Quand le calorique augmente, les éléments de la cellule se vaporisent ; quand il diminue, les liquides cristallisent et se solidifient, la cellule crève en resserrant ses molécules et en rétrécissant ses pores. Transpiration, puis carbonisation, puis combustion du charbon et sa transformation en acide carbonique, quand la chaleur est en excès ; engourdissement et congélation quand la chaleur est en défaut. Le *froid* ne signifie pas l'absence complète de calorique, car la glace renferme du calorique que nous appelons latent ; ce mot exprime une idée relative, un état moléculaire, dans lequel le calorique, qui enveloppe les atomes, forme une sphère enveloppante moindre que celle qui convient à l'organisation (*).

Synonym. Chaleur de trente-trois degrés cent., froid de quatre degrés ; chaleur caniculaire et froid glacial ; échauffement et refroidissement ; combustion et brûlure ; congélation.

(*) Voyez *Nouveau système de chimie organique*, tom. 3, 4e partie 1838.

PREMIER SOUS-GENRE : THERMOGÉNOSE ATMOSPHÉRIQUE.

1164. DÉFIN. Maladies ayant pour cause les variations de l'atmosphère.

1re ESPÈCE. THERMOGÉNOSE EN PLUS. Transpiration excessive, étouffements par la raréfaction de l'air, digestion paresseuse, soif intarissable, ce que l'on boit passant à travers les pores comme à travers un crible, amaigrissement de toutes les surfaces ; fatigue d'esprit et lassitude de corps, même pendant le repos, dessiccation lente des tissus, si l'eau vient à manquer ; mort par épuisement, et puis carbonisation et momification, si le cadavre reste exposé, sur le sol brûlant, à l'action dévorante de cette température. Les caractères de ces sortes de maladies se graduent avec le thermomètre.

2e ESPÈCE. THERMOGÉNOSE EN MOINS. La chaleur de l'atmosphère vaporise l'eau de la molécule organisée ; l'abaissement de température soustrait son calorique à cette molécule, ainsi qu'aux autres atomes élémentaires de la vésicule ; elle les concrète et les congèle ; la plante et l'animal s'engourdissent, ils tombent dans une somnolence qui les mène doucement et sans agonie à la mort, avec tous les caractères d'un narcotique et les symptômes du rêve. La graduation de ces symptômes est également thermométrique.

3e ESPÈCE. THERMOGÉNOSE PAR VARIATION. Passage brusque d'un degré élevé à un degré inférieur, et *vice versâ*, dans les limites cependant de la température favorable à l'organisation. Toute fonction se trouble, parce que nul organe n'était préparé à élaborer à ce degré-là (237).

2e SOUS-GENRE : THERMOGÉNOSE ORGANIQUE.

1165. DÉFIN. Dégagement ou absorption de calorique provenant d'une élaboration anormale, qui pousse la circulation à la circonférence et dans les capillaires, ou l'appelle et la concentre vers la région du cœur. C'est moins une maladie qu'un symptôme d'une cause maladive.

CARACTÈRES. Surfaces externes brûlantes et colorées en rouge, ou froides au toucher et pâles à la vue ; inflammation ou frisson.

3e SOUS-GENRE : THERMOGÉNOSE CAUSTIQUE.

1166. DÉFIN. Maladie locale provenant de l'application d'un corps embrasé sur la superficie d'un organe quelconque, et qui désorganise tout ce qu'il touche, en vaporisant les molécules aqueuses de la vésicule organisée ; la profondeur des ravages de cette cause de combustion dépend de la durée de l'application, de l'intensité de l'incandescence, du volume et de la masse du corps incandescent.

CARACTÈRES. Perte de l'antagonisme musculaire et de la sensibilité nerveuse, ou irritabilité par la dénudation des papilles nerveuses, et leur contact immédiat avec les molécules de l'air ; inflammation des surfaces par l'appel du sang dans les capillaires, sous l'influence du vide et de l'expansion des tissus échauffés, et puis carbonisation des tissus et escarre.

SYNONYM. BRULURE, CAUTÉRISATION PAR LE CAUTÈRE ACTUEL.

1re ESPÈCE. BRULURE PAR UN CORPS SOLIDE INCANDESCENT, ou brûlure proprement dite. Elle commence par l'inflammation et finit par la carbonisation. (*Synon. précédente.*)

2e ESPÈCE. BRULURE PAR UN LIQUIDE BOUILLANT. Elle commence par l'inflammation, puis par l'exfoliation et finit par la dissolution et la gélatinisation des parties ; la cicatrice qu'elle détermine passe plus vite aux *échauboulures*, aux *phlyctènes*, à l'*érysipèle* et à la *gangrène* que l'autre ; car les tissus atteints sont imprégnés de molécules liquides, dont ils sont dépouillés dans l'espèce précédente. Or, nulle fermentation normale ou putride et gangréneuse ne saurait avoir lieu que par le véhicule de l'eau. La brûlure par l'huile bouillante se rapproche jusqu'à un certain point, par ses caractères, de la brûlure par un corps solide incandescent; mais en refroidissant, elle se sert d'antidote à elle-même, en formant, sur les surfaces désorganisées, un vernis qui les préserve du contact immédiat de l'air extérieur. Les tissus désorganisés, de l'une ou l'autre des manières précédentes, se cicatrisent ou se décomposent, mais ils ne se réparent jamais (399).

SYNONYM. ÉCHAUDURE. Montaigne.

N. B. Jusqu'à ce jour nous n'avons aucun procédé, pour évaluer et reconnaître les thermogénoses organiques des plantes et des animaux aquatiques.

4e GENRE : MALADIES TOXICOGÈNES (*Toxicogénoses*) (254).

1167. DÉFIN. Maladies qui proviennent de l'aspiration, de l'ingestion, de l'application (sur les surfaces dénudées du corps) de substances désorganisatrices ou décomposantes (361); ces maladies sont aux maladies atrophogènes ce que la désorganisation est à la suspension de l'assimilation, ce que la mort violente est à la mort naturelle, ce que la destruction est à la cessation de vivre.

SYNONYM. EMPOISONNEMENT, INTOXICATION.

PREMIER SOUS-GENRE : TOXICOGÉNOSE PNEUMATIQUE (256).

1168. DÉFIN. Maladies provenant de l'aspiration plus ou moins prolongée d'un gaz ou d'une vapeur, ou d'un miasme délétère et vénéneux.

SYNONYM. ASPHYXIE PAR INTOXICATION.

1re ESPÈCE. TOXICOGÉNOSES ACIDES ou agissant à la manière des acides (269).

DÉFIN. Maladies provenant de l'aspiration d'une substance capable de soustraire les bases inorganiques à la molécule organisée et de se les approprier, ou de coaguler l'albumine des liquides et du sang, en saturant l'alcali qui lui sert de véhicule.

CARACTÈRES. Raçornissement des parties, des chairs et du membre ou de l'organe, et puis dissolution complète des tissus dans le premier cas; congestions, fièvre, dépérissement progressif dans le second.

1re *variété. Toxicog. carbonique* (270). SYNONYM. *Asphyxie par la braise et par le charbon, ou par la fermentation* (277).

2e *variété. Toxicog. sulfurique et sulfureuse, hydrochlorique, nitrique, prussique, arsénique*, etc., ou *toxicog. des fabriques et manufactures* (283).

3e *variété. Toxicog. miasmatique* OU PAR ÉMANATION DU SOL *et miasmes des marais* (297). SYNONYM. *Empoisonnements miasmatiques.*

2e ESPÈCE. TOXICOGÉNOSES ALCALINES OU BASIQUES (301).

DÉFIN. Maladies toxicogènes provenant de l'aspiration d'une vapeur dont les molécules se substituent à la base terreuse ou ammoniacale de la vésicule organisée et paralysent de la sorte l'assimilation et le développement, ou bien qui, s'introduisant dans le sang, le délayent et le liquéfient, dissolvent enfin tellement l'albumine qu'elle devient, sous cette forme, incapable de s'organiser.

1re *variété. Toxicog. ammoniacale* (302).

2e *variété. Toxicog. pulvérulente et terreuse* (311).

3e ESPÈCE. TOXICOGÉNOSE NARCOTIQUE (313).

DÉFIN. Maladies provenant de l'aspiration d'un gaz, d'une vapeur ou d'une poussière qui agit sur le système nerveux spécialement et en paralyse en apparence l'influence, et rend les tissus impropres à l'absorption et à l'assimilation. Ce genre d'intoxication éteint la vie sans torture, et imprime à l'agonie les caractères du sommeil.

2ᵉ SOUS-GENRE : TOXICOGÉNOSE PAR INGESTION (315).

1169. DÉFIN. Maladies provenant de l'ingestion dans la panse stomacale de substances non-seulement incapables de fournir un élément complémentaire à la digestion, mais capables encore de désorganiser les parois intestinales, et de passer dans le torrent de la circulation, pour en décomposer le liquide et le rendre impropre à l'assimilation.

SYNONYM. Empoisonnements proprement dits.

1ʳᵉ ESPÈCE. TOXICOGÉN. NARCOTIQUE OU PAR DÉCOMPOSITION DU SANG (316).

DÉFIN. Maladie provenant de l'ingestion de substances qui passent dans le sang et le décomposent, sans désorganiser les tissus.

2ᵉ ESPÈCE. TOXICOGÉN. PAR DÉSORGANISATION (340).

DÉFIN. Maladie provenant de l'ingestion de substances qui désorganisent les tissus, avant de passer dans le sang.

1ʳᵉ *variété. Toxic. acide* (344, 347, 348).

2ᵉ *variété. Toxic. alcaline et basique* (561, 565, 569, 574), ou toxicogénose ammoniacale, potassique, sodique, calcique, etc. ; plombique, nitrargentique, mercurique, cuivrique, zincique, etc.

3ᵉ ESPÈCE. TOXICOGÉNOSE CAUSTIQUE (376).

DÉFIN. Par l'ingestion de liquides avides d'eau, qui dessèchent les parois stomacales, et coagulent l'albumine du sang.

SYN. IVRESSE, IVROGNERIE, EMPOISONNEMENT ALCOOLIQUE.

1170. *N. B.* OBSERVATIONS GÉNÉRALES SUR LES SYMPTÔMES DES EMPOISONNEMENTS.

Les *poisons stupéfiants* suspendent les rapports intellectuels de l'homme avec le monde extérieur ; en paralysant le jeu des impressions, ils nous plongent dans l'état de rêve. Le malade a le sentiment de l'existence qui lui échappe ; quelquefois il conserve l'usage de la vue et de l'ouïe, en perdant celui de la parole et de la locomotion ; il est mort pour tout le monde, et se voit enterrer tout vivant ; c'est un cauchemar plus ou moins durable. L'abus des substances stupéfiantes plonge l'homme dans l'apathie, dans l'indifférence pour tout ce qui l'entoure, et qui ne l'impressionne plus, et puis peu à peu dans l'idiotisme, qui n'est que le paroxysme de l'indifférence, ou bien l'indifférence pour tout. Les *poisons enivrants* jettent le trouble dans la circulation, par les congestions sanguines, que leur action chimique détermine, et le désordre dans l'antagonisme musculaire, par suite de l'interruption de la circulation qu'ils occasionnent dans les divers réseaux des canaux sanguins. De là *les tics nerveux, les tremblements des membres, les paralysies complètes ou incomplètes, les convulsions épileptiformes; le tétanos*, ou courbure du corps soit en arrière (*opisthotonos*), soit par devant (*emprosthotonos*), soit sur l'un ou l'autre des côtés (*pleurosthotonos*), selon que la circulation nerveuse a été interceptée dans les muscles antagonistes de la surface antérieure, ou postérieure, ou latérale du corps. De là le coma, les syncopes, l'abrutissement des passions et des goûts, les mouvements désordonnés indépendants de la volonté. Dans le début, la face s'enlumine ; mais peu à peu, et par le progrès de l'empoisonnement, la peau bleuit et se bouffit. Les poisons alcalins basiques ou minéraux provoquent le vomissement, plus que les poisons acides. Les uns et les autres font éprouver à la région précordiale un sentiment d'érosion, de constriction, de causticité, enfin, que l'on ne saurait mieux rendre que par les mots de *crampes plus ou moins violentes et de crudités d'estomac*. Ces sortes d'empoisonnements n'offrent aucun caractère pathologique, qui puisse servir à les faire distinguer les uns des autres, et à les traduire par un symptôme caractéristique. La nature ne nous a donné que la conscience de la destruction des organes, et non celle des divers modes et du mécanisme de la destruction. Tout empoisonnement peut être lent ou prompt, selon la dose de la substance et la répétition de l'ingestion.

Les poisons stupéfiants suspendent le cours de la circulation; les poisons enivrants la congestionnent. Les premiers sont ammoniacaux par leur base, ils liquéfient le sang sans l'altérer. Les seconds sont alcooliques, ils le coagulent. Les autres poisons commencent leurs désordres par les tissus, avant de se reporter sur les liquides circulatoires. Dès que la circulation est suspendue, le système nerveux est assoupi et paralysé. Dès qu'elle se congestionne, l'influence du système nerveux devient irrégulière; l'harmonie des mouvements et la sensibilité se trouble; le désordre est dans l'activité du corps et de l'esprit; l'animal est le jouet passif de réactions chimiques intestines, plutôt que le maître de sa volonté et de ses actes.

L'animal ne survit jamais complétement à un empoisonnement à haute dose; il sort toujours mutilé de la lutte. La maladie qu'il en contracte varie selon l'organe, sur lequel le hasard et les diverses chances de la médication ont reporté de préférence la violence du poison.

Les poisons à petite dose passent inaperçus, parce qu'ils ne réagissent que sur les surfaces caduques et épidermiques des organes affectés, et qu'ils s'épuisent là et y saturent leur action décomposante ou désorganisatrice. Ils peuvent même jouer de la sorte le rôle de médicaments et d'anthelmintiques; vu que l'homme n'a rien à craindre d'une dose tout au plus suffisante pour tuer un infiniment petit.

Enfin, dans le cadre nosologique, il n'est pas de genre d'affection morbide, aiguë ou chronique, qui ne puisse être causée par les accidents divers d'un empoisonnement; ce qui résulte de la définition de l'empoisonnement lui-même d'un côté, et de celui de la maladie de l'autre.

5e GENRE : MALADIES TRAUMATOGÈNES (*Traumatogénoses*) (595).

1171. DÉFIN. Maladies qui émanent, soit d'une solution de continuité, procédant du dehors au dedans du corps, et qui met l'épaisseur d'un organe quelconque en communication immédiate avec l'air extérieur, soit d'une compression qui fait crever les cellules élémentaires des tissus, et les frappe de mort, en extravasant les liquides qu'elles élaboraient.

CARACT. Toute solution de continuité frappe de mort la rangée de cellules qu'elle intéresse; elle supprime les communications d'un organe à un autre, sur une échelle plus ou moins étendue, détermine une hémorragie et une extravasation de sang veineux et de sang artériel, qui, se mêlant ensemble hors des vaisseaux destinés à les transformer l'un en l'autre, ne peuvent manquer de fermenter d'une manière anormale et d'infester à la suite les tissus adjacents, comme ces liquides fermenteraient dans un vase inorganique. D'un autre côté, la solution de continuité mettant les cellules internes en contact immédiat avec l'air extérieur qui, jusque-là, ne leur parvenait que tamisé par le derme et l'épiderme, doit produire dans leur élaboration une révolution funeste à l'économie, en lui fournissant des matériaux gazeux assimilables, il est vrai, mais dans des conditions auxquelles le progrès du développement ne les avait pas façonnées ; ce qui équivaut à une asphyxie cellulaire. La solution de continuité est donc une cause morbipare qui produit quatre espèces de désordres : 1° elle retranche à l'unité un plus ou moins grand nombre de ses parties, elle enlève à la vitalité un plus ou moins grand nombre d'organes qui servaient à l'entretenir ; 2° elle éventre une certaine superficie de cellules de la surface qu'elle tranche ; 3° elle asphyxie la couche sous-jacente de cellules dont elle n'a pas entamé l'intégrité ; 4° elle occasionne une infection, un empoisonnement cutané (392) par l'application, sur des surfaces vives et éminemment absorbantes, d'un liquide sanguin abandonné à la fermentation spontanée, c'est-à-dire à la décomposition de la putréfaction.

Toute compression, agissant par écrasement et à la manière d'une presse, ou par contusion et à la manière du marteau, produit une éventration de la portion des tissus qui opposent une trop forte résistance, et ne peuvent pas céder à l'effort. Les liquides extravasés, quoique protégés par l'épiderme et le derme, ne laissent pas que de fermenter d'une manière anormale, dans cette capacité de nouvelle date, et qui n'est plus en communication physiologique avec les divers centres de vitalité; ils tournent à la putridité ; ce qui fait que la couleur vermeille du sang extravasé vire de plus en plus au bleu de l'ecchymose, et passe ensuite du bleu à la décoloration, pour finir par le noir de l'escarre, de la gangrène, c'est-à-dire de la carbonisation, sous l'influence de la prédominance de l'alcali volatil ou hydrosulfuré qui se forme de pire en pire.

SYNONYMIE. *Blessure, plaie, amputation, contusion, écrasement des chairs, ecchymose.*

1re ESPÈCE. TRAUMAGÉNOSE PAR AMPUTATION.

DÉFINITION. Retranchement d'un membre, d'un organe, d'une portion de surface, soit chirurgicalement, soit accidentellement. L'amputation chirurgicale a pour but de conserver le tout au moyen du sacrifice d'une partie contagieuse : ici, la cause morbipare, c'est le chirurgien ; cause bienfaisante d'un certain ordre de souffrances passagères, qui débarrassent le malade de souffrances durables ou mortelles; auteur d'une maladie momentanée qui tend à préserver le malade de la mort; émule de la nature, qui, en retranchant les tissus frappés ou menacés de mort, et rapprochant intimement les tissus sains par leurs surfaces ravivées, il crée un organe d'une nouvelle forme et d'une équivalente destination. Toute amputation est une maladie, puisque c'est un désordre momentané apporté sur un point quelconque de l'économie.

CARACTÈRES. Douleurs plus ou moins vives, pendant l'opération selon la nature des organes, la constitution physique et l'irritabilité du malade, son éducation et la force de son état moral; atonie consécutive à cause de la perte de substance et du tribut de l'élaboration spéciale de l'organe retranché, et à cause de l'hémorragie. Bientôt mouvements fébriles par suite de la fermentation du sang extravasé, fermentation qui commence par être acide (269), et communique son acidité à la circulation générale au moyen de l'absorption. Si la plaie ne se cicatrise pas d'une manière progressive, qu'il reste, entre les surfaces rapprochées, des interstices et vacuités dépositaires de sang extravasé, la purulence prendra la place de la cicatrisation ; les tissus, au lieu de se souder, se décomposeront de proche en proche, sous l'influence de l'air extérieur qui trouvera de plus en plus accès dans ces clapiers de fermentation putride ; et la plaie, si la médication ou l'opération n'imprime une nouvelle et favorable direction à la marche des phénomènes, la plaie, ainsi déviée du but, deviendra le foyer d'une infection plus ou moins promptement mortelle, d'un empoisonnement par absorption.

Syn. *Fièvre traumatique, hémorragie traumatique, tétanos traumatique, infection purulente, formation du pus de mauvaise nature, gangrène, escarre, travail plus ou moins lent et plus ou moins pénible de la cicatrisation.*

2e espèce. Traumagénose par contusion.

Défin. Maladie déterminée par le choc d'un corps contre les surfaces d'un organe, et qui produit un écrasement sur une portion quelconque des tissus. La contusion a pour résultat une solution de continuité à l'intérieur de l'organe, le derme au moins conservant son intégrité; ses effets morbides diffèrent des précédents par cette dernière circonstance. Les tissus ainsi frappés de mort, tombent d'eux-mêmes et font place à la couche sous-jacente qui devient épiderme à son tour ; ou bien, s'ils sont situés trop profondément dans l'épaisseur d'un organe, ils nécessitent une opération qui débarrasse les tissus vivants de leur contact et des dangers de leur contagion. Le premier résultat de la contagion, c'est l'*extravasation*, puis la *tuméfaction*, l'*ecchymose* et enfin l'*escarre* et la *gangrène*, ou la *formation* en *croûte*, et la chute spontanée du tissu, par plaques, parcelles ou d'une seule pièce.

3e ESPÈCE. TRAUMAGÉNOSE PAR PERFORATION.

DÉFINIT. Maladie provenant d'une solution de continuité, qui procède du dehors au dedans, et par une force qui pousse les tissus devant elle, en avançant dans les chairs. Cette espèce tient des deux espèces précédentes; elle procède par contusion continue, laissant derrière elle les tissus divisés. Ses effets morbides participent donc de ceux des deux espèces précédentes.

SYN. *Blessures d'armes à feu, d'arbalète, de pierres lancées par la fronde, de corps contondants qui pénètrent dans les chairs*, etc.

4e ESPÈCE. TRAUMAGÉNOSE PAR PONCTION.

DÉFIN. Maladie produite par l'introduction dans les tissus d'une lame aiguë qui divise les cellules, mais qui, en se retirant, leur permet de se rapprocher. L'innocuité de cette blessure dépend du calibre de l'instrument, par rapport à celui des cellules élémentaires d'un individu. Si l'on pouvait supposer un instrument assez grêle, pour pouvoir s'introduire, en décollant les cellules et sans les éventrer ou les déchirer, la ponction, à l'aide de ce moyen, ne laisserait presque pas de traces morbides, et les cellules séparées momentanément par l'introduction de la pointe, ne s'agglutineraient pas moins de nouveau, à la faveur de leur mutuelle aspiration, à mesure que la pointe se retirerait de la blessure. Une aiguille des plus fines semble réaliser l'hypothèse d'un instrument aussi inoffensif pour l'homme, et serait un instrument contondant pour les tissus d'un ciron ou d'une mouche.

SYN. *Acupuncture, coups d'épée et de baïonnette, coups de poignard, de bistouri, de couteau, coup de lancette*, etc.

5e ESPÈCE. TRAUMAGÉNOSE PAR EXCORIATION.

DÉFIN. Maladie provenant de la dénudation des couches superficielles de cellules, à la suite d'un frottement au moyen d'une surface rugueuse et agissant en manière de râpe ou de lime. Cette espèce diffère des espèces précédentes, de la nature desquelles toutes elle participe, en ce qu'elle est totalement superficielle et qu'elle n'intéresse que les couches de cellules voisines de la caducité, destinées à remplacer au plus tôt l'épiderme qui s'exfolie, et par conséquent qui ne tiennent pas de trop près aux organes essentiels à la vie. Un accident seul est dans le cas de les rendre mortelles, pourvu que cette excoriation ne s'étende pas sur toute la périphérie du corps, et que la respiration cutanée normale (148) ne soit pas supprimée d'un seul coup dans sa totalité.

SYN. *Écorchure, excoriation, scarification.*

1172. RÈGLES GÉNÉRALES SUR LA MORTALITÉ DES BLESSURES ET PLAIES.

1° Toute solution de continuité qui intercepte la communication de la circulation avec l'organe respiratoire, et empêche l'arrivée ou le retour du sang, est mortelle *ipso facto*, que cette interception ait lieu dans le cœur, l'aorte, la veine cave, les veines et artères pulmonaires, etc.

2° Toute solution de continuité qui intercepte la communication de l'organe de la respiration et de l'organe central de la sensation, est *ipso facto* mortelle, que la solution ait lieu à la hauteur du crâne, du cou, ou même de l'épine dorsale. Les animaux inférieurs, qui, ainsi que les plantes, possèdent plusieurs de ces sortes de centres nerveux, peuvent être divisés en tout autant de fragments, et chacun de ces fragments peut devenir une bouture de son espèce, ou continuer à vivre de sa vie spéciale; l'*hydre verte* de nos ruisseaux est un exemple frappant de la réalité de ce curieux phénomène. Sous un certain rapport, les batraciens en offrent des traces, en ce que leurs jambes et leurs queues ont la faculté de se reproduire après l'amputation.

3° Il n'est pas de blessure si légère qui ne soit mortelle, par l'application d'une dose suffisante de poison sur ses tissus entamés, que ce poison lui vienne du dehors, ou que la plaie l'engendre elle-même, par la fermentation du pus qu'elle produit. Ne voyons-nous pas tous les ans des anatomistes enlevés à la science, pour s'être inoculé, avec une simple petite pointe de scalpel, si acérée qu'elle soit, une quantité infinitésimale du liquide cadavérique?

6° Genre : MALADIES ACANTHOGÈNES (*Acanthogénoses*) (425).

1173. Défin. Maladies provenant de l'introduction, dans la substance de nos tissus, d'un corps étranger qui agit à la manière des instruments tranchants, et qui, à la faveur des mouvements musculaires, chemine, en portant partout sur son passage la douleur et la désorganisation; la gravité des effets morbides de cet accident est en raison du volume du corps étranger, du nombre et de la structure des particules de sa poussière, enfin de leur état de pureté ou d'impureté toxique.

Caractères. Les acanthogénoses sont des traumagénoses internes. Ce sont des poisons mécaniques qui agissent non point en décomposant, mais en éventrant les cellules élémentaires, déchirant les tissus, perçant les parois et mettant les organes en communication traumatique les uns avec les autres; d'où il arrive que les mouvements musculaires se paralysent, que la sensibilité s'exalte ou s'émousse, quand ces causes de désordre rencontrent des muscles et des nerfs à déchirer; que l'hémoptysie (ou expectoration sanguine hémorragique), que l'hématémèse (ou vomissement sanguin) a lieu, sans apparence de cause appréciable, lorsque cette cause de blessures intimes parvient à opérer une solution de continuité sur les parois des vaisseaux d'un certain calibre ; que l'extravasation intime du sang produit des abcès et des tumeurs purulentes sans issue, quand le corps étranger séjourne, en opérant ses ravages, dans le sein d'un tissu musculaire, où les liquides extravasés sont dans le cas de se livrer à la fermentation putride, sous l'influence de l'air dont tout tissu organique est imprégné. Enfin, il est peu de maladies dont la présence de certains corps étrangers ne puisse être la cause mécanique, et ces maladies prennent successivement différents noms, selon que l'épine en voyageant passe d'un genre de tissu et d'organe dans un autre. Maladies sans symptômes, puisqu'elles peuvent les revêtir tous successivement; sans période, puisqu'elles procèdent par accident et par hasard; sans prédispositions individuelles, puisqu'elles surviennent comme un trait qui frappe, non pas celui qu'il choisit, mais celui qu'il rencontre; sans crise, puisque le hasard seul peut donner une issue au trait morbipare, pour se faire jour et s'échapper au dehors ou pénétrer dans un organe d'une plus ou moins grave importance; sans médication préventive ou curative, car elles ne peuvent guérir que par l'expulsion de l'épine, et qu'on en gagne la cause sans la distinguer, et partant sans pouvoir l'éviter.

Plongés, comme nous le sommes, dans la poussière que notre industrie compacte et entassée, que notre agriculture grossière et nécessiteuse soulève de toutes parts, il est impossible que les causes morbipares dont nous parlons n'entrent pas, pour une grande part, dans la statistique des maladies qui affligent notre société en désordre.

1re ESPÈCE. ACANTHOGÉNOSES INTERNES, OU PAR ASPIRATION.

2e ESPÈCE. ACANTHOGÉNOSES EXTERNES, OU PAR URTICATION.

7e Genre : MALADIES PHYMATOGÈNES (*Phymogénoses*)] (459).

1174. Défin. Maladies qui proviennent du développement, dans l'une de nos cavités qui communiquent au dehors, d'un organe animal ou végétal susceptible de germer et d'éclore, et d'acquérir, dans un milieu obscur et humide, un certain développement, qui fait que les organes se distendent ou se bouchent, que leurs parois se déchirent ou se torturent; causes de névralgies, d'étouffements, d'indigestion, d'asphyxie plus ou moins incomplète, et même d'iléus et de chordapsus, d'otites, d'ophthalmies, d'affections nasales, de migraines, etc.

8e Genre : MALADIES ENTOMOGÈNES (*Entomogénoses*) (469).

1175. Défin. Maladies qui proviennent, à l'extérieur ou à l'intérieur, du parasitisme d'un insecte, lequel porte sur son passage la destruction et quelquefois l'empoisonnement immédiat. Les *maladies entomogènes* ne diffèrent des *acanthogènes* que comme la morsure d'un animal diffère de la blessure au moyen d'un instrument. La cause est inerte dans celles-ci, et animée dans celles-là ; l'une obéit aux mouvements du corps qu'elle déchire, active dans ses effets, passive dans son impulsion. L'autre est active et volontaire ; les maladies qu'elle occasionne suivent une marche régulière, constante, et qui annonce, dans la cause, des habitudes, des mœurs, des goûts et une volonté. La durée des maladies entomogènes, ainsi que les diverses phases de leur développement, dépende de la durée de la vie et des métamorphoses ou mues des insectes ; en sorte que l'histoire médicale de leurs effets est la contre-épreuve de l'histoire naturelle de leur cause, et que pour bien décrire la maladie, il faut enfin que le médecin et le naturaliste l'observent parallèlement. Toute maladie physique qui, sous le rapport de son origine, ne rentre pas dans le cadre de l'un des genres précédents, émane évidemment du parasitisme des insectes; cause mystérieuse qui peut continuer l'œuvre de ses ravages, sans que nul soit en état d'en deviner l'espèce et le siége; qui, en changeant de place, peut imprimer à la douleur de nouveaux caractères morbides, et lui prêter dans la nomenclature de nouveaux noms; cause souvent identique de maux bien divers par leur durée, leurs symptômes et leur gravité.

1176. Observations générales. Voilà bientôt trois mille ans que ce genre de causes si simples de nos maux se joue de la sagacité et du génie de l'observateur médecin, comme un esprit follet, comme un lutin semble se jouer de qui veut le poursuivre et le surprendre. Que si, du fond de cette citadelle morbide, où ils pratiquent leurs mines et contre-mines, méconnus et protégés sous le voile de quelque entité médicale, les petits auteurs de tant de ravages, pouvaient avoir la conscience et l'intuition des moyens d'attaque du médecin qui cherche à circonscrire la maladie dans la circonvallation de la thérapeutique, et à l'attaquer ensuite avec tout l'arsenal de la polypharmacie, si enfin l'insecte avait le bon esprit d'observer, à son tour, l'observateur des effets qu'il détermine; oh! qu'il rirait de bon cœur, en voyant l'assaillant lancer ses bombes au delà du but, et viser partout ailleurs que contre le seul point vulnérable, ou bien ne l'atteindre ce point que par un ricochet inattendu, et par l'effet d'un hasard aveugle et tout à fait indépendant de sa volonté. Mais l'insecte, de son côté, a aussi ses entités médicales; et quand un médicament lui porte coup, et lui communique à lui une maladie qui en débarrasse le malade, il doit à son tour faire sa petite dissertation, pour classer, comme nous classons, dans les inconnues, la cause et les symptômes de tant de maux, qui lui viennent il ne sait d'où, et dont il guérit quelquefois il ne sait comment.

Rien n'est curieux dans la pratique médicale (je parle de celle des infiniment grands), comme d'assister à l'instant décisif, où après avoir noté jour par jour, heure par heure, le début, la marche, les progrès, les crises, les alternatives de mieux et de pire d'une longue maladie, on vient à découvrir, par l'effet du hasard et par les révélations des assistants et du malade, que l'histoire si compliquée de tous ces désordres tenait à la présence d'un tout petit ver, d'un infiniment petit auteur; il y a un moment où le médecin a l'air de se croire joué et mystifié par la nature. Ne craignez pas qu'il enregistre sa longue observation, telle qu'il l'a rédigée, dans quelque recueil périodique; il refait son siége au plus vite sur le papier, et, la plume à la main, il a bien soin de pointer, à chaque ligne, sur l'insecte dont il avait à peine soupçonné l'existence, pendant tout le cours de la médication. C'est le cas du *loup-garou*, dont tout le monde rit, dès qu'on découvre que sous sa peau se cachait un homme. Le médecin jette au feu ses observations, comme le crédule poltron jette sa frayeur aux vents et sa superstition au diable.

Le but principal de cette portion de notre ouvrage est de conserver définitivement les originaux des observations primitives, en donnant d'avance le mot de l'énigme, et prévenant l'observateur contre l'impression défavorable de toute espèce de mystification; et de jeter, sinon au feu, du moins à l'oubli, toutes ces copies après coup qui, depuis Hippocrate jusqu'à nous, ont fait du langage médical le galimatias le plus barbare que les hommes aient jamais prêché; car je maintiens que, dans la nomenclature médicale, il n'est pas une expression, de celles que la médecine n'emprunte qu'à elle-même, dont un médecin soit en état de donner une définition uniforme et intelligible, même à lui : *Verba et voces, prætereàque nihil;* et tout médecin, homme d'esprit et de bonne foi, sera de mon avis. Savez-vous pourquoi, alors que depuis trois mille ans la médecine, autant qu'elle est l'art de connaître la cause des maladies, n'a pas fait un pas de plus, le médecin pourtant n'est certes rien moins aujourd'hui qu'autant ridicule que du temps de Molière? C'est qu'il n'est pas médecin seulement, qu'il sait et sait fort bien toute autre chose que la médecine, et qu'il se sauve de ce qu'il professe et qu'il ignore, par tout ce qu'il sait fort bien, quoiqu'il ne le professe pas : (chimie, physique, anatomie humaine et comparée, chirurgie et mécanique, logique et littérature.)

Quoi qu'il en soit, et quand vous vous serez bien pénétré de ce qui précède et de ce qui suit, prenez un système de nosologie quelconque; celui de Sauvages me paraît le plus propre à notre but, à cause du soin qu'a eu l'auteur de tout classer à la manière linnéenne, et de distribuer par classes, genres, espèces et variétés, toutes les observations répandues çà et là dans les recueils et traités de médecine; ce qui fait que, sous chaque genre, Sauvages n'oublie jamais d'enregistrer une espèce, avec l'épithète *verminosa*. Or, amusez-vous à disposer, sur tout autant de colonnes, toutes les espèces de chaque genre, avec la précaution de placer les caractères semblables en regard. Vous arriverez presque toujours à ce résultat, que l'*espèce vermineuse* ne diffère des autres que parce que, dans l'une, le ver est venu se montrer et dire au médecin : *j'étais là ;* et que, dans les autres, le malade est mort ou a guéri, sans que l'insecte ait daigné fournir le caractère de sa présence, trahir son *incognito*, et briser le voile de l'entité, sous laquelle il s'est tenu caché pendant tout le cours de la maladie.

L'objet principal de cet ouvrage est de faire sortir la médecine de cette ornière antique de doubles emplois et de paralogismes, et cela en l'associant désormais sans retour à l'histoire naturelle, dont elle n'est, sous le rapport qui nous occupe, qu'un simple accident.

L'axiome fondamental de cette nouvelle théorie du diagnostic est le suivant : APRÈS AVOIR UNE FOIS ÉTUDIÉ L'HISTOIRE ET LA NATURE D'UNE CAUSE ET DE SES EFFETS, SES EFFETS ÉTANT DONNÉS, REMONTER IMMÉDIATEMENT A LA CAUSE, ET EN DÉDUIRE SA PRÉSENCE, QUELQUE SOIN QU'ELLE PRENNE DE SE CACHER.

Nous avons satisfait, dans la deuxième catégorie du troisième chapitre de la première division de la deuxième partie de cet ouvrage (469), à la première condition de ce problème; nous allons prendre ici le problème par la seconde condition qui en forme comme l'autre bout. Nous diviserons donc les entomogénoses en tout autant de sous-genres que nous avons adopté de genres de causes morbipares animées.

PREMIER SOUS-GENRE : MALADIES OPHIOGÈNES (*Ophiogénoses*) (478).

1177. Maladies provenant de l'introduction ou de la piqûre d'un serpent, de l'ingestion ou de l'application sur une muqueuse des excrétions ou sécrétions des batraciens (500).

1re ESPÈCE. OPH. PAR INTRODUCTION (483),

1° *Dans l'estomac* (*ophiogastrites*). Douleurs atroces d'estomac, provenant de la reptation ou de la morsure du serpent ou du saurien ; hématémèse, étouffements plus ou moins forts, selon le volume du serpent ; marche rapide et effrayante des symptômes. Mort prompte, si le malade ne se débarrasse pas de son hôte par le vomissement.

2° *Dans les entrailles* (*ophientérites*), au moins dans le rectum.

3° *Dans le vagin et dans l'utérus* (*ophiustérites*). Symptômes d'hystérie, de fausse grossesse, d'hémorragie utérine, avec tous les désordres qui caractérisent la désorganisation plus ou moins violente de l'organe dans lequel se résume la femme.

4° *Dans la trachée-artère et les poumons* (*ophiopneumites*). Asphyxie par occlusion (140), hémoptysie.

5° *Dans le pharynx et l'œsophage* (*ophiopharyngites*). Asphyxie par strangulation ou constriction, et par occlusion de l'épiglotte (142).

2e ESPÈCE. PAR INCUBATION (*ophiovogénoses*), c'est-à-dire par introduction des œufs des batraciens et poissons dans la cavité de nos organes (*ophiovogastrites, ophioventérites, ophiovustérites, ophiovopneumites*). Les caractères de ces accidents sont moins rapides et mieux gradués que dans chacun des cas précédents. On y remarque une progression qui indique les phases d'un développement d'éclosion (500).

N. B. Les œufs des animaux aquatiques, et même de certains autres, sont en état de résister à une température assez élevée, sans perdre de leur vertu d'éclosion. Le poisson peut avoir passé par la friture, et être cuit plus qu'à point, sans que sa laite cesse d'être presque aussi vivace qu'avant la cuisson ; d'où il peut arriver que l'ingestion de certains poissons semble produire, par suite de l'incubation et de l'éclosion de leurs œufs dans l'estomac, tous les symptômes d'un empoisonnement, avec vomissement bilieux, accompagné d'anxiétés précordiales, de sueurs abondantes, de diarrhée, de mouvements convulsifs, crampes, et de tous les signes enfin du choléra. Et c'est ainsi que nous expliquons les effets que certaines personnes ont ressentis, après avoir mangé des œufs de barbeau ; c'était un cas, non d'empoisonnement, mais de parasitisme (*). Ne savons-nous pas que l'on trouve souvent des helminthes vivants dans les poissons que l'on a fait cuire ? car la chaleur s'épuise sur les parois abdominales de certains poissons, avant d'arriver à la laitance, qui, pendant tout le temps de la cuisson, peut bien ne se trouver qu'à une température supportable. Mais il n'en est pas toujours de même, grâces à la perfection des procédés culinaires, et voilà pourquoi la laitance des barbeaux ne produit pas toujours les mêmes effets.

3ᵉ ESPÈCE. PAR INOCULATION (*ophiodontoses*), ou maladie provenant de la piqûre de la vipère (482). Deux à quatre traces de piqûres, selon que le malade a été mordu une à deux fois ; puis phlyctènes et auréole inflammatoire. Immédiatement après, symptômes généraux d'une gravité proportionnée à l'élévation de la température, défaillance, stupeur, vertiges, enflures de tous les membres ; délire, fièvre brûlante, et menaces de mort, si le traitement n'est pas énergiquement suivi.

4ᵉ ESPÈCE. PAR INGESTION (*ophiotoxicoses*)(492), c'est-à-dire par introduction dans les voies digestives de la bave et de la viscosité épidermique des salamandres, ou des déjections éjaculées par le crapaud. Symptômes des empoisonnements âcres et nar-

(*) Voyez Sauvages (*De venenatis Galliæ animal.*, 1758), et le travail du docteur Trusen (*Huffeland's journal*, 1842).

cotiques, plus l'enflure des membres et l'éruption urticaire de la peau. Dans certaines circonstances non encore appréciées, l'usage des moules (*modiola*) en aliment produit des symptômes analogues.

N. B. Le poison de la vipère et des batraciens est un poison à base intoxicante, d'abord acide, et puis ammoniacale ; il coagule d'abord, et puis il liquéfie le sang, et produit par conséquent peu à peu une inflammation générale.

2e SOUS-GENRE : MALADIES OSTRACOGÈNES (*Ostracogénoses*) (509).

1178. Maladies qui proviennent de l'introduction des individus adultes, ou des œufs des crustacés dans la cavité de nos organes.

1re ESPÈCE. PAR LES CRUSTACÉS FLUVIATILES OU MARINS (*hydrostracogénoses*). Maladies provenant de l'éclosion des œufs et du parasitisme des crustacés d'eau douce ou marins, et de leur application sur les surfaces,

1° *De la bouche et des gencives* (*ostracostomatites*). Déchaussement des dents, et altération des gencives et des parois buccales (scorbut de mer, passager et non intense ; la taille des causes morbipares adultes ne leur permettant pas un long séjour dans ces cavités). Douleurs incisives et lancinantes.

2° *De l'estomac et des intestins* (*ostracogastrites*). Douleurs atroces d'estomac ou d'entrailles, avec fièvre, vomissement et selles sanguinolentes ; sentiments d'un corps qui se déplace avec vivacité et brusquement, et dont chaque déplacement est la cause d'une irritation nerveuse, et d'un déchirement des parois.

2e ESPÈCE. PAR LES CLOPORTES (*oniscogénoses*) (524), ou maladies occasionnées par l'introduction rare et fortuite des cloportes ou crustacés de terre, dans les diverses cavités de nos organes.

1° *Dans l'estomac* (*oniscogastrite*). Sentiment d'une reptation incommode, mais non trop aiguë, et puis d'une érosion qui succède à ce déplacement, douleurs d'estomac, proportionnées au nombre de ces parasites; nausées et vomituritions.

2° *Dans les voies pulmonaires* (*oniscolaryngite*). Quintes violentes de toux, qui déterminent l'expulsion de ces insectes.

3° *Dans le nez et les sinus frontaux* (*oniscorhynite*). Coryza, rhume de cerveau, puis migraine plus ou moins insupportable, fièvre cérébrale, monomanie, ou manie furieuse, attaques d'épilepsie, qui cessent tout à coup, et comme par enchantement, par suite de l'expulsion de ces asellides.

4° *Dans l'oreille et le tuyau auditif* (*oniscotite*). Tintouin, sifflement d'oreille, bruit de conque marine, et puis violentes douleurs d'oreille, avec ou sans écoulement sanguin d'abord, mais ensuite avec formation de matières purulentes.

5° *Dans le canal de l'urètre et les dépendances de l'appareil urinaire* (*oniscouréthrite*). Difficulté d'uriner, douleurs de reins, sentiment de reptation et de déplacement entomique sur les parois de la vessie; pissement de sang et de gravelle; formation de calculs à la suite.

3e SOUS-GENRE : MALADIES SCORPIOGÈNES (*Scorpiogénoses*) (550).

1179. Maladies provenant de la piqûre du scorpion du Midi; mêmes symptômes que ceux de la piqûre des serpents, la gravité étant proportionnée à l'élévation de température, et chaque piqûre ne laissant qu'une trace sur la peau au lieu de deux (480).

4e SOUS-GENRE : MALADIES ARACHNOGÈNES (*Arachnogénoses*) (543).

1180. Maladies provenant de la piqûre ou de l'introduction de l'araignée dans la cavité de nos organes.

La piqûre de l'araignée est double ou multiple de deux, selon que l'araignée a mordu une ou plusieurs fois. Le poison que ses crochets mandibulaires distillent est de nature acide; mais son action semble principalement se porter sur le système nerveux. La plaie enfle, s'enflamme, et puis bleuit, à la manière des furoncles et des clous, et prend ensuite l'aspect et le développement progressif que résume la fig. 11, pl. 11 (638); mais le venin porte au cerveau, et la piqûre ne manque pas d'être suivie d'accidents nerveux, d'autant plus graves, que l'araignée aura mûri son venin dans un lieu plus humide et plus obscur. Ces accidents nerveux sont la *chorée,* ou *danse de Saint-Guy, la tarentule* (553), les *mouvements convulsifs* et *tétaniques, tics nerveux,* etc. La maladie se complique du plus ou moins de sensibilité et d'irritabilité de l'organe sur lequel a eu lieu la piqûre, et elle prend alors les caractères les plus divers; la piqûre sur le gland et la verge, par exemple, n'offrant nécessairement pas les mêmes symptômes que la piqûre sur le bras ou sur la paupière.

1re ESPÈCE. PAR PIQURE EXTERNE (*ectarachnose*). Nous venons de la définir.

2e ESPÈCE. PAR PIQURE INTERNE (*endarachnose*), et à la suite de l'introduction de l'araignée :

1° *Dans l'estomac* (*arachnogastrite*). Crampes d'estomac; sentiment d'érosion, de déplacement, de piqûre, puis de chaleur brûlante et d'inflammation; nausée et vomissements sanguinolents d'abord, puis purulents et verdâtres; profondes excoriations stomacales, ou occlusion du pylore par suite de tuméfaction et d'ulcérations; convulsions de diverses natures; fièvres intermittentes d'abord, puis ataxiques, adynamiques et typhoïdes; vomissements noirs, et apparence de fièvre jaune, avec tout le cortége ordinaire des symptômes cérébraux.

2° *Dans les poumons* (*arachnopneumites*). Toux, apparence de rhume, ulcérations de la trachée, et puis désorganisation du poumon ; vomique ; cavernes et tubercules de gros volume et de caractère gangréneux ; expectorations d'un noir verdâtre; étouffements, oppression, points de côté, pleurésie, selon que l'insecte aura pénétré plus ou moins avant, et qu'il aura séjourné plus ou moins longtemps dans le sein de cet organe, le tout avec les symptômes ordinaires d'un empoisonnement.

3° *Dans les cavités du nez et les sinus frontaux* (*arachnorhynite*). Ulcérations plus ou moins nombreuses de la surface nasale, selon le nombre des parasites qui s'y seront introduits; écoulements sanieux, avec symptômes d'empoisonnement narcotique et de convulsions épileptiques; *la morve* se résume dans ces caractères-là.

4° *Dans le tuyau auditif* (*arachnotite*). Mêmes symptômes généraux, avec la différence des symptômes spéciaux à l'organe envahi.

N. B. Les araignées ne deviennent parasites des animaux qu'accidentellement; elles ne séjournent pas dans nos organes; elles ne font qu'y laisser, au moyen de leur morsure irritée par la peur, le germe d'un empoisonnement, soit général, soit local, qui survit à leur expulsion, et ne se développe qu'à la suite.

5e SOUS-GENRE : MALADIES ACARIGÈNES (*Acarigénoses*) (558).

1181. Maladies qui sont le résultat du parasitisme des tiques, mites, cirons, des *acarus* enfin, de différentes mœurs et habitudes. Elles ont, comme les précédentes, une complication vénéneuse capable de déformer les chairs et les faire tomber en pourriture, selon les circonstances, les individus et le climat. Ces maladies sont toutes contagieuses et se transmettent par le contact et par l'intermédiaire du linge le plus blanc; l'insecte, auteur de tant de ravages, passe alors de main en main, sans être aperçu. Elles sont externes et exanthémateuses; l'insecte ayant besoin de tenir ses poches branchiales en communication avec l'air extérieur, il doit s'arrêter au derme et aux muqueuses, et se ménager des accès à l'air, même alors qu'il déforme ces surfaces en organes de superfétation.

1182. L'analogie de la gale, de la chique, avec la plupart des maladies de la peau, doit nous servir à en deviner la cause qui nous échappe, et nous mettre sur la voie de la méthode d'observation qui doit nous la faire surprendre sur le fait. On a longtemps attribué ces efflorescences cutanées à une faculté éruptive du sang, qui le porterait à se débarrasser, comme par l'effet de la transpiration, des impuretés qu'il charrierait impunément dans les régions intérieures et dans les organes les plus essentiels de la vie. Nous ne nions pas qu'il ne puisse en être ainsi, en certaines circonstances, et nous admettrons même, comme un exemple de ce cas physiologique, ce que l'on a observé depuis bien longtemps, à la suite de certaines guérisons d'empoisonnement par l'arsenic : on a vu alors tout le corps se couvrir d'une éruption érythémateuse. Il a pu se faire, en effet, que l'arsenic, réduit par l'action des médicaments, ait été charrié sous cette forme inoffensive par le torrent de la circulation jusque dans les capillaires, et que là, s'oxygénant et s'acidifiant à l'aide de l'air que tamise l'épiderme, il ait produit les petites congestions sanguines que détermine l'acidification sur le sang, et à la suite les petites ampoules rubescentes de cette éruption cutanée. Mais, remarquez que dans ce cas, l'éruption est générale et disséminée sur toute la surface de la peau, avec une distribution régulière, et des espacements proportionnels à la quantité d'arsenic charrié par le sang. On ne trouve pas que le mal affecte et néglige des surfaces de préférence, parmi celles qui sont le plus en contact avec l'air extérieur. On voit l'éruption se montrer presque subitement avec tous les caractères qu'elle conserve ensuite. On ne voit pas la maladie débuter par un petit bouton, auquel en succèdent d'autres de distance en distance et par colonies ; enfin, ces éruptions suivent et terminent une maladie, et elles ne la précèdent ni ne la préparent pas. Sans doute toutes les fois qu'une cause inerte quelconque déposera sous l'épiderme un virus analogue à celui qui y dépose habituellement la succion d'un acarus, il se produira une galle, ou phlyctène, ou papule analogue; c'est ainsi que chaque piqûre de la vaccine détermine sur la peau une pustule, fig. 13, 14, pl. 11, qui se forme, croît, et se termine comme les pustules de la variole, fig. 15 et 16, pl. 11, et en prend successivement tous les caractères ; sauf des proportions plus grandes, à cause de la plus grande quantité de *virus vaccin* que la lancette dépose à la fois dans chaque piqûre. Mais prenons l'inverse de cette observation :

Puisque en insinuant sous la peau une petite quantité de virus pris dans les pustules de la variole, je détermine le développement d'une pustule vaccinale, n'est-il pas logique d'admettre que c'est par un mécanisme analogue, qu'une cause inconnue détermine sur la peau le développement de chacune des pustules de la variole? que cette cause insinue dans la peau une lancette envenimée, et détermine ainsi de place en place les pustules dont l'ensemble et la propagation caractérise ce genre de maladie? Pour moi, la réciproque me paraît réunir tous les caractères d'évidence qui conviennent à une démonstration. La variole est à mes yeux le produit morbide d'un insecte qui agit à la manière des acares, si toutefois il n'est pas un acare infiniment petit.

1183. D'après ce que nous avons observé sur le *rouget des moissons* (605), la tique (617) et le sarcopte de la gale (732), et en jugeant des autres produits morbides, par ceux que ces acares déterminent, on doit admettre en principe que les bulles phlycténoïdes, fig. 1, 2, 3, 4, 5, 7, pl. 11, sont le produit d'un acare qui fouit sous les chairs, et dépose son œuf dans la place qu'il quitte, et que les papules et boutons enflammés sont le produit d'un acare qui suce la peau, là où il la perce, et détermine ainsi une extravasation en contact avec l'air extérieur, ce qui fait que le bouton se termine par purulence et par résolution, fig. 10, 11, pl. 11.

1184. S'il en est ainsi, que deviennent ces longues observations de maladies cutanées, qui se découpent mathématiquement en *prédispositions*, périodes d'*incubation*, d'*invasion*, d'*éruption*, et de *desquamation?* que deviennent ces aphorismes où la règle générale s'étouffe sous la multitude d'exceptions? Le caprice d'un tout petit insecte fait aller à gauche ou à droite la patience de l'observateur, prolonge ou abrége la durée de l'observation, et complique la maladie de mille manières, dont la dernière en date ne ressemble jamais à celle qui précède.

1185. Toutes les maladies de la peau ne viennent pas des *acarus;* mais celles qui viennent de cette dernière cause se compliquent souvent de fièvres et de maladies internes, par l'invasion de l'insecte dans les voies respiratoires et intestinales (*rhumes, péripneumonies, pneumonies, phthisie, gastrite* et *diarrhée*) ; ou dans les cavités nasales et auditives (*coryza, accidents farcinoïdes, otites purulentes*) ; dans le canal nasal et sur la conjonctive (*fistules lacrymales, conjonctivites, blépharites,* etc.); on dit alors, dans le langage barbare de l'école galénique, que la maladie de la peau est *répercutée* à l'intérieur, qu'il y a *répercussion*.

1186. Quant aux caractères physiques et de développement des produits acarigènes, ils varieront à l'infini, en raison des modifications individuelles de la peau, des mœurs et des usages, des habitudes, de la nutrition, du climat et de la marche de la médication. Vouloir classer toutes ces modifications, ce serait entreprendre de classer les feuilles d'un même arbre, par les différences de leurs dimensions et de leurs contours.

PREMIER ORDRE : ACARIGÉNOSES VÉGÉTALES ou maladies des végétaux attaqués par les acares.

1187. 1re ESPÈCE. ACARIGÉNOSE PAGINACÉE. Plaques furfuracées, lépreuses, versicolores, que détermine, sur la surface supérieure des feuilles, la *grise* qui paît sous la page inférieure (581). La grise attaque spécialement les végétaux languissants, soit par défaut d'arrosage, soit par défaut de soleil.

2e ESPÈCE. ACARIGÉNOSE LIMBACÉE. Coussinets mamelonnés en dessus, concaves et velus en dessous, que la piqûre d'un acare détermine sur les dentelures de certaines feuilles d'arbres sauvages des bois (598).

2e ORDRE : ACARIGÉNOSES ANIMALES ou maladies des animaux attaqués par les acares.

1188. 1re ESPÈCE. ACARIGÉNOSE PAR LA TIQUE DU NORD.

DÉFIN. Maladie produite par le parasitisme de la tique des climats tempérés. La tique s'enfonçant à moitié dans la peau, y détermine une inflammation, en y infiltrant son virus ; l'inflammation se communiquant de proche en proche, détermine une intumescence progressive dans les tissus adjacents, avec engourdissement et suppression des mouvements musculaires. L'insecte restant en place jusqu'à ce qu'il soit gorgé de sang, son invasion n'est pas marquée par un prurit vagabond et une démangeaison incommode, mais par une douleur lancinante stationnaire, et qui offre les symptômes de la douleur du panaris. Par suite de la désorganisation incessante des tissus, de l'extravasation et de la décomposition des liquides, il se forme peu à peu un bourbillon, c'est-à-dire un isolement de la masse du tissu désorganisé ou organisé d'une manière anomale ; mais si la température augmente, et avec elle l'énergie du virus de l'insecte et de la fermentation des liquides extravasés, ce petit bouton par lequel le mal commence peut devenir le germe d'une pestilentielle et maligne contagion, qui finit par la mort et souvent par la chute des membres, selon le genre de médication. Dans le principe de l'introduction de la tique dans les chairs, la peau n'offre rien de trop remarquable, mais bientôt une auréole enflammée, dont une petite solution de continuité forme le centre, annonce un travail d'extravasation ; ce centre se transforme après en un bouton purulent ou pustule ; et l'inflammation irradie de proche en proche, ou en suivant la direction du muscle sous-jacent, et prenant toutes les teintes de l'irisation et du prisme. La fig. 11, pl. 11, donne un spécimen de ce cas.

Tantôt l'acare quitte la place, après y avoir déposé son virus, et pris la quantité de nourriture qui lui convient ; et dès ce moment les conséquences de sa piqûre s'arrêtent à l'endroit envahi, et toute cette longue succession de phénomènes, qui se multiplient par la durée de sa présence, se concentre dans un petit espace, pour y produire des pustules enflammées à élevure conique, analogues enfin aux deux que représente la fig. 10, l'une vue de champ et l'autre d'élévation ; nous avons pris ces deux boutons sur la pommette et sur la tempe d'un enfant qui avait été piqué par un *acarus*. Quand l'*acarus* se détache d'une pustule et que, recouvert de cet enduit purulent, il va piquer une place saine, on comprend que la seconde pustule doit être bien plus maligne que la première, et que la contagion dont son rostre est le véhicule puisse prendre des caractères pestilentiels. L'acare procède alors non plus en désorganisant un tissu, mais en infectant, par inoculation, toute l'économie. Les symptômes généraux qui suivent cette invasion sont ceux de toute maladie qui procède par l'altération d'abord acide du sang, et détermine des congestions sanguines : la soif, la fièvre, la stupeur, l'abattement, la somnolence, le dégoût des aliments, le délire, tous les symptômes enfin d'un empoisonnement progressif. Au reste, les effets de la piqûre d'une tique sont en raison directe de la taille de l'insecte et en raison inverse de celle de l'individu envahi; les petits *rougets* de l'automne ne laissant pas des traces aussi graves et aussi durables que la grosse tique du bœuf, et ensuite leur piqûre étant plus enflammée sur la peau des femmes et des enfants que sur la peau de l'homme des champs. Quant aux caractères de ce genre de parasitisme, ils varient et prennent différents noms selon que l'acare se jette :

1° *Sur les jambes* (éruption des rougets (605). Cette éruption se dissipe le lendemain, et se développe la nuit seulement, avec inflammation, fièvre et insomnie;

2° *Entre chair et ongles* (*fourchet*, chez les ruminants, *brême*, chez les solipèdes; *panaris,* ou *mal d'aventure,* chez l'homme). Le panaris est d'autant plus poignant et plus grave que l'insecte s'attache et pénètre à un tissu plus nerveux, et ses ravages prennent des caractères différents, selon que l'acare s'arrête au tissu musculaire, ou pénètre aux ligaments, et puis à la racine de l'ongle et au système osseux;

3° *Sur les paupières* (*blépharite*) et sur leurs tarses (orgelet, *trichiasis, ectropion,* etc.);

4° *Sur la conjonctive* (*staphylome* et autres accidents en saillie de la cornée opaque ou transparente);

5° *Sur la langue* (*glossite*) et sur les parois buccales ou les gencives (*enflure des joues, érésipèle de la face, fluxion, affection d'apparence scorbutique*);

6° *Dans le tuyau auditif* (*otite*) ;

7° *Dans le tissu des glandes* (*oreillons, clous et furoncles avec bourbillons*), tumeurs et ulcères scrofuleux ;

8° *Dans le tissu musculaire* (*pustule maligne*, *bubons* plus ou moins envenimés, selon la grosseur de la tique, l'élévation de la température, et l'impureté des sucs dans lesquels l'insecte aura préalablement trempé ses appareils mandibulaires) (367) ;

9° *Sur les muqueuses des surfaces génitales* (*balanites*, sur le gland ; *phymosis*, sur le prépuce ; *orchite*, dans le tissu des testicules et à travers le scrotum ; induration des grandes et petites lèvres, vaginites et ulcérations du col de l'utérus, etc.) ;

10° *Sur la face, les ailes du nez, les lèvres* (*lupus, dartre rongeante*).

2ᵉ ESPÈCE. ACARIGÉNOSE PAR LA TIQUE TROPICALE (CHIQUE).

Acarigénose procédant avec le *summum* de sa puissance d'action et de développement, et produisant, selon la différence d'âge, de peau, de couleur et de races, tous les symptômes de l'éléphantiasis, du mal de jambes des Barbades, du pian, de la chique, etc. (669).

3ᵉ ORDRE : MALADIES SIROGÈNES (*Sirogénoses*).

1189. Maladies produites par le parasitisme du ciron de la farine et des matières caséeuses. La présence de ces insectes dans un organe s'annonce par une démangeaison vagabonde et par un sentiment de petites piqûres qui ne vont pas très-profondément dans les chairs ; la tendance des tissus envahis à la décomposition se caractérise par la décomposition caséeuse.

1ʳᵉ ESPÈCE. SIROGÉNOSE TRAUMATIQUE.

Invasion des cirons dans les bavures d'une plaie et dans le pus, qu'ils transforment en pus de mauvaise nature et en gangrène par infiltration des tissus.

2ᵉ ESPÈCE. SIROGÉNOSE IMPUDIQUE.

Invasion des cirons sur ou dans les organes génitaux, ce qui produit au début tous les accidents du priapisme, de la nymphomanie, du satyriasis, des écoulements involontaires, et à la suite toutes les conséquences de la désorganisation de ces tissus.

3e ESPÈCE. SIROGÉNOSE FRONTALE.

Introduction des cirons dans les sinus frontaux, d'où arrive le prurit du nez, le coryza, les écoulements morveux, la migraine, la fièvre cérébrale et même tous les désordres convulsifs que l'on remarque toutes les fois que les sinus frontaux sont titillés par des insectes : manie, fureur, épilepsie, etc.

4e ESPÈCE. SIROGÉNOSE PULMONAIRE.

Introduction des cirons dans les voies aériennes, où ils déterminent les maux de gorge s'ils s'arrêtent au larynx, la toux et les rhumes violents s'ils s'introduisent dans la trachée, l'asthme s'ils descendent aux bronches, la pneumonie ou la phthisie s'ils pénètrent dans les anfractuosités des poumons, à moins qu'une violente quinte n'en débarrasse ces organes, en expulsant ces intrus.

5e ESPÈCE. SIROGÉNOSE INTESTINALE (690).

Embarras gastriques, vomissements spontanés si les cirons s'arrêtent à la surface de l'estomac, dyssenterie ou diarrhée s'ils séjournent dans les intestins grêles ou dans le côlon, démangeaisons à l'anus s'ils s'arrêtent au rectum.

6e ESPÈCE. SIROGÉNOSE OPHTHALMIQUE OU CONJONCTIVITE.

Sentiment de la présence d'un corps étranger qui rampe et offense la conjonctive, et s'insinue même dans les canaux nasaux ou les points lacrymaux.

7e ESPÈCE. SIROGÉNOSE OTITE.

Le malade éprouve une insupportable démangeaison sur les parois du conduit auditif externe ou dans la trompe d'Eustache ; bientôt viennent les accidents nerveux et l'affaiblissement de l'ouïe, avec bruits qui varient selon la place envahie, le nombre des parasites et le progrès de leurs effets morbides.

4e ORDRE : MALADIES SARCOPTOGÈNES (*Sarcoptogénoses*).

1190. Maladies provenant de l'invasion sous-cutanée des acares fouisseurs qui se creusent un terrier épidermique à la manière des larves mineuses des feuilles, et qui, en déposant un œuf au bout de leur sillon, y déterminent la formation d'une vésicule, par suite d'une incubation parasite. Le malade éprouve une démangeaison et une envie de se gratter d'autant plus forte que le frottement seul ne saurait le débarrasser de la cause de ce prurit, et qu'il faudrait qu'il s'excoriât pour pouvoir l'atteindre. Une telle démangeaison, qui est une titillation des papilles nerveuses, doit nécessairement produire, selon le nombre des parasites, des mouvements fébriles plus ou moins désordonnés, des saccades et des vibrations dans le mouvement circulatoire correspondant à ces intermittences de l'influx nerveux sur les parois des vaisseaux sanguins, et sur leurs propriétés d'aspiration et d'expiration, d'où émane l'impulsion imprimée à la circulation. Un pareil désordre se complique bien davantage, quand les acares s'aventurent sur les surfaces muqueuses et dans les cavités des organes qui sont en communication avec l'air extérieur.

1191. Les pustules que déterminent le dépôt et l'incubation des œufs de l'acare varieront de forme, de dimension et de groupes, selon l'âge de l'acare et la disposition des tissus envahis. Un très-jeune acare ne produira que de petites vésicules ; un très-vieux, au contraire, en produira de plus grosses, parce qu'il est de taille à déposer dans la piqûre une plus grande quantité du venin, qui occasionne l'infiltration de l'épiderme et l'intumescence de la vésicule. D'un autre côté, l'acare suivant les rides naturelles de la peau en fouissant son terrier, et ces rides variant de direction selon les surfaces qui recouvrent nos organes, il s'ensuivra que le groupement des vésicules pourra varier d'une surface à une autre, et que ce caractère ne sera pas le même sur les lèvres, les ailes du nez, qu'entre les doigts ou sur la main.

Enfin le groupement, la forme et les dimensions des vésicules varieront en raison des idiosyncrasies, des tempéraments et de la constitution des individus envahis; la gale de tel individu n'offrira donc pas toujours les mêmes caractères que celle de tel autre. Ne sait-on pas que la piqûre d'une épingle, si peu offensive pour les individus bien constitués, peut devenir l'occasion d'une plaie de mauvaise nature chez d'autres?

1192. L'acare ne vit pas dans la pustule qu'il détermine, c'est une pustule d'incubation purulente. Donc, dans le cas où il ne resterait pas une place du tissu cutané exempte de pustules, l'acare ne reviendrait plus sur ses régions; donc, dans un cas de guérison de gales invétérées et, pour ainsi dire, confluentes, les récidives seraient moins à craindre que dans un cas où la médication a amené la guérison après les premiers symptômes du mal; ou bien, pour que la récidive ait lieu dans le premier cas, il faudra que, par le laps du temps, la peau se soit entièrement régénérée, et qu'elle ait repris, comme en rajeunissant, les qualités qu'y recherche le sarcopte; dans le second cas, le sarcopte, laissant là les quelques places visitées déjà par une autre génération, trouvera de quoi se suffire et recommencer une nouvelle histoire du mal, dans les espaces vierges et intermédiaires de la surface cutanée.

1193. L'insecte recherche certaines peaux plutôt que d'autres, les peaux d'enfants et de femmes plutôt que la peau desséchée des vieillards; on remarque dans certaines épidémies que ce sont les vieillards qui meurent le moins.

1re ESPÈCE. SARCOPTOGÉNOSE PSORIQUE.

Maladie provenant du parasitisme du sarcopte de la gale humaine (732) ou d'un sarcopte analogue; elle est caractérisée par la formation de petits terriers sous-cutanés, au bout desquels ne tardent pas à apparaître tout autant de bulles de diverses formes et de diverses dimensions, selon l'âge de l'insecte et la structure anatomique de la peau, et qui finissent par se vider et se transformer en une croûte guillochée et noirâtre. Une invincible démangeaison accompagne la formation incessante de ces terriers et de ces vésicules; la maladie dure tant que la peau offre à l'insecte des tissus convenables et vierges de toute invasion et tant que la médication ne tue ou ne chasse pas l'insecte; la chronicité et l'état aigu du mal ne sont donc que des circonstances relatives et non caractéristiques.

1re *variété. Sarcopt. authentique* (gale, grattelle) caractérisée par des vésicules le plus souvent petites et coniques, d'autres fois, et surtout par le progrès de la maladie, plus fortes et ovales. La fig. 1, pl. 11, représente ces diverses variétés, *d* étant le grossissement des petites vésicules.

2e *variété. Sarcopt. herpétique*, pl. 11, fig. 2 (*herpes phlyctenoïdes, herpes miliairis* des auteurs). Vésicules globuleuses du volume d'un grain de millet, et souvent d'un petit pois, disséminées sur une surface enflammée. Elle apparaît principalement avec ces caractères sur certaines surfaces du tronc, que le frottement atteint d'une manière plus spéciale.

3e *variété. Sarcopt. coronoïde*, pl. 11, fig. 3 (*herpes circinnatus* des auteurs). Le sarcopte, forcé de limiter sa ponte sur un espace circonscrit par le frottement ou la nature des tissus, range ses vésicules sur une ligne circulaire pressées les unes contre les autres; cette couronne de vésicules est nécessairement entourée d'une auréole enflammée.

4e *variété. Sarcopt. irradiée*, pl. 11, fig. 4 (*herpes iris*, Rayer), diffère de la précédente parce que l'inflammation qui circonscrit ces cercles de vésicules se montre sous forme d'irradiations, et leur donne une grossière apparence de la membrane iris; cette éruption se montre plus spécialement sur les ailes du nez, aux lèvres, à la face dorsale de la main, sur le cou-de-pied, sur l'olécrane, sur les malléoles des femmes et des enfants, là où la peau est moins charnue et ou la tension des chairs se fait en rayonnant.

5e *variété. Sarcopt. préputiale* (*herpes præputialis, aphtæ præputii*) ne diffère des précédentes que par la différence des régions sur lesquelles cette variété se développe.

6e *variété. Sarcopt. pompholique*, pl. 11, fig. 5 (*Pemphigus*, bulle ou dartre phlycténoïde, fièvre pemphigode), bulle du volume d'un cotylédon de pois ou de la moitié d'un œuf de poule, entourée ou non d'une auréole enflammée et qui crève en deux jours environ, remplacée par une nouvelle qui naît subitement et avec toutes ses dimensions à la suite de la première. La maladie se montre en hiver ou en automne, et annonce, de la part du sarcopte, un plus long jeûne et une plus grande richesse en suc vénéneux.

6e *variété. Sarcopt. ostréacée*, pl. 11, fig. 6 (*Rupia simplex, proeminens, escharrotica*, ulcères atoniques des auteurs), se distingue des précédentes, parce que la croûte qui succède à la bulle et qui en est l'escarre, se trouve élevée en cône, guillochée de rides concentriques, et imitant plus ou moins grossièrement les stries d'accroissement d'une coquille d'huître; ces croûtes se développent principalement sur les jambes, les lombes, les cuisses de certains individus.

2e ESPÈCE. SARCOPTOG. ÉRÉSIPÉLATEUSE, pl. 11, fig. 24. (*Érésipèle, rosa volatica, ignis sacer.*)

Maladie caractérisée par le gonflement des tissus, la rougeur des surfaces, avec ou sans développement de vésicules irrégulières et phlycténoïdes, qui se termine soit par suppuration, soit par infiltration de l'épiderme, et ensuite desquamation, soit par gangrène, selon le mode de médication. Le mécanisme de l'érésipèle s'explique par la coagulation du sang dans les capillaires, ce qui fait que le sang artériel s'extravase avant de se modifier en passant dans les veines. Le froid produit déjà à lui seul quelque chose d'analogue dans les engelures, en obstruant les capillaires de communication des artères aux veines, d'où arrive la tuméfaction des tissus et la rubéfaction des surfaces. (Insecte non encore étudié.)

3e ESPÈCE. SARCOPTOG. VARIOLIQUE (variole, varioloïde, varicelle, pl. 11, fig. 15 et 16).

Maladie provenant du parasitisme sous-cutané d'un sarcopte indéterminé qui laboure la peau (*) assez profondément pour

(*) Ce n'est pas dans les pustules que l'on devra rechercher l'insecte, ainsi que nous l'avons déjà fait remarquer à l'égard de l'insecte de la gale, mais bien là où il donne par le prurit des signes de sa présence. Le produit des pustules est un produit d'incubation très-riche en hydrochlorate d'ammoniaque et de soude, qui cristallise en cubes et en dendrites, par la dessiccation.

que la série des vésicules qu'il fait naître, à la suite les unes des autres, laisse, après la guérison, des empreintes en creux qui ressemblent à des cicatrices par solution de continuité. Avant l'introduction de la vaccine en France, rien n'était plus fréquent que de rencontrer des individus, dont la face grimaçante semblait avoir été cousue des milliers de fois, broyée, gravée en creux par toutes sortes de contusions ; ce que l'on désignait, suivant les pays, par les expressions métaphoriques de *figure grêlée*, ou frappée de la grêle, *couturée*, ou qui n'est plus qu'un tissu de coutures, enfin *gravée de petite vérole*.

Le succès de la médication ou bien la nature des tissus envahis est dans le cas de limiter plus ou moins l'étendue des ravages du sarcopte ; la peau présente alors des espaces vierges entre les espaces labourés.

Quand la maladie suit sans obstacle son cours naturel, et que le sarcopte ne quitte la peau qu'après en avoir épuisé toute l'étendue, s'il ne s'introduit pas sur la surface des muqueuses, et qu'il n'y ait pas *répercussion* (1185), le malade, une fois guéri, est à l'abri de toute espèce de récidive de ce genre, le sarcopte variolique ne revenant plus dans une peau désorganisée, qu'il a épuisée des sucs qu'il affectionne et infectée du virus de l'incubation de ses œufs. La récidive, très-rare du reste, n'est possible que sur une peau qui n'a pas été entièrement compromise par ses ravages, qui offre une foule d'espaces vierges, et qui, du reste, par le laps des années, a eu le temps de se régénérer, de s'épurer du peu de virus que la proximité des pustules aurait pu communiquer aux places non envahies.

La théorie de la vaccine est fondée sur cette dernière loi. Pour écarter le sarcopte d'une peau saine, la sagesse instinctive des peuples a eu l'idée de l'infecter, sans la désorganiser, d'un virus dont le sarcopte ait autant d'horreur que du sien propre. Ce virus a été pris, dans le principe, dans les pustules qui surviennent quelquefois sur le pis des vaches, et qui sont connues, en Angleterre, sous le nom de cow-pox (*) (pustules de la

(*) La vaccine, cette découverte de Jenner, n'est que la découverte d'un fait nosologique connu de temps immémorial, dans les montagnes d'Écosse, dans l'Inde

vache), et puis ensuite dans les pustules vaccinales des enfants ; il suffit d'en introduire, à la pointe d'une petite lancette, dans quatre à cinq piqûres faites horizontalement dans la peau tendue du bras, de manière qu'il sorte de chacune une petite gouttelette de sang, d'appuyer ensuite fortement le doigt dessus, pour qu'il se développe à chaque place une pustule ou bouton vaccinal. L'apparition de ces boutons préserve de la petite vérole au moins pendant quatorze à vingt ans, selon les tempéraments. Les preuves de récidive, c'est-à-dire d'invasion de la petite vérole après ce laps de temps, sont aujourd'hui assez nombreuses dans les fastes de la science, au moins pour les régions septentrionales, où le développement de la vaccine ne se fait pas avec une aussi grande énergie que dans le Midi, et où, par conséquent, la peau n'est pas aussi infectée de virus préservateur, que dans nos climats si propices à toute espèce de contagion.

Les désordres introduits par cette maladie dans toute l'économie sont d'autant plus graves, que la surface des tissus envahis est plus étendue, et que ces tissus sont de plus en plus rapprochés de la modification de structure qui constitue les muqueuses. Quelle fièvre ne donnerait pas le travail sous-cutané d'un sarcopte, par sa seule démangeaison, alors qu'il n'accompagnerait pas ses ravages de l'infiltration d'un produit acide et vénéneux! Que si, avec ce cortége de causes morbipares, il s'introduit dans les cavités des organes internes, dès ce moment il est impossible de calculer la gravité des symptômes et le progrès du mal, car on ne peut pas soumettre au calcul les hasards qui dépendent des mœurs et volontés d'un insecte ; il suffira de dire que, la cause du mal suivant son cours sans obstacle, toutes les maladies inscrites dans le catalogue seront dans le cas de se dérouler aux yeux de l'observateur, selon que le sarcopte changera de place, du commencement à la fin, du début de la maladie à la mort.

et dans la Chine. C'est encore un point de doctrine sur lequel le peuple a devancé le savant. Voyez le livre de Jenner publié en 1798, sous le titre de *Recherches sur les causes et les effets de la variole vaccinale.* — Lettre de Bruce dans les *Annales de chimie et de physique*, tom. 10, mars 1819.

1re *variété. Sarcopt. variolique des vaches* (cow-pox). Pustules qui surviennent principalement au pis des vaches, et qui, à l'époque de leur plus grand développement, affectent la forme de celle de la figure 14, pl. 11; c'est une vésicule blanc-bleuâtre, ombiliquée, entourée d'un cercle inflammatoire, au centre duquel elle semble reposer. A mesure que le développement de ces vésicules se presse et envahit la surface, elles se confondent et s'abouchent, pour ainsi dire, ensemble, et forment ensuite des ulcères rongeants qu'il est dès lors difficile de guérir. Cette maladie était connue, de temps immémorial, en Écosse, sous le nom de *vérole des vaches* (cow-pox), et d'*eaux grasses des jambes* (grease).

2e *variété. Sarcopt. variolique de l'homme* (petite vérole, variole). Maladie s'annonçant, avant toute éruption de pustules, par des symptômes d'invasion qui consistent dans ce malaise général qui suit toute espèce d'intoxication, nausée, lassitude, douleurs à l'épigastre, assoupissement et céphalalgie; deux ou trois jours après, on voit paraître sur la peau des petites élevures enflammées, pointues, et qui, vers le septième ou le huitième jour, se remplissent d'un liquide séreux et se forment en pustules ombiliquées affectant divers contours, puis se rangeant les unes à la suite des autres et se soudant, pour ainsi dire, bout à bout; si la nature des tissus se prête à cette maladie ou que la médication n'en arrête pas les progrès, la peau rougit et se tuméfie, les vésicules se multiplient et suppurent avec ou sans hémorragie cutanée. La *petite vérole*, qui n'était d'abord que *discrète* (c'est-à-dire à pustules espacées, *pustulis discretis*), devient *confluente* (*pustulis coadunatis et confluentibus*). La fig. 15, pl. 11, donne un *specimen* de la *petite vérole discrète*, et la fig. 16 un autre de la *petite vérole confluente*. Si on abandonne à elles-mêmes toutes ces vésicules et qu'on ne protége pas le tissu de la peau contre cette désorganisation, elles crèvent, et laissent leurs contre-empreintes gravées en creux dans le derme, d'une manière ineffaçable.

Quand la cause du mal pénètre dans les cavités des organes, elle y détermine toutes les maladies qui tirent leurs noms de la localité.

N. B. Les sous-variétés de la petite vérole, et qui ont reçu les noms de *varicelle, vérolette, vérole volante et bâtarde, varioloïde, chicken-pox* (ou pustules du poulet), *varicelle verruqueuse*, ou *swine-pox* (pustules du cochon), etc , ne sont que des modifications des effets de la même cause qui dépendent d'une modification incomplète imprimée aux tissus envahis, par l'invasion d'une variole qui d'abord n'a pas pu accomplir le cercle de ses ravages. Leurs différences ne consistent que dans des différences de configuration, d'élévation, de confluence des pustules, et dans la limpidité de la sérosité qui les remplit (chicken-pox). Ces sortes de maladies peuvent survenir aux personnes qui ont déjà reçu les atteintes préservatrices de la variole et de la vaccine, la variole et la vaccine ne préservant que de la variole proprement dite. Les noms spécifiques ne suffiraient pas, si l'on voulait classer systématiquement les diverses modifications qu'affectent les pustules dans les affections de ce genre. Du reste, ces retours incomplets de la maladie ne viennent point aux personnes, chez qui la petite vérole a parcouru toutes ses phases une première fois.

3e *variété. Sarcopt. variolique préventive* (variole artificielle par inoculation ou par vaccination, vaccine). La méthode des Orientaux de s'inoculer le virus de la variole, afin de s'en préserver, était généralement répandue en Europe, lorsque Jenner fut amené par le hasard à fixer son attention sur un fait d'observation qui était de notoriété vulgaire dans le Glocester. Il apprit que l'inoculation ne prenait pas chez les individus employés dans les laiteries des vaches, vu que, par leurs écorchures à la main, ces vachers étaient sujets à s'inoculer le virus de la petite vérole qui vient au pis des vaches. Dès ce moment la *vaccine* était trouvée, et Jenner n'eut plus qu'à répéter l'expérience sur l'homme et sous ses yeux, pour l'ériger en découverte. La *vaccine* succéda à l'inoculation et se répandit rapidement dans tout le monde; son nom indique assez que le *virus* primitif, ou virus vaccin, a été pris dans la vérole de la vache. Cette maladie préventive n'est pas le produit d'un insecte, mais seulement celui de l'introduction artificielle du produit d'un insecte dans les chairs non envahies. La lancette empoisonnée agit à la façon des mandibules du sarcopte ; elle inocule dans les tissus, à la faveur de la circulation, une qualité nouvelle qui n'est plus du goût du sarcopte. La vaccine préserve ainsi de la petite vérole, comme la petite vérole préserve d'une seconde invasion variolique.

Les symptômes généraux sont les mêmes que ceux d'une petite vérole incomplète et bénigne, mais avec bien moins d'intensité ; dès le second jour, le vacciné commence à avoir mauvaise bouche, de l'inappétence d'une manière plus ou moins prononcée, selon les âges et les tempéraments, à éprouver des petits mouvements fébriles, de l'engourdissement dans le bras, de l'engorgement dans les glandes sous-axillaires, de la lassitude dans tous les membres. Chez les enfants à la mamelle, le lait, qui est leur panacée, les préserve de tout accident grave, et réduit tous les symptômes de la vaccine à leur minimum d'intensité; la vaccine leur réussit souvent très-bien, sans qu'ils donnent le moindre signe de malaise. Quant aux piqûres, le travail de désorganisation ne commence à être bien sensible que le troisième jour; on remarque à leur place une petite élevure enflammée et rénitente au toucher ; le quatrième jour, elle offre à peine un millimètre de diamètre; le cinquième jour, on aperçoit une vésicule semi-sphérique, blanche, d'un millimètre et demi, au centre d'une aréole rouge de cinq millimètres de diamètre ; le sixième, la vésicule a trois millimètres et demi et l'aréole un centimètre ; la vésicule offre un petit ombilic au sommet, ombilic qui s'élargit de plus en plus chaque jour ; le septième, vésicule = quatre millimètres, aréole = douze millimètres ; le huitième, vésicule = sept millimètres et demi, ombilic = trois millimètres et demi, aréole = seize millimètres ; le neuvième, vésicule = un centimètre, ombilic = cinq millimètres, aréole = vingt-cinq millimètres : la figure 13, pl. 11, représente la vésicule du huitième jour. Là s'arrête presque le développement ascendant de la vésicule ; le dixième, la place est tuméfiée. A dater de cette époque la vésicule vise à la suppuration et à la dessiccation, elle se forme en croûte qui tombe, en laissant à la place une empreinte circulaire gravée d'une manière ineffaçable dans la peau.

Nous avons pris ces dimensions sur un enfant d'un an, né de parents sains, d'ue nconstitution un peu grêle, quoique bien portant du reste. Elles varient dans des limites très-rapprochées, selon les individus, et surtout par le mélange du virus vaccin avec le virus variolique, ou bien par la vaccination d'un individu qui a déjà eu des atteintes de petite vérole.

4ᵉ ESPÈCE. SARCOPTOGÉNOSES SYPHILITIQUES (vérole, *morbus gallicus*).

Maladies provenant de la communication, par le contact des muqueuses, surtout celles des parties pudiques, d'un sarcopte indéterminé qui exerce ses ravages d'abord sous le derme, et puis, selon la médication, dans les tissus plus profonds. Les caractères pathologiques de cette terrible et sacrilége maladie (car elle tendrait à dégoûter l'homme du devoir le plus doux et le plus sacré que la nature lui ait imposé), ces caractères varient en raison de la nature des tissus envahis, des modifications que lui imprime le traitement, et des dispositions individuelles.

Le mal s'annonce par des taches d'un rouge comme violacé, combinaison de l'inflammation et de l'ecchymose, puis par des indurations, des intumescences, des dégénérations plus ou moins profondes des tissus, des développements anormaux et cancéreux, des pustules qui se dessèchent en croûtes minces et livides, sortes de produits si variables dans leur aspect, leur marche, leurs symptômes, leurs complications et leur terminaison, selon les individus, les organes et le mode de traitement, que la classification la plus minutieuse se trouve en défaut presque à chaque cas particulier. La figure 21, pl. 11, représente à leur état le plus réduit, et dans leur cadre le plus étroit, les principaux produits morbides qui caractérisent cette maladie; en haut un *tubercule*, et à sa droite la croûte qui lui succède et qui se rapproche de celle du *ruppia*, fig. 6; en bas, à gauche, un *chancre excavé* ou *ulcère induré*, et à droite une *végétation* en crête de coq et de chou-fleur, qui se développe aux parties génitales et à l'anus. il est impossible de ne pas voir l'œuvre d'un insecte sous-cutané dans ces divers produits. Depuis sa première apparition en Europe, le mal a bien dégénéré de sa gravité, par suite, sans doute, des modifications que la médication a apportées successivement dans la nature du virus de la cause animée qui l'inocule. A l'époque où nos premiers travaux donnèrent l'éveil sur le parti que la médecine devait tirer de l'histoire naturelle, les journaux firent grand bruit d'une découverte importante qu'un journaliste venait de faire dans ce champ, que nous nous occupions à défricher dans le silence et sans beaucoup de bruit. L'auteur aurait surpris, dans l'écoulement vaginal des femmes affectées de blennorrhagie, l'insecte qui en était l'artisan, et il l'appela *tricho-monas;* mais quand on confronte la figure qu'il en donne avec celles que nos devanciers ont publiée, et surtout quand on est un peu au courant de l'histoire des infusoires, on reste convaincu que l'auteur a commis deux méprises assez graves : la première en prenant le premier développement et l'extrême jeunesse d'une vorticelle rameuse pour un nouvel infusoire, et la seconde pour avoir vu l'artisan de la maladie dans un animalcule qui ne se développe qu'après coup dans le liquide qu'on extrait du vagin. C'est dans le pus abandonné à l'air que l'auteur a observé son animalcule, et certainement non dans le liquide immédiatement extrait du vagin; un infusoire tel que la vorticelle est un produit et jamais une cause de maladie (*). Les effets morbides de la syphilis, au contraire, indiquent l'œuvre d'un sarcopte, mais d'une espèce différente des précédentes, et dont le

(*) Comparez les figures 1, pl. 1; 16, 17, 18, pl. 3; et 7, pl. 26, etc., de l'*Encyclopédie*, avec les figures de Donné (*Recherches microscopiques sur la nature des mucus et de la matière des divers écoulements des organes génito-urinaires, chez l'homme et chez la femme*, 1837), et vous resterez convaincus de la justesse de notre observation. Mais, à nos yeux, les monades de Muller ne sont que l'extrême jeunesse et l'éclosion des œufs des infusoires de grande taille; et quand elles sont ramifiées, elles sont le jeune âge des vorticelles rameuses. Si Muller avait fait cette observation avant nous, il aurait épargné à la science bien des doubles emplois et des méprises; autrement, en lisant Muller, on serait porté à croire que les infusoires naissent avec la taille adulte et ne se développent jamais plus.

mode de vivre et de ravager les chairs se rapproche de la *chique* des régions intertropicales (642).

5ᵉ ESPÈCE. SARCOPTOGÉNOSE MORBILLEUSE (*morbilli*, rougeole et scarlatine).

Maladie contagieuse presque toujours accompagnée de répercussion dans les voies respiratoires (angine, toux, croup, coqueluche), commençant par un frisson, un malaise général, s'annonçant par un prurit et des taches à la peau. Ces deux maladies, qui sont le propre de l'enfance, et surviennent rarement à l'adulte, varient de gravité, de durée et de symptômes, selon les soins, la médication et la constitution du sujet. Insecte indéterminé.

1ʳᵉ *variété. Sarcopt. rubéolique* (rougeole proprement dite, fièvre morbilleuse, *rubeolæ*). Taches rouges, proéminentes, de la dimension des morsures des puces, fig. **17**, pl. **11**, d'abord séparées par des interstices non envahis, puis se réunissant en séries courbes et en forme de croissant, qui s'affaissent vers le septième ou le huitième jour, à dater de l'invasion, et se terminent, avec ou sans suppuration, par une desquamation farineuse; les récidives ne sont pas rares.

2ᵉ *variété. Sarcopt. purpurique* (scarlatine, *purpura*, *morbilli confluentes, fièvre rouge*). Diffère de la précédente, dont elle ne semble qu'un *maxima*, par le nombre de petits points rouges proéminents qui se multiplient tellement, qu'ils ne forment plus qu'une grande tache écarlate sur toute la surface du corps; la maladie se termine par desquamation.

3ᵉ *variété. Sarcopt. urticaire* (*uredo, purpura urticata*, fièvre ortiée, porcelaine, scarlatine ortiée). Maladie non contagieuse et qui rend la peau rubéfiée, comme si on l'avait frottée avec des orties; elle est accompagnée d'une vive démangeaison.

6ᵉ ESPÈCE. SARCOPTOGÉNOSE MÉLANOSIQUE (mélanose, varus, crinons, comédons (720).

Maladie provenant du travail sous-cutané d'un insecte qui transforme les bulbes naissants des poils, les papilles nerveuses, en produits d'une couleur tantôt blanche, tantôt noire, d'une consistance tantôt adipeuse et tantôt cornée, de formes bizarres et infiniment variables et de dimensions quelquefois si petites, qu'on ne les distingue plus que par leur agglomération qui forme tache. Nous avons donné déjà les figures grossies de quelques-unes des formes que ces produits affectent à l'état corné. La figure 20, pl. 11, représente un petit spécimen des taches mélanosiques que nous avons eu l'occasion d'observer sur un homme de vingt-quatre ans, d'une obésité monstrueuse; chez lui ces taches occupaient, sur l'abdomen et la poitrine, un espace de dix centimètres de diamètre chaque. Chez les enfants qui viennent de naître, cette mélanose est le symptôme d'un état alarmant, et se complique de *trismus*, de convulsions, d'angine; et, si une prompte médication ne vient pas vite à l'aide du malade, la mort ne tarde pas à suivre ces apparitions. Les varus sébacés et adipeux sont moins une maladie qu'un accident inoffensif de la peau.

7e ESPÈCE. SARCOPTOGÉNOSE MILIAIRE (suette miliaire, suette des Picards, *miliaris sudatoria*, pl. 11, fig. 7).

Fièvre, sueurs abondantes d'une odeur fétide particulière, éruptions de petits boutons ou vésicules jaunes plus petites encore que des grains de millet; cette maladie, œuvre d'un insecte sous-cutané, se déclare souvent par des épidémies qui s'étendent dans un rayon assez grand autour de certaines localités. On cite les épidémies de Londres (1485, 1506, 1507, 1528), de Guise (1759), de Beauvais (1750), d'Hadervilliers (1773), de l'Oise (1821 et 1832), de la Dordogne (1842).

8e ESPÈCE. SARCOPTOGÉNOSE ACNIFORME (*acne, ionthos*).

Maladie caractérisée par de petits aphthes ou pustules jaunes, arrondies, disséminées, et dont le nombre forme la gravité. Insecte indéterminé.

1re *variété. Acne de la peau* (*varus jaunes*). Petits aphthes que l'on trouve disséminés assez souvent sur le nez, les pommettes et le menton des nouveau-nés, et qui, à cause de leur petit nombre, n'entraînent aucun symptôme morbide. La figure 9, pl. 11, en représente quelques-uns que nous avons observés sur un enfant de trois mois. Si la peau en était recouverte, la maladie présenterait des caractères sensibles de fièvre.

2e *variété. Acne intestinal* (muguet, aphthes couenneux, stomatite, millet, blanchet, etc.). Maladie des enfants qui couvre de ces aphthes les parois buccales et intestinales, et en occasionne l'exfoliation sous forme de fausses membranes, et leur plus ou moins prompte désorganisation ; la seconde de ces deux variétés est la répercussion de la première.

Règle générale. Toute maladie de la peau qui se présente avec le caractère de vésicules imperforées et qui se reproduisent bout à bout ou de proche en proche, avec les mêmes caractères d'aspect, de forme et de dimension, est l'œuvre d'un sarcopte, dont la nosologie doit se proposer désormais de déterminer les habitudes et la conformation.

6e sous-genre : MALADIES APHIGÈNES (*Aphigénoses*).

1194. Maladies provenant du parasitisme des pucerons (745), des thrips (780), des cochenilles (777) et des cicadaires (792). Ces maladies sont toutes particulières aux végétaux, qu'elles épuisent et dont elles déforment les organes de diverses façons.

Nous les diviserons en quatre sous-ordres, selon que le parasite s'appliquera à la tige, aux feuilles, à la fleur et au fruit, c'est-à-dire aux organes vivants, y ajoutant avec doute un cinquième sous-ordre, quand le parasite s'appliquera aux tissus ligneux morts et exposés à l'obscurité.

Premier sous-ordre : APHIGÉNOSES CAULINAIRES.

1195. Quand le parasite s'applique aux jeunes pousses des tiges, chaque figure y laisse une trace, œuvre d'une succion, et qui se traduit par un organe de superfétation ou de dégénérescence. La tige n'en continue pas moins son développement, à moins que le nombre des parasites ne devienne trop grand, sa maladie n'étant que cutanée. Cette affection végétale est l'analogue de la gale psorique (732).

1re ESPÈCE. APHIGÉN. LENTICULAIRE (763).

Chaque piqûre laisse pour trace une verrue en écusson (œuvre du puceron).

2e ESPÈCE. APHIGÉN. PILAIRE (768).

La trace de la piqûre se transforme en poil, analogue chez les végétaux de la plique chez les animaux (œuvre du puceron).

3e ESPÈCE. APHIGÉN. SPINAIRE. (765).

Le poil acquiert la consistance et les dimensions d'un piquant et d'une épine (œuvre du puceron).

4e ESPÈCE. APHIGÉN. MÉDULLAIRE.

La succion du parasite est si puissante et si active, que tous les tissus s'épuisent de leurs sucs jusqu'à la moelle, ce placenta de tous les organes de développement du tronc ou de la tige herbacée (œuvre de la cochenille (780) et des cicadaires) (792).

5e ESPÈCE. APHIGÉN. CORTICAIRE.

L'écorce jeune est frappée d'atonie, avant son développement complet, et pendant que tous les autres emboîtements du tronc continuent à se développer. Elle se tend sous l'effort et en arrête le développement (œuvre de la cochenille du pêcher).

2e SOUS-ORDRE : APHIGÉNOSES PHYLLAIRES.

1196. Maladies provenant du parasitisme de ces insectes sur la page inférieure des feuilles. Les effets de leurs piqûres désorganisent la feuille et laissent des traces tantôt sur la page supérieure, tantôt sur l'inférieure. La feuille se déforme, ou se recroqueville, ou se gaufre de diverses manières ; dans le langage des jardiniers, elle a *la cloque*.

1re ESPÈCE. APHIGÉN. ÉCAILLAIRE.

Se manifestant, sur la page supérieure, par des plaques noires, dures et ligneuses, qui ne sont que la transformation du parenchyme en substance ligneuse (*Xyloma* des auteurs) (765).

2ᵉ ESPÈCE. APHIGÉN. PILAIRE.

Se manifestant, sur la page supérieure, par des plaques analogues, sous lesquelles, du côté de la page inférieure, se développent des poils feutrés et à une seule spire (*Erineum* des auteurs) (768).

3ᵉ ESPÈCE. APHIGÉN. TUBERCULAIRE.

Se manifestant, sous la page inférieure, par la transformation des cellules en tubercules, dont les cellules élémentaires s'isolent en granulations simples ou composées, et s'échappent au dehors en crevant l'épiderme de la cellule maternelle, ou bien restent adhérentes à la feuille après avoir crevé cet épiderme (765).

1ʳᵉ *variété. Aphig. à granulations simples et pulvérulentes* (*Uredo* des auteurs). La forme et les dimensions des granulations dépendent de la structure élémentaire de la feuille.

2ᵉ *variété. Aphig. à granulations bicloisonnées* (*Œcidium* des auteurs) (765).

3ᵉ *variété. Aphig. à ampoules claviformes adhérentes et cloisonnées* (*Puccinia* des auteurs) (767). Toutes ces maladies sont l'œuvre des pucerons.

4ᵉ ESPÈCE. APHIGÉN. VÉSICULAIRES OU PSEUDOCARPAIRES.

Grandes vésicules plus ou moins analogues à des fruits, que la piqûre d'un puceron façonne sur la surface des feuilles, sur le pétiole ou sur les jeunes tiges herbacées (758).

3ᵉ SOUS-ORDRE : APHIGÉNOSES FLORALES.

1197. Déformations, dégénérescences et superfétations que la piqûre d'un puceron ou d'un thrips fait naître dans les tissus des enveloppes florales (785).

1ʳᵉ ESPÈCE. APHIGÉN. ÉPIDERMIQUES et FURFURACÉES.

L'épiderme désséché se détache en forme d'écailles furfuracées, et les cellules qu'il recouvre sous forme de farine (*blanc* ou *meunier* des jardiniers).

2e ESPÈCE. APHIGÉN. PÉLORIAIRES.

Transformations des pétales et sépales en organes foliacés sous l'influence du parasitisme du *thrips* (785).

3e ESPÈCE. APHIGÉN. NECTARIPARES.

Formations de cornets d'incubation sur la surface d'un sépale ou d'un pétale, par suite du dépôt de l'œuf du puceron (774). Si le pétale n'était pas un organe éphémère et promptement caduc, ce nectaire deviendrait, comme sur les feuilles, une vésicule de grande dimension, un *pseudocarpaire*.

4e SOUS ORDRE : APHIGÉNOSES CARPAIRES.

1198. Maladies qu'imprime au pistil le parasitisme du puceron ou thrips (780).

1re ESPÈCE. APHIGÉN. PULVÉRULENTE.

Transformation des cellules élémentaires en granulations noires et qui s'échappent en poussière (*charbon et carie* des ovaires des céréales) (786).

2e ESPÈCE. APHIGÉN. FOLIACÉE, qui ramène le pistil à son état primitif de feuille herbacée (783).

3e ESPÈCE. APHIGÉN. FONGUEUSE, qui transforme le tissu du pistil en une fongosité cornée (*ergot* du seigle et des graminacées) (788).

5e SOUS-ORDRE : APHIGÉNOSES AUTOMNALES.

1199. Maladies que les pucerons, les thrips ou autres insectes analogues déterminent sur les tissus herbacés qui sont passés à l'état ligneux et cortical, et qui ne tiennent plus à l'individu vivant. La piqûre de ces insectes produit, sur ces sortes de tissus, des développements nocturnes et étiolés, dont les formes régulières nous trouveront difficilement disposés à reconnaître l'origine aphidigène. Et pourtant, quoi de plus constant et de plus régulier que les galles produites par les insectes, et que les vésicules produites par les pucerons sur les végétaux vivants ? Si les champignons étaient assimilables aux végétaux herbacés, et se reproduisaient de graines, nous pourrions les cultiver et les reproduire à volonté par le semis, ce qui jusqu'à présent s'est refusé à toutes les tentatives. On nous objectera la reproduction du champignon de couches, au moyen du *blanc* de champignons. Mais si l'on veut bien observer que ce blanc est en mottes et non en graines, que le champignon ne pousse que sur tel ou tel fumier placé dans telle ou telle circonstance, on verra que l'objection perd un peu de sa force. Par la méthode des champignonnistes, ce n'est pas la graine que l'on sème, ce sont des circonstances de développement que l'on reproduit. Supposez, par exemple, qu'un puceron ou autre insecte de ce genre ait déposé ses myriades d'œufs dans les tissus d'un tissu organisé mort ; le blanc qui en résultera reproduira les effets morbides de ce parasitisme d'incubation (764), non pas par suite du développement de sporules ou graines, mais seulement par suite de l'incubation de ces œufs. A mes yeux ce blanc jouera donc le rôle des germes que nous confions à la terre. Pour que l'œuf du puceron se développe, il lui faut, ou les produits de la fermentation herbacée et vitale, ou ceux de la fermentation étiolée et obscure. Les produits de son incubation varieront de forme et de consistance, selon l'une ou l'autre circonstance. Tous les champignons, même ceux qui paraissent les plus isolés, viennent sur les débris morts de tiges ou de feuilles, sur les débris de ligneux enfin.

1re ESPÈCE. APHIGÉN. GLUTINIQUE, ou développements nocturnes, à la surface des liquides ou des tissus qui subissent la fermentation saccharine ou acétique (*mucédinées* des auteurs).

2e ESPÈCE. APHIGÉN. ÉPIDERMIQUE OU LENTICULAIRE.

Développements nocturnes des écussons ou lenticelles (763) qui auraient été repoussés avec l'écorce, par le développement de la tige vivante. La lenticelle crève, et il en sort un petit bouton jaune (*Sphæria* ou *Tubercularia* des auteurs); une grosse verrue qui s'étale en chapeau, à surface inférieure pelucheuse, et à surface supérieure lisse (*Peziza* des auteurs); ou bien à surface inférieure poreuse (*Boletus*); ou bien à surface inférieure lamellée (*Agaricus*); ou bien à chapeau favéolé clatracé et réticulé (*Phallus*). Enfin ces verrues se résolvent en poussière qui s'échappent dans les airs (*Lycoperdon*). Nous sommes obligés de ne faire qu'indiquer ici ces aperçus, nous réservant de les développer dans un travail d'une tout autre spécialité.

6e SOUS-ORDRE : APHIGÉNOSES ANIMALES ou DARTROIDES (*Impetigo, lichen*).

1200. Je rapporte à un insecte analogue, par ses habitudes du moins, aux kermès (777) la maladie dartreuse que j'ai eu déjà l'occasion de décrire dans le Nouveau Système de Chimie organique (tom. 2, p. 678), et dont je donne les figures pour la première fois dans cet ouvrage, pl. 4, fig. 5.

Un enfant mâle, âgé de quinze ans, fut pris, à quelques lignes au-dessus du bout du sein droit, d'une démangeaison des plus vives, laquelle ne tarda pas à être accompagnée d'une rougeur qui s'étendait de proche en proche, et avait acquis le lendemain le diamètre d'un écu de cinq francs, *a*, fig. 5. Le surlendemain il commença à s'en former une nouvelle à quelques lignes de la première. Ces taches offraient une surface purpurine chagrinée, ou plutôt marquée de séries de petites granulations, rayonnant du centre à la circonférence, et puis des cercles ou ondulations de petits points noirs espacés entre eux. A la loupe, tous ces petits points noirs affectaient la forme de tout autant d'écussons lisses, ovales, incrustés assez profondément dans le tissu de la tache, et atteignant jusqu'à un demi-millimètre dans leur plus grand diamètre *c*, fig. 5. J'en enlevai un certain nombre; ils se détachèrent régulièrement, laissant un chaton assez profond dans la plaie, d'où suinta un liquide limpide. En examinant le reste de la surface de la tache, on voyait ces écussons s'effacer en grandissant, et, de passage en passage, finir par ne plus offrir de distinct qu'un contour marqué de petits points noirs, qui n'étaient autres que tout autant de germes de nouveaux écussons. Soit le cercle d'écussons *b*, fig. 5, pl. 4, je dis que ce cercle a commencé par l'un de ces écussons, qui s'est agrandi et oblitéré, en pondant, pour ainsi dire, par ses contours, des petits écussons, dont chacun devient à son tour le centre générateur d'un nouveau cercle de petits écussons; on en voit un qui se forme ainsi sur l'un des points du grand cercle. Comment expliquer ce phénomène, si ce n'est par l'analogie des kermès de nos plantes? Supposons, en effet, un instant que chacun de ces écussons *c* fig. 5, pl. 4, soit un kermès fixé sur la peau, et se développant immobile; lorsque sa génération en aura épuisé de proche en proche les entrailles, elle se trouvera rangée circulairement, par l'effet seul de la configuration du bouclier maternel; et chaque petit se développant, engendrant et se sacrifiant à la manière de la mère, reproduira autour de lui le même phénomène et étendra le ravage d'un cercle osculateur de plus. Ayant placé un de ces écussons au foyer du microscope, il sortit du dessous de la circonférence, dans l'eau du porte-objet, des globes albumineux *d*, fig. 5, pl. 4, ovoïdes, semblables aux globules du sang des batraciens, et qui s'étendaient comme eux dans l'eau, en présentant un noyau central. Or, en plaçant sous le foyer du microscope et dans une goutte d'acide sulfurique, pour en rendre les parois transparentes, un kermès non encore fixé du laurier-rose, on aperçoit, dans la région abdominale, une agglomération d'œufs, dont la configuration rappelle absolument celle des corps que je viens de décrire.

Au reste, il m'a suffi d'appliquer des compresses d'alcool camphré sur ces deux taches, pour en arrêter le développement et faire cesser tout à coup les démangeaisons.

7e SOUS-GENRE : MALADIES CIMIGÈNES (*Cimigénoses*) (794).

1201. Maladies provenant du parasitisme cutané ou muqueux des punaises et des hippobosques, qui sont les pucerons des animaux et de l'homme, avec la différence que leur trompe, en s'enfonçant dans les chairs, n'y détermine pas les mêmes développements anormaux, et arrête ses ravages aux dimensions d'une extravasation et d'une tache, pl. 11, fig. 17; ces taches se distinguent par un point rouge-noir, trace de la perforation, entouré de deux aréoles concentriques, l'interne plus étroite et plus rouge que l'externe; leur diamètre ne dépasse que bien rarement cinq millimètres. Quand les punaises s'arrêtent à la peau, elles ne sont cause que d'un mouvement fébrile et incommode qui trouble le sommeil, mais ne laisse pas d'autres traces nosologiques. Les punaises étant des insectes nocturnes, la maladie se dissipe au point du jour, qui met en fuite ces parasites; mais des parasites qui se réfugient dans les fentes des vieux bois, pour se soustraire à la surveillance de l'animal éveillé et à l'importunité de la lumière, ne pourront-ils pas se réfugier, dans le même but et avec les mêmes avantages, dans les cavités de certains de nos organes extérieurs? or dès ce moment leur parasitisme sera dans le cas d'avoir pour nous des conséquences plus graves. Supposez en effet que les plus petites s'insinuent dans les fosses nasales; outre l'*odeur punais* que le patient exhalera par le nez, ne ressentira-t-il pas tous les symptômes de la céphalalgie, et de cette impatience furieuse, qui est le produit d'un frôlement ou d'une solution de continuité exercée sur les papilles nerveuses d'une surface aussi impressionnable?

8e SOUS-GENRE : MALADIES PULIGÈNES (*Puligénoses*) (803).

1202. Maladies provenant du parasitisme, soit de la puce, soit de sa larve. Les effets du parasitisme de l'insecte parfait rentrent dans la catégorie précédente; les effets du parasitisme de sa larve rentrent, au contraire, dans les catégories suivantes; et s'il devient prouvé que cette larve se fraye une route dans nos tissus, je ne sache plus d'espèces de maladies de désorganisation dont elle ne puisse être la cause. Les puligénoses doivent donc être divisées en deux sous-ordres distincts : les PULIGÉNOSES PAR L'INSECTE et les PULIGÉNOSES PAR LA LARVE. Qui sait si la larve de la puce n'est pas le principal insecte auteur du ravage et de la carie des dents ? Il est évident à nos yeux, en effet, que la carie des dents est l'œuvre d'une larve à mandibules, et c'est ici l'occasion de nous expliquer plus amplement à ce sujet.

Carie et maladie des dents (*Puligénose dentaire*).

1203. Il en sera de l'odontalgie, comme nous avons vu qu'il en a été de la maladie psorique (736) ; le préjugé populaire finira par l'emporter sur l'incrédulité scientifique, et l'observation des bonnes femmes aura raison sur les théories des savants ; quand il s'agit d'observations naïves, la science, trop outrecuidante de sa nature, est toujours en arrière du bon sens public.

Les habitants des régions méridionales, où il paraît que la vue est plus subtile, savent très-bien, de temps immémorial, que, pour se débarrasser du ver qui leur ronge les dents, dans leurs violents accès d'odontalgie, elles n'ont qu'à humer la vapeur d'une infusion bouillante de plantes narcotiques, ou même de l'eau pure, en ayant soin de se tenir la tête plongée, au moyen d'un voile, dans cette atmosphère de vapeurs. J'ai vu moi-même dans ma jeunesse, parmi les glaires filantes que la fumigation leur faisait rendre, j'ai vu, dis-je, nager, privés de mouvement, des petits corps qui m'avaient tout l'air de vers, et la douleur disparaissait ensuite.

Scribonius Largus (*compos.* 54) avait de même vu qu'il suffisait de respirer la vapeur dégagée par la combustion des graines de jusquiame ou d'alkékenge sur des charbons incandescents, pour rendre les vers auteurs du mal de dents. Quelques auteurs, tels que Rhodius et Hollerius, avaient pensé que ces vers n'étaient autres que les embryons de la graine de jusquiame, opinion qui, dans ces derniers temps, a été reprise et soutenue par Brera et Bremser ; mais il ne viendra dans l'esprit à personne que jamais les femmes du peuple aient pu assimiler à des vers l'embryon, avec ses deux cotylédons divergents, de la graine des plantes employées en infusion; d'un autre côté, les auteurs les plus dignes de foi n'ont pas manqué d'occasions d'observer, de leurs propres yeux, des vers dans les dents cariées; les archives de la science sont assez riches en ces sortes d'observations (*), et presque tous les auteurs qui en parlent les comparent aux petits vers ou larves qui grouillent dans le fromage.

Or, quand on examine attentivement le travail de la carie sur les dents, il est impossible de ne pas y voir l'empreinte des mandibules d'un insecte, et rien n'y offre les caractères d'une décomposition spontanée. Soit, par exemple, la deuxième molaire que la figure 7, pl. 4, représente grossie huit fois environ, vue de champ et par sa surface supérieure; elle a été arrachée à un homme de trente-six ans. On y remarque une érosion cruciale, sur laquelle on compterait volontiers les coups de mandibules de l'insecte, comme tout autant de coups de la gouge, avec laquelle le maréchal taille la sole des chevaux. On ne saurait jamais se décider à admettre que ces tailles, faites comme au burin, soient les effets de la désagrégation spontanée et fermentescible de la substance de la dent même. On voit que l'insecte a dû commencer son travail par la sinuosité *b* où il pouvait s'aventurer, sans crainte d'être écrasé par le rapprochement des mâchoires, qu'il s'est avancé ensuite droit devant lui; que, rebroussant chemin aussitôt, il a croisé, par un nouveau terrier, sa première route; mais en reprenant en sous-œuvre son travail et par le côté extérieur de la dent, sur lequel il était plus à l'abri des frôlements de la langue, il a pu s'y creuser un terrier plus profond *a*, et dont les parois portent les nombreuses empreintes du jeu de ses mandibules; et là, pour se mettre encore plus en sûreté, il avait pratiqué une petite ouverture de communication avec une autre cavité ou chambre. Un travail de désorganisation n'a

(*) Voyez, entre autres écrits, Joh. Agricola, *Not. in Johan. Popp.* — Phil. Salmuth. *Cent.* 3. *Obs. med.*, 32. — *Ephemer. cur. nat.*, ann. 9, obs. 24, et 187, et ann. 2, dec. 2; ann. 1686, obs. 192, pag. 383. — Andry, *de la Gén. des vers*, chap. 3, pag. 48, tom. 1. — *Recueil périodique d'obs. de méd.*, tom. 7, 1757, pag. 256, etc.

jamais rien produit de tel, et du reste les douleurs lancinantes du mal de dents viennent encore à l'appui de ces soupçons si bien confirmés par l'analogie des apparences. Les dents ne sont donc cariées que par l'érosion d'une larve ou ver qui se nourrit de leur substance, comme elle se nourrirait de la substance des os, dernier point dont la réalité est aujourd'hui acquise à la science. Le problème à résoudre est de déterminer les espèces de larves qui s'attaquent plus habituellement aux tissus dentaires, et se glissent de là jusque dans la substance de l'os maxillaire, où les remèdes odontalgiques sont moins en état de les atteindre; car je suis persuadé qu'il y en a de plusieurs sortes; les larves des mouches qui rongent les os ne dédaigneraient pas dans l'occasion le tissu dentaire.

10e SOUS-GENRE : MALADIES MYOGÈNES (*Myogénoses*) (826).

1204. Maladies provenant de la piqûre des diptères (*mouches* et *œstres*), ou du parasitisme de leurs larves. La piqûre des œstres et des mouches cuit plus qu'elle ne démange; elle occasionne un mouvement convulsif d'abord, et puis un travail inflammatoire. La gravité du mal dépend du nombre des diptères; car c'est un mal de superficie et cutané, qui n'est désagréable à nos sens que par la fièvre et l'insomnie qu'elle suscite. L'action chimique de la piqûre est une vraie urtication; l'acidité y domine. Il n'en n'est pas de même des ravages de la larve; une seule, si petite qu'elle soit, peut, en s'introduisant dans les tissus d'un organe sacré, y laisser le germe de la désorganisation et de la mort.

PREMIER ORDRE : MYOGÉNOSES VÉGÉTALES (847).

1205. Maladies des végétaux provenant du parasitisme des larves des mouches.

1re ESPÈCE. MYOGÉN. SOUS-CUTANÉES (851).

Maladies produites par la reptation de la larve sous l'épiderme des feuilles.

2ᵉ ESPÈCE. MYOGÉN. CAULINAIRES.

Maladies produites par le développement de la larve dans le tissu des tiges et racines.

3ᵉ ESPÈCE. MYOGÉN. CARPAIRES.

Maladies produites par le développement de la larve dans l'intérieur d'un fruit.

4ᵉ ESPÈCE. MYOGÉN. MYCÉTAIRES.

Maladies de décomposition précoce, chez les champignons, produite par le parasitisme des larves de mouches.

2ᵉ ORDRE : MYOGÉNOSES ANIMALES (814, 826).

1206. Maladies des animaux provenant du parasitisme des mouches ou des larves.

PREMIER SOUS-ORDRE : MYOGÉNOSES ÉPIDERMAIRES OU PAR LA MOUCHE.

Piqûres de mouches et d'œstres à l'état parfait.

1ʳᵉ ESPÈCE. MYOGÉN. CUTANÉES (*phlyctènes, pétéchies, boutons, tubercules*, etc.).

2ᵉ ESPÈCE. MYOGÉN. OPHTHALMIQUES (*orgelet, conjonctivite, staphylomes*, etc.).

2ᵉ SOUS-ORDRE : MYOGÉNOSES INTERNES OU PAR LA LARVE.

1207. Maladies provenant du parasitisme d'une larve de mouche introduite dans l'un quelconque de nos organes ; et ces larves peuvent s'introduire dans tous, jusque dans les tissus osseux, désorganisant tout sur leur passage, et faisant virer tout à la décomposition putride et purulente.

1ʳᵉ ESPÈCE. MYOGÉN. MUSCULAIRE.

Parasitisme de la larve dans le tissu musculaire (*rhuma-*

tisme, puis *clapiers purulents, collections de pus,* avec ou sans *fistules*).

2ᵉ ESPÈCE. MYOGÉN. NERVEUSE.

Érosion des gros nerfs par la larve (à la suite, paralysie du membre dépendant, et atrophie des glandes, organes des sens, ou viscères que ce nerf anime).

3ᵉ ESPÈCE. MYOGÉN. OSSEUSE.

Érosion des os par une de ces larves (carie osseuse, douleurs ostéocopes, *spina ventosa*, dégénérescences des os, ramollissement du tissu osseux; et à la suite, développements cancéreux, exostoses, ostéosarcomes, masses encéphaloïdes, etc.).

4ᵉ ESPÈCE. MYOGÉN. TENDINEUSE OU LIGAMENTEUSE.

Érosion des ligaments et tendons par une de ces larves (et à la suite, ankyloses et soudures des articulations, difformités et estropiements, ou chute des membres).

5ᵉ ESPÈCE. MYOGÉN. INTESTINALE.

Érosion de l'estomac et des intestins : dyssenterie ou diarrhée, perforation des intestins, fièvre typhoïde, choléra-morbus, etc.; MORVE.

6ᵉ ESPÈCE. MYOGÉN. SPLÉNIQUE.

Invasion de la larve dans la rate ou le pancréas, où les médicaments internes l'atteignent moins vite, en sorte qu'elle peut y suivre avec régularité toutes les phases de son développement, y subir ses mues, y alterner son sommeil avec ses habitudes diurnes, et produire par conséquent, sur le malade, les intermittences de douleurs et de repos qui caractérisent les fièvres intermittentes.

7ᵉ ESPÈCE. MYOGÉN. OTITE.

Introduction des larves dans le tuyau auditif, avec ou sans perte de l'ouïe, selon la durée du parasitisme et le nombre des parasites.

8e ESPÈCE. MYOGÉN. OPHTHALMIQUE.

Introduction de la larve dans l'orbite ou dans le globe de l'œil ; perte de la vue, dégénérescence du globe de l'œil, avec tout le cortége précurseur des ravages de toutes les formes, qu'un pareil travail peut amener dans un organe aussi compliqué.

9e ESPÈCE. MYOGÉN. SEXUELLE.

Introduction de la larve dans les divers appendices de l'appareil sexuel de l'homme ou de la femme, et prenant tout autant de différents noms qu'elle arrive à telle ou telle portion de l'organe. (Hydrocèle, sarcocèle, ulcères, cancers de l'utérus, etc.)

10e ESPÈCE. MYOGÉN. URINAIRE.

Introduction de la larve dans les diverses régions de l'appareil urinaire (altérations des reins, paralysie de la vessie, rétrécissement du canal de l'urètre, dysurie, urine graveleuse, diabète sucré).

11e ESPÈCE. MYOGÉN. PULMONAIRE.

Introduction des larves dans le tissu du poumon (hémoptysie, crachements de sang, péripneumonie, suivie d'une mort prompte et inattendue.)

12e ESPÈCE. MYOGÉN. CÉRÉBRALE.

Introduction des larves dans la boîte crânienne. Céphalalgies, fièvre cérébrale, manie, délire furieux ; puis ramollissement et altération profonde de la pulpe cérébrale, perte de la mémoire, attaques d'épilepsie, apoplexie foudroyante, selon que la larve passera des méninges dans la pulpe du cerveau. Que si ses ravages commencent par la région inférieure, en se promenant d'une paire de nerfs à l'autre, elle pourra supprimer du cadre de l'économie successivement tous les organes des sens et de la locomotion, avant de nous frapper d'apoplexie générale. Tant que le malade possède sa pleine connaissance, il éprouve, sur les méninges et sous la boîte crânienne, un sentiment de reptation qu'il assimile à la reptation d'un insecte sur la peau.

11ᵉ SOUS-GENRE : MALADIES CULICIGÈNES (*Culicigénoses*)

1208. Maladies produites par le parasitisme externe du cousin, et par le parasitisme interne de sa larve (810), d'où les deux sous-ordres *Culicigén. externes* et *internes.*

12ᵉ SOUS-GENRE : MALADIES PHTHIRIGÈNES (*Phthirigénoses*). (861).

1209. Maladies produites par le parasitisme des poux ; les poux rongent le derme et le transforment en larges croûtes creuses au centre, parce que l'insecte, minant ces plaques en rongeant de la circonférence au centre, c'est par le centre que cette croûte adhère à la peau, et par les bords qu'elle s'en détache. Au reste, ces croûtes varient de largeur, de forme et de couleur, selon les individus, leur âge et la nature des tissus infectés. L'*impetigo*, pl. 11, fig. 8, et la croûte du *rupia*, fig. 6, ne sont que deux des mille formes que prennent, en se desséchant, les produits de la désorganisation opérée par les mandibules de ces insectes.

1ʳᵉ ESPÈCE. PHTHIRIGÉN. CUTANÉES OU EXTERNES.

Maladies produites sur la peau par les érosions du pou. Bosses, bubons, pustules, ulcérations, croûtes faveuses et impétigineuses, tumeurs stéatomateuses, strumeuses, glandulaires. (*Lupus, lèpre, pityriasis, teigne, dartres de la face, favus, impetigo* des auteurs.)

2ᵉ ESPÈCE. PHTHIRIGÉN. PILAIRES.

Maladies des poils déterminées par le travail d'un pou d'une espèce particulière, qui les déforme et les multiplie, à la manière des *cynips*. (Alopécie, calvitie, plique polonaise.)

3ᵉ ESPÈCE PHTHIRIGÉN. IMPUDIQUE (889).

Ravages occasionnés sur le voisinage des parties sexuelles, et sur le visage même, par le parasitisme du *pou du pubis*, ou *morpion*.

4e ESPÈCE. PHTHIRIGÉN. SOUS-CUTANÉE OU SÉNILE (893).

Maladie produite par un pou qui vit à la manière des acares, en creusant son terrier et sa vésicule sous l'épiderme. Le corps de l'homme se couvre alors de petites phlyctènes blanches ou noires, que représente la fig. 22, pl. 11. Le malade éprouve de violentes démangeaisons partout où le mal s'étend. (*Prurigo senilis, maladie pédiculaire.*)

5e ESPÈCE. PHTHIRIGÉN. INTERNE (883, 895).

Maladie qui se développe dans la cavité d'un organe par l'introduction de certains poux. Dans un pareil milieu l'exfoliation des muqueuses et des séreuses, protégée contre l'action du hâle, prend un caractère stéatomateux qu'on ne rencontre pas sur les croûtes du derme. Quant aux caractères de la maladie, ils varient selon la nature de l'organe envahi. Pour exprimer ces variétés, il suffit de joindre le nom de l'organe à la dénomination spécifique.

13e SOUS-GENRE : MALADIES KENTRIGÈNES (*Kentrigénoses*) (901).

1210. Maladies occasionnées par la piqûre de l'aiguillon envenimé des abeilles, des bourdons et des guêpes. Ces insectes ne nous piquant que pour se défendre, et ne vivant du reste, eux et leurs larves, que du pollen des fleurs, ne peuvent pas être des causes morbipares, quoique quelquefois et par leur nombre ils soient dans le cas de donner la mort. Le venin que leur aiguillon distille dans la piqûre est de nature acide ; il enflamme en coagulant le sang dans les capillaires ; et, par conséquent, il peut donner la fièvre, et non la mort par intoxication ; à moins que la peau de l'animal assailli ne soit par accident revêtue d'une couche de substances vénéneuses, dont l'aiguillon s'empoisonnerait en la traversant. C'est dans ce cas que la piqûre de l'abeille inoculerait la peste, et déterminerait la formation d'un charbon, de la pustule maligne, d'un *anthrax* et d'un furoncle.

14e SOUS-GENRE : MALADIES ACRIDOGÈNES (*Acridogénoses*) (906).

1211. Maladies des végétaux spécialement occasionnées par la voracité des sauterelles, et par le parasitisme de leurs larves ; les sauterelles, à l'état parfait, sont plutôt des causes destructrices que des causes morbipares. Elles moissonnent, mais n'empoisonnent pas ; elles tranchent, mais ne désorganisent pas.

15e SOUS-GENRE : MALADIES ÉRUCIGÈNES (*Érucigénoses*) (933).

1212. Maladies végétales ou animales, provenant du parasitisme des chenilles ou larves des papillons, les papillons eux-mêmes étant tout aussi inoffensifs pour les fleurs dont ils ne sucent que le nectar, que pour les animaux qu'ils n'exploitent jamais.

Le cadre des maladies érucigènes est le même que celui des maladies myogènes ; nous ne ferions que le répéter ici, car les larves des papillons ne se nourrissent pas par un autre mécanisme que les larves des mouches.

16e SOUS-GENRE : MALADIES ICHNEUMIGÈNES (*Ichneumigénoses*).

1213. Maladies provenant de l'incubation de l'œuf que les ichneumons ou les cynips déposent dans les tissus vivants des végétaux ou des animaux. L'incubation, l'éclosion et le développement de la larve façonnent les tissus de mille manières différentes, leur impriment des développements anormaux, les travaillent enfin, nouvelles puissances créatrices, comme un potier moule et crée avec l'argile.

PREMIER ORDRE : ICHNEUMIGÉNOSES VÉGÉTALES.

1re ESPÈCE. ICHNEUMIGÉN. PILIPARE (bédegar) (909).
Dont l'effet morbide et artificiel se traduit par le développe-

ment de pilosités simples ou ramifiées, qui poussent à la surface du tubercule au sein duquel est nichée la larve. Ces larves aiment le voisinage des surfaces, elles s'asphyxieraient dans les profondeurs.

2e ESPÈCE. ICHNEUMIGÉN. PÉLORIPARE (911).

Dont le parasitisme déforme les rameaux et les feuilles, de manière à en composer un amas de bosselures et de monstruosités.

3e ESPÈCE. ICHNEUMIGÉN. GALLIPARE (909).

Dont le parasitisme fait naître, à la surface de la tige ou de la feuille, une sphère solide, organisée comme un fruit, et au centre de laquelle vit et façonne cet ouvrage la larve des cynips.

4e ESPÈCE. ICHNEUMIGÉN. FONGIPARE (912).

Dont l'effet est un chapeau de champignon qui pousse à la surface de la feuille, sur le point habité par le cynips.

2e ORDRE : ICHNEUMIGÉNOSES ANIMALES.

1re ESPÈCE. ICHNEUMIGÉN. MARASMIPARE (916).

Dont le parasitisme épuise et dévore l'insecte et l'animal, et en absorbe les sucs, en paralysant son développement ultérieur.

2e ESPÈCE. ICHNEUMIGÉN. TUBÉRIPARE (*lèpre tuberculeuse*, *éléphantiasis*, etc.).

Fait naître aux jambes, aux bras, au scrotum et sur le tronc, des tubérosités qui finissent par en déformer les contours, et par rendre la membrane méconnaissable.

3e ESPÈCE. ICHNEUMIGÉN. STRUMIPARE (*goître*) (926).

Occasionnant au cou des développements d'un volume plus ou moins considérable, mais de formes assez variables ; des organes enfin de superfétation qui pendent en mamelles, en masse de glandes, en chapelets, ou grossissent le diamètre du cou en forme d'énormes cravates.

4e ESPÈCE. ICHNEUMIGÉN. PROSOPIPARE (923).

Maladie qui, en couvrant la face de bosselures de toutes les façons, en fait un *masque* hideux à voir et en déguise toutes les formes et tous les organes, ou bien quelques-uns seulement; les peignant ensuite et par accessoire de diverses couleurs : lie de vin, encre noire ou taches jaunes (925).

17e SOUS-GENRE : MALADIES SCARABIGÈNES (*Scarabigénoses*). (948).

1214. Maladies occasionnées par le parasitisme des larves surtout, et quelquefois des insectes parfaits de la grande classe des coléoptères. Ces parasites ne créent pas de nouveaux tissus, mais ils rongent, détruisent et décomposent les tissus normaux. Ces larves sont encore plus destructrices que les chenilles ; quelques-unes d'entre elles, vivant jusqu'à trois ans sous cette forme, sont capables d'occasionner les maladies les plus longues et les plus difficiles à guérir. Représentez-vous une de ces larves dans l'intérieur d'un os, et calculez ensuite le temps qu'il faudra à la cause morbipare, pour achever son œuvre de vie et de mort.

PREMIER ORDRE : SCARABIGÉNOSES VÉGÉTALES.

Le même cadre que les ÉRUCIGÉNOSES (**1212**).

2e ORDRE : SCARABIGÉNOSES ANIMALES.

Nous les diviserons en deux sous-ordres, l'un comprenant les ravages de l'insecte parfait, et l'autre ceux de sa larve.

PREMIER SOUS-ORDRE : SCARABIGÉNOSES PAR L'INSECTE PARFAIT.

1re ESPÈCE. SCARABIGÉN. FRONTALE.

Introduction du coléoptère dans les sinus frontaux, d'où

migraine violente, épistaxis ou saignement de nez, manie, vertiges, fureurs.

2e ESPÈCE. SCARABIGÉN. AURICULAIRE.

Introduction du scarabée dans le tuyau auditif externe ou interne. Violente otite, ou simple tintouin, selon la taille et la voracité de l'insecte, et selon qu'il y cherchera une pâture ou simplement un abri.

3e ESPÈCE. SCARABIGÉN. PULMONAIRE.

Introduction du coléoptère dans les voies respiratoires, où, s'il est vorace, il ne peut manquer de produire les plus violentes désorganisations, les plus violentes solutions de continuité, et par conséquent les cas de mort subite les plus inattendus.

4e ESPÈCE. SCARABIGÉN. GASTRIQUE.

Introduction fortuite d'un coléoptère dans l'estomac, d'où gastrite, crampes d'estomac, ulcérations, vomissements et même *pylore*.

5e ESPÈCE. SCARABIGÉN. RECTALE.

Introduction du coléoptère dans le rectum, hémorrhagies, fissures à l'anus, etc., etc.

6e ESPÈCE. SCARABIGÉN. UTÉRINE.

Introduction du coléoptère dans les organes sexuels de la femme, où il est capable d'occasionner toutes les espèces de désordres, dont la nosologie de cet organe a fait tout autant de genres différents.

2e SOUS-ORDRE : SCARABIGÉNOSES PAR LA LARVE OU VER.

Il faut adapter ici le cadre des myogénoses (1204) et des érucigénoses (1212) ; en y ajoutant une espèce particulière, SCARABIGÉNOSE LARDACÉE, pour les larves de dermestes qui vivent dans le lard des porcs et des individus chargés de graisse.

18e SOUS-GENRE : MALADIES HELMINTHOGÈNES (*Helminthogénoses*).

1215. Maladies causées par le parasitisme externe ou interne des Annélides, ou des Helminthes, plus vulgairement connus sous le nom de *vers intestinaux*. Ces parasites, en général, n'ayant d'autre milieu que le corps des animaux supérieurs en organisation, en deviennent, pour ainsi dire, des parties intégrantes ; ils y pullulent, s'y développent, y fonctionnent, comme le feraient des organes de superfétation ; ils vivent aux dépens des tissus envahis, comme s'ils en étaient des glandes accessoires. Ils nous prennent souvent au berceau et ne nous quittent qu'à la tombe, où ils nous précipitent avant le temps, si nous n'avons soin de nous en débarrasser de distance en distance. Nous sommes exposés à en avaler les œufs avec la poussière que soulève le vent, dans l'eau que nous buvons, et jusque dans les mets que l'on nous fait cuire, ces œufs étant protégés, par la chair qui les emprisonne, même contre la chaleur de la cuisson : on a trouvé des helminthes vivants dans les truites que l'on sert sur nos tables. Il n'est pas de genres de douleurs et de maux dont ces parasites ne puissent être la cause immédiate ; et si la nature venait un jour à laisser en blanc le cadre de la nosologie, avec ses mille et mille cases vides, les helminthes à eux seuls seraient dans le cas de le remplir de nouveau sans la plus petite lacune.

PREMIER SOUS-ORDRE : HELMINTHOGÉNOSES ANNÉLIDAIRES.

1216. Maladies provenant du parasitisme accidentel des vers, pour ainsi dire, amphibies, qui sont en état de continuer à vivre libres et isolés dans les eaux et dans les milieux humides, tout aussi bien qu'aux dépens des tissus des animaux vivants, tels que les sangsues, les dragonneaux, etc.

1re ESPÈCE. BDELLOGÉNOSE (968).

Maladie provenant du parasitisme des sangsues, et comprenant, comme sous-espèces ou variétés, les bdellogénoses cutanées, laryngiennes, bronchiques, stomacales, utérines, anales, selon que la sangsue s'applique sur la peau ou s'introduit dans la trachée, les bronches, l'estomac, l'utérus ou l'anus. Partout la sangsue, outre les accidents de sa présence seule, qui varient en raison des capacités, produit une hémorragie avec son emporte-pièce, triangle sphérique que formerait la réunion de trois cercles osculateurs. L'hémorragie cutanée, ce succédané de la saignée, n'est pas toujours aussi inoffensive qu'on le pense, quand on ne l'a pas éprouvé.

2e ESPÈCE. GORDIOGÉNOSE.

Maladie provenant de la reptation du gordius ou de la filaire de Médine dans nos tissus, que cet helminthe désorganise.

1re *variété. Gordiogén. sous-cutanée* (tumeurs, désorganisation de la peau, lèpre alphos et tyrienne, bubons et gangrène).

2e *variété. Gordiogén. musculaire* (clapiers purulents, rhumatisme, tuméfaction).

3e *variété. Gordiogén. nerveuse* (paralysie du membre qu'animait le nerf; tétanos, convulsions, etc.).

4e *variété. Gordiogén. osseuse* (douleurs ostéocopes des plus violentes).

5e *variété. Gordiogén. viscérale* (effroyables tortures d'entrailles et dont le malade ne se rappelle pas d'exemple).

6e *variété. Gordiogén. cérébrale* (l'imagination recule d'horreur, devant le tableau des désordres physiques et moraux qu'est en état de produire l'introduction de ce féroce helminthe, dans l'organe central de la vitalité et de la pensée).

N. B. L'helminthe n'a qu'à se déplacer et à passer d'un organe dans un autre, pour produire une nouvelle variété d'entité maladive, qui devra tirer son nom de l'organe envahi. Ainsi on dira *Gordiogén. ophthalmique*, palpébrale, conjonctivite, iridique, cristalline, rétinique, vitréique, optique, selon que la filaire s'arrêtera à l'une ou à l'autre de ces membranes de l'œil : *gordiogénose linguale, frontale, dentaire, labiale, faciale*, etc., etc.

2e ORDRE : HELMINTHOGÉNOSES PROPREMENT DITES.

1217. Maladies provenant du parasitisme des helminthes qui ne peuvent vivre que dans l'intérieur des tissus vivants.

PREMIER ORDRE : ASCARIGÉNOSES.

Produites par la présence des ascarides vermiculaires ou autres helminthes d'une taille et d'une structure analogues. Ces helminthes désorganisent les surfaces, mais ne perforent pas d'un seul coup les parois, ou, s'ils passent au travers, ils n'y laissent aucune trace de leur passage.

1re ESPÈCE. ASCARIGÉN. STOMACALE. (Boulimie, ou inappétence et dégoût, selon que les titillations de l'helminthe sont plus ou moins profondes ; saburres stomacales, digestions pénibles, vomissements bilieux et pituitaires ; et à la suite de ce trouble dans les fonctions digestives, trouble général, fièvres adynamiques, défaillances, céphalalgies, vertiges, pesanteurs de tête, mouvements convulsifs.)

2e ESPÈCE. ASCARIGÉN. INTESTINALE. (Diarrhée, constipation, selon que l'helminthe sera logé dans les intestins grêles ou dans le côlon ; colique, ictère et suppression de l'écoulement de la bile, si l'helminthe se glisse dans le canal cholédoque (*ascarig. splénique*) ; hémorroïdes et fourmillements incommodes à l'anus, quand l'helminthe fixe son domicile dans le rectum.)

3e ESPÈCE. ASCARIGÉN. LIÉNIQUE. Insinuation des ascarides dans le pancréas et la rate. (Intumescence de la rate, fièvres quotidiennes.)

4e ESPÈCE. ASCARIGÉN. IMPUDIQUE. (Introduction des ascarides dans les organes sexuels, d'où nymphomanie quand ils s'attachent au clitoris, écoulements et flueurs blanches quand ils pénètrent plus avant dans le vagin, inflammation de l'utérus quand ils s'aventurent par le bec de tanche dans la cavité utérine, altération des ovaires, stérilité ou avortement; satyriasis chez l'homme quand ils pénètrent dans les bourses, priapisme quand ils s'arrêtent à la prostate; écoulements séminaux involontaires.)

5e ESPÈCE. ASCARIGÉN. VÉSICALE. (Introduction des ascarides dans la vessie, les uretères, le cloaque des reins, d'où douleurs lombaires, rétention d'urine, diabète, urine graveleuse, noyaux de calculs, etc.)

6e ESPÈCE. ASCARIGÉN. PULMONAIRE. (Introduction des ascarides dans les diverses régions des voies respiratoires, d'où laryngite, trachéite, bronchite, phthisie et péripneumonie; rhumes, catarrhes, toux opiniâtres, asthme, oppressions de poitrine, etc.)

7e ESPÈCE. ASCARIGÉN. PLEURÉTIQUE. (Introduction des ascarides dans la cavité pleurique, d'où douleurs de côté, pleurésie, amas de sérosités et empyème, infiltration d'air ou emphysème.)

8e ESPÈCE. ASCARIGÉN. CORDIALE. (Introduction des ascarides dans le péricarde, où par leurs titillations ils provoquent les palpitations, les irrégularités du pouls, et même le développement hypertrophique des parois du cœur.)

9e ESPÈCE. ASCARIGÉN. SANGUINE. (Introduction des ascarides dans les vaisseaux sanguins, d'où phlébite ou inflammation des parois des vaisseaux, intermittence du pouls, varices et anévrismes, congestions, extravasations.)

10e ASCARIGÉN. NERVEUSE. (Titillements de l'extrémité caudale à travers les tissus nerveux qui président aux mouvements; d'où névralgies, convulsions, trismus, tétanos, selon le calibre et la région du nerf assailli; rhumatismes et paralysation momentanée.)

11e ESPÈCE. ASCARIGÉN. SCORBUTIQUE. (Introduction des ascarides dans la pulpe gencivale et sous les racines des dents; maux de dents opiniâtres.)

12e ESPÈCE. ASCARIGÉN. LINGUALE. (Introduction des ascarides dans la partie la plus nerveuse et irritable de la langue, sous le filet, d'où accès d'impatience et de rage, avec salivation spumescente.)

C'est une opinion fort ancienne que celle qui attribue la rage des chiens à l'action d'un ver qui s'insinue sous le filet de la langue; et, quoique nous soyons convaincu que toute larve, tout acare qui se logerait dans un tissu aussi nerveux, soit capable de produire tous les phénomènes de salivation et de convulsion qui caractérisent cette terrible maladie, cependant nous sommes également porté à croire qu'un helminthe, soit l'ascaride, soit le gordius et la veine de Médine, sont complices de la plupart de ces faits, et que c'est à ce genre d'insectes que les Grecs avaient donné le nom de *lytta* ou *lyssa*, par lequel ils désignaient le petit ver que les vétérinaires du temps croyaient retirer de dessous la langue, pour préserver les chiens de devenir enragés; les vétérinaires d'alors basaient déjà leurs médications sur des raisonnements; ils commençaient à composer un corps de doctrine; puisque, disaient-ils, la rage est le produit du *lytta*, comme l'ont observé les paysans, en ôtant le filet de la langue, nous couperons cours au mal; espèce de prévoyance qui consiste à ôter ce qui n'y est pas encore. Quoi qu'il en soit, l'opinion de la réalité du *lytta* est admise par Pline (*) qui, pour guérir de la rage, propose, entre autres remèdes, un mélange, lequel, d'après lui, était employé à tuer les teignes dans les armoires

(*) *Est vermiculus in linguâ canum, qui vocatur à Græcis lytta, quo exempto infantibus catulis, nec rabidi fiunt, nec fastidium (aquæ) sentiunt.* Plin.; lib. 29, cap. 5.

et les coffres. Le peuple grec n'a jamais abandonné cette théorie sur les causes de la rage, ainsi que nous l'ont appris, en 1824, les docteurs Xanthos, qui était originaire de Grèce, Marochetti et Magistel, qui avaient trouvé cette opinion répandue parmi les paysans de la Russie (*). Le docteur Xanthos ajoute que les *lyssas* se montrent le neuvième jour, qu'on les coupe avec un rasoir, en ayant soin de faire bien saigner, et puis de frotter les plaies avec de l'ail et du sel de cuisine, deux vermifuges s'il en fut jamais. Ambroise Paré avait également remarqué que pour se guérir de la rage, il suffit de manger promptement un ail, avec un peu de pain, puis boire un peu de vin, *et c'est*, dit-il, *un souverain remède* (**); ce qui me rappelle un fait rapporté par Bastien, dans sa *Maison rustique*; et qui est qu'une femme et son mari, à Nogent-le-Rotrou, étant devenus enragés, après avoir été mordus par un chien, et se trouvant poursuivis par la clameur publique, se réfugièrent dans un grenier où étaient jonchés des oignons; dans un accès de rage, s'étant mis à mordre ces oignons, ils se trouvèrent guéris et ramenés à la raison, comme par enchantement.

Au reste, tous les remèdes préconisés contre la rage sont éminemment vermifuges. Les vapeurs d'alcali volatil et de vinaigre bouillant employées avec succès par Hervet; le tabac, le vinaigre avec beurre pris quatre fois par jour, remède usité à Varsovie; le vinaigre à haute dose, avec gentiane et feuilles de sauge infusées, par Vitet; les pilules mercurielles préconisées par Desault; les pilules de Choysel, apothicaire de la société de Jésus à Pondichéry (trois gros de mercure éteint dans un gros de térébenthine; rhubarbe, coloquinte en poudre, gomme-gutte : de chaque deux drachmes; le tout incorporé avec suffisante quantité de miel écumé, et donné à la dose d'un gros); les potions de *lichen cinereus* avec poivre noir dans du lait, usitées en 1755 chez les Anglais; le spé-

(*) *Journal de W. Hunfeland* janv.-fév. 1824. — *Journ. génér. de médec.*, de Gaultier de Claubry, tom. 83, juin 1823, pag. 384; tom. 84, sept. 1823, pag. 355.

(**) Livr. 21, ch. 50, pag. 492, éd. de 1664.

cifique de Colinson (16 grains de musc, autant de cinabre et de vermillon); l'eau de Luce à l'intérieur, et autour du cou (liniment composé de quelques grains d'opium, de camphre dissous dans de l'huile d'olive, suffisamment animé d'alcali volatil, traitement couronné de succès dans un cas de rage, en 1761); l'eau chlorée en pilules et en frictions, par Brugnatelli; tous ces remèdes, en un mot, n'indiquent-ils pas assez haut la nature de la cause morbipare, quel que soit le dissentiment des auteurs sur sa spécialité en fait de classification?

Enfin, les cas de rage spontanée, devenus incontestables par les témoignages de Laurens, Lavirotte, Marrigues, Boerhaave, Van Swieten, Skenkius, Marcellus Donatus, Sanchez, Brogiani, Cœlius Aurelianus, s'expliquent fort bien dans cette hypothèse, et fort mal si l'on ne l'admet pas (*).

13ᵉ ESPÈCE. ASCARIGÉN. OTITE. (Introduction de l'ascaride dans la trompe d'Eustache, d'où tintouin, assourdissement, maladie violente d'oreille rebelle à l'action des injections.)

14ᵉ ESPÈCE. ASCARIGÉN. NASALE. (Introduction des ascarides, 1° dans la cavité nasale, où leurs titillements font éprouver un prurit incommode, signe évident et classique même de leur présence dans le canal alimentaire; 2° dans le canal nasal,

(*) *Voyez* sur les cas de guérison : *Recueil d'obs. de méd.*, 1755, tom. 3, pag. 182 et 205; — *Recueil périod. de méd.*, 1756, tom. 5, pag. 181 et 189; — *Journal de méd.*, 1761, tom. 14, pag. 299; 1784, tom. 62, pag. 604; — *Journal de méd. de Leroux*, avril 1814; — *Journal gén. de méd. de Sédillot*, 1815, tom. 52, pag. 21; 1823, tom. 83, pag. 384; tom. 84, pag. 355; — *de Hydrophobiâ ejusque specifico meloe maiali et proscarabæo*; auct. Car. Trangott Schwarz, 1783; — *Essai d'un traité complet sur le ver de mai contre la rage*; par J.-Chr. Conrad Dehne; Leipsick, 1788; — *Exposé du seul traitement assuré de la morsure des chiens, loups*, etc.; par Chr.-Jacq. de Moneta, méd. de S. M. polonaise, 1789; — *Giorn. de fisic., chimic.*, quatrième trim., 1817; — Vitet (*Méd. vétérin.*, troisième vol., 1787).

Sur la rage spontanée : *Recueil périod. d'obs. de méd.*, 1757, tom. 7, pag. 1 et 81; — *Journal de méd.*, 1761, tom. 14, pag. 315; 1767, tom. 27, pag. 470; — Salius diversus (*de Febre pestilenti*, cap. 19, p. 362); — Skenkius (lib. 7, obs.); — Sanchez (*Oper. omn.*, tom. 1, libro *de Obs. in praxi*, pag. 375; — Brogiani (*de Veneno animant. naturali et acquisit.*, Flor., in-4°, pag. 101); — Boerhaave (*Aphorism.*), etc., etc.

d'où ils s'insinuent sous les paupières, ce que l'on reconnaît à la couleur bleue et fatiguée de ces appareils.) (*)

15ᵉ ESPÈCE. ASCARIGÉN. FRONTALE. (Introduction des ascarides dans les sinus frontaux, d'où coryza, migraine, céphalalgie, stupeur, etc.)

16ᵉ ESPÈCE. ASCARIGÉN. ABDOMINALE. (Introduction des ascarides dans la capacité abdominale, soit par les trompes de Fallope, soit en perforant les viscères, d'où hydropisie, ascite, tympanisation ; et quand, chassés par le progrès de la décomposition, ils se glissent sous la peau, chaque place est marquée en dehors par une tache pétéchiale (pl. 11, fig: 19), de couleur variable en raison de la décomposition des liquides, et qui ne diffère d'une piqûre de puce, que par l'absence d'une trace de perforation.)

2ᵉ ORDRE : LOMBRICOGÈNOSES (1003).

1218. Maladies provenant du parasitisme des lombrics ou helminthes analogues, y compris l'incubation de leurs œufs et les ravages des plus jeunes individus (1006).

1ʳᵉ ESPÈCE. LOMBRICOGÉN. INTESTINALE. (Au jeune âge, mêmes symptômes que ceux de l'ascaride vermiculaire à l'âge adulte; boulimie, diarrhée ou constipation, selon les constitutions individuelles ; coliques ; sentiments intestins de reptation, bor-

(*) La titillation caudale de l'ascaride vermiculaire produit, sur les parois nasales, les mêmes développements muqueux que sur la surface de la trachée. Car si l'on examine et qu'on analyse les produits du rhume et ceux du coryza, on les trouvera organisés, filants et colorés de même, et acquérant à l'air, ou par leur séjour plus prolongé dans les premières voies de l'un et l'autre organe, la même ductilité, la même élasticité et la même structure lobulée jaune devenant bleuâtre à l'air, en sorte que l'on pourrait prendre au besoin les mucosités du nez pour des expectorations de la poitrine (1001). La portion de ces mucosités qui s'arrête aux parois internes des ailes du nez s'y dessèche en formes de croûtes glutineuses d'abord, et puis bleuâtres et exfoliées ; ce qui nous porte à nous en débarrasser avec les doigts, et nous fait contracter à notre insu des habitudes qui font mal au cœur à autrui.

borygmes; vomissements stercoraux, invagination des intestins, boule hystérique; perforations intestinales.)

2ᵉ ESPÈCE. LOMBRICOGÉN. MUSCULAIRE. (Incubation des œufs de l'helminthe sur les aponévroses des muscles, d'où douleurs rhumatismales, paralysie.)

3ᵉ ESPÈCE. LOMBRICOGÉN. TRACHÉALE. (Asphyxie par occlusion.)

4ᵉ ESPÈCE. LOMBRICOGÉN. FRONTALE. (Violents maux de tête, enchifrènement, etc.)

5ᵉ ESPÈCE. LOMBRICOGEN. URINAIRE. (Introduction ou développement des œufs du strongle ou du lombric dans les reins, qu'ils désorganisent, dans le canal de l'urètre, dans la vessie, d'où difficultés d'uriner, urines altérées, etc.)

3ᵉ ORDRE : DISTOMOGÉNOSES (1047. 1053).

1219. Maladies produites par le parasitisme des *distoma*, *fasciola*, planaires et autres helminthes qui s'appliquent sur les surfaces, par la bouche et par la queue ou par l'anus, à la manière des sangsues, et produisent, par leur succion, des déformations de tissus analogues à celles des aphis et des cynips (755, 909).

1ʳᵉ ESPÈCE. DISTOMOGÉN. INTESTINALE (1056).

Invasion du *distoma* dans le canal alimentaire, où il dessèche et tuméfie les parois intestinales, produit de violentes constipations, avec borborygmes insolites.

2ᵉ ESPÈCE. DISTOMOGÉN. SPLÉNIQUE (1049).

Maladie produite par le parasitisme de la douve du foie (*fasciola hepatica*). Désorganisation de la substance du foie, ossification des canaux biliaires, formation de calculs, suppression de l'écoulement de la bile, et partant de la chylification : ascite, hydropisie, ictère et pâles couleurs.

4e ORDRE : TÆNIGÉNOSES (1065).

1220. Maladies produites dans le canal intestinal par le parasitisme des helminthes plats et articulés, armés d'une couronne de crochets sur l'organe d'application. Auteurs effrayants des plus violents ravages, qui se multiplient encore par leur incessante fécondité, les ténia déchirent nos surfaces intestinales, ramollissent et décomposent nos tissus, dévorent à nos dépens les produits de l'élaboration digestive, nous affament en provoquant notre appétit; ils nous épuisent en nous portant à nous gorger de vivres, et nous tuent à la fois par le jeûne et par la boulimie, nous conduisant au marasme par la réplétion. D'où convulsion, épilepsie, hystérie, tics, danse de Saint-Guy, syncope, paralysie, crampes d'estomac, épreintes et violentes douleurs d'entrailles, etc., etc.

5e ORDRE : HYDATIGÉNOSES (1073).

1221. Développement des œufs des ténia dans les organes non accessibles à l'air extérieur, et y produisant, par incubation et aux dépens des tissus envahis, des vésicules remplies d'eau, aux parois desquelles les petits ténia restent attachés, à la manière des acares œufs-végétants.

1re ESPÈCE. HYDATIGÉN. ABDOMINALE. (Ascite, tympanite, hydropisie.)

2e ESPÈCE. HYDATIGÉN. PULMONAIRE. (Vomique, tubercules, phthisie.)

3e ESPÈCE. HYDATIGÉN. CÉRÉBRALE. (Tournis quand les hydatides n'occupent qu'un lobe du cerveau ; idiotisme et folie, quand ils occupent soit les deux, soit leur point de réunion ;

manie, fureurs, épilepsie, apoplexie en suivant le progrès du mal.)

4e ESPÈCE. HYDATIGÉN. UTÉRINE. (Altération profonde de l'utérus, sous différentes formes et avec divers symptômes, selon la région qui a été le lieu d'élection.)

5e ESPÈCE. HYDATIGÉN. SCROTALE. (Développement de ces hydatides dans les testicules et le scrotum.)

6e ESPÈCE. HYDATIGÉN. RÉNALE. (Dans les reins dont ils détruisent la substance, en supprimant la sécrétion urinaire.)

7e ESPÈCE. HYDATIGÉN. MUSCULAIRE. (Beaucoup plus rare chez les travailleurs, à cause du jeu des muscles, qui en broieraient les œufs, dès leur première incubation ; il faut que l'animal soit condamné à un repos absolu, pour que leur développement dans un tel milieu soit possible.)

OBSERVATION FINALE. Les helminthes sont les auteurs des trois quarts au moins de nos maladies. Il n'est pas de tissus imperméables à leur invasion, il n'est pas de douleurs internes qui ne soient l'effet de leurs piqûres; il est peu de mouvements convulsifs qui ne reçoivent l'impulsion de leur application sur quelque papille nerveuse. Les retards apportés aux autopsies nous empêchent de surprendre ces vampires sur le fait, et de les rencontrer au centre de leurs œuvres; mais l'analogie nous les indique, partout où il peut exister un désordre et une désorganisation.

9e GENRE : MALADIES NOOGÈNES (*Noogénoses* ou *Psychogénoses*).

1222. DÉFINIT. Maladies provenant d'un trouble survenu dans les fonctions du cerveau, et qui n'émane d'aucune des causes de maladies précédentes ; ou maladies mentales.

Par l'organe qui la perçoit, toute souffrance est, à proprement parler, morale ; car la souffrance en général est la conscience simultanée de nos besoins et de nos privations, de notre aptitude et de notre impuissance, de ce qu'il nous faut et de ce qui nous manque, soit que ce qui nous manque nous ait été refusé par la nature, ou qu'il nous soit ravi par accident; dans le second cas, la souffrance est physique ; dans le premier, elle est morale ; la différence n'est que dans le point de départ; les conséquences nosologiques en sont définitivement les mêmes. Car, dès que l'âme souffre, qu'elle s'enveloppe dans sa douleur, pour ne plus élaborer que ses angoisses, toutes les fonctions se troublent, et faute de l'influence qui en animait le jeu, et par l'absence de la sensibilité, qui se concentre en elle-même et cesse de faire irradier la vie par les canaux nerveux. Une idée peut donc tuer par une espèce d'asphyxie nerveuse, comme un coup de poignard par la plus large solution de continuité.

Il y a deux sortes de maladies mentales, ayant également pour cause la conscience d'un défaut d'équilibre entre notre aptitude et nos moyens : les maladies de la sensation, les maladies de l'intelligence ; les maladies du cœur et celles de l'esprit ; les souffrances et les hallucinations ; maladies que j'appellerais volontiers *pseudopathiques* dans le premier cas, et *pseudologiques* dans le second.

PREMIER ORDRE : PSYCHOGÉNOSES PSEUDOPATHIQUES.

1223. Maladies mentales provenant de la conscience de notre aptitude et de notre impuissance, et impliquant nécessairement un état de souffrance, sans apparence de lésions externes et organiques. (Souffrances (*pathos*) provenant d'un défaut (*pseudo*) d'organisation ou de circonstances.) Oh! que l'on souffre ici-bas, quand on conçoit ce qu'on ne peut atteindre, quand on a un cadre qu'on ne saurait remplir, une idée qu'on ne peut communiquer ou faire partager, une sympathie qu'accueille l'ingratitude ! c'est un terrible cauchemar, que ce cauchemar les yeux ouverts !

1re ESPÈCE. PSYCHOGÉN. SEXUELLE. Avoir la conscience intime et mystérieuse de l'individu qui seul, entre tous, nous paraît en état de combiner sa substance avec la nôtre, pour modeler le germe de notre reproduction, et cependant se sentir dans l'impuissance de l'approcher ou de l'attirer, c'est une faim, c'est une soif qui tue comme l'autre. De là, délire, manie, mélancolie, onanisme, désespoir et consomption.

2e ESPÈCE. PSYCHOGÉN. RELIGIEUSE. Besoin d'aimer, avec impuissance de réaliser son amour sur la terre, ce qui fait que notre âme se reporte au delà de la tombe, ayant la prescience que la métempsycose, cette résurrection de la vitalité, que nous appelons *les cieux* dans le langage ordinaire, nous replacera dans des circonstances plus complètes ; et ce qui est complet c'est le bonheur; le bonheur existe toujours quelque part, et à un moment donné, dans ce monde.

3e ESPÈCE. PSYCHOGÉN. AMBITIEUSE. Sentiment de ce qu'on peut pour l'amélioration et la puissance de l'espèce humaine ou de la cité, d'un côté, et de l'impuissance où nous placent les circonstances de réaliser ce beau rêve, de l'autre ; de là l'envie d'être riche, afin d'être puissant.

4e ESPÈCE. PSYCHOGÉN. VANITEUSE. Sentiment et de ce que l'on croit propre à nous élever au-dessus des autres, afin de faire plus que les autres pour le bonheur de la cité, et de l'impuissance où nous placent nos organes pour remplir cette mission avortée ; grande idée qui se résout en vains efforts, et finit par ne s'appliquer qu'à de petites choses, qu'à des futilités.

5e ESPÈCE. PSYCHOGÉN. ÉGOÏSTE. Impuissance d'organes arrivée à ce degré, que le besoin d'aimer et d'être utile ne peut que se concentrer en soi, pour se réaliser au moins en partie. L'égoïsme, c'est l'amour de la vie, moins le sentiment de la réciprocité; c'est le souvenir de ses droits, moins la conviction de ses devoirs ; c'est croître, sans trop se soucier de multiplier.

6ᵉ ESPÈCE. PSYCHOGÉN. CRUELLE. Ambition impuissante, et qui cherche à obtenir par la force ce qu'elle ne peut par l'ascendant, et à renverser violemment comme obstacle tout ce qui ne veut pas se soumettre et obéir. Le brigand n'est qu'un conquérant sur une petite échelle; l'assassinat n'est qu'un brigandage au premier degré et pour un fait isolé. Il y a des homicides qui ne sont pas l'effet d'une maladie, mais de l'anomalie des positions et d'une inévitable fatalité. Condamnez à vivre ensemble, et attachés à la même chaîne, deux êtres qui s'abhorrent : le plus fort ou le plus adroit des deux tuera l'autre, s'il n'y a pas d'autre moyen pour lui de s'en séparer.

7ᵉ ESPÈCE. PSYCHOGÉN. DU BESOIN. Se voir manquer de tout ce dont les autres abondent, c'est une satanique tentation de prendre, à laquelle les anges seuls peuvent être capables de résister à tous les instants. Voulez-vous supprimer le vol, faites que chacun ait amplement son nécessaire. L'avarice n'est qu'une exagération de la crainte du lendemain.

2ᵉ ORDRE : PSYCHOGÉNOSES PSEUDOLOGIQUES.

1224. Maladies mentales provenant d'un vice de raisonnement et d'une fausse appréciation des choses de ce monde. Ces sortes de maladies, qui supposent un défaut de symétrie et d'équilibre entre le centre des sensations et les organes qui nous transmettent nos impressions, émanent, soit de l'état vicieux de nos sens, soit du vice même de la conformation cérébrale. Supposez que nos sens nous transmettent des impressions contradictoires, que le toucher démente le témoignage de la vue, ou la vue le témoignage du toucher, l'esprit le mieux fait nous dira alors des folies et déraisonnera réellement. D'un autre côté, toute notre organisation porte l'empreinte d'une admirable symétrie; tout est double chez nous, comme si chacune de nos opérations était soumise à un contrôle et à une pondération réciproque. Dès que la symétrie manque ou que l'équilibre se perd, tout est faux en nous, pensée comme mouvement, jugement comme action, impression comme volonté.

Supposez donc que l'une des deux moitiés de l'organe cérébral soit en défaut, l'autre étant saine, nos idées sans contrôle resteront à l'état de doute, et nos jugements sans fixité n'engendreront que des volontés bizarres. Dans la première hypothèse, nous ne verrons rien comme les autres ; dans le second cas, nous ne voudrons rien comme eux, nous parlerons et nous agirons avec folie. Que vous semblerait d'un homme qui, jouissant de toute la plénitude de sa raison, aurait perdu l'usage des sens et ne serait plus en communication complète avec le monde extérieur, sauf l'usage de la parole? Pauvre sage, qui ne mériterait plus que le titre de fou. Malheureux mortels, notre vie est une fièvre intermittente ou ataxique de folies pseudologiques; chaque soir le sommeil nous constitue dans un accès de ce genre; sans compter ceux que de temps à autre notre folle société nous impose. Les maladies mentales, dans ce monde, ne peuvent que se graduer et non se distinguer.

1er DEGRÉ. PSYCHOGÉN. A IDÉE FIXE. Un seul de nos organes élaborateurs de la pensée continue à opérer intégralement, quand de tous les autres aucun ne le seconde. La volonté ne s'attache donc qu'à une seule idée, car la volonté n'exécute que ce qui est clair, net et complet.

2e DEGRÉ. PSYCHOGÉN. MANIAQUE. Idée fixe s'attachant à des petites choses, dès que la raison n'est pas absorbée par de plus sérieuses. La manie est le contraire de l'idée fixe proprement dite; ici un seul organe est incomplet, quand tous les autres opèrent dans la plénitude de leur puissance et de leur faculté de se contrôler.

3e DEGRÉ. PSYCHOGÉN. ALTERNANTE. Succession à espaces assez égaux, de délire et de raison, provenant de l'épuisement trop rapide de l'une ou de plusieurs de nos facultés, qui interrompt notre état de veille par des éclairs de délire fiévreux. On confond souvent cet état avec les *tics*, qui ne sont que des pertes d'équilibre musculaire, et la *chorée*, qui ne provient que d'un stimulus imprimé irrégulièrement à l'une plutôt qu'à l'autre moitié de l'appareil nerveux. J'ai observé, il y a plus de vingt ans, et dans mon extrême jeunesse, un cas de ce genre qui me paraît d'une rare singularité.

Une jeune dame, elle avait alors vingt ans, d'une haute naissance, d'une grande beauté et d'une admirable douceur de caractère, se trouvait depuis bien des années, quand j'eus l'occasion de la connaître, affectée d'un tic, qui la portait à interrompre toutes ses actions, même les plus pieuses, par des mouvements assez cavaliers, et toutes ses paroles, même les plus affectueuses, par des expressions qui lui faisaient aussitôt baisser les yeux. On ne pouvait pas entretenir avec elle la plus légère conversation, face à face, sans se sentir le visage couvert d'une petite pluie fine, qu'on se contentait d'essuyer sans la moindre espèce de dégoût, tant la bouche d'où elle était sortie était empreinte d'un aimable sourire, et sans avoir les oreilles offensées par un juron de charretier, que réparait immédiatement une bonne et douce parole que l'on aurait voulu graver dans son cœur. Elle avait épousé fort jeune le fils de l'un des plus illustres généraux de la république qui soient morts au champ d'honneur ; brave militaire lui-même, qu'elle chérissait beaucoup, malgré la grande disproportion de son âge. Elle avait une piété sincère et sans bigoterie, de la charité pour les pauvres, qui ont bien prié Dieu, mais en vain, pour que leur seconde providence fût mieux récompensée du bien qu'elle faisait. Je l'ai entendue, en distribuant des vêtements aux pauvres enfants et du pain à leurs mères, leur dire : *Voilà, mes enfants, priez pour moi,* et ajouter aussitôt avec frénésie : *Que la peste te crève !* et puis reprendre avec douceur, et comme si elle n'avait pas plus gardé le souvenir de ce mauvais compliment, que les pauvres n'en gardaient rancune : *Tiens, mon petit ange, tu seras bien gentil avec tout cela.* Elle dialoguait ainsi, et pendant tout le temps qu'on voulait bien l'entendre, l'affabilité et l'insulte, les bénédictions et les malédictions, accompagnant chaque bonne action d'un mauvais geste et d'une plus mauvaise parole. On l'écoutait sans rire, tant chacun la plaignait. Je l'ai vue à genoux, sur les dalles de la chapelle de son château, dans l'attitude de l'attendrissement et de la ferveur, interrompre chaque verset de la sublime prière du Christ, par un juron que je n'oserais pas me permettre d'écrire. Elle savait broder et peindre le paysage ; et avant de déposer sur la toile son coup de pinceau, elle partait d'une exclamation furibonde, relevait ses jupes, frappait du pied, faisait faire le moulin et à son pinceau au-dessus de la tête ; et à la suite de tous ces mouvements, et quand chacun croyait qu'elle allait crever la toile, on était fort étonné de voir le bout du pinceau reprendre le trait, juste à la place où elle l'avait laissé, et continuer le contour avec une pureté de dessin à laquelle un artiste consommé aurait pu porter envie.

On entendait ses cris ainsi entrecoupés, des environs du château, et ces cris ne cessaient qu'à l'heure où le sommeil venait la surprendre ; elle ne recouvrait ses moments lucides qu'en dormant, et alors elle avait l'air d'une vierge au repos.

Sa manie était de dire tout ce dont elle avait honte, de faire tout ce qui lui faisait de la peine, de révéler tout ce qu'elle voulait avoir de plus secret. Cette pauvre affligée était un ange ; car il ne lui est jamais échappé la révélation de la moindre faute et du moindre défaut. Malheur au profane qui aurait tenté de lui faire la cour ! le mari l'aurait su à la minute ; il fallait se résoudre à l'aimer sans le lui dire, bien sûr que cette âme naïve et chaste ne le devinerait pas.

Quand elle vous surprenait à proférer une expression dont elle n'avait pas encore connaissance, mais dont elle soupçonnait le sens graveleux, elle venait, en faisant patte de velours et vous grondant avec une gravité affectueuse, provoquer, par un reproche adroit, l'explication de ce mot, qu'on ne pouvait plus reprendre et qui devenait sa propriété ; et dès que le sens lui en était connu par une définition exacte, l'ange devenait démon, et poussait comme un cri de triomphe dont le juron faisait les frais. Pendant huit jours, elle en entrelardait toutes ses phrases.

Je me concertai un jour avec une autre personne, pour remplacer son vocabulaire en entier ; et je fis tomber, non loin d'elle, la conversation qu'elle écoutait de toutes ses oreilles, sur la gravité de chacune de mes expressions, dont j'avais recueilli, disais-je, la liste dans mes visites d'observation par les mauvais lieux. Elle ne me quitta plus que je n'eusse fait preuve pour elle de la même complaisance; son attention était entièrement absorbée, elle écoutait, comme si elle avait dormi, sans pousser un cri, sans me lancer au visage la plus légère de ses bruines; quand ma liste fut épuisée, elle la savait par cœur. Elle se redresse alors en bondissant, soulève ses jupes jusqu'aux genoux, pour les laisser retomber jusqu'à la cheville, pousse autant de cris qu'il y avait de mots, les interrompant par des phrases interrogatives et d'une philologie décente; tout le jour à la promenade, et le soir au salon, mon vocabulaire eut les honneurs du dialogue, les autres jurons furent détrônés par les miens; elle lançait ceux-ci avec la verve d'un triomphe; et tous les assistants ébahis se demandaient ce qu'elle voulait donc dire, et d'où venait ce nouveau, mais inoffensif baragouin; car aucun de mes mots, on le devine bien, n'avait jamais été usité dans aucune espèce de langue; ce n'étaient que des *abracadabra* que j'avais forgés le matin. J'avais ainsi ramené sa folie à la décence qu'elle aimait tant, et qu'elle suivait si peu.

> *Video meliora proboque, deteriora sequor.*
> Le bien me plaît, le mal m'entraîne.
> (MÉDÉE.)

Cette dame a quarante ans aujourd'hui, et sa maladie n'a pas perdu un seul de ses caractères. Et chacun cherche à s'expliquer avec effroi, à la vue d'un pareil exemple, comment il se fait que la nature, si conséquente dans ses œuvres, ait associé de la sorte les grâces de la beauté au ridicule des grimaces, la chasteté du cœur à l'impudicité du langage, la décence des goûts à la liberté la plus effrénée des gestes, et qu'elle ait donné l'enveloppe de telles apparences à un diamant si pur. Il faut bien peu de chose à la perfection d'un engrenage pour que la machine manque entièrement son but! et la machine humaine, une fois dérangée, ne se refait plus.

4ᵉ DEGRÉ. PSYCHOGÉN. DÉLIRANTE. Maladies dans lesquelles tous les contrôles de la pensée sont supprimés sans retour, et où tout équilibre est perdu entre les sens et les idées. Le délire est un rêve continuel ; il prend les caractères divers des passions dont l'organe dans ce cas est le plus en souffrance et éprouve le plus de privations ; d'où vient le *délire érotique* ou *fanatique*, *ridicule* et *jovial* ou *sérieux* et *grave*, *ambitieux* ou *furieux*, *haineux* ou *vindicatif*, *pieux* ou *impie*, *égoïste* et *avare* ou *prodigue* et *dissipateur* ; *timide* ou *téméraire*, *oisif* et *idiot* ou *entreprenant* et *infatigable* ; tout autant de variétés du manque d'équilibre et de contrôle dans le jeu des fonctions de l'esprit et du cœur, qui peuvent émaner toutes d'une cause de même nom agissant sur divers organes, et prendre des formes aussi innombrables que peuvent l'être les rapports de dimensions d'une même lésion.

RÉSUMÉ DE CETTE DEUXIÈME PARTIE DE L'OUVRAGE.

1225. Je viens d'énumérer les causes physiques et morales, d'où me semblent découler les maux nombreux qui affligent en particulier surtout l'espèce humaine. Je ne sache pas une maladie qui, comme effet, ne se range dans l'une de ces classes de causes morbipares. S'il en est ainsi, chacun de nos maux a une cause appréciable, quoique souvent elle se dérobe à une observation immédiate ; c'est dans ce dernier cas que tous nos efforts de raisonnement doivent tendre à la deviner ou au moins à la soupçonner, afin de pouvoir diriger le traitement en connaissance de cause sous ce rapport ; peu importe qu'on se trompe sur l'espèce, pourvu que la nature de la cause et son lieu d'élection nous soient clairement connus ; nous n'en avons pas moins acquis ainsi un fil qui nous servira à l'atteindre, une boussole qui nous tiendra orientés, une indication qui réglera nos moyens d'attaque et de défense. Ce qui va faire le sujet de la troisième partie que nous allons immédiatement aborder.

Il y a des *maladies curables*, mais elles ne le sont qu'en les attaquant méthodiquement à leur début ; il y a des *maladies incurables* même au début, parce que dès le début l'altération qui en est le siége est trop profonde et s'est déjà étendue trop loin. Il y a des *maladies chroniques*, mais je ne considère comme telles que les douleurs provenant d'une altération cicatrisée d'organes, qui détruit l'équilibre des mouvements et l'harmonie des fonctions : on soulage ces maladies, on ne les guérit pas. Quant aux *maladies aiguës*, on a tort de dire qu'elles passent à l'état chronique ; ce sont leurs conséquences qui peuvent être chroniques ; mais dès ce moment, la douleur qui en résulte n'a plus les mêmes causes, et n'affecte plus les mêmes caractères que la maladie chronique ; elles ne doivent donc pas porter le même nom. La *gravité* et la *légèreté* de la maladie dépendent de la puissance ou de la faiblesse de la cause et de la médication.

Quelque étendue que nous ayons donnée aux développements de cette seconde partie, elle n'est encore à nos yeux qu'à l'état d'essai, les limites imposées à cet ouvrage ne nous ayant permis que de jeter çà et là des jalons sur certains points de vue que la critique trouvera peut-être trop restreints et trop réduits en perspective. Que nos lecteurs veuillent bien nous croire plus punis qu'eux-mêmes, par cet accident ; la gêne imposée à notre expansibilité ne nous fait pas moins souffrir que la juste exigence de leur curiosité, et ne nous porte pas un moindre dommage. Sympathisons par l'indulgence réciproque.

TROISIÈME PARTIE.

THÉRAPEUTIQUE (*).

MÉTHODE PRATIQUE DE MAINTENIR OU DE RAMENER LA SANTÉ.

1226. Lorsque la cause du mal est une fois reconnue, la médication à employer n'est plus qu'une simple application des principes de l'art de se défendre. Que l'on se sente une épine dans le talon, ne se guérit-on pas de cette maladie du pied en retirant l'épine! Si dans toutes les maladies, il nous était aussi facile de mettre la main sur la cause du mal, nous ne serions jamais plus embarrassés sur le choix des remèdes. Mais malheureusement pour le bonheur de l'humanité, il n'en est pas fréquemment ainsi; et la partie la plus difficile du problème qu'en chaque circonstance se propose l'art de guérir, est précisément la connaissance de la cause. C'est une x algébrique qu'on élimine rarement, et qu'on attaque ensuite, comme si on l'avait éliminée. On l'évalue par une théorie, on la combat par une pratique positive. Mais comme toute théorie, préconisée dans un siècle, s'est trouvée fausse dans le siècle sui-

(*) De θεραπεύω, se mettre pieusement au service d'un maître que l'on respecte, d'un dieu que l'on vénère, d'un malade que l'on plaint. Prodiguer des soins à celui qui souffre, se faire esclave et ministre de ce qui le soulage ou de ce qui lui plaît; offrir de l'encens aux dieux, pour qu'ils oublient nos outrages, un baume au malade, pour qu'il nous pardonne nos autres traitements, nos épaules au maître pour alléger son fardeau, c'est se constituer domestique des dieux, du malade, et de celui que nous prenons pour maître; dans ce monde, où chacun souffre, prêtre, serviteur et médecin, tout aussi bien que Dieu, en voyant qu'il nous a créés si peu complets, que le malade qui nous donne tant de peine, que le maître dont chaque caprice impose un tourment à autrui.

vant, il s'ensuit qu'il n'est pas une médication pratique qui n'ait eu ses tours de faveur et de blâme, et que partant jusqu'à ce jour la médecine a un peu guéri au hasard ; je ne dis pas qu'elle ait tué de même ; c'est la nature qui tue, c'est le médecin qui guérit. Quand toute maladie venait du sang, de la bile et du phlegme, on cherchait à faire évacuer par les sangsues ou la saignée le trop-plein du sang ; par le vomissement, le trop-plein de la bile ; puis on avait recours aux boissons, afin de cuire la bile trop crue, de dissoudre la bile trop cuite, de saler la pituite trop fade, ou d'adoucir la bile trop salée. Pour chacun de ces *ergotismes* de l'école, on avait un arsenal de procédés et de préparations pharmaceutiques ; on suivait une pratique sévère et positive contre des combinaisons de mots.

L'anatomie vint ensuite pénétrer plus avant dans cette veine de recherches ; elle indiqua, dans le plus grand nombre de cas, le siége et les caractères de la désorganisation ; la thérapeutique crut alors avoir trouvé le mot de l'énigme ; et le malade ne s'en sentit pas mieux traité. Car l'anatomie, en signalant le siége du mal, n'avait pas pour cela révélé la cause morbipare ; elle n'avait donné à apprécier que ses derniers effets ; et puis ces révélations venaient après coup, et quand il n'était plus temps ; et il arriva qu'à chaque nouveau cas la maladie avait un peu changé de place, et dérangeait dès lors toutes les prévisions du calcul du diagnostic. En un mot, on s'évertua contre des traces de désorganisation, contre des effets dont l'autopsie d'un cas analogue semblait permettre d'apprécier les caractères physiques ; et l'on croyait ainsi attaquer le siége et la cause de la maladie, cause souvent vagabonde, et qui exerçait ses ravages d'une manière encore plus intense, là où elle laissait le moins de traces de son action.

La médecine, qui quinze cents ans durant s'était fourvoyée dans des théories bizarres et arbitraires, fut replacée par l'autopsie sur la voie de l'observation. Nous entrons dans une ère nouvelle ; l'alliance de l'anatomie avec l'histoire naturelle est appelée à donner un jour la solution de toutes les questions que se propose l'art de guérir. Le présent ouvrage est un simple programme de cette méthode nouvelle; nous aurons assez fait pour la science, en indiquant clairement le but.

1° LA SANTÉ UNE FOIS RÉTABLIE, LA PRÉSERVER DE TOUTE ATTEINTE ULTÉRIEURE.

2° UNE MALADIE ÉTANT DONNÉE, EN DEVINER LA CAUSE, ET EN TROUVER LE REMÈDE : tels sont les deux problèmes à résoudre en médecine.

Nous nous sommes occupés du premier membre du deuxième problème dans la deuxième partie de cet ouvrage; il nous reste, dans cette troisième, à poursuivre le second membre, qui découle du premier, comme une conséquence découle des prémisses, comme une application découle du principe et de la règle générale. Aussi diviserons-nous cette troisième partie en tout autant de chapitres que nous avons énuméré, dans la seconde, de causes morbipares, chapitres corrélatifs chacun à chacune de ces causes; la solution du premier problème ne sera qu'un corollaire de cette exposition.

Le premier problème constitue l'HYGIÈNE, art de conserver la santé, médecine préventive; l'hygiène préserve de la médecine.

Le deuxième problème constitue la MÉDECINE PROPREMENT DITE, qui n'est qu'une hygiène après coup. L'hygiène nous protége contre le mal, la médecine le chasse; l'une nous en garantit, l'autre nous en délivre. Ce ne sont pas deux sciences distinctes, mais seulement deux modes d'application de la même surveillance, deux actes de la même providence; elles ne diffèrent pas autrement que le mouvement qui nous relève après notre chute, diffère de celui qui nous empêche de tomber. Les soins de l'une sont des précautions, ceux de l'autre des secours et des médications; les unes et les autres ont pour but de combattre la même cause et d'en détourner l'influence. Nous les diviserons donc en *précautions et médications* 1° *antiazotiques* ou *antiasphyxiantes;* 2° *diététiques* ou *antiindigestes;* 3° *antithermaniques;* 4° *antitoxiques;* 5° *antitraumatiques;* 6° *antientomiques,* et enfin, 7° *antimaniaques* ou *précautions et médications morales.*

Il ne faudrait pas croire qu'avec l'aide de ces précautions

hygiéniques et de ces médications, on doive guérir de toutes les maladies. On n'a l'espoir de guérir que là où il reste des organes et où le cadre de la vie n'est pas encore rempli ; le cadre de la vie, la longévité, est tracé à chacun de nous en naissant ; nous sommes plus viables les uns que les autres ; les uns ont accompli à trente ans le développement qui, pour d'autres, ne s'achève que vers la centaine. Dans le premier cas, nul remède ne serait capable de prolonger l'existence à six mois de plus ; la dernière maladie n'est qu'un des mille modes d'en finir. Il n'y a de remède que contre la mort accidentelle ; la mort naturelle, c'est la fin du cadre que la nature a tracé à chacun de nous ; tout finit quand il est rempli.

Comme toutes les précautions et les médications que nous avons à indiquer sont fondées sur le nouveau système de diagnostic que nous avons développé dans la deuxième partie, il s'ensuit que notre méthode de traitement sera tout aussi nouvelle, et qu'en plus d'un endroit elle heurtera de front la méthode vulgaire et surtout celle qui était usitée avant nos premières publications, lesquelles datent déjà de cinq ans. Nous la divulguons avec d'autant plus de confiance, qu'une expérience dont nous donnerons les résultats sous chaque rubrique, nous en a garanti le succès, et que déjà les praticiens les plus probes et les plus éclairés ont confirmé, par la contre-épreuve de leur pratique, LES INDICATIONS de notre système (*).

(*) Pour la formule de nos médicaments, nous renvoyons nos lecteurs au sixième chapitre où nous en donnerons d'une manière plus spéciale la théorie et les applications.

CHAPITRE PREMIER.

PRÉCAUTIONS ET MÉDICATIONS ANTIAZOTIQUES (*) OU ANTIASPHYXIANTES (88, 256).

§ 1. — *Précautions hygiéniques.*

1227. 1° L'air pur est une nourriture, car nous nous assimilons les éléments de l'air ; il faut le renouveler souvent, car nous le vicions à toute heure en le dépouillant à notre profit.

2° L'air qui nous convient le mieux est celui auquel une longue habitude a façonné nos organes ; un air plus vif ou un peu plus lourd est un poison d'abord, auquel il faut que nous nous fassions, pour n'en être plus ou en être moins incommodés.

3° Le passage brusque d'une atmosphère à une autre plus pure occasionne dans notre économie une certaine révolution.

4° Nous profitons d'autant plus que l'air que nous respirons se rapproche le plus de la pureté de l'air atmosphérique.

5° Nous avons une respiration nocturne et une respiration diurne ; une respiration qui convient à notre état de sommeil et une autre à notre état de veille. La respiration nocturne des hommes, des animaux et des plantes commence avec la nuit, voilà pourquoi tous les animaux s'endorment à la nuit tombante. L'homme civilisé ne dégénère tant que parce qu'il pousse bien avant dans la nuit son activité de la journée, que parce qu'il veille quand il faut dormir, et qu'il veut continuer sa respiration diurne alors que les éléments de l'atmosphère, dépouillés de la lumière qui les féconde, ne sont plus propres

(*) Qui nous préservent soit des effets de la respiration, non pas du gaz azote seulement, mais de tout gaz qui n'est pas respirable et qui ne saurait entretenir la vie, soit de l'absence plus ou moins complète de l'air.

qu'à la respiration du sommeil. Les vieillards, qui n'aiment plus que ce qui fait du bien, se font une règle de se coucher tôt et de se lever de bonne heure ; ils suivent le jour qui règle l'alternative de nos fonctions animales. Le jour est le temps des bonnes pensées et des bons travaux, des plaisirs qui ne font point baisser les yeux ; la nuit fut de tout temps le rendez-vous des orgies et des mauvaises passions. On cause le jour, on danse la nuit ; on travaille le jour, on dissipe la nuit, au jeu, et son temps et sa fortune.

6° L'art d'aérer nos habitations de la ville se perd de jour en jour ; nous les ornons et les construisons pour les montrer et non pour y vivre. Qui est-ce qui a donné à Mansard l'idée d'inventer l'entre-sol et la mansarde, si ce n'est le propriétaire qui vise à la location, comme le marchand négrier vise à ne pas laisser dans sa frégate une seule place non occupée ? Dans un appartement élevé, l'air vicié, cédant à la chaleur qui l'imprègne, monte aux combles, et alors, à la hauteur de notre bouche, se trouve toujours l'air pur et renouvelé ; dans un appartement bas, l'air vicié reste à la hauteur de la tête ; il faudrait se coucher par terre, pour y respirer l'air pur.

7° Je voudrais que dans tout lieu de travail et de réunion, comme dans tout salon, on ménageât, au milieu du plafond, une ouverture de dix centimètres au moins, et qui conduisît, par aspiration, tout l'air vicié, à mesure qu'il se forme, au-dessus des toits ; on y respirerait alors comme dans la rue. Je voudrais encore que tout produit de la combustion, ceux de la lampe comme ceux du bois, passassent par le tuyau de la cheminée, sans séjourner un seul instant dans l'appartement. Que coûterait-il d'avoir pour chaque lampe un entonnoir mobile qui en portât la fumée là où passe la fumée de l'âtre ? ce serait un ornement de plus là où on entasse des ornements bien autrement incommodes, et ce serait un ornement bienfaisant.

8° Dans les salles d'hôpitaux, de pensionnats, de casernes, de prisons, donnez du jour à toutes les hauteurs, et des courants d'air dans les régions élevées, par des fenêtres opposées, et que l'on puisse tenir ouvertes à la fois, les unes au nord et les autres au midi. En procédant ainsi, vous n'aurez pas tant à vous préoccuper de savoir combien de mètres cubes d'air un homme respire dans les vingt-quatre heures, ridicule problème quand on le pose ainsi. Les soldats alignés en bataillon toute une journée dans les champs n'en respirent pas moins à l'aise, quoique l'espace d'air qui les enveloppe soit bien borné; mais à chaque instant cet air se renouvelle. Ne mesurez donc pas l'air, mais renouvelez-le; le renouveler, c'est le doser à chaque inspiration; c'est le corrompre que de le doser toutes les vingt-quatre heures. Nos églises gothiques ont été construites dans ces vues hygiéniques : la lumière y pénètre partout, l'air s'y renouvelle sans cesse par le haut; leurs dalles sont pavées de têtes qui y respirent à l'aise, sans courant d'air; faites un entre-sol de ces églises, les fidèles y tomberont asphyxiés.

9° Notre système de construction est aussi vicieux pour les écuries que pour nos appartements. Nos écuries sont des entre-sols; elles devraient être de hautes salles ou hangars voûtés, avec de larges portes, des échappements d'air à la voûte de distance en distance, de grandes fenêtres vitrées dans le bas et au-dessus de la tête du cheval, et des vasistas sous la corniche des deux murs opposés; le cheval et les animaux domestiques se trouveraient dès lors à l'écurie comme dans un champ abrité, si pressés qu'on les rangeât à la mangeoire.

10° Ne faites pas un salon ou un cabinet de vos chambres à coucher; n'y entrez que le soir; et dans le jour, ouvrez grandement vos fenêtres, pour que l'air et la lumière y circulent librement, et que tout y soit purifié pour la nuit suivante.

11° Dans les lieux bas et humides, l'air se vicie plus vite que partout ailleurs; car à la faveur de l'humidité tout y fermente et se corrompt, la santé comme toute autre chose. Dans notre système de construction, tout rez-de-chaussée est malsain; nos architectes n'ont aucune idée d'hygiène, ils ne cherchent qu'à faire de l'architecture grecque dans un pays humide et froid; ils veulent nous garantir du peu de soleil que notre climat nous accorde une fois la semaine. Je propose un moyen bien peu coûteux d'assainir le rez-de-chaussée. Commencez par les fondations, car c'est des fondations que l'humidité monte au premier étage ; en conséquence, faites chauffer vos moellons et pierre de taille à un feu modéré, et arrosez-les aussitôt de substances grasses d'inférieure qualité, ou de mauvais bitume ; cimentez, au lieu de plâtre, avec un mélange de ce bitume et de chaux vive, et cela jusqu'à la hauteur d'un pied au-dessus du sol ; jonchez le pavé d'un pied de cailloutis pétri avec le bitume, puis d'un demi-pied de mâchefer et de débris de charbon, et étendez par-dessus vos briques vernissées mat ; en outre, quand les murs sont crépis et qu'ils sont secs, chauffez-les encore et imprégnez-les d'huile siccative, de résine bouillante, ou d'un mélange de neuf parties d'essence de térébenthine et d'une partie de cire jaune étendu avec le pinceau, de manière que tout le mélange pénètre dans le plâtre ; peignez ou tapissez par-dessus avec du papier ; votre rez-de-chaussée sera, dès ce moment, aussi sec qu'un troisième étage, pourvu que vos fenêtres soient amples, nombreuses, bien exposées, et que ce ne soient pas des trous de cachots.

12° L'air de nos villes, avec nos rues étroites, nos maisons élevées, nos appartements bas et étroits, notre population entassée, est un poison lent que l'habitant respire dès le berceau et qui lui abrége la vie. Quand toutes les rues seront des boulevards, le séjour de la ville sera aussi sain que celui de la campagne.

§ 2. — *Médications thérapeutiques.*

1228. Lorsque la respiration a été interrompue ou grandement viciée, la médication la plus prompte est seule en état de réparer le mal ; tout retard est mortel, surtout chez l'homme, quand la suspension de cette fonction n'est pas due à une syncope ; on a vu en effet des syncopes durer assez longtemps, avec toutes les apparences de la mort. La médication doit être fondée sur la théorie de chacun des accidents divers dont l'asphyxie est la conséquence.

1° Asphyxie par le vide, la strangulation et l'occlusion (101, 117, 113). Le premier et le plus pressant besoin est d'enlever l'obstacle qui s'oppose à l'introduction de l'air ; de couper le lien qui étrangle, de retirer le corps étranger ou parasite qui bouche la trachée, de répandre l'air atmosphérique autour de l'asphyxié. Il nous manque en chirurgie un bon *tire-bourre* pour extraire, sans blesser les parois de l'organe, les corps étrangers ou les fausses membranes (150) qui se sont introduits ou formées dans les voies aériennes. Le vomissement, violemment provoqué par un à deux grains d'émétique selon les âges, les expulse souvent avec le plus grand succès.

Ce résultat une fois obtenu, il faut se hâter de frictionner le corps du malade autour du cou, entre les deux épaules, sur la poitrine et l'abdomen, avec une pommade aromatisée (la pommade camphrée, par exemple), et de placer une compresse d'eau sédative sur la région du cœur, sur le crâne et autour du cou. Notre eau sédative à base d'ammoniaque a la propriété de pénétrer promptement dans le torrent circulatoire, et d'y dissoudre l'albumine congestionnée, de la remettre en circulation, d'imprégner enfin le sang d'ammoniaque et de sel marin qui sont deux de ses plus puissants véhicules. Les frictions à la pommade impriment une heureuse impulsion, sans blesser la peau, au sang des capillaires et veines superficielles ; elles réchauffent ce liquide, et le remettent en mouvement, si toutefois la vitalité ne l'a pas tout à fait abandonné. On peut insuffler doucement de l'air chaud dans les poumons, pour rétablir le mouvement des alternances respiratoires ; dans ce cas, on fera bien de faire passer l'air à travers des grumeaux de myrrhe ou de camphre, pour s'opposer à toute tendance à la décomposition putride d'un organe aussi porté que l'est le poumon à se décomposer ; ensuite, et pour triompher des congestions du sang dans les capillaires pulmonaires, on fera passer l'air au travers du sable humecté avec un mélange d'une partie d'ammoniaque et de cinquante parties d'eau pure ; tout cela est facile à adapter à la tuyère du soufflet, avec des tuyaux de rechange. Au premier signe de vie que donne le malade, faites-lui prendre bien chauds, des bouillons et consommés fortement aromatisés.

2° Asphyxie par submersion. Essuyez le corps et arrosez-le avec de l'alcool camphré au titre le plus élevé que vous le pourrez. L'alcool, qui a la propriété de passer par imbibition à travers les membranes vivantes, surtout au moyen de frictions répétées, enlèvera au sang sa qualité trop aqueuse. Car par son séjour prolongé dans l'eau, le sang a dû se délayer outre mesure; or la circulation s'arrête autant par excès que par défaut de menstrue. Frictionnez par-dessus à force avec de la pommade, faites, doucement et par inclinaison, dégorger le malade; insufflez-lui dans les poumons de l'air imprégné d'alcool camphré, ou d'alcool saturé de tout autre parfum antiseptique; il suffira pour cela de jeter quelques gouttes de ce liquide dans l'intérieur du soufflet. Il faut avoir la précaution que les mouvements alternatifs d'aspiration et d'expiration du soufflet ne dépassent pas en durée ceux d'une respiration calme et ordinaire.

1229. Asphyxie par la vapeur de charbon (274) et par les émanations acides (283). Lotions abondantes avec l'eau sédative, afin de redissoudre, par le véhicule de l'ammoniaque, les congestions déterminées par l'action chimique des vapeurs acides. On ne saurait s'imaginer, si on ne l'avait éprouvé soi-même, avec quelle rapidité l'action de l'eau sédative pénètre à travers les téguments et les sutures du crâne, et fait cesser les effets morbides des congestions. Ensuite frictions incessantes sur tout le trajet de l'épine dorsale, sur la région abdominale avec une flanelle imbibée de pommade camphrée; insufflation d'air pur légèrement alcalinisé, avec une faible quantité d'ammoniaque; fomentations continuelles avec des linges chauds sur les extrémités surtout.

1230. Asphyxie par le gaz ammoniacal, l'hydrogène sulfuré et autres gaz basiques. Frictions générales avec le vinaigre camphré ou autrement aromatisé; puis larges lotions avec l'alcool à 40° camphré; les lotions acides ayant pour but de neutraliser les effets exagérés du véhicule alcalin, et de décomposer les gaz vénéneux en précipitant leurs bases, et l'alcool celui d'absorber la portion aqueuse du sang et d'en diminuer la liquidité.

1231. Exhalaisons et émanations acides, miasmes des marais. Il est des arts, tels que le nouveau procédé de dorure au trempé, inventé, il y a près de quinze ans, par un pauvre ouvrier allemand, et importé, depuis quelques années, en Angleterre et en France (*), où l'on est sans cesse enveloppé d'une atmosphère d'acides nitrique et hydrochlorique, d'une eau régale enfin, que l'on respire par toutes les surfaces. Les fabriques de vitriol et d'acides sont dans la même catégorie. Or les industries où l'on emploie le mercure sont peut-être moins funestes que ces industries acidifères. Le mercure attaque les nerfs, les acides rongent les parois du canal intestinal et de la poitrine. Et malheureusement l'expérience n'a pas encore produit tous ses effets, pour que nos ouvriers se précautionnent contre ce fléau. Ils devraient avoir soin de n'opérer que sous des manteaux de cheminées bas et vitrés, de manière que l'ouverture qui laisserait passer le bras fût assez étroite pour que le tirant ne rabattît pas. Chaque opération de dérochage, décapage, passage au mat, dorure et passage à la couleur devrait avoir sa cheminée et son atelier spécial; et tous les ateliers devraient être soit dans les étages élevés où les courants d'air sont plus rapides, soit autour d'une cour ouverte au milieu et dont la disposition lui donnât une espèce de tirant de cheminée. Enfin les ouvriers devraient se lotionner souvent les mains avec de l'eau sédative, et se tenir le cou constamment entouré d'une cravate imprégnée de cette eau, pour que la bouche et le nez se trouvassent constamment enveloppés d'une légère vapeur ammoniacale propre à saturer les émanations acides et à en paralyser l'effet. On pourrait également faire usage ou d'un masque tapissé de chaux vive, ou bien d'une cigarette remplie soit de limaille de fer, soit de poudre de marbre, soit de grumeaux de chaux ou de potasse caustique, en ayant soin que le fond de la cigarette eût un bon diaphragme, pour empêcher la poudre du caustique d'arriver pas aspiration dans la bouche. Nous recommandons les mêmes précautions aux chapeliers qui sécrètent avec le nitrate de mercure, aux ou-

(*) Voyez le résumé de nos rapports d'expertise, sur le procès auquel a donné lieu cette dorure. (*Revue scientifique et industrielle,* tom. VII, pag. 461, déc. 1841.)

vriers des fabriques d'acide, etc., etc. ; à ceux qui travaillent dans les égouts, aux riverains des endroits marécageux, avec la différence que la cigarette de ceux-ci pourrait être remplie de grumeaux de chlorure de chaux. Nous donnerons la description de ces cigarettes dans le sixième chapitre de cette troisième partie. La fumée du tabac, très-hygiénique partout ailleurs, ne peut ici que servir de véhicule et d'auxiliaire à l'action corrosive des acides et des miasmes.

1232. Les feux que l'on brûle sur les bords des marais assainissent l'air, non-seulement en décomposant les principes chimiques des miasmes par la flamme, mais encore en les savonulant par les huiles essentielles, en les neutralisant par l'acide pyroligneux qui se dégage. Le papier d'imprimerie que l'on brûle dans un appartement est un puissant antimiasmatique. Desséchez ou creusez les marais en canaux, ou bien placez, sur leurs bords, les grandes usines de toute sorte, les fabriques de chlore et d'acide.

CHAPITRE II.

PRÉCAUTIONS ET MÉDICATIONS DIÉTÉTIQUES.

1233. La nourriture varie suivant les espèces, les individualités, les mœurs et les habitudes. Tous les végétaux ne se plaisent pas dans la même terre et les mêmes engrais; les uns dégénèrent là où les autres prospèrent ; les animaux ne sont pas tous carnivores ; de même l'homme ne se nourrit pas, dans toutes les situations de la vie, de la même façon. La nourriture de l'adulte serait indigeste pour l'enfance, et celle de l'enfance serait insuffisante et débilitante pour l'adolescence. De même la nourriture de l'homme de loisir serait un poison de sensualité pour l'homme de travail ; et celle de l'homme de travail serait lourde et pénible pour l'estomac friand et paresseux de l'homme sédentaire par goût ou par condition. La meilleure nourriture est celle qui suffit à notre digestion et à nos habitudes ; la société la doit à chacun, en retour de son travail ; c'est un crime de vol que de la lui soustraire, quand il y en a assez pour tous.

1234. Il est d'une bonne économie industrielle de bien nourrir le travailleur, les produits de son travail étant proportionnels à ses forces. Il est d'une sage économie publique de veiller à ce que l'enfant, à quelque rang qu'il appartienne, soit bien nourri ; son développement étant le produit de sa nutrition, et l'État devant viser à améliorer la race de ses citoyens, avec plus de zèle, sans aucun doute, qu'il ne vise, par l'établissement de ses haras, à l'amélioration de la race des chevaux. Une société se suicide quand elle permet qu'on épuise sous ses yeux, par les excès du travail et des privations, les forces naissantes de l'enfant de ce peuple où toutes les classes finissent par aller régénérer leur séve abâtardie par la dépravation des mœurs.

1235. Un mélange heureux et en proportions suffisantes de substances glutineuses, au premier rang desquelles se place la viande pour l'homme, et de substances saccharifiables, c'est la base de toute nourriture normale. Mais une pareille nourriture suffisant tout aussi bien à l'animal qu'aux parasites qui l'assiégent, il est de toute nécessité d'y ajouter des ingrédients capables d'empoisonner ces parasites infiniment petits, sans porter le trouble dans les fonctions de l'animal lui-même. Ces ingrédients sont ce qu'on appelle les *assaisonnements* et les *condiments*. Tout condiment est un vermifuge et un anthelmintique; c'est un poison à très-petite dose, et qui ne peut tuer que des animaux très-petits. Or, comme il n'est pas une seule espèce d'animal qui ne soit à chaque instant assiégé de parasites, il s'ensuit qu'on nuirait autant à sa santé, en le privant de condiments qu'en le privant de nourriture. On ne fait que l'affamer dans le second cas, on le livre pieds et poings liés à ces vampires, dans le premier.

J'ai toujours vu la gastrite, la diarrhée, les douleurs d'entrailles avec tout leur cortége de symptômes morbides, être la conséquence inévitable d'une nutrition fade, saccharine et mucilagineuse. Le régime et la diète édulcorée ne sont qu'un poison, au moyen duquel la médecine combat un autre genre de poison; la diète substitue une maladie à un premier malaise. Mettez à la diète l'homme le mieux portant, vous le vouez à tous les genres de maladie. Jamais la gastrite n'a été plus endémique qu'à l'époque de la plus grande vogue de la théorie antiphlogistique.

1236. Nos éleveurs de bestiaux ne savent plus à quoi attribuer l'énorme mortalité qui afflige leurs écuries; il est pourtant bien facile de voir que cette calamité date de l'époque où nos économistes leur ont conseillé les marcs de distillerie, de betterave, etc., d'épluchures de pommes de terre, comme un succédané du foin. Le foin avait son condiment, son anthelmintique dans le benjoin qui le parfume; les marcs ne possèdent aucun condiment. De là toutes ces fièvres putrides, en d'autres termes, ces fièvres vermineuses qui se déclarent, et qui emportent une belle vache laitière en si peu de temps. Aux pâturages les bestiaux savent vivre et se médicamenter; quand vous les emprisonnez, imitez-les dans la nourriture que vous leur donnez, autrement vous les empoisonnez.

1237. Une nourriture saine, et telle que nous l'entendons, est donc une médication préventive, elle détourne et prévient les maladies; elle suffit souvent pour les guérir au début. Supprimez le régime et la diète à tel valétudinaire, et substituez-y un repas aromatisé et activé par un peu de bon vin; vous le ramenez à la santé d'une manière héroïque, s'il lui reste encore des organes pour respirer et digérer. Je me suis souvent amusé, depuis trois ou quatre ans surtout, à servir à mes convives tout ce que j'avais de plus épicé, une soupe aromatisée avec ail, oignon cuit, clous de girofle, cannelle et même une tête d'épingle de muscade; un rôti lardé de thym et d'ail; une salade hautement poivrée; bien des gens se récriaient d'abord contre ces incendiaires (terme consacré par la théorie antiphlogistique); je les observais ensuite après le repas, je n'en ai jamais trouvé un seul qui se soit plaint d'avoir la gastrite ou de mal digérer.

1238. Essayez de manger fade et doux, et votre digestion

sera, sans contredit, lente et pénible, et vous regretterez vos toniques, c'est-à-dire vos anthelmintiques. Les condiments chassent les ascarides vermiculaires, de la panse stomacale dans les intestins, et laissent la première digestion s'effectuer sans obstacle. Les mucilagineux les y appellent, au détriment des parois digestives, et partant, de l'acte de la digestion.

1239. Je déjeune tous les matins, ayant pour convive un enfant de deux ans, et qui est venu au monde à l'époque la plus difficile de notre commune existence; ce serait à mes yeux un miracle que d'avoir pu l'élever, si je ne connaissais pas le secret d'une pareille anomalie. Eh bien, depuis qu'il mange, je ne lui donne pas une bouchée qui ne soit enfarinée d'un peu de poivre, ou aiguisée d'un peu de moutarde. Quoique grêle et fluet, il se porte à merveille; il joue et chante toute la journée; il est d'une gaieté bruyante et d'une volonté de fer; il tette encore par là-dessus, puis il se met à fumer la cigarette de camphre; quand il nous semble constipé, on lui administre une cuillerée de sirop de chicorée, et tout est dit. La théorie antiphlogistique nous aurait accusé de meurtre, en nous voyant procéder ainsi; si elle avait raison, nous serions coupable de plus d'un meurtre de ce genre; car tous les enfants malades de l'estomac et du bas-ventre qu'on nous amène, nous les mettons aussitôt à ce régime-là, et au bout de deux jours nous les voyons jouer dans la rue. Nous traitons nos grands malades par la même méthode que les enfants.

L'exemple suivant est une des plus saillantes applications que nous ayons faite de notre méthode, à l'époque où l'on s'est tant mis en frais pour en décourager les gens. La femme d'un logeur du quartier était en proie, depuis deux ans, à des maux d'estomac qui prenaient de temps à autre les symptômes du pylore. Elle ne pouvait plus supporter la nourriture ordinaire, elle ne vivait plus que de laitage, qu'elle rendait tout aussitôt caillé et acidifié. Il lui prenait des lipothymies, des défaillances avec des sueurs froides; elle était forcée de s'arrêter et de s'asseoir au premier endroit où elle se trouvait. Elle avait consulté sans succès plusieurs médecins, s'était rendue à la consultation de l'Hôtel-Dieu, avait essayé en vain de chacune de ces ordonnances, et le mal ne faisait qu'empirer. Or, le laitage ayant été supprimé et remplacé par des consommés aromatisés, l'usage constant de l'aspiration du camphre au moyen de la cigarette, et l'ingestion du camphre trois fois par jour, à la dose de dix centigrammes chaque fois, suffit pour ramener cette pauvre malade à la plus complète santé; au bout de huit jours, on la rencontrait avec des chiffons de pain qu'elle dévorait à belles dents, et qu'elle digérait, la cigarette à la bouche. Toute la maladie de cette femme se réduisait à l'invasion des ascarides vermiculaires dans la panse stomacale, dont ils auraient fini par désorganiser les parois; et alors le mal eût été sans remède.

1240. Le mouvement après le repas est un condiment d'un autre genre. Nul ne digère plus mal que l'homme sédentaire et l'homme de cabinet; non pas que le mouvement soit nécessaire immédiatement après le repas, bien au contraire; il faut du repos pour que la digestion stomacale s'opère, que le bol alimentaire s'élabore en chyme. Mais dès que le chyme passe dans le duodénum, l'agitation devient un auxiliaire de la nutrition, parce que les contractions des muscles abdominaux forcent la bile à couler avec plus d'abondance, pour procéder à la transformation du chyme en chyle, et fournir son contingent à la digestion duodénale (168). Pendant la première heure, après le repas, restez assis et causez; faites ensuite un violent exercice pendant une heure, et vous aurez secondé de deux manières différentes les deux premières fonctions de la digestion. Après chaque repas, le paysan fait une sieste, comme le bœuf rumine; il élabore par l'estomac; quand vient la phase duodénale, le travail qui l'appelle est là pour seconder cette fonction; et la nutrition se complète à l'aide de la fatigue.

Ajoutez à cela que la matière amère de la bile est un excellent anthelmintique. De là vient que des frictions longuement continuées, seules et sans autre ingrédient, sur la région du foie, suffisent quelquefois pour nous débarrasser de nos douleurs d'entrailles; elles font couler la bile et l'amertume de la vésicule du fiel, sur les helminthes qui se sont glissés à la hauteur de cette région.

1241. Par la raison contraire, le travail d'esprit, après les repas, est aussi pénible que nuisible à la digestion. Ces deux digestions, l'une cérébrale et l'autre stomacale, ne peuvent pas être simultanées; la pensée ne pouvant élaborer que des produits de la nutrition, il est contradictoire dans les termes d'admettre que ces deux fonctions puissent s'effectuer dans la même période. La conséquence ne se manifeste pas en même temps que le principe. L'homme de cabinet n'est jamais plus dispos qu'à jeun; mais la faim ne tarde pas à rendre cette disposition de courte durée; et puis la panse stomacale se trouvant vide alors de condiments qui ont tous passé dans la panse intestinale ou plutôt côlique, les ascarides vermiculaires sont chassés de ce gîte inférieur dans l'estomac, où leurs titillements occasionnent ces sortes de douleurs et d'impressions avant-coureurs de la faim, que l'on désigne habituellement sous les noms de *crudités d'estomac, mal d'estomac, crampes d'estomac, douleurs de la faim*. Un moyen qui serait capable d'interdire aux ascarides l'entrée de la panse stomacale, pendant le travail d'esprit, permettrait à l'homme de cabinet de prolonger assez loin sa veine de disposition intellectuelle. Or j'ai trouvé ce moyen, et je m'en sers chaque jour depuis bien longtemps. Il m'arrive de rédiger, sans discontinuer, à moi qui ne puis rédiger qu'à jeun, et avec une simple tasse de café à l'eau, il m'arrive, dis-je, de rédiger, depuis la pointe du jour jusqu'à trois heures après midi, sans éprouver d'autre signe de la faim qu'une fatigue d'esprit qui m'indique que l'heure est arrivée de prendre de la nourriture; il est souvent même quatre heures, que je n'y songe pas encore; habituellement je m'arrête à une heure, pour vaquer à d'autres occupations. Mon secret pour tenir tête à un travail aussi peu interrompu n'est pas bien difficile à retenir; je me contente de garder tout ce temps à la bouche, une cigarette de camphre à tuyau de plume, et de l'aspirer en respirant et en avalant la salive qui s'imprègne de ce parfum. Tous ceux à qui j'ai conseillé ce moyen de prolonger le travail en ont retiré les mêmes avantages. Je reprends la cigarette aussitôt après avoir mangé, et je n'éprouve plus de digestions pénibles, moi qui auparavant avais toujours tant souffert en digérant. L'odeur du camphre aspiré s'introduit tout autant dans l'estomac, par ingurgitation et par la déglutition de la salive, que dans les organes respiratoires; un mouvement péristaltique stomacal indique, dès la première gorgée, que la vapeur du camphre est déjà parvenue à sa destination.

1242. Les fumeurs de tabac, et je dirai même d'opium, se défendent de la faim, ou au moins de ses angoisses, par le même procédé que le nôtre; mais ils ont l'esprit moins libre, vu que les narcotiques ne permettent pas ou permettent peu le travail intellectuel. Ils tuent le temps, en tuant les ascarides qui les menacent; ils savourent, mais pensent peu; leur volupté est un quiétisme; leur quiétisme est l'effet d'un condiment; leur jouissance est l'absence de la souffrance; c'est une protection accordée au travail de la digestion; et demandez-le aux gastralgiques, il est si heureux l'homme qui digère. Voilà pourquoi le soldat disciplinaire se révolte dans les prisons quand un règlement arbitraire et empreint d'une ignorante sévérité le prive du seul moyen qui lui reste, pour digérer paisiblement la nourriture par elle-même la plus indigeste que je connaisse. Il préfère la mort en se défendant, plutôt que les angoisses en digérant. Le fumeur d'opium ne se fait pas tuer; énervé comme il l'est par le poison, où en trouverait-il la force? Le soldat se soûlait avant l'importation du tabac; il était tapageur, grand corrupteur et plus grand casseur d'assiettes. Ses habitudes ont subi une révolution tout entière, depuis qu'il fume; ses traits se sont empreints depuis lors d'un dévouement impassible et d'une résignation stoïque à la fatalité. Tout prisonnier sans tabac est capable des plus grands désordres; la morale qui soutiendrait le contraire ne serait qu'une absurde immoralité.

1243. On vit longtemps quand on sait être sobre, et qu'on ne manque de rien. Rien n'est hygiénique comme l'habitude. Cependant un léger excès tous les huit jours imprime une activité nouvelle à nos organes; il coupe la monotonie de nos fonctions, et force les obstacles de la constipation. Seulement il faut que le lendemain soit une transition à la nourriture habituelle, et qu'on ne passe jamais brusquement et sans intermédiaire de la surabondance à la privation. Nos organes se prêtent peu à ces brusqueries. Quand l'ouvrier, après un bon dimanche, fait encore un tout petit bout de lundi, il a l'instinct de ce que nous venons de dire ; il façonne son estomac à la sobriété du restant de la semaine. Nous n'en voyons tant de malades que parce que, forcément ou par économie, ils redeviennent buveurs d'eau le lendemain d'une petite orgie, et qu'ils se mettent à la diète le lendemain d'un bon dîner.

1244. Quand une digestion a été troublée, pervertie, suspendue et paralysée, il faut au plus tôt en évacuer les produits ; ils ne sauraient que nuire à une digestion subséquente, faute de pouvoir profiter au corps : rien n'est plus funeste, dans nos intestins, que ce qui n'est pas assimilable. Le vomissement est pénible et a ses accidents ; les évacuants n'en ont aucun, s'ils ne dépassent pas la dose tolérée par l'économie. Je me sers à cet égard d'aloès succotrin en grumeaux de un à deux grains ; on en avale quatre à cinq entre deux soupes, ou entre deux pains à cacheter, l'indigestion se dissipe bien vite ; et si elle n'est réduite qu'au rôle d'inappétence, on peut continuer le repas comme d'ordinaire; vers le matin du lendemain, le malade est bien vite débarrassé de tout ce qui lui pèse, et lui paralysait l'appétit. On recommence très-vite sur nouveaux frais, quand on a fait table rase.

1245. Au nombre des plus puissants condiments que possède le riche, il faut ranger les condits, les liqueurs alcooliques, les vins généreux, les spiritueux aromatisés avec la cannelle, l'écorce d'orange, l'angélique, la muscade, la vanille, la fleur d'orange, etc. (curaçao, vespétro, eau de fleur d'orange, kirsch-wasser, eau de noyau), espèces d'élixirs anthelmintiques qu'il se sert après chaque repas, comme pour protéger sa digestion, tout en flattant agréablement son palais émoussé. Le pauvre n'a pour tout anthelmintique qu'un petit verre d'eau-de-vie le matin à jeun, et on le lui reproche, comme un mauvais goût ; il n'a pendant tout le restant de la journée, et dans le même but, qu'un peu de tabac qu'il fume ou qu'il mâche, et on lui en fait un crime, comme d'une saleté.

Ne changez pas vos goûts de luxe, ils sont hygiéniques; mais laissez-lui les siens, ils ne le sont pas moins, et à moins de frais. Quand il entre à l'hôpital, et qu'on les lui supprime, pour le traiter par le jeûne et l'abstinence, on ajoute à sa maladie une ou plusieurs maladies de plus. Il y entre pour un panaris ; il y gagne une fièvre typhoïde, qu'il aurait évitée en fumant (998).

1246. La nutrition est le laboratoire de la vie et du développement. La faim est un poison qui ronge et qui tue. Que doit donc être la diète? C'est une faim plus lente ; si on la prolonge trop, c'est un poison plus lent et d'autant plus actif, qu'elle s'éloigne plus des caractères de la nutrition normale. La meilleure médication est celle qui combat la cause du mal, sans altérer les sources de la vie, qui seconde la nutrition et ne la suspend pas. Si l'homme a besoin pour se nourrir d'un mélange, en proportions convenables, de gluten et de sucre, comment croire qu'on lui soit utile, en lui administrant tout simplement de l'eau tenant en dissolution un principe amer et non assimilable ; vous pouvez par cela tuer l'helminthe et autre parasite, mais vous affamez aussi le malade et vous le tuez d'inanition ; et cela d'autant plus vite, que vos tisanes renferment moins de principes nutritifs. Prenez cet animal bien portant, et supprimez-lui tout à coup sa nourriture, mettez-le à la diète. La fièvre va le gagner, cela est évident; la diète appelle la diète ; mais la fièvre appelle la fièvre cérébrale. Appliquez-lui la glace sur la tête, vous éteindrez un peu le feu qui le dévore; mais la maladie est un cercle vicieux, qui dégage du calorique en raison des progrès qu'on lui laisse faire ; la glace semble fondre, quand on l'applique sur la tête ; il faut en augmenter la dose progressivement ; bientôt le sentiment fuit avec le calorique ; l'animal meurt à la longue, affamé et gelé. C'est pourtant de cette façon qu'on traite quelquefois l'espèce humaine. J'ai vu mourir ainsi une petite fille de douze ans ; son agonie dura quinze jours, pendant lesquels elle resta à la diète la plus sévère, et garda la glace sur la tête, qui y fondait par torrents. Je m'époumonnais à dire aux parents : « Avec quoi voulez-vous qu'elle reprenne la vie? Avec quoi voulez-vous qu'elle se refasse du sang? Point de chaleur, point de nourriture; l'homme ne supporte pas longtemps ces deux privations. » La pauvre fille mourut; depuis quinze jours son heure était marquée. La fille cadette tomba malade quelques mois plus tard; sa maladie, au début, offrait les mêmes symptômes. Cette fois-ci, j'eus assez d'éloquence pour me la faire confier. Je lui donnai mes anthelmintiques, je combattis les mouvements de fièvre avec mon eau sédative; quelques instants après, elle eut appétit. Je lui fis donner une nourriture fortement épicée. Deux jours après, elle n'offrait plus de traces de symptômes, et, en continuant la même médication, elle jouit d'une santé parfaite; je lui ai épargné la diète, la glace et la mort, par un procédé qui n'est pas nouveau; car il n'est pas nouveau de prendre une bonne nourriture.

1247. La meilleure médication est celle qui ne fait que seconder la nutrition; la meilleure nutrition est celle qui porte en elle-même sa médication. Quand la médecine s'écarte sur ce point des indications de la nature, elle tue d'autant plus vite, qu'elle s'en écarte davantage; elle prolonge d'autant plus le mal, qu'elle s'en écarte moins; et tant qu'elle s'en écarte, le développement, qui est toute la vie, n'étant que le produit de l'assimilation, comment voulez-vous qu'il continue, quand on supprime tout ce qui est assimilable? Cette suppression équivaut à l'homicide. Oh! que j'ai vu de gens que la cessation de la diète et la reprise d'une nourriture aromatisée a remis sur pied, comme par enchantement! Avec mon traitement, tous les malades mangent *ad libitum*, dès qu'ils manifestent de l'appétit, même les amputés, même les femmes en couche; et ils sont à l'abri de la fièvre traumatique et de la fièvre puerpérale et péritonéale, grâce aux lotions de l'eau sédative et aux frictions prolongées sur les reins avec la pommade, je vous le garantis. Ils font ainsi du sang, pour en réparer la perte.

1248. Le lait de la nourrice est la panacée et la nourriture la plus anthelmintique de l'enfant; on ne doit jamais l'en priver sous aucun prétexte, quand il n'y a pas de cas d'infection. Le lait du biberon est bien loin de jouir des mêmes avantages; il a perdu de ses propriétés en perdant de sa chaleur vitale ; car en passant, par la succion, des vaisseaux lactifères dans la bouche de l'enfant, le lait ne semble que passer d'un vaisseau vivant dans un autre. Le lait de la nourrice est un anthelmintique puissant, non pas seulement parce qu'il aigrit sur l'estomac, mais parce qu'il s'y caille, et qu'il enveloppe l'helminthe d'un coagulum qui l'asphyxie, avant qu'il ait le temps de le perforer. Ajoutez à cela que le lait est, en général, dépositaire de tous les condiments qu'a digérés la nourrice, car le lait semble venir de la digestion stomacale ; que la nourrice s'avise de manger de l'ail, son lait aura dès l'instant une odeur alliacée. Donc le lait de nourrice apporte à l'enfant les condiments vermifuges de la nutrition des adultes. Un enfant sain de corps est peu sujet aux vers tant qu'il tette, si la nourrice se nourrit bien ; et de tout temps les meilleures nourrices ont été les paysannes ; car c'est à la campagne que la nutrition est plus aromatisée ; nos théories ont édulcoré la nourriture des cités. J'invite nos dames riches, qui veulent nourrir leurs enfants, de se nourrir comme à la campagne, et d'aromatiser tous leurs mets ; elles feront ainsi pour leurs enfants une médecine préventive.

1249. Ce n'est pas que de temps à autre on ne doive ajouter un peu à la nature, et parfumer ce petit être soit à l'extérieur, soit à l'intérieur ; quelques frictions sur les reins avec la pommade camphrée, et de temps à autre une cuillerée de sirop de chicorée ; et l'enfant n'en viendra que mieux. Quand le grand-père de Henri IV au berceau lui frotta les lèvres, selon l'usage du pays, avec une gousse d'ail, il faisait de la bonne hygiène, en faisant de la popularité, par l'exemple ; je suis porté à croire qu'il ne s'en est pas tenu à une première fois, et que la nourrice a dû continuer de traiter son noble nourrisson à la manière des enfants du peuple. Car alors que les races royales dégénéraient en Charles IX et en Henri III, le Béarnais s'apprêtait à greffer sur le trône la vigoureuse constitution du Basque et du paysan. Malheureusement une fois à Paris, il changea de nourrice, et donna à son fils Louis XIII, en place de la paysanne, la docte faculté de Paris, et en place de la gousse d'ail, les loochs et juleps selon la formule ; et la race basque dégénéra déjà à la première génération. Je vous le répète pour la centième fois, messieurs les riches, vous avez toutes sortes d'intérêts à redevenir peuple; le peuple des champs est plus près de la nature que vous; imitez-le, cela vaut mieux que de le calomnier; et l'on ne s'en porte que mieux de corps et d'esprit.

1250. Le sel marin est un excellent vermifuge; voyez son action sur les sangsues que quelques grains de sel forcent à dégorger. Tous les animaux domestiques le recherchent, car dans leur prison ils trouvent peu de ces condiments qui abondent pour eux dans la nature. L'homme pauvre, qui a si peu de condiments à son tour, le recherche avec autant d'avidité que nos animaux domestiques. Il tombe malade dès qu'il en manque; et il en consomme beaucoup, dès qu'il en a à sa disposition. La gabelle lui a toujours paru infâme, comme le seraient à nos yeux toutes les lois qui auraient pour effet de priver l'homme d'une chose dont il se trouve bien. Pour le paysan, la révolution de 1789 n'était d'abord que dans la destruction de la gabelle. Il y a de quoi rire et pleurer en même temps quand on voit la philanthropie qui parle beaucoup de l'amélioration physique et morale du peuple, lui imposer ensuite si cher ce qui rend sains tous ses aliments. Cela me rappelle ces charlatans patentés qui donnent des consultations gratuites et font payer cher les remèdes, et si cher, que le malade renonce à se soigner.

Remarquez comme ils deviennent beaux et gras les moutons des bords de la mer, des prés salés ou verts-prés! ne ménagez donc pas le sel à vos moutons de l'intérieur des terres; salez la paille et le foin de vos bestiaux; salez surtout leurs marcs et rebuts de féculerie; vous les préserverez de bien des maladies, et vous produirez de magnifiques étalons; par la même raison vous aurez d'excellentes vaches laitières et des brebis dont le lait vaudra celui des chèvres. Comment, avec la mer qui nous borne de trois de nos cinq côtés, n'avons-nous pas le sel à meilleur compte en France? Cependant le sel ne coûte que le transport.

1251. Pourquoi le scorbut de mer guérit-il sur terre, alors que ses ravages ne sont pas encore trop profonds? Pourquoi le scorbut et certaines autres maladies que l'on gagne sur terre, guérissent-elles dans un long voyage sur mer? C'est que les unes et les autres sont des maladies vermineuses, et qu'il y a des vermines d'eau salée et marines, et d'autres d'eau douce et fluviatiles; que l'eau douce et l'atmosphère des terres sont un anthelmintique dans le premier cas, et l'eau salée ou l'air imprégné de sel marin le sont à leur tour dans l'autre. Les aromates et les parfums, les élixirs résineux, sont des vermifuges dans l'une et l'autre circonstance.

1252. Plus il fait chaud, plus les condiments doivent être administrés à haute dose. Il est des pays au monde où l'homme prend des condiments à toute heure du jour, le bétel et l'aréca par exemple, ces condiments si insupportables pour nous; car la pullulation des helminthes intestinaux est en raison de l'élévation de température. Tâchons d'imiter un peu cet usage dans nos cités empuanties, et avec notre régime dépravé par l'état sédentaire et par la mauvaise qualité des principaux de nos aliments, le vin, le pain et le laitage.

Remplaçons seulement le bétel par un condiment de meilleur goût; moi, j'ai choisi le camphre, et j'en mange bien des fois la nuit et le jour; mais j'avertis que je permets la térébenthine pour les animaux, le goudron pour le pauvre ouvrier en plein air, l'ail au paysan qui laboure la terre, le musc à la vieille coquette, à la petite-maîtresse et au ci-devant jeune homme, l'encens et l'ambroisie aux dieux. Pour quiconque ne voudra se placer ni dans l'une ni dans l'autre de ces catégories, nous avons le baume de la Mecque et de Tolu, le benjoin, le *calamus aromaticus*, la vanille, la muscade, etc.; les bonnes fleurs odorantes des champs, la lavande, le thym, la jonquille, la violette, la rose, etc. Les parfums sont des anthelmintiques au premier degré. Le cadre est vaste, vous avez à choisir; contractez l'habitude d'un anthelmintique; nourrissez-vous-en à toute heure du jour et de la nuit; on va longtemps, quand on se préserve de ce qui peut nuire.

1253. Nous invitons les confiseurs à conspirer avec nous contre les empoisonnements de la friandise. Désormais tout bonbon doit être vermifuge. Il suffira pour cela de faire force condits d'angélique, d'écorce d'orange et de citron, et de parfumer les sucreries à la vanille, à la rose, à l'eau de mélisse, d'orange, en y ajoutant de la poudre de camphre, dont la saveur amère sera suffisamment masquée au goût, par les premières impressions de la saveur sucrée.

1254. Je me suis trop peut-être étendu sur la question des condiments, et je n'ai pas tout dit ; car ils rentrent tous dans les anthelmintiques. Nous aurons donc à y revenir dans le chapitre VI.

CHAPITRE III.

PRÉCAUTIONS ET MÉDICATIONS ANTITHERMANIQUES OU QUI ONT POUR BUT DE DÉFENDRE LES FONCTIONS DE L'ÉCONOMIE CONTRE LES EXCÈS DU CHAUD ET DU FROID (222).

1255. La chaleur étant un des éléments de la combinaison chimique, dont l'assimilation est la conséquence, et le développement organisé le produit, on ne saurait en augmenter ou en diminuer la dose, sans déranger le mode de la combinaison, et sans modifier et paralyser en conséquence le développement et la vie, d'une manière d'autant plus grave que cet accident est plus brusque. Il faut, en effet, si longtemps, pour que les organes reprennent de nouvelles habitudes ; et la vie s'éteint si vite, dès que cessent les fonctions.

1256. Toute l'hygiène du vestiaire et de l'habitation est fondée sur ce principe : Défendre le corps contre l'abaissement de la température en hiver et dans les pays froids, contre les changements brusques de température en été et dans les pays chauds ; c'est maintenir l'équilibre des fonctions, et favoriser l'uniformité du développement organique. Sous ce rapport la plante, les animaux les plus sauvages, sont soumis aux mêmes lois ; car leur organisation émane du même mécanisme.

1257. La chaleur excessive épuise par évaporation les produits de l'élaboration. Les boissons aqueuses et aromatisées réparent les pertes, mais ne suffisent pas pour rétablir l'assimilation normale. Les corps ne s'organisent pas avec le seul élément aqueux ; on ne vit pas en buvant toujours ; et quand il fait trop chaud, tout en buvant sans cesse, on meurt de soif, la transpiration enlevant bien vite le liquide ingéré, avant que les solides aient eu le temps de s'en humecter.

1258. Le froid excessif congèle les liquides, et produit des congestions sanguines, qui prennent les caractères physiques de l'érésipèle, sans en avoir le caractère inflammatoire. Les membres se tuméfient par l'accumulation du sang, dont la circulation ne saurait plus vaincre les obstacles qui bouchent les capillaires; l'extravasation se fraye de nouvelles routes dans les interstices des cellules ; et quand, comme par la force du piston, l'impulsion du sang est trop forte, le derme se crevasse. L'individu dans ce cas est atteint d'engelures. Dès que la chaleur se fait sentir dans ces organes de superfétation, on éprouve un fourmillement qui provient de ce que le sang coagulé se liquéfie ; les papilles nerveuses en sont titillées comme par un corps étranger, et provoquent une vive démangeaison.

1259. Pour prévenir les engelures, rien n'est conforme à ces idées théoriques, comme de se laver souvent avec de la neige, ou de se graisser les mains. Le froid de la neige, s'exerçant à la fois sur toute la superficie de la main, ne peut que refouler le sang de l'extérieur à l'intérieur, et lui fermer l'entrée des capillaires du derme, ce qui coupe court à la formation des engelures. Les corps gras, d'un autre côté, forment autour de l'épiderme une couche protectrice contre l'influence du froid ; car les corps gras sont mauvais conducteurs de calorique.

1260. Pour s'en guérir en conséquence, il suffira, après s'être chauffé les mains, de se les laver de temps en temps avec notre eau sédative, dont la base ammoniacale redissoudra les congestions, et dont le camphre, qu'elle laisse comme un vernis, sur les surfaces, par l'évaporation ou l'absorption du véhicule, fera l'office et d'antiseptique et de corps gras. Il ne sera pas inutile ensuite de se graisser les mains avec la pommade camphrée.

1261. Les refroidissements se gagnent surtout par les extrémités pelviennes et thoraciques ; et de là, par le véhicule de la circulation, ils arrivent jusqu'aux organes sacrés : car les extrémités produisent peu de chaleur, et tout le sang qui circule dans le corps vient y compléter son cercle. Les corps solides, la glace même ne refroidissent que par simple communication et par contact. L'humidité nous refroidit par absorption et comme véhicule. Un froid humide est désastreux. On se garantit du froid sec par le mouvement ; mais de l'humidité on se garantit avec peine, on la porte à la plante des pieds. Dans un pays aussi boueux que Paris, je ne conçois pas qu'on néglige avec tant d'insouciance l'hygiène de la chaussure populaire. Comment se fait-il que le piéton ne veuille se chausser qu'à la manière des gens qui ne cheminent qu'en voiture ? Sotte vanité que celle qui nous prend par les pieds, au risque de nous faire remonter le sang à la tête ! je voudrais enfin que le riche, par philanthropie, consentît à porter, un jour de froid humide, des sabots de bois que ne quitte pas le peuple, afin d'en faire prendre la mode à nos petits bourgeois, qui ont le malheur de ne pouvoir pas être riches, et celui de n'être plus du peuple. La vanité ne repousserait plus cette chaussure, et chacun s'en trouverait mieux. Qui pourrait travailler librement d'esprit et de corps, dans nos amphithéâtres et nos laboratoires, sans avoir les sabots aux pieds ? A mon avis, jusqu'à ce jour, on n'a pas inventé une chaussure plus hygiénique ; elle n'a qu'un seul inconvénient, c'est qu'on se déchausse avec peine, et qu'on fait trop attendre à la porte la réponse au salut ; on ne pose pas assez tôt, et l'on ne se met pas assez vite en scène ; et naturellement l'homme des grandes villes est tant soit peu comédien de son naturel, mais comédien sérieux et grave.

1262. Nous nous habillons fort mal et nous ne nous chauffons pas mieux. Nous avons l'été dans nos salons ou dans nos chambres à coucher, et l'hiver sur le palier ; et nous passons vingt fois par jour du palier dans la chambre et de la chambre sur le palier, sans prendre aucune précaution hygiénique. Quand nous sortons dans la rue, nous avons soin de bien nous couvrir le corps, mais nous n'en respirons pas moins un air glacial, sans transition aucune. De là des engorgements du poumon, les pneumonies qui dégénèrent ensuite en affections de tout genre, en catarrhes et rhumes de tous les timbres. Et sous ce rapport nous distinguerons deux catégories principales d'affections pulmonaires qui émanent directement du refroidissement. L'une nous vient de la respiration elle-même, et l'autre du refroidissement des organes inférieurs.

En effet, quand l'air froid succède à une respiration habituelle d'air chaud, il se produit, dans les capillaires respiratoires, un travail analogue à celui que nous avons décrit en parlant des engelures. Le poumon s'hépatise, pour ainsi dire, par coagulation du sang et par extravasation. De là, suffocation, difficulté de respirer et toutes les conséquences de cet accident.

Mais si le froid nous gagne par les pieds et qu'il remonte à l'estomac, non-seulement il survient un trouble dans nos fonctions, par le refroidissement de cet organe, mais encore, et par un accessoire qui peut devenir l'effet principal, les helminthes intestinaux surpris par cet abaissement de température qui les expose à périr, remontent vers l'estomac et puis dans l'œsophage, et de proche en proche jusque dans les poumons, qui est le dernier organe où la chaleur qui leur convient se maintienne; de là tous les symptômes que peuvent déterminer les titillations de ces parasites, sur les surfaces d'un organe aussi délicat : toux, quintes, rhumes et catarrhes qui peuvent se prolonger, longtemps même après que la cause météorologique aura disparu, et que la chaleur sera revenue dans l'économie. Car les helminthes n'auront pas, pour émigrer du poumon, les mêmes raisons de prévoyance qui les a chassés du canal alimentaire. J'ai vu de pareilles toux durer jusqu'au printemps par la médication ordinaire; j'en ai vu dégénérer en phthisie. Il en est peu qui dépassent la huitaine par l'usage des cigarettes de camphre, qui porte le vermifuge sur les surfaces du poumon; et quand on les prend au début, le plus grand nombre se guérissent sur l'heure par ce moyen si simple. Quand le rhume se complique d'une congestion pulmonaire, il suffit, pour s'en guérir assez promptement, outre l'usage constant des cigarettes de camphre, de se lotionner la poitrine avec l'eau sédative, et de se faire frictionner le dos et la poitrine avec de la pommade camphrée, autant de fois qu'on le pourra, et dix à quinze minutes à chaque fois. Les frictions impriment une impulsion au sang, qui, se communiquant de proche en proche, le remet en circulation partout où un obstacle en ralentit le cours. Le camphre aspiré et absorbé prévient la fermentation de décomposition qui commence partout où il y a stagnation. L'eau sédative ajoute à ces effets la puissance de son véhicule, pour vaincre et liquéfier les congestions sanguines, et les remettre sur la voie de la circulation.

1263. La théorie des sueurs rentrées est facile à comprendre d'après l'idée que nous nous sommes faite du calorique. En effet, quand nous avons chaud, nous absorbons par tous les pores le calorique ambiant qui se combine avec nos liquides et fait augmenter de volume leurs atomes. Les vaisseaux sont turgescents et se désemplissent par évaporation à travers tous leurs pores. Mais dès que l'air ambiant se refroidit, il se fait un vide dans les canaux afférents de la chaleur; les canaux déférents de la sueur reprennent à reculons, aspirent et attirent les liquides condensés par le froid sur les surfaces de la peau; et ce liquide glacé s'infiltrant dans les organes intérieurs avec la rapidité d'impulsion qu'imprime le vide, porte le désordre dans les organes les plus profonds.

1264. L'humidité étant le plus grand conducteur de calorique, le séjour le plus froid pour nous est celui des endroits bas et humides. Il vaudrait mieux habiter en plein air que dans ces cloaques, alors même qu'ils ne seraient pas, comme ils le sont, des foyers constants de putréfaction. Nous avons dit plus haut les moyens de préserver les appartements de l'humidité; nous avons par là donné les moyens de prévenir les douleurs rhumatismales, qu'il est si difficile ensuite de guérir; car le froid agit à la manière des cautères, il désorganise. Comment rétablir la communication nerveuse qu'a supprimée la cautérisation? on ne renoue pas avec des médications la trame des nerfs, comme on renoue une fibrille. Donc il est des douleurs rhumatismales que l'on ne peut plus que soulager dans leurs effets, vu qu'il n'est plus possible d'en dissiper la cause.

1265. Les variations de température en été nous saisissant toujours par l'abdomen, c'est cette partie de notre corps que nous devons avoir soin de protéger la première. La panne que portent les Indiens à la ceinture est un vêtement hygiénique encore plus qu'une précaution pudique; et l'écharpe écarlate que porte l'Espagnol autour des reins est moins un ornement qu'un moyen prompt et peu pesant de se défendre des variations de la température, dans ce pays si accidenté de plaines et de monts; voyez aussi comme leur écharpe est large et étoffée. Quand donc vous vous mettez à l'aise en été, ayez soin de ne pas trop découvrir la surface abdominale.

1266. Nous avons beaucoup admiré l'esprit de mortification des trappistes qui ne portaient sur la peau que de la laine fine, et nous avons découvert ensuite que rien n'était plus hygiénique que cette précaution; ce cilice a pris dès lors le nom de gilet de flanelle, et chacun de nous a eu soin d'adopter le cilice dans l'intérêt de sa santé. La flanelle, mauvais conducteur de calorique, maintient autour de la peau une température constante, nous préserve de toute variation de l'atmosphère; d'un autre côté, elle absorbe moins la sueur, adhère moins aux surfaces, et par conséquent, en se déplaçant par tous nos mouvements, elle exerce sur nos organes une friction incessamment salutaire. L'usage de la flanelle a guéri de bien des douleurs, et il en préviendrait un bien plus grand nombre, s'il était adopté en tout état de santé.

1267. Les frictions en effet ont pour résultat de tenir béants les pores aspirateurs de la peau, que les produits de la sueur et de l'exhalation tendent à obstruer sans cesse, en outre de rétablir la circulation dans les capillaires engorgés; enfin, quand on les accompagne de substances aromatisées dissoutes dans un véhicule graisseux ou l'hydrogène carburé, on infiltre ainsi dans la peau un médicament qui la préserve des effets du parasitisme, et dans le sang un baume qui va porter son influence anthelmintique sur toutes les régions envahies par quelque cause morbipare que ce soit. Il est des maux que je soulage, et que je dissipe entièrement, au moyen de frictions à la pommade camphrée répétées plusieurs fois par jour, et dix minutes au moins à chaque fois. Je donnerai plus bas des exemples de maladies incurables, et dont le malade lui-même s'est cru guéri; tant les frictions le préservaient de ses douleurs les plus atroces, et lui donnaient un bien-être nouveau le jour, et du sommeil la nuit.

1268. Les êtres organisés sont imprégnés non-seulement de chaleur, mais encore de lumière. La lumière est une chaleur libre et non encore combinée, et qui, par conséquent, traverse l'espace et les corps avec la rapidité de l'éclair, sans qu'on ait le temps d'en calculer la différence; la chaleur est une lumière combinée qui ne nous arrive que pour se mettre en équilibre, et partant lentement, graduellement et au moyen de la rotation des atomes. Nous avons autant besoin de lumière que de chaleur; nous hibernons faute de celle-ci, nous nous étiolons faute de l'autre; nous dormons dans l'un des deux cas, nous dégénérons dans l'autre. La plante que l'on couvre de chaume pendant l'hiver y étoufferait si, de temps à autre, on ne lui laissait pas parvenir quelques rayons de soleil ou de lumière. Qu'est-ce qu'un être étiolé, si ce n'est un corps susceptible de se développer, mais non de se reproduire? L'homme s'étiole comme la plante, faute de lumière et de jour. On vit longtemps peut-être, dans un cachot obscur, mais on y finit par n'être plus un homme; quel plaisir avaient donc les fauteurs de la Bastille à faire ainsi dégénérer l'œuvre de Dieu? aucun, puisqu'ils n'y pensaient plus après l'écrou, et qu'ils y oubliaient leur victime. Dans les appartements des grandes villes, cachots somptueusement décorés, où l'on n'aime à voir qu'à la faveur des luminaires, nous nous étiolons aussi vite que dans les cachots pénitentiaires; mais nous y vivons moins longtemps, parce que nous y changeons souvent d'habitude, par nos sorties et nos rentrées, et que tout changement d'habitude est funeste. Quelles mères voulez-vous faire de ces jeunes et jolies filles que vous tenez huit jours de suite enfermées dans ces magasins obscurs, et qui en sortent le huitième, pour aller s'asphyxier dans une salle de spectacle ou dans un salon calfeutré? Les hommes s'en dédommagent par les courses que nécessitent leurs affaires; la pauvre femme s'étiole faute de soleil ; la fille des champs perd sa fraîcheur en venant prendre du service à la ville; elle n'y trouve plus son bienfaisant soleil. Quelle idée absurde ont eue nos décorateurs de faire des chapelles ardentes de nos habitations, de nous enlever, par trois ou quatre rideaux épais, le peu de soleil que notre climat nous accorde, le peu de jour que nos rues étroites nous laissent parvenir ? On dirait qu'en hiver même, nous avons à redouter le soleil de l'Égypte et de la Perse. Rendez-vous l'air et le jour, élevez vos appartements, agrandissez vos rues, plantez vos places en promenades, percez vos murs de larges portes et de larges fenêtres ; ou bien vos grandes villes ne sont que des lupanars dévorants, où tout est faux, jusqu'à la volupté; où tout est infécond, jusqu'au mariage ; où tout est poison, jusqu'au pain de froment ; où tout asphyxie, jusqu'à l'air qu'on y respire ; vrais tombeaux, où viennent dégénérer et s'éteindre les plus belles natures qu'ait mûries le soleil des champs.

1269. Les boissons glacées soulagent sur le moment, mais ne laissent pas que de fatiguer et rendre la digestion paresseuse ; elles font descendre trop vite le calorique dans un organe qui n'en a jamais assez. Leur meilleure propriété est celle qu'elles possèdent de tuer les helminthes, et c'est sous ce rapport qu'elles ont souvent soulagé certains maux d'estomac, et activé certaines digestions trop pénibles. C'est encore sous ce rapport que l'on trouve un avantage à se promener en hiver, par un temps sec et froid, quand on a le corps bien vêtu et les pieds bien chaussés. Par la respiration à l'air froid, nous purifions tous nos organes des helminthes qui peuvent nous avoir envahis ; surtout si à ce premier moyen nous joignons celui des aspirations aromatiques, propres à expulser des poumons les helminthes qui pourraient venir y chercher une chaleur propice. Au retour de la promenade, hâtez-vous d'aspirer les cigarettes de camphre, en ayant soin de les tenir chaudes, pour favoriser l'évaporation du parfum ; vous aurez complété ainsi la médication hygiénique.

1270. Préserver les végétaux cultivés de l'excès du froid et de l'excès de la chaleur et de la sécheresse, c'est le but que se propose depuis bien longtemps l'agronomie, et qu'elle est loin d'avoir atteint. Nous agissons en agriculture avec trop peu d'ensemble; nous nous fatiguons tous isolément, au lieu de nous entr'aider tous à la fois.

En grand, rien ne serait plus facile que de résoudre ce problème ; en petit, rien n'est plus désespérant.

Nous proposons les deux moyens suivants :

CONTRE LE FROID. Tenir l'arbre et les plantes enveloppés de fumée ou de vapeurs, qui leur forment une atmosphère protectrice. Pour cela on entoure à distance le tronc d'arbre, avec un cordon de quelques pieds de fumier de cheval, ou bien avec de la paille humide au moyen de laquelle on recouvre un feu de broussailles. Quelques pieds de balayures par chaque arbre suffiraient pour une nuit.

CONTRE LA SÉCHERESSE. Entourer la plante de briques ou de moellons rapprochés en forme de pavés, et joints avec de la terre humide, mais non corroyée. Ces moellons retiennent le jour, sous leur surface inférieure, l'humidité dont ils se seront imprégnés la nuit. J'ai vu du chanvre semé entre les jointures d'un pavé de grès, atteindre la hauteur de quinze pieds, sans le moindre arrosage. Semez les céréales en lignes, et disposez une série de gravats, ou moellons, ou pavés entre chaque ligne, et vous préserverez ainsi vos moissons de la sécheresse.

CHAPITRE IV.

PRÉCAUTIONS ET MÉDICATIONS ANTITOXIQUES, OU MOYENS DE PRÉVENIR ET DE NEUTRALISER LES EMPOISONNEMENTS (315).

1271. Les substances vénéneuses n'empoisonnent qu'à certaines doses; et la dose est relative à la taille de la plante ou de l'animal. De là vient que tout poison peut tenir lieu d'un bon médicament, au-dessous de la dose nécessaire pour produire un empoisonnement. Mais alors ce médicament n'opère qu'en nous débarrassant des parasites; il n'a pas d'autre action que tout autre anthelmintique; il épargne l'animal de grande taille, pour tuer les infiniment petits qui s'étaient acharnés après lui. Nous nous en occuperons plus bas, sous ce rapport, ne devant considérer ici les substances que comme causes ingérées d'empoisonnement; nous avons parlé plus haut des empoisonnements asphyxiants.

1272. Empoisonnements stupéfiants et narcotiques (316). Si l'on arrive assez tôt, et à l'instant de l'ingestion de la substance, la première médication est de provoquer le vomissement, soit par des moyens mécaniques, en titillant le pharynx, en y portant le doigt, soit en faisant avaler de l'huile ou de l'eau tiède, ou enfin un grain à deux grains (4 à 8 centigrammes) d'émétique; car on prévient les effets subséquents, en expulsant la cause. Immédiatement après, on fait avaler au malade successivement des verres d'eau, dans lesquels on dissout une cuillerée de vinaigre des quatre voleurs, ou bien de la composition suivante :

Prenez
Acide acétique rectifié. . . . . . . 80 grammes.
Versez-y
Alcool saturé de camphre. . . . . . 2 »
Agitez et prenez d'un autre côté
Sel marin gris. . . . . 30 »
Que vous ferez fondre dans
Eau ordinaire. . . . . 1 litre.

Filtrez cette eau et mêlez-la aussitôt, en l'agitant fortement, avec l'acide acétique camphré.

Mettez-en une grande cuillerée dans chaque verre d'eau que vous ferez prendre au malade.

Ensuite lotionnez-lui le corps, le crâne, le cou avec cette eau pure; et après chaque lotion, frictionnez-le avec la pommade camphrée, autant que vous le pourrez.

Si l'on s'apercevait de la formation de congestions cérébrales, on appliquerait sur la tête des compresses de notre eau sédative, dans laquelle l'acide acétique est remplacé par l'ammoniaque liquide.

L'acide acétique neutralise l'action narcotique; le sel marin, passant dans le sang, seconde l'effet de l'acide acétique, en restituant au sang une partie de son véhicule. Les frictions maintiennent la température et réveillent la circulation qui tend à s'assoupir. Cette médication convient éminemment contre tous les empoisonnements par les narcotiques, les champignons et le seigle ergoté compris.

Contre l'acide prussique, l'eau sédative seule doit remplacer, en boisson et en frictions, le médicament précédent. Le vomissement est inutile et même dangereux contre un poison qui n'agit jamais qu'à faible dose; car à haute dose, il frappe comme la foudre. Nous recommandons notre médication surtout aux fumeurs de tabac.

1273. Empoisonnements acides (344, 347, 348). Faire avaler, immédiatement et à force, du lait, de l'huile et des blancs d'œufs battus dans un peu d'eau, et successivement, entre chaque verre de ces liquides, du lait de chaux étendu d'eau, à la dose de trente grammes par litre d'eau; provoquer le vomissement de temps en temps, par des moyens mécaniques. Ainsi on fera prendre un verre de lait, une cuillerée d'eau de chaux, puis un verre d'œufs battus et une cuillerée d'eau de chaux, puis un demi-verre d'huile, et ainsi de suite; aussitôt vomissement; on continuera, jusqu'à ce qu'on ait triomphé des plus graves symptômes de l'empoisonnement. Le lait et les blancs d'œufs se coagulant par l'action de l'acide ingéré, enveloppent d'assez grandes quantités de ce poison dans leur magma; le lait de chaux sature ce qu'il en reste sur la surface de ces coagulum et sur celles de l'estomac; l'huile revêt ces surfaces d'un vernis protecteur contre l'action de l'air et de l'acide, et en se coagulant à son tour elle fait en partie l'office du lait et des blancs d'œufs; d'un autre côté, elle prépare les voies au vomissement, qui débarrasse à chaque fois l'estomac du poison et de l'antidote imprégné de poison. Pendant tout ce temps on a soin de lotionner le corps avec l'*eau sédative*, pour prévenir et redissoudre les congestions; on entoure le cou du malade avec une cravate imprégnée de cette eau, on lui recouvre le crâne avec des compresses imprégnées de la même eau ; et puis on frictionne entre les deux épaules avec une pommade aromatisée, soit par le goudron, soit par l'essence de térébenthine, mais surtout avec le camphre. Que si des symptômes de colique indiquaient qu'une certaine quantité de poison a passé dans les boyaux, on administrerait des lavements avec une dissolution de bicarbonate de soude, à la dose de dix grammes par litre d'eau.

1274. Contre l'ARSENIC et l'ANTIMOINE (348), on modifiera la médication précédente de cette manière : vomissement provoqué, dès qu'on arrivera à temps. Aussitôt on fera avaler la potion suivante :

Deux blancs d'œufs battus dans lait	250 grammes.
Incorporez dans ce liquide blanc d'Espagne (carbonate de chaux).	30 »

Faites avaler presque d'un trait au malade, et attendez un instant.

Faites-lui boire ensuite un petit verre d'eau-de-vie, ou d'absinthe, ou de curaçao, ou de vespétro, ou de tout autre élixir alcoolique, si le malade est habitué à ces liqueurs ; ou bien un peu de vinaigre aromatisé, si c'est un enfant ou une femme ; le tout afin de coaguler et de cailler le lait ingéré. Immédiatement après, provoquez encore le vomissement par de l'huile, de l'eau tiède, ou des moyens mécaniques. En se coagulant, soit par l'effet du suc gastrique, qui est acide, soit par celui de l'arsenic ou de l'antimoine, soit par l'effet des alcooliques, le lait enveloppera les molécules arsénicales dans un magma qui préservera, comme un vernis, les parois stomacales ; pendant que les sels calcaires du laitage, augmentés du carbonate de chaux de la craie, saturera l'arsénic ou l'antimoine en un sel calcaire (arsénite ou antimonite de chaux) qui est insoluble, et partant, cesse d'être vénéneux : *Venena enim, non secùs ac remedia, non agunt nisi soluta.* Le vomissement débarrasse ensuite l'estomac de tout ce dépôt qui porterait dans ses flancs le germe d'un empoisonnement ultérieur. Les lotions et les frictions, comme ci-dessus; et enfin, les diurétiques et les évacuants.

1275. L'arsenic, comme médicament, doit être souverainement proscrit du formulaire, ainsi que tous les médicaments qui forment de nouveaux tissus insolubles avec nos tissus, en se substituant à leurs bases inorganiques; et sous ce rapport l'arsenic semble agir plutôt en qualité de base que d'acide. Comme médicament, il ne saurait agir que contre les helminthes, et en qualité de poison des infiniment petits. Mais sous ce rapport, il ne laisse pas que de tuer successivement les infiniment grands par infiniment petites portions, dont la somme à la longue peut devenir mortelle. Nous possédons peu de médicaments arsenicaux, qui renferment aussi peu de poison que l'*aquetta* d'Alexandre VI, et l'on sait avec quel succès cette *aquetta*, servie chaque jour, débarrassait vite ce pape de ses rivaux ou de ceux dont il convoitait l'héritage. Nous avons dans la nature assez de vermifuges et d'antiseptiques inoffensifs pour nous, sans avoir recours à un médicament aussi actif à petite dose. Tâchons de ne nous guérir qu'avec ce dont nous pouvons nous nourrir; avec toute autre ordre de substances, nous ne saurions nous guérir d'un mal que pour tomber dans un pire, si toutefois nous échappons à la mort.

1276. Nous appliquerons immédiatement les mêmes réflexions aux médicaments internes, dans lesquels entrent le mercure, l'argent, le plomb et les métaux capables de se substituer, par double décomposition, aux bases terreuses des tissus organisés. Guérir d'une maladie au moyen de la désorganisation des tissus, c'est substituer une maladie à une autre, et quelquefois une maladie pire que la première. Après la guérison, la constitution de l'homme n'est jamais la même qu'avant; elle a été modifiée d'une manière plus ou moins profonde, selon les doses et la durée de la médication; et dès ce moment la plupart des malades guéris traînent une vie débile et languissante.

Nous devons à Paracelse l'introduction en thérapeutique de la plupart de ces médicaments, qu'il appelait chimiques, et avec lesquels il remplaça la foule des baumes ou médicaments, que j'appellerais volontiers nutritifs, dont les praticiens avaient retiré jusque-là de grands avantages. Et ce n'est certes pas une fort belle réforme que ce novateur ait introduite dans l'empirisme, pour détrôner des médications rationnelles, qui offraient les mêmes avantages, sans exposer le malade à aucun des inconvénients de ces poisons réduits au rôle de médicaments. Car je ne sache aucun effet thérapeutique, préventif ou curatif, qu'on ne soit en état de reproduire avec telle ou telle espèce de baumes, de résines ou d'huiles essentielles. La nature, qui a placé nos aliments principaux dans le règne végétal, dont nos chairs ne sont qu'une transformation organique, a eu soin de mettre dans ce règne l'antidote et le condiment préservatif à côté des matériaux de la digestion. Les meilleurs médicaments sont donc ceux qui se rapprochent le plus des caractères des aliments, et peuvent s'associer à eux dans une digestion commune.

1277. Alors que la médication mercurielle était le plus en vogue, comme spécifique des maladies vénériennes, rien n'était plus fréquent que de voir peu à peu certains organes rongés par une incessante décomposition, que l'on ne manquait pas de décorer du nom de chancres et de cancer; ce prétendu cancer n'était autre que la dissolution progressive des chairs et des os, dont le mercure avait désorganisé les tissus, par une action sourdement corrosive, en se substituant aux éléments terreux qui forment la base de l'organisation. Lorsqu'on se demandait avec effroi comment un homme pouvait vivre avec la moitié de la face de moins; le médecin répondait : C'est la maladie qui le ronge; la philosophie a répondu, au contraire : Non, c'est le médicament; et l'on en est revenu aux baumes et aux infusions dans le traitement de cette terrible punition d'un acte qui est un devoir. Et cependant, par une de ces inconséquences que l'on remarque à chaque pas dans l'histoire de la médecine, ce remède réprouvé dans le traitement de la maladie siphilitique, on le réhabilite dans le traitement de maladies moins graves, et l'on ne se méfie nullement de ses effets.

Je passais, il n'y a pas longtemps, dans une salle de l'un de nos grands hôpitaux, et j'y remarquai une jeune fille qui me montrait sa langue, d'où découlait une salivation limpide, me demandant par signes, faute de pouvoir exprimer une parole, d'où lui provenait ce mal-là ? Il était évident que cet enfant avait subi un traitement mercuriel. On m'apprit qu'on l'avait traitée de la sorte, et au moyen de frictions mercurielles sur le ventre, pour une gastrite dont elle se trouvait soulagée. « Au moyen du marasme, me dis-je, qui ne la quittera plus. » Et cela pour une gastrite que quelque peu d'une résine amère, du camphre, par exemple, aurait dissipée si vite ! mais cette médication si simple n'avait pas encore été adoptée dans les hôpitaux.

1278. C'est ici le lieu de nous occuper plus spécialement, et sous le rapport du traitement, d'un cas d'empoisonnement par une médication saturnine, dont nous avons déjà parlé sous le rapport toxique (367). Nous avons dit que cette jeune mère de famille, s'étant mise au lit pour un rhume négligé, et ayant à la fin présenté quelques symptômes de phthisie pulmonaire, fut traitée en désespoir de cause, par un médicament où entraient quinze centigrammes d'acétate de plomb. Le mari, voyant que le mal empirait, et ayant appris le succès de notre méthode par des personnes de notre village, vint nous consulter à cet égard, environ vers le 15 mai 1842 ; de retour chez lui, il se mit, laissant là l'ordonnance, à exécuter à la lettre et avec les plus grands soins nos prescriptions et nos conseils. Il frictionna sept à huit fois par jour son épouse sur le dos, le ventre, la poitrine, avec la pommade camphrée ; il essaya de faire fumer les cigarettes de camphre à la malade ; on lui fit prendre dès le premier jour cinq grains d'aloès, et trois fois par jour vingt-cinq centigrammes de camphre au moyen d'une gorgée d'orangeade. Au bout de deux jours, la langue était rentrée dans la bouche ; la déglutition devint plus facile ; les transpirations abondantes cessèrent. Le mari, satisfait de ce premier succès, vint me prier de l'accompagner, pour juger de mes propres yeux de l'état de sa femme ; je me rendis à son invitation, ne croyant pas que le mal eût fait tant de progrès, et ne connaissant pas encore la nature de la médication que l'on avait employée. Je trouvai une jeune femme dans toute la force de l'âge, et offrant tout l'embonpoint de la santé la plus prospère ;

il fallait l'entendre respirer, pour juger de la gravité de sa maladie; mais l'étendue du gargouillement que je constatai par l'auscultation dans toute la cavité pulmonaire, me démontra suffisamment que le mal en était arrivé à sa dernière période; les pulsations s'élevaient à 180. Je demandai à m'entendre avec les médecins qui la soignaient, avant de modifier en rien le premier traitement. Il fut convenu entre nous qu'on supprimerait sans retour la médication saturnine, qui était à mes yeux l'unique cause de cette complète désorganisation du poumon; tout espoir de guérison étant perdu, je promis de débarrasser la malade de ses violentes douleurs, et de lui ménager au moins les illusions de la plus douce agonie, et je me mis à l'œuvre en présence et du consentement du médecin de la maison. Je combattis la céphalalgie et la fièvre au moyen de lotions d'eau sédative, sur le cou, les épaules, les mains et le poignet, et de compresses sur les tempes et sur le crâne. En cinq ou six minutes de ce traitement, les pulsations étaient descendues de 180 à 80. On frictionna alors comme d'habitude avec la pommade, et l'on continua le traitement ci-dessus avec la modification de l'eau sédative, toutes les fois que la fièvre reprenait, et la fièvre se dissipait sur l'heure. L'appétit et le sommeil revinrent à la malade; elle digérait si bien, que la diarrhée disparut; ses urines étaient redevenues si limpides et ses selles présentaient un si bon caractère, qu'elle se croyait sauvée, et que le médecin était tenté quelquefois de partager cette conviction. Mais cette jeune dame se refusa constamment à prendre la cigarette de camphre, faute d'avoir la force d'aspirer, ce qui était à mes yeux le signe d'une complète et profonde désorganisation du poumon. Elle demanda bientôt à se lever du lit, et elle alla s'asseoir à la fenêtre pendant quelques heures, sans éprouver d'autre fatigue que celle d'un malade alité depuis longtemps. Du reste, elle n'accusait plus aucune de ses douleurs précédentes. La médication était rigoureusement suivie dans le jour, et toutes les fois qu'elle s'éveillait dans la nuit. J'allais la voir tous les jours, et elle me faisait promettre de la descendre bientôt et par une belle journée, dans son jardinet, qui était auparavant son paradis terrestre. Il fallait bien le promettre et lui mentir par bonté. Ses règles devaient arriver le 3 juin ; depuis un an elle avait régulièrement craché le sang, huit jours avant ses règles ; or le crachement de sang n'eut lieu en aucune manière cette fois-ci ; ce qui lui parut d'un bon augure. Mais nulle médication n'est en état de refaire des organes; la médication protége et ne crée rien. Je l'avais auscultée la veille, et le gargouillement avait presque disparu vers la partie dorsale de la moitié inférieure des lobes pulmonaires ; la malade n'avait jamais paru mieux à son aise, lorsque le lendemain 29 mai, à huit heures du matin, elle accusa un refroidissement vers les extrémités, et appela son mari, comme se trouvant plus mal que de coutume. Dès ce moment les frictions furent impuissantes à arrêter la transpiration qui recommença comme quinze jours auparavant. L'eau sédative ne calmait plus la fièvre. Les applications de linges chauds ne réchauffaient plus les extrémités pelviennes. On vint me prendre en toute hâte ; et à la vue de l'impuissance de la médication, et de ces tempes qui se creusaient de plus en plus, j'avertis les parents que tout était fini, et qu'ils eussent à me faire assister du médecin de la maison, ne pouvant plus promettre moi-même autre chose que de soulager la malade. Nous lui prodiguâmes de concert tous les soins dont nous étions capables, avec des frictions et des fomentations chaudes. La malade ne crut à la gravité de sa position que cinq minutes avant d'expirer entre les bras de son mari, qu'elle accablait de caresses et de ses derniers adieux. Elle expira sur les cinq heures.

Nous citons cet exemple comme une preuve et de l'efficacité de notre traitement, dans un cas de désorganisation des poumons, même par suite d'une médication intoxicante, et du danger de l'emploi, en médicaments internes, d'une substance aussi désorganisatrice que l'est tout sel de plomb. Nous sommes en droit d'assurer que notre traitement aurait eu un plus grand succès, si les poumons n'avaient pas été aussi profondément atteints.

1279. Je ne saurais trop recommander aux jeunes praticiens d'abandonner complétement toutes ces notions de thérapeutique si contraires aux plus saines idées de chimie organique ; et de ne faire entrer désormais dans leurs prescriptions que les sels que l'organisation admet et comporte dans ses divers éléments : sels de potasse, de soude, de chaux, de fer, hydriodates et hydrochlorates de ces bases, etc.

1280. Quant au traitement des empoisonnements par ingestion des substances à base métallique dont nous venons de parler, on peut admettre en thèse générale les méthodes suivantes :

1° Contre l'ingestion d'un sel mercuriel, tel que le sublimé corrosif ; d'abord vomissement, puis ingestion d'un mélange de feuilles d'or battu, ou de petites pièces d'or, avec du bicarbonate de soude ou de carbonate de chaux ; l'or précipitant le mercure et la soude saturant l'acide éliminé. Pour ne pas perdre la quantité d'or employée, on recueille avec soin les déjections alvines, et on l'en sépare par lévigation, ou par combustion de la matière animale, sous un bon tuyau de cheminée, pour se préserver des vapeurs mercurielles. Contre les salivations mercurielles, on a soin de placer dans la bouche du malade une pièce d'or, qu'on soumet au feu, sous un bon manteau de cheminée, toutes les fois qu'on la trouve suffisamment blanchie ; on la refroidit dans l'eau pure, et on la redonne au malade, et ainsi de suite, jusqu'à ce qu'elle ne se blanchisse plus (*).

(*) « Encore, dit Dariot, célèbre comme traducteur de la Chirurgie de Paracelse (de la Préparation des médicaments, édit. de Lyon, Ant. de Harsy, 1603, pag. 138 et 139), ne faut-il pourtant appliquer ainsi l'argent vif à la volée, et sans discrétion; pour raison des accidents qui en proviennent, desquels une partie sera ci-après récitée. Car combien que la seule et spéciale guérison de ce mal soit contenue aux mercures, entre lesquels le vulgaire est le plus familier, et contient en soy tous les autres ; si est-ce pourtant que c'est un venin qui tue, au lieu de guérir, s'il n'est bien et diligemment apresté ; que s'il ne le faict promptement, il le faict avec le temps, et laisse toujours ses vestiges et marques empreintes au corps de celui qui, une fois, en a été frotté ; lesquels se font bien ressentir, toutes fois aux uns plus, aux autres moins, selon que ceux qui en ont été frottés sont forts et puissants, et de nature plus chaude et plus sèche pour résister. Pendant qu'on frotte le malade, et qu'il est couché ou gehenné entre deux lits, pour, y estant plus eschauffé, lui provoquer la sueur, si ledit malade tient à sa bouche une bague ou autre pièce d'or fin, on l'en retirera toute couverte d'argent vif, et en sera toute blanchie. »

« *Permultis*, dit Van Helmont (*Tumulus pestis*, pag. 260, opusc., éd. 1707), *arsenicum, auripigmentum, argentum currens imò et sublimatum, atque ejusmodi venena, ad collum, venarumque pulsus, portarunt; non secùs ac si pestis et pediculi, uno fugarentur remedio* (997). »

2° Contre l'ingestion des sels de plomb, je conseille la solution suivante en boisson et en lavement :

Sulfate de fer (vitriol vert)	60 grammes.
Alcool camphré savonulé par l'ammoniaque. . .	2 »
Eau ordinaire.	1 litre.

Lotions fréquentes d'eau sédative sur le dos et l'abdomen.

Et quelque temps après, trois onces (90 grammes) d'huile de ricin dans du bouillon aux herbes.

Le sulfate de fer est destiné à précipiter le plomb, le fer devenu libre et à l'état d'hydrate étant inoffensif libre ou combiné. Le savonule de camphre calme l'irritation et arrête la décomposition des intestins. L'huile de ricin aura pour but non-seulement de faire évacuer tous ces produits, mais encore d'éteindre la partie du sel de plomb qui pourrait être encore libre.

3° Contre les sels de cuivre, vert-de-gris, etc., le même traitement que contre l'arsenic (1274) ; traitement de coagulation et de réduction, le cuivre métallique n'étant pas un poison ; puis évacuation rapide.

4° Contre le nitrate d'argent, force sel marin ou hydrochlorate de chaux dissous dans une substance coagulable, vomissements et évacuations ; les hydrochlorates précipitant l'argent en argent corné, qui est insoluble, et partant inoffensif, et les nitrates de chaux et de soude étant des évacuants.

5° Contre les muriates d'or ou de platine, dissolution de sulfate de fer et de bicarbonate de soude ou de potasse, pour précipiter l'or et le platine à l'état d'oxyde ou de métal, l'un et l'autre, sous ces deux formes, étant également inoffensifs.

1281. EMPOISONNEMENTS PAR LES ALCALIS CAUSTIQUES : AMMONIAQUE, CHAUX, POTASSE, SOUDE, MAGNÉSIE, BARYTE, STRONTIANE (361). Dissolution, dans des dissolutions coagulables (blancs d'œufs battus, huile ou lait), de sulfate de fer dont ces alcalis réduisent la base en s'emparant de l'acide, et vomissements après ; puis potion aromatisée, orangeade et ingestion de poudre de camphre. Frictions et lotions à l'eau sédative, pour maintenir la circulation et la préserver des congestions provenant de l'altération qu'éprouvent les fonctions digestives, par la neutralisation des sucs acides, et partant du vice de la chymification.

1282. EMPOISONNEMENT PAR LES SPIRITUEUX, LES BOISSONS FERMENTÉES, ET LES CARBURES HYDROGÉNÉS (376). Faire avaler au malade une dissolution de blancs d'œufs alcalisée avec quelques gouttes d'eau sédative; les blancs d'œufs ayant pour but de transformer l'alcool en acide acétique, par la fermentation digestive (153), et l'ammoniaque de redissoudre, en passant dans le sang, les caillots coagulés par l'absorption du principe alcoolique. On lotionne le corps avec la même eau sédative, on entoure le cou avec une cravate imbibée de la même eau, pour agir de la même manière sur les artères carotides, et prévenir ou diminuer ainsi les congestions cérébrales ; on applique constamment des compresses d'eau sédative sur le crâne. Après, on fait avaler force huile au malade, avec un peu de camphre ou quelques gouttes d'huile de térébenthine ou d'eau goudronnée, pour augmenter instantanément la sécrétion urinaire et faire évacuer une partie de l'alcool par cette voie-là. L'huile est un excellent préservatif de l'ivresse.

1283. L'ivresse par la bière ne présente pas les mêmes caractères que celle par le vin ; c'est en partie une asphyxie stomacale par excès d'acide carbonique, et c'est peut-être en desséchant les parois stomacales, et en arrêtant les progrès de cette asphyxie par absorption, que l'eau-de-vie est un antidote de la bière. L'ivresse de la bière se rapproche de celle par le vin de Champagne.

1284. L'ivresse par le vin est bien différente de celle par l'eau-de-vie et les spiritueux. Cette dernière même est moins une ivresse qu'un empoisonnement. Le buveur de vin chancelle et rêve : sa figure est bouffie, ses membres tuméfiés semblent, par leur couleur d'abord rouge, et puis livide, rappeler celle du mauvais vin qu'ils cuvent. Leur digestion est pénible et provoque le vomissement ; ils tombent d'épuisement et se relèvent dégrisés, mais rompus de fatigue.

Le buveur d'alcool offre les signes contraires ; il est pâle, frappé de stupeur, mais solide sur les jambes ; il perd l'appétit, il n'a soif que d'eau-de-vie ; il ne soulage ses premières douleurs d'estomac qu'en ajoutant à la cause de ses maux une nouvelle dose; c'est un abîme qui appelle un autre abîme. Il boit non pas avec la gaieté expansive d'un ivrogne, mais avec la fureur et l'érotisme de la monomanie. Il ne se nourrit plus de pain, mais d'alcool; c'est-à-dire qu'il se nourrit aux dépens de ses parois stomacales, lesquelles fournissent l'autre élément complémentaire de la digestion (153); il s'alimente en se dévorant. Il dessèche dans les premiers temps, et se tuméfie souvent vers la fin de sa vie; ses lèvres sont noirâtres, ses yeux sont phlogosés; le pourtour de ses paupières est livide; ses joues vergetées et striées de sang sur un fond jaune. L'habitude de son corps peut présenter, selon les constitutions, les symptômes de bien des maladies différentes, et tromper, sur la nature de la cause de si grands désordres, les médecins les plus exercés, si le malade sait dissimuler sa passion. C'est un empoisonnement lent et qui ne se distingue souvent pas d'un empoisonnement métallique.

1285. On vint m'appeler, vers le milieu du mois de mai 1842, pour aller donner des soins à une jeune femme du peuple, épouse d'un marchand de bric-à-brac, dans un village voisin de Paris, que je suis forcé de ne pas nommer, on comprendra pourquoi. Elle avait été abandonnée par plusieurs médecins, qui avaient fini par ne plus rien comprendre à sa maladie; elle s'était jetée ensuite entre les bras d'un charlatan qui lui avait vendu fort cher des médicaments à la suite desquels elle avait eu la bouche emportée; elle s'était adressée alors à un médecin du pays qui l'avait traitée pour une inflammation d'estomac, et sa médication n'avait pas mieux réussi que celle de tous les autres.

La rumeur publique m'ayant indiqué au mari, je me vis forcé, vu qu'il n'était pas riche, de consacrer mes soirées au soulagement de son épouse malade.

Je trouvai une jeune femme de vingt-quatre ans, dont la physionomie était usée et fatiguée, les yeux cernés, les lèvres livides, la figure pâle, mais qui, sur tout son corps, portait les formes de la plus belle jeunesse. Il fallait lui voir la face pour s'apercevoir qu'elle était affligée de quelques maux. Les membres pelviens présentaient les caractères d'une paraplégie incomplète ; les deux jambes ployées et ne pouvant plus s'allonger, le tendon d'Achille tendu, le pied tordu et les doigts de pied recourbés. Elle ressentait un fourmillement à la plante des pieds, qui faisait qu'on ne pouvait pas y toucher, sans lui faire pousser des cris et lui causer des crispations nerveuses. Elle ne mangeait ni ne dormait plus ; son pouls accusait la fièvre, et une fièvre continuelle. Les règles étaient supprimées depuis un an qu'avait commencé cette maladie. Du reste, le moral paraissait calme et sain. Quelle était la cause première de cette paraplégie? Je la questionnai à cet égard, elle me répondit en hésitant, et en laissant toujours quelques lacunes dans ses souvenirs. Ce que je pus apprendre de plus positif de sa bouche et de celle de son mari, c'est qu'un an auparavant, elle était tombée sans connaissance de son lit, et que son mari se trouvant alors occupé à la boutique, elle était restée nue, trois ou quatre heures sur le plancher. La paraplégie me parut venir dès lors d'une lésion de l'épine dorsale, et tenir à une suppression de l'influx nerveux dans les nerfs sciatiques. Je supprimai la diète, fis administrer des bouillons aromatisés, et ordonnai du camphre à prendre trois fois le jour, de l'aloès tous les quatre jours, et des lotions d'eau sédative toutes les fois que le pouls tournerait à la fièvre ; enfin, des frictions à la pommade camphrée sur les reins, aussi souvent et aussi longtemps que la main pourrait s'en acquitter. Je fis envelopper les jambes et les pieds avec des compresses d'eau sédative. Dès la première nuit, la malade avait recouvré le sommeil, et le lendemain l'appétit ; les jambes étaient moins douloureuses, et le fourmillement des pieds lui cessait tant que l'eau sédative imprégnait les linges mouillés ; dès qu'il revenait, elle avait la précaution de demander elle-même de l'eau sédative. Le mieux augmentait de jour en jour ; les voisins, en la voyant manger, ne la croyaient plus malade ; elle supportait sans douleur le transport d'un lit et d'un étage à un autre. M'étant aperçu que dans cette jeune tête, il y avait place à quelques sentiments généreux, qu'altéraient quelquefois des souvenirs amers et pénibles, sans vouloir entrer à cet égard dans aucune explication, je ne cherchai qu'à lui remonter le moral, à lui parler de nos devoirs sur la terre, et de la satisfaction qu'on éprouvait à les remplir. Je voyais qu'en m'écoutant cette jeune femme abandonnait, comme des remords, quelques idées qui la fatiguaient et qu'elle semblait réformer en silence; elle s'était attachée à ma conversation, et prenait plaisir à se laisser soigner chaque soir avec une docilité qu'elle n'avait plus depuis un an. Vers la fin du mois, les règles revinrent pour la première fois, le lendemain du jour où elle avait pris sa dose d'aloès; vers le commencement d'août, elle se fit acheter des béquilles, et elle mettait d'elle-même les pieds à terre et faisait quelques pas, soutenue par son mari. Je fus forcé de m'absenter pour deux mois, à partir du 21 juin; lorsque je lui annonçai mon départ, en lui enjoignant de continuer ce régime, comme si j'étais présent, elle se mit à pleurer, en m'assurant que si je partais, *c'était vouloir sa mort*, parce qu'elle ne répondait plus que l'on continuât avec autant d'exactitude mes remèdes; et il faut l'avouer, dès que je fus parti, la situation de cette jeune femme recommença à empirer, chose qu'il m'était impossible de m'expliquer, car on m'assurait en même temps que l'on n'avait rien changé à ce régime. A mon retour, je trouvai la malade pire que jamais. Je repris mes premières visites de chaque soir; il y eut bientôt un peu de mieux. La maladie finissait par devenir incompréhensible. Je me rejetai sur l'idée de la présence, dans les intestins, de quelque helminthe de grande taille (1220), et j'invitai le mari à me tenir prêt pour le lendemain deux gros de poudre de racine de fougère, que la malade devait prendre avec six grains d'aloès, en outre une grande bouillotte de bouillon aux herbes, et un lavement à l'huile de ricin, recommandant bien de ne rien donner de toutes ces choses que je ne fusse présent. Le malheur voulut que l'on m'emmenât le lendemain à Bercy, pour y voir une malade encore plus pressante, à la requête du médecin du lieu. Le surlendemain au soir je fus appelé en toute hâte chez ma paralytique qui se mourait, et était tombée en syncope. Effectivement, je trouvai cette jeune femme pâle, froide, sans mouvement, sans respiration, la tête suivant la pente que l'on donnait au traversin. Je la frictionnai, la lotionnai avec de l'eau sédative; peu à peu la peau devint halitueuse; les yeux se rouvrirent, la malade me reconnut, et les premiers mots qu'elle me dit furent qu'elle regrettait de n'être pas morte. Je m'informai alors de la cause d'un accident aussi extraordinaire. Le mari me répondit que, ne me voyant pas revenir, il avait pris sur lui d'administrer la poudre de fougère, mais qu'après l'avoir prise, sa femme avait refusé de boire et d'accepter un lavement.

La jeune femme ne voulut jamais consentir à confirmer ou à infirmer ce récit qui, évidemment, était un mensonge, la poudre de fougère n'opérant qu'à la manière de la sciure de bois, quand on la prend ainsi à sec. Un soupçon, que je tâchai vainement de repousser, se fit jour dès lors dans mon esprit, et je me serais retiré pour ne plus revenir, si le sort de cette femme avait pu être surveillé par un autre. Cependant, crainte d'être complice d'un méfait, en continuant de donner des soins à la malade, je signifiai au mari qu'il était temps de placer sa femme dans une maison de santé où je continuerai à aller la voir; sans cela je cessais mes visites gratuites, lui déclarant qu'il s'exposait, si sa femme venait à mourir ainsi sans témoins. Le mari parut se prêter à ma volonté, il alla prendre des renseignements dans la maison de santé voisine; mais le prix lui paraissait trop élevé ou les conditions trop onéreuses. Il traînait ainsi en longueur, et je perdais l'espoir de m'expliquer d'une manière évidente la cause que je soupçonnais et qu'il était de mon devoir de faire disparaître sans retour. Ce fut à cette époque que je conduisis dans cette maison un chirurgien que je ne nommerai pas, mais dont on connaît le zèle pour tout ce qui m'intéresse; il ne vit, comme je l'avais cru moi-même, dans tous ces désordres, qu'un cas de paraplégie incomplète et prescrivit quelques médicaments. Cependant, ayant de nouveau insisté pour faire cesser cet état de choses, tout ce que je pus obtenir du mari, ce fut qu'il accorderait à sa femme une garde-malade nuit et jour; ce qui eut lieu. Les premiers jours le mieux reprit, grâces aux soins assidus de cette femme. Mais, quinze jours après, tout changea de face; ma médication devenait impuissante, le mal faisait des progrès effrayants. L'on me trompait, et je ne pouvais plus me fier à personne ; je déclarai que je ne reviendrais plus, et qu'on eût à appeler un autre médecin. Il y avait quatre mois que je travaillais à sauver cette malheureuse : le médecin remplaça ma médication par l'application de vésicatoires sur toute l'étendue des jambes ; la fièvre et le délire prirent la malade au bout de quatre à cinq jours, et cette femme mourut trois jours après dans la plus terrible agonie. Tout s'expliqua le lendemain de sa mort ; cette malheureuse se gorgeait le matin d'absinthe, surtout les jours où je ne venais pas ; elle obtenait de son mari, par prières ou par menaces, qu'il lui en apportât de grand matin ; on m'a assuré qu'elle en a bu jusqu'à un litre, en certaines journées ; quelques commères du voisinage ajoutaient encore, pour partager avec elle, à la dose que le mari octroyait. Cette femme s'empoisonnait par de violents alcooliques ; elle cherchait à se suicider en s'étourdissant et se délectant ; et cela avait lieu au su de l'une au moins des autorités du pays et de sept à huit personnes, dont deux ont des rapports fréquents avec la police municipale. Quinze jours après, le mari demandait en mariage la bonne du médecin du pays. On conçoit que, lorsque tant de personnes plus dignes de foi que moi se taisaient sur des complaisances aussi criminelles et sur une telle complicité d'empoisonnement, j'aurais eu mauvaise grâce à dénoncer le fait à la justice ; j'aurais peut-être passé pour un calomniateur. Du reste, la loi ne punit pas une pareille complicité.

La paraplégie de cette femme datait d'un jour que son mari l'avait trouvée ivre-morte d'eau-de-vie et l'avait jetée sur son lit, d'où elle était tombée ensuite en se débattant convulsivement, pour rester deux ou trois heures sur le plancher ; il y avait donc eu, comme je l'avais soupçonné d'abord, lésion de l'épine dorsale à la région lombaire.

La révélation des habitudes de cette pauvre malheureuse explique tout ce qu'il y avait d'inexplicable dans ce cas. Le premier mois, la malade s'amendait, l'eau sédative rendait à la circulation ce que lui avait ravi l'abus des liqueurs alcooliques, sa liquidité ; c'était l'antidote du poison. La fièvre cessaît sous l'influence de cette eau ammoniacale. L'appétit revenait en même temps, les frictions ouvrant à la circulation des canaux de communication obstrués jusque-là par suite des effets de l'ivresse. Le sommeil revenait par la cessation de l'abus et par la puissance de l'antidote. La résolution morale se maintenait, par la crainte que je ne m'aperçusse du défaut. La malheureuse prévoyait bien que quand je serais loin elle retomberait, faute de bons conseils, dans sa faiblesse, et elle avait la conscience que cette faiblesse finirait par lui causer la mort. Elle eut deux mois pour se livrer à ses malheureux penchants, avec plus de frénésie, car elle avait à éteindre un remords en satisfaisant un mauvais goût. Dès les premiers jours de la garde-malade, le mieux reprit; mais bientôt la garde-malade fut entraînée dans une complaisance commune, et, quand ils furent trois, la malade ne mit plus de bornes à sa passion, et le mal marcha rapidement vers la fin de ses effets désastreux. Pendant tout le cours de sa maladie, jamais cette jeune femme n'avait présenté le moindre symptôme d'ivresse et d'altération des facultés mentales; seulement je lui trouvais l'haleine un peu trop phosphorescente pour son âge.

J'espère que cet exemple ouvrira les yeux, et des médecins, que l'on trompe chaque jour de la même manière, et de la justice, dont on peut ainsi éluder la surveillance par des complaisances que la loi ne frappe pas; et qu'il démontrera enfin la puissance d'une médication qui opérait avec tant d'efficacité contre une cause qui se renouvelait sans cesse, contre un empoisonnement répété chaque jour, et qui a conservé avec un reste de santé, l'usage des sens et de sa pleine raison, pendant quatre mois, à une femme que la médication contraire n'a pu conduire, au milieu des plus grandes douleurs, à plus d'une huitaine. Dans une maison de santé, ma médication et quelques bons conseils auraient guéri définitivement cette femme et de sa maladie et des mauvaises habitudes qui en étaient la première cause ; car dans sa propre maison, au bout de deux ou trois jours de traitement, elle était entrée en pleine convalescence. Je ne saurais donc trop conseiller cette médication, dans tous les cas de maladies produites par les abus des spiritueux.

CHAPITRE V.

PRÉCAUTIONS ET MÉDICATIONS ANTITRAUMATIQUES (1171), OU MOYENS DE PRÉVENIR LES SUITES FACHEUSES DES SOLUTIONS DE CONTINUITÉ ET D'EN FAVORISER LA CICATRISATION (395).

1286. Dans toute solution de continuité, résultant soit d'un accident, soit d'une opération chirurgicale, qui a pour objet de débarrasser l'économie générale d'un organe ou portion d'organe, lequel est un obstacle ou un foyer d'infection, le but que se propose l'art de guérir, est 1° de favoriser la soudure des surfaces entamées, quand il est possible de les rapprocher; 2° la transformation en derme et épiderme des surfaces dénudées, quand il est impossible de rapprocher les bords de la plaie; 3° de prévenir l'hémorragie par les artères intéressées dans la section, l'introduction de l'air dans les veines, enfin la décomposition des tissus entamés sous l'influence de l'air extérieur. La guérison de cette maladie artificielle, c'est la cicatrisation. La cicatrisation a refait ainsi un nouvel organe avec les lambeaux et les résidus de l'ancien.

Quand la décomposition de la plaie commence, elle est, ou de bonne nature et acide, et dans ce cas elle ne fait que donner la fièvre au malade, en occasionnant des congestions dans les vaisseaux, où les gaz acides s'introduisent par absorption. Quand elle vise à la fermentation putride et ammoniacale, le mal peut devenir promptement incurable et mortel, et la plaie de la plus légère surface peut être un foyer général d'infection.

Une fois que la chirurgie a terminé l'opération manuelle, c'est à la médecine à détourner et à prévenir le dernier danger; et si l'on voit tant d'opérations les plus élégamment exécutées se terminer fatalement, c'est, n'en doutez pas, qu'il y a eu divorce entre la chirurgie et la médecine, c'est que le chirurgien a cru que tout son rôle se terminait à l'opération, et que la nature devait ensuite faire le reste, ou bien qu'il a adopté une de ces médications à cataplasmes, qui ne sauraient que couver et favoriser la tendance des tissus amputés à la putréfaction.

Les réflexions que nous allons soumettre à la chirurgie, en fondant la théorie de la cicatrisation sur des bases physiologiques, simplifieront la pratique et ne serviront pas peu à en assurer le succès.

1287. Quand la plaie est cicatrisée, pourquoi n'a-t-on plus rien à craindre des conséquences de la blessure ? N'est-ce pas parce qu'il s'est formé de nouveau un derme et un épiderme, qui protégent les cellules sous-jacentes contre l'influence fermentescible de l'air extérieur ? Donc, pour protéger la plaie de la même influence, il suffira de la recouvrir d'une couche quelconque, qui, sans l'infecter, tienne lieu de l'épiderme des autres surfaces, et permette ainsi à un nouveau derme de se former. Les mouvements musculaires s'opposent à l'adhérence constante d'un appareil quelconque qui ait pour objet de remplacer, par application sur les surfaces dénudées, l'épiderme protecteur ; et quelque soin que l'on prenne, il n'est jamais permis de croire qu'il ne soit pas entré un peu d'air entre la plaie et l'appareil, et que, partant, il n'y ait pas eu déjà un commencement proportionnel de décomposition ; de là vient la nécessité de panser fréquemment et de renouveler de temps à autre l'appareil protecteur. Mais dès ce moment la médication apporte avec elle-même le poison qu'elle a intention de combattre ; et les soins de propreté mettent de nouveau les surfaces dénudées en contact avec l'air extérieur. Il faut donc que la médication ait la puissance de prévenir les effets de la cause qu'elle apporte elle-même. Les corps gras forment, en quelque sorte, une couche imperméable ; mais cette couche ne l'est pas dans toute la rigueur du mot ; car les corps gras absorbent l'air, l'acide carbonique, l'ammoniaque ; ils se savonnulent, deviennent rances, et présentent ainsi à leur tour un foyer de fermentation et d'infection ; il est donc nécessaire de les associer à des antiseptiques, de les incorporer à des substances capables de paralyser, et partant, de prévenir toute espèce de décomposition. En agissant ainsi, on peut compter que le succès de l'opération est assuré, et que ce n'est pas par là que le désordre sera en état de se faire jour dans l'économie.

1288. Le moyen que j'ai adopté de préférence, parce que c'est peut-être celui que je sais le mieux manier, et qu'il ne m'a jamais failli, est le suivant : je saupoudre le pansement ou la cicatrice, dès que je puis l'aborder immédiatement, avec une couche épaisse de poudre de camphre, obtenue par la *râpe à sucre*. J'étends par-dessus une couche fort épaisse de pommade camphrée :

Axonge fondue au bain-marie.	100 grammes.
Poudre de camphre, ci-dessus	40 »

Je recouvre la pommade de plumasseaux de charpie, que j'ai soin de saupoudrer de camphre à leur tour, et j'applique par-dessus le tout une plaque de sparadrap que j'agglutine sur les parties saines. Toutes les vingt-quatre heures, je réitère le même pansement, après avoir bien nettoyé la plaie à l'eau tiède. Je porte le défi que jamais la pourriture d'hôpital ait la puissance de se faire jour, à travers un pansement semblable.

1289. Pour prévenir les excoriations, et par suite les escarres que ne manque jamais de faire naître le *decubitus* prolongé du malade sur les parties saines de son corps, je fais opérer des frictions quatre fois par jour, avec la même pommade, sur toutes les surfaces sur lesquelles le corps appuie le plus habituellement, et quelquefois sur toutes les autres, par la même occasion.

1290. Mais le travail de la cicatrisation ne s'opère jamais qu'en donnant plus ou moins la fièvre ; car c'est un travail de développement qui est toujours de nature acide, un travail de soudure par laquelle le sang des gros vaisseaux amputés est forcé de se frayer une nouvelle route, après une plus ou moins longue stagnation. Pour remédier à cet inconvénient et à ce danger, j'ai la précaution, toutes les fois que le pouls donne quelques signes fébriles, de lotionner les mains, les environs du pansement, les tempes, avec de l'eau sédative, d'entourer le cou du malade avec une cravate imprégnée de la même eau, et de placer des compresses imbibées de cette eau sur le crâne ;

tous les accidents fébriles se dissipent, comme par enchantement, à la faveur de ces lotions, et je supprime, sans retour, par là, et l'application des sangsues, et la saignée, et la diète; le malade mange comme d'habitude, et la convalescence n'en vient que plus vite. Ces assertions ont beaucoup perdu de leur singularité apparente, depuis que les plus habiles chirurgiens ont été témoins du succès d'une pareille médication ; la théorie de ce dernier point, nous avons déjà eu plus d'une fois l'occasion de l'exposer ci-dessus. La fièvre et l'élévation du pouls ne proviennent que de l'infiltration d'un produit acide dans les canaux circulatoires; or notre eau sédative ayant la propriété de faire pénétrer le principe ammoniacal, ce dissolvant des congestions et ce neutralisant de l'acide, à d'assez grandes profondeurs, à travers les tissus et même les sutures du crâne, jusque dans les sinus de la boîte encéphalique; dès que le moindre signe d'empoisonnement acide se décèle, nous avons donc le moyen de le combattre par un antidote d'absorption.

1291. En résumé, 1° rapprocher les surfaces dénudées immédiatement après l'opération qui les a entamées, afin de ne mettre en contact que des cellules jouissant de toute leur vitalité (29), et capables, en s'aspirant réciproquement, de se ressouder d'une manière plus intime; 2° avoir soin, dans toute opération d'amputation, de pratiquer la section des chairs, de manière qu'en appliquant les bords de la plaie les uns contre les autres, il reste le moins possible de lacunes dans l'agglutination; pour cela, faire passer par la même lacune tous les bouts de fils provenant des ligatures des artères, sans les nouer et les mêler entre eux, et de manière qu'on puisse les retirer au fur et à mesure qu'on les sent céder, sans déranger en rien ceux qui résistent; 3° tenir les bords de la plaie à l'abri du contact de l'air et de tout contact impur; 4° maintenir le membre dans une température constante; 5° prévenir la putréfaction par l'emploi de baumes antiseptiques, de la poudre de camphre, des lotions des chairs non entamées avec de l'eau-de-vie camphrée; 6° combattre les excoriations par de douces frictions à la pommade camphrée, et la fièvre par de larges lotions à l'eau sédative; 7° alimenter le malade, selon son appétit, avec une nourriture constamment aromatisée, au lieu de l'affaiblir par la diète et par les saignées; c'est là un moyen à peu près infaillible, et quand le mal ne vient pas d'ailleurs, d'assurer le succès de la cicatrisation traumatique, de quelque manière qu'ait été exécutée l'opération.

Je vais citer quelques exemples qui mettront les praticiens à même d'apprécier les circonstances de cette méthode.

1292. 1° Toutes les fois que j'ai eu à traiter des ecchymoses produites par le pincement de chairs, par des contusions sans déchirure ni fracture, je me suis contenté d'appliquer, sur la place meurtrie, de l'alcool camphré; la douleur a cessé aussitôt et la blessure a pris un bon caractère.

2° Un porteur d'eau de Montrouge reçoit dans la région iliaque gauche un coup de pied de cheval qui le renverse sur le pavé; la partie atteinte est violemment ecchymosée, et le malade souffre dans le bas-ventre d'insupportables douleurs; le lendemain il s'adresse à moi : je me contente d'appliquer *loco dolenti* une compresse d'alcool camphré à quarante degrés; un instant après, il me fait dire que cela lui avait enlevé la douleur *comme sur la main*, et le surlendemain il se remet à l'ouvrage, tout en continuant ce traitement.

3° Un cuirassier reçoit un coup de pied de cheval au-dessus de la malléole interne du pied gauche la veille du jour de son congé; il ne fait d'abord pas trop attention à sa douleur et se met en route de la Franche-Comté vers Paris. Il lui survient une tumeur grosse comme le poing, enflammée, avec élancements et lancinations, mais sans aucun symptôme de fracture et d'altération de la substance de l'os; puis difficulté de se servir du pied gauche. Il n'a pas fallu plus de dix jours pour que l'eau sédative, appliquée constamment sur la tumeur, ait dissipé les symptômes d'inflammation et permis au malade de marcher comme d'habitude; peu à peu la tumeur a diminué et s'est confondue avec les tissus adjacents.

4° Une femme de quarante ans occupée à tirer de l'eau lâche la corde, et, voulant la retenir, la corde, entraînée violemment par les seaux du puits, lui excorie toute la surface palmaire qui semblait dénudée, comme si un habile anatomiste en avait enlevé l'épiderme dans toute son étendue ; il y avait par-ci par-là des suintements de gouttelettes de sang. Je recouvris toute cette surface avec la poudre de camphre que je maintins appliquée au moyen de linges appropriés ; il ne s'est pas établi la moindre suppuration ; dès le lendemain, la surface excoriée présentait un aspect sec et comme une pellicule épidermique, qui n'a fait ensuite que se consolider de plus en plus, sans autre accident.

5° Une petite fille de cinq ans, d'un tempérament mou et lymphatique, mais très-bien conformée du reste, avait rapporté, me dit-on, de nourrice, une certaine tendance à l'ulcération des chairs, qui s'était surtout établie à la naissance du mollet sur la surface externe ; il existait là un ulcère d'apparence scrofuleuse, et d'où découlait à terre une eau aussi limpide que l'eau de fontaine ; le père et la mère, du reste, jouissaient d'une excellente constitution. Je prescrivis l'usage quotidien de sirop antiscorbutique, de la tisane de houblon, d'une nourriture fortement aromatisée ; sur la plaie, poudre de camphre, pommade camphrée recouverte de charpie camphrée, et puis d'une large plaque de sparadrap ; pansements tous les jours. J'avertis les parents que la plaie allait se fermer, mais que sur la cuisse ou la partie supérieure du mollet il s'en formerait une autre, que l'on soignerait de la même manière à sa première apparition ; ce qui eut lieu après la cicatrisation de la première plaie. Au bout de quatre à cinq mois d'un semblable traitement, la guérison des deux plaies a eu lieu sans autres récidives ; le traitement camphré et antiscorbutique a été continué hygiéniquement.

6° Je n'ai pas traité autrement les plus larges escarres avec danger de gangrène, des ulcères négligés par des ouvriers et ayant jusqu'à un an de date, envenimés et présentant sur toute la longueur du mollet une plaie de mauvais caractères livide sur les bords, saignant dans le fond, avec quelques croûtes escarrotiques au-dessus de la malléole externe ; et de cette manière, même en hiver la cicatrisation s'est effectuée avec une progression non interrompue.

7° Contre les brûlures, soit par le feu, soit par les caustiques et les désorganisants, je n'emploie en général que la pommade camphrée, et puis l'eau sédative autour du pansement. Vers le mois de décembre 1842, une dame de quarante ans, ayant voulu jeter de la cendre du poêle par la fenêtre, la reçut dans les yeux, à cause du vent qui soufflait fortement dans la direction de la fenêtre ; cette cendre, fraîchement tirée du poêle, était fortement caustique ; aussi s'ensuivit-il inflammation violente de toute la conjonctive, épaississement des paupières, violentes douleurs qui portaient au cerveau, photophobie. Par surcroît de malheur, la malade, ayant mal compris la prescription, s'insinua dans les yeux de l'eau sédative que je n'avais prescrite qu'en lotions autour des paupières, sur le front, la joue, les tempes, pour apaiser le mal de tête qu'elle éprouvait ; le remède ne fit alors qu'empirer le mal. On s'en aperçut à temps, et l'on appliqua sur et dans les yeux de la pommade camphrée maintenue par un bandeau ; la faculté de voir était recouvrée au bout de huit jours, et la maladie entièrement guérie deux ou trois jours après ; la guérison ne s'est pas démentie sur ce point une seule minute.

8° Contre les inflammations spontanées de la conjonctive, je me contente d'insuffler dans l'œil de la poudre de camphre obtenue au moyen de la *râpe à sucre* et du tamisage à travers un tamis de soie ; il y a cuisson, larmoiement à chaque insufflation, et le lendemain l'amélioration est déjà notable, pourvu toutefois que l'inflammation ne soit pas de nature syphilitique, ce qui exigerait une certaine complication dans le traitement.

9° Contre la gangrène humide des chairs baveuses et la carie des os dénudés, on saupoudre les surfaces avec un mélange pulvérulent de l'antiseptique suivant :

Nitrate de potasse.	30	grammes.
Chlorure de chaux	10	»
Camphre en poudre. . . .	10	»
	50	

jusqu'à ce que toutes les surfaces baveuses soient ramenées à un aspect pulvérulent. On recouvre ensuite de poudre de camphre, de pommade, comme ci-dessus, et de sparadrap ; et l'on panse de la même manière, de six heures en six heures. Le nitrate de potasse et le chlorure de chaux décomposent les miasmes, l'un, en pénétrant dans les tissus, et l'autre, en s'arrêtant à la surface et solidifiant les tissus morbides par la substitution d'une base terreuse et insoluble à leur base ammoniacale; le camphre paralyse la fermentation putride et s'oppose à sa contagion. Les deux sels agissent par double décomposition, et le camphre comme antiseptique et anti-fermentescible.

10° Quand la cause traumatique est située à l'intérieur, qu'elle hache et qu'elle coupe par des déplacements que déterminent les mouvements des organes, on n'a qu'à seconder, par notre médication interne et aromatique, la force expulsante de la nature, c'est-à-dire du développement des tissus, développement qui, marchant toujours du centre à la périphérie, tend par conséquent à repousser du dedans au dehors tout ce qu'il trouve sur sa ligne. La médication externe n'arrive que lorsque l'épine a abouti au dehors et produit sur la peau une tumeur purulente; il faut aussitôt recouvrir cette tumeur d'un emplâtre qui ramollisse les chairs, ou plutôt, quand on est sûr de la nature de la cause, lui frayer une route plus prompte et plus facile, au moyen de l'instrument tranchant, et traiter ensuite la plaie comme nous l'avons indiqué plus haut.

11° Le cas suivant, qui, par sa terminaison, appartient immédiatement à ce chapitre, mais qui, par son origine, rentre de droit dans la classe du chapitre suivant, ce cas va nous fournir le moyen de développer, sur une plus large échelle, les modifications et les résultats de ce traitement. Le sujet de l'observation étant mon fils aîné, il est inutile de faire observer que j'ai suivi les progrès du mal et les effets du traitement, à toutes les heures presque de la journée et de la nuit, pendant quinze longs mois de suite. Si dans le cours de ma narration il échappait à ma plume quelques-uns de ces mots, qui, tout en semblant vous décharger le cœur, sont dans le cas d'aller bourreler certaines consciences, j'espère qu'à quelque opinion que le lecteur appartienne, il pardonnera aux tristes souvenirs du père l'exactitude compromettante du descripteur.

1293. Cet enfant est né au mois d'août 1823, époque la plus terrible pour nous de la persécution antinapoléoniste, qui m'avait pris bien jeune, en 1815, et qui, je crois, ne m'a plus quitté depuis. Nous vivions au sein des privations les plus cruelles, dans le silence de la résignation. Deux ans auparavant, sa mère avait fait une longue maladie, à la suite d'une sueur rentrée, que le traitement antiphlogistique, si en vogue alors, avait compliquée de mille manières différentes. Cependant, à l'époque de la conception, elle jouissait d'une excellente santé (*); et en dépit de toutes les terreurs et les tribulations qui assiégèrent la gestation, cet enfant vint au monde avec des formes un peu délicates, mais offrant tous les caractères d'une excellente constitution; il ne nous donna pas la moindre peine à élever, et ne cessa de montrer la plus grande aptitude pour les arts et l'économie domestique. Il avait à peine six ans, qu'il faisait toutes les commissions de ménage, et qu'il s'occupait de l'intérieur de la maison avec autant d'intelligence qu'un adulte. Il me suivait à pied dans toutes mes excursions aux environs de Paris, en hiver comme en été; et son plus grand amusement était de dessiner des végétaux du bas de l'échelle, à l'étude desquels je m'adonnais à cette époque. Je ne sache pas que ses indispositions aient jamais duré, jusqu'à l'âge de dix ans, plus de deux ou trois journées, et que sa gaieté habituelle se soit jamais démentie un seul instant. Seulement les scènes de terreur dont il avait été souvent témoin dès sa plus tendre jeunesse avaient fini par lui communiquer des habitudes de timidité et de mélancolie, qui ne le quittaient bien que lorsqu'il se retrouvait avec moi.

Au sortir de ma longue captivité de Versailles, nous nous étions réfugiés, sous un nom supposé, dans le petit village d'Epinay, au-dessus de Saint-Denis. Nous en étions arrivés, ainsi ignorés, au mois d'août 1833, lorsqu'ayant été saisi pour avoir présidé, à la place de Lafayette, la réunion de la Société de la presse, dès le lendemain mon nom circula dans le village, avant que la nouvelle de mon arrestation fût arrivée à la maison.

(*) Les quatre qu'elle a eus depuis existent tous encore et se portent très-bien.

Le petit jouait et plaisantait à sa manière avec un jeune homme âgé de vingt ans, et qui travaillait dans la maison voisine; mais à peine avait-il mis le pied sur le seuil de la porte, qu'il reçut, à la partie interne de la tubérosité supérieure du tibia gauche une brique de cheminée que lui avait lancée de toutes ses forces ce jeune voisin. L'enfant fut renversé sans connaissance; aucun des paysans témoins du coup n'osa venir le ramasser; et il fallut que sa mère, qui gardait alors la chambre, le pied sur une chaise, recueillît toutes ses forces, pour venir retirer de la grande route son enfant que l'on croyait mort. Elle le pansa à sa manière; la plaie se cicatrisa; mais il resta, à cette place, comme une petite boule mobile et indolente, à laquelle nous ne fîmes plus dans la suite une fort grande attention. Du reste, je n'ai appris cet événement qu'après la cicatrisation de la plaie, et ce mal n'eut pas d'autre suite; tout était oublié quand ma famille retourna auprès de moi.

En 1835, je fus de nouveau jeté dans les cachots à l'occasion du journal le *Réformateur*, et il paraît qu'en mon absence la persécution contre cet enfant, qui avait, douze ans environ, reprit force et vigueur. Il allait alors apprendre le dessin, la sculpture et l'architecture à l'école gratuite de dessin de la rue de l'École-de-Médecine, où, sans son nom, et au dire des connaisseurs, il aurait dû avoir les premiers prix. Chacune de ses apparitions était abreuvée des plus sanglants outrages. Un jeune homme habillé en garde national, et qui ne semblait pas venir là avec l'intention bien décidée de s'adonner à l'étude, se plaisait à lui reprocher, même en classe, les crimes de son père, à le molester de toutes les manières les plus humiliantes; et quand il pouvait le rattraper dans la cour, ce misérable prenait un féroce plaisir à le traîner par les pieds, la tête sur le pavé, sans que nul se mît en mesure de s'opposer à cet acte de férocité, qui n'est plus de notre époque. L'enfant me cachait tous ces déboires et toutes ces vexations, crainte de me rendre ma captivité plus terrible, à la vue de mon impuissance physique pour aller faire payer cher à ce misérable les traitements qu'il infligeait à un enfant. Je ne l'ai appris que deux ans après, à l'époque où les conséquences de ces souffrances étaient devenues irréparables; car tous les ans, à pareille époque, il lui prenait une attaque d'hémiplégie incomplète du côté gauche, sans aucun symptôme précurseur. L'engourdissement lui remontait du bout des doigts vers l'épaule et de l'épaule vers le front; il fallait le frictionner longtemps, pour ramener la chaleur et le sentiment dans ces organes. Je passerai sous silence bien d'autres alertes et d'autres mauvais traitements, qui ne pouvaient que produire des influences de terreur, mais qui n'altérèrent pas davantage ses facultés morales et ses dispositions pour les arts; car à l'âge de quatorze ans il m'a dessiné deux planches de ma *Chimie organique* (deuxième édition). A l'âge de quinze ans, il fut pris d'une violente passion pour la chasse, et pour l'élève des oiseaux et des pigeons. (Après la passion des arts du dessin il n'en a jamais eu d'autre.) Nous l'entendions partir dès trois heures du matin, chargé de tout l'attirail ordinaire de la chasse aux filets, et par les temps les plus froids de l'automne; il nous a dit qu'il lui est bien souvent arrivé de rester le genou gauche à terre, pendant une demi-heure, à l'affût. Mais cette position gênante ne lui a jamais laissé aucune trace fâcheuse.

Vers le milieu de septembre 1840, ayant été coucher en ville avec son frère chez un de mes amis, il en revint avec une douleur assez vive à la partie interne de la tubérosité supérieure du tibia de la jambe gauche, juste à la place où il portait la trace du coup de pierre qu'il avait reçu en 1833. Nous pensâmes que c'était une conséquence du développement extraordinaire qu'il prenait à cette époque-là. Mais quelques jours après, la douleur devint plus vive, et commença à fixer plus spécialement notre attention. C'était une douleur vague, mais qui ne laissait pas que de gêner la marche, et d'inspirer au jeune homme des tristes pressentiments, lesquels, malheureusement, ne se sont que trop réalisés à la lettre. Applications d'alcool camphré, d'eau sédative, de cataplasmes émollients, tout fut impuissant pour faire disparaître et diminuer cette vive douleur. Le malade aurait dû prendre le lit; mais il ne put jamais se soumettre à se priver de ses courses habituelles.

Cependant, le 4 février au matin, force lui fut de venir réclamer de moi des soins plus assidus; la douleur et la difficulté qu'il éprouvait à marcher lui faisaient enfin un besoin du repos et d'une médication quelconque.

Je me mis à lui appliquer, d'instants en instants, des compresses brûlantes, tantôt d'une décoction d'*assa fœtida*, tantôt d'alcool camphré, tantôt d'eau sédative sur le siége de la douleur; la douleur était ainsi assoupie et ne se renouvelait que lorsque nous interrompions ces applications. Il y eut un instant vers le midi, où la douleur sembla tout à fait disparaître; et il nous le démontrait en sautant de joie devant nous; satisfait de ce résultat, il n'en voulut pas davantage, et je partis pour mes occupations. Il lui arriva par malheur un billet de spectacle, dont il voulut faire profiter son maître. Et, à mon insu, il se décida à partir, sans faire attention que, dans sa position, le trajet de notre habitation à la barrière, où stationnent les voitures, était encore fort long; il faisait, du reste, un froid de quatre ou cinq degrés au-dessous de zéro, et sa toilette ne comportait pas beaucoup de chaleur autour du genou malade. A la barrière il se sentait déjà hors d'état de pouvoir marcher; il n'en continua pas moins sa route. Aussi souffrit-il beaucoup pendant le spectacle. Au sortir de la salle, nouveau désappointement; on ne trouvait pas une seule voiture sur la place; il fallut aller les chercher bien loin. En arrivant on fut obligé de le porter pour le mettre au lit; d'où il ne s'est plus relevé que quinze mois après.

Le 5 la jambe était fléchie, le tendon d'Achille tendu, l'extension impossible. Le malade accusait comme un corps étranger dans l'articulation du genou. Je présumai que c'était un fragment de cartilage que les mouvements d'une marche forcée avaient enlevé, en éraillant ces surfaces phlogosées d'abord et engourdies ensuite par le froid. Cataplasmes, pommade camphrée, alcool camphré, essence de térébenthine, eau sédative, rien ne parvenait plus à calmer ses violentes douleurs. J'eus recours à l'application des sangsues, sur la partie externe de la boîte du genou; le malade poussa des cris aigus à chaque piqûre, ce qui dura jusqu'à ce que les sangsues eurent lâché prise. Dès ce moment nous fûmes forcés de renoncer à ce genre de médication, et de nous en tenir à des fomentations brûlantes avec des décoctions d'*assa fœtida* ou des pommades aromatisées qui, à un certain degré de chaleur, paraissaient lui causer un soulagement marqué, au moins pendant quelques instants.

Peu à peu le mal se dessina d'une manière à mes yeux moins équivoque ; le malade ressentait, vers la protubérance interne de l'os, des douleurs ostéocopes, qui chaque jour descendaient de plus en plus bas. Dès ce moment je n'entrevis plus le succès de la guérison que dans un système de médication locale et violente ; et afin d'inspirer au malade l'opinion que je m'étais formée, il m'échappa un jour de lui laisser tomber entre les mains le volume de la *Nosologie* de Sauvages, édition latine de Daniell, où se trouvent les planches des tumeurs blanches, et ostéosarcomes de l'articulation du genou ; il m'en demanda l'explication, et je me permis de lui dire que, si nous adoptions la médication par les cataplasmes, les émollients, etc., il y avait du danger dans ce cas que son mal ne prît l'un de ces caractères graphiques. Il se décida alors à me laisser employer les baumes et les pommades brûlantes. On ne saurait croire le bien qu'il en éprouvait ; mais le découragement l'ayant pris, nous ne pouvions pas le décider à s'appliquer lui-même ces liniments, quoiqu'il eût à la portée de sa main le four du poêle ; de mon côté, les forces me manquaient pour continuer ; et de plus, mes occupations au dehors me forçaient souvent d'interrompre de tels soins et de les lui confier à lui-même. Pendant ces intermittences, la douleur empirait et le mal faisait des progrès marqués.

1er mars. Je recouvre la jambe de compresses imbibées d'eau sédative, et j'applique ensuite sur toute la jambe, jusqu'au bout du pied, la pommade suivante :

Essence de térébenthine.	16	grammes,
Alcool saturé d'aloès et de camphre.	6	»
Dissous au bain-marie dans		
Axonge.	64	»
Et savon blanc.	4	»
	90	

Calme et diminution de la douleur. La saillie interne du tibia paraît moins tuméfiée et moins douloureuse.

2 mars. Recrudescence dans la nuit, à cause de l'abaissement de la température. Nouveau soulagement par les compresses brûlantes, à l'aide du même pansement.

4 mars. Pansement avec

Essence de térébenthine. . . .	32	grammes.
Axonge.	100	»

Soulagement d'abord, puis malaise dans la nuit, qui se dissipe à l'aide des lotions avec l'eau sédative et une application d'eau de guimauve sur la tumeur et le bas de la jambe. Le malade se sent aussitôt soulagé et s'endort jusqu'au matin.

10 mars. Je tentai de nouveau l'application d'une pommade analogue.

Cire vierge.	30	grammes.
Axonge.	180	»
Essence de térébenthine. . . .	16	»

Mais l'application de la pommade accroît la douleur en la déplaçant ; je l'apaise encore avec des cataplasmes à la graine de lin. A cette époque la tumeur n'avait pas encore fait le moindre progrès, la chair était partout fort belle. La sensibilité de la rotule semblait indiquer au malade la présence d'un corps étranger au-dessous. Sur tout le trajet du péronier et sur la malléole externe, le simple toucher réveillait de la douleur. Le tendon d'Achille était tendu, ainsi que la portion tendineuse du grêle interne et du couturier, surtout à la hauteur de leur point d'insertion sur le tibia. Cependant, à force de frictions à l'axonge, je suis parvenu à faire étendre la jambe de toute sa longueur. J'ai levé le malade pour le placer au soleil, le genou découvert, car il faisait très-chaud au midi. Mais le soir, recrudescence comme huit jours auparavant.

11 mars. Compresses de guimauve et d'eau sédative, puis cataplasmes de graine de lin sur le tibia et sur la cuisse, la tumeur du genou, qui n'a pas augmenté, restant toujours recouverte du cérat ci-dessus. Ce genre de pansement ne me

laissait ni repos ni veille; les forces commençaient à manquer à ma bonne volonté ; je voyais ce que nous avions à faire ; notre position ne nous permettait pas, même à prix d'argent, de nous faire aider. Dès le 20 avril, je pressentis qu'il fallait en venir à une mesure décisive ; je demandai une visite à M. le docteur Adorne; la tumeur avait déjà acquis alors le double du volume ordinaire du genou. M. Adorne jugea comme moi le cas très-grave ; il était d'avis d'employer les vésicatoires volants ; et je partageais son avis. Mon ami, M. Alex. Thierry, diagnostiqua un ostéosarcome, et fut d'avis de pratiquer l'amputation ; M. Pinel-Grandchamp en décida de même ; et l'amputation fut proposée au malade, qui demanda à réfléchir, tout en paraissant assez porté à prendre ce parti.

Mais il est si cruel à cet âge de se voir mutiler par l'art, qu'on arrive malgré soi à douter de sa compétence, et qu'on cherche autour de soi, comme une branche de salut, pour échapper à la fatale décision. Pendant que l'un des chirurgiens nous adressait les divers malades qu'il avait amputés avec succès, afin de rassurer l'esprit de notre malade et de le préparer à l'événement, sa mère faisait de son côté un autre genre d'enquête ; et elle trouvait un tout aussi grand nombre de sujets, qui avaient conservé leur jambe, et marchaient ingambes, en dépit des chirurgiens les plus habiles, disaient-ils, qui avaient été d'avis de la leur couper, dans des cas analogues de tumeur du genou. Dès ce moment, la mère et l'enfant prirent la détermination la plus explicite de refuser l'amputation ; et l'idée seule de perdre une jambe me parut produire, sur l'esprit de cet enfant, une impression si terrible, que moi-même, qui, avant tout, et quelque chose qu'il arrivât, n'avais plus en vue que le désir et la certitude de lui conserver la santé générale, je fus forcé de prier ces messieurs de ne plus lui parler, au moins de quelque temps, de pratiquer l'amputation. M. Alex. Thierry se prêta à mon désir, pendant tout le temps que durèrent ses visites, avec une déférence dont le malade lui conserve encore la plus vive reconnaissance. Cet enfant et sa mère étaient si persuadés que la jambe devait être conservée, que si je les avais amenés à consentir à l'amputation vers cette époque, ils m'en auraient gardé rancune toute leur vie, comme d'une mutilation que rien ne leur semblait nécessiter.

Ce qui avait surtout motivé leur inébranlable résolution, ce fut le rapport circonstancié que leur fit de sa maladie l'épouse d'un brigadier de la garde municipale, rapport attesté par la mère et tous les parents. Il lui était survenu avant son mariage, et pendant qu'elle était encore toute jeune fille, une tumeur énorme au genou, avec tendance des chairs à la gangrène. Le plus habile chirurgien de la capitale proposa l'amputation; cette jeune personne en fut tellement effrayée, qu'elle eut le courage de se traîner de Paris dans son pays, où elle se mit à faire le remède d'un curé du voisinage; et elle guérit à merveille. Ce remède consistait à envelopper, le matin, la tumeur et toute la jambe, le pied compris, avec de la fiente de vache; on enlevait ce cataplasme à deux heures; on lavait la jambe pendant une demi-heure, en lui faisant prendre un bain de pied dans la même décoction; on remettait la malade au lit; on lui recouvrait la tumeur et toute la jambe avec un cataplasme composé de son, urine, suie, et une once de savon. A dix heures du soir, on lavait et l'on exposait la tumeur à une fumigation bouillante presque, d'une décoction de racine de grande consoude, feuilles de bardane, mauve; et dès que l'eau était tiède, on prenait toutes ces plantes, puis on en recouvrait de nouveau la tumeur et la jambe, en étendant par-dessus le même cataplasme; et ainsi chaque jour.

Dès l'application de ce remède empirique, le malade éprouva un sentiment de bien-être qui lui parut du plus heureux augure, et il eut un sommeil calme et une nuit délicieuse. Il décida qu'il continuerait; et moi j'y prêtais d'autant plus les mains, que ces ingrédients rentraient presque tous dans la nature de ceux dont j'aurais désiré tenir la jambe de l'enfant enveloppée; car c'était une combinaison d'alcali fixe (savon), d'alcali volatil (urine, bouse de vache), d'huiles empyreumatiques (suie), de résineux (son) et de ferrugineux (racine de grande consoude, qui est si riche en sels de fer, qu'elle bleuit tout à coup dans le prussiate de potasse acidifié). Mais comme tous ces principes avaient été impuissants, quand je les employais isolés, je prévoyais bien qu'ils ne seraient pas plus puissants, en les employant par le véhicule d'un aussi inextricable mélange.

Quant au bien-être qu'en éprouvait le malade, je l'avais obtenu avec les cataplasmes de graine de lin; mais c'était un bien-être perfide, qui ne faisait que favoriser le progrès du mal. Quoi qu'il en soit, il fallait se résigner ou ébranler trop vivement l'imagination du malade; ce qui était fort dangereux dans sa situation.

Car pendant le cours de ses longues souffrances, il a été pris trois fois de ses attaques d'hémiplégie; l'une en mars, l'autre en avril (le 24, je crois) et la troisième en juillet 1841. Tout à coup le malade éprouvait une roideur dans le bras gauche et nous avertissait que son attaque allait le prendre; sa vue s'affaiblissait peu à peu; sa langue, tuméfiée du côté gauche, l'empêchait d'articuler des sons; la raison s'altérait, la mémoire des mots se perdait, en sorte que de chaque mot l'enfant ne prononçait plus que la dernière syllabe (*home*, pour dire *symptôme*; *ière*, pour dire *lumière*, etc.); puis photobie, coma. Aussitôt je lui plaçais des compresses d'eau sédative sur le crâne, sur les tempes, autour du cou, j'en lotionnais l'épine dorsale, le bras hémiplégique, le côté de la poitrine; je frictionnais le dos avec de l'alcool camphré, et je n'abandonnais plus ce traitement que tous les symptômes ne fussent dissipés; ce qui a eu lieu dans l'espace d'un quart d'heure à vingt minutes, pour la crise du mois de mars et celle du mois de juillet. Quant à celle du mois d'avril, comme elle se déclara en mon absence, et que sa mère fut obligée d'exécuter seule ce traitement, ce qu'elle faisait avec toute la timidité qu'inspire la crainte d'en faire trop, et de compromettre la santé du malade par excès de zèle; cette crise, dis-je, dura cinq heures, et elle était dissipée lorsque j'arrivai.

Dès le 1er septembre, le malade et sa mère commençaient à douter du succès de la médication que nous avions suivie avec un zèle et une patience dignes d'un meilleur succès; car, pendant tout ce temps, on n'abandonnait pas d'un seul instant le lit du malade; pour le panser, on ne se couchait qu'à minuit, puis à une heure, puis à trois heures du matin, tant le malade devenait de jour en jour paresseux à permettre qu'on lui soulève la jambe. J'étais chargé de soutenir la jambe pendant les pansements ; il me fallait m'accouder sur le lit, pour pouvoir résister au poids de ce membre dont le pied posait sur ma main ; le cœur finissait par me manquer, et ma main s'engourdissait à la peine. Je couchais dans la même chambre ; toutes les demi-heures il me faisait lever pour le frictionner, le lotionner avec de l'eau sédative ; je ne sais plus où j'ai pris tant de forces, moi pour qui le sommeil est un si grand baume, et l'envie de dormir la plus cruelle des tortures !

Le malade maigrissait à mesure que la tumeur du genou grossissait, et cependant il n'a pas cessé un instant de faire ses trois repas comme nous ; il demandait même à manger la nuit ; rien ne lui pesait sur l'estomac, et à peine a-t-il donné quelques instants des signes de mouvements fébriles, que l'eau sédative dissipait sur-le-champ. Au bout d'un mois, il ne voulut plus se prêter à prendre des bains ; il commençait à éprouver de la difficulté à se mettre sur son séant. Il en appela à d'autres médications, à des applications d'emplâtres, de peau de mouton chaude, que nous laissions pourrir sur la bosse ; enfin, dès la fin d'août, à des cataplasmes de feuilles de noyer sur toute la jambe, qu'une autre personne avait indiquées comme en ayant retiré les plus grands soulagements.

Sous l'influence de cette dernière médication, la tumeur prit rapidement des dimensions extraordinaires ; car, dès le 8 septembre, la tumeur avait acquis, dans sa plus grande largeur, quatre-vingts centimètres de circonférence ; on distinguait fort bien la rotule au milieu de trois bosses énormes ; la couleur générale de la peau était lie de vin, avec de larges veines bleues ; à mesure qu'elle grossissait et empiétait sur la cuisse, on voyait s'avancer sur la peau les larges *lames de couteau* rouges, que l'on distingue si bien sur la fig. 2 *a*, pl. 12 ; la veine saphène semblait, dans le voisinage de ces lames de couteau, se torturer en zigzag, *b*, et présentait les caractères des veines superficielles qui avoisinent les cancers. La peau qui recouvrait cette énorme bosse se gravait comme par des granulations vermiculées et d'espèces de verrues galeuses, que la même figure indique de place en place. Les doigts du pied devenaient de plus en plus immobiles ; ils ne se prêtaient plus aux mouvements des muscles releveurs et fléchisseurs. Quelques jours auparavant, le malade, à mesure que je lui soulevais la jambe, s'était écrié que sa jambe était cassée, que quelque chose venait de se disloquer sur le côté externe de la boîte du genou, et nous verrons qu'il ne s'était pas trompé : la tête du péroné s'était séparée du tibia, par suite de l'usure de cet os. J'étais atterré et de mes prévisions et du rôle passif que j'étais forcé de m'imposer, crainte d'amener un résultat pire.

Ce fut à peu près vers cette époque qu'il se forma, au-dessus de la malléole externe, une petite ouverture, qui en peu de jours se fendit dans le sens du péroné, dont le périoste fut bientôt mis à découvert dans une longueur de douze centimètres ; la plaie, à l'époque de l'amputation, avait quinze centimètres de long sur neuf de large, les bords en étaient cailleux et de bon caractère, elle ne rendait pas de pus ; seulement vers le haut on remarquait comme une fistule qui aurait remonté sous la peau, dans le trajet du péroné. Le malade n'appuyait point sur cette partie. Nous pansions cette solution de continuité avec de la pommade camphrée.

Enfin, dans la nuit du 8 octobre, j'attendais dans mon fauteuil que le malade se décidât à se laisser panser ; il causait avec nous, et discutait le mode d'action de toutes les médications dont il avait successivement essayé ; le doute se faisait jour dans son esprit ; il avouait qu'il sentait ses forces s'en aller de jour en jour, comme si la vie s'était toute concentrée dans cette énorme bosse, et qu'elle abandonnât peu à peu toutes les autres régions du corps ; si cela continue, se disait-il, je sens que je n'ai pas quinze jours à vivre. Il est vrai que son corps était si maigre, qu'on ne distinguait plus les muscles nulle part ; la bonne jambe ne semblait composée que des os et de la peau ; à peine pouvait-il la mouvoir et l'allonger. Je profitai hardiment de ce retour favorable, et me hasardai à lui dire que plus nous attendrions, moins nous nous ménagerions de chances de succès, et moins nous trouverions sur la cuisse de bonnes chairs, pour obtenir un moignon d'une certaine puissance. « Que me conseilles-tu? me dit-il. — De prendre promptement notre parti, » lui répondis-je. — Il réfléchit un instant, et ajouta : « J'y suis décidé ; avertis ces messieurs. »

Dès le lendemain, MM. Thierry et Pinel-Grandchamp furent prévenus ; ils crurent devoir invoquer, l'un les conseils de M. Lisfranc, et l'autre ceux de M. Thierry-Valdajou, son père.

Le 11 octobre au matin, les quatre docteurs étaient réunis auprès du malade pour l'examiner dans les plus grands détails. Il fut décidé que M. Alexandre Thierry fils opérerait, assisté de ses trois confrères ; mais, quant au lieu d'élection, les avis se partagèrent par égale part. Deux de ces messieurs, persuadés que le fémur était altéré, étaient d'avis de désarticuler le membre ; M. Thierry père soutenait le contraire, et ne consentait à admettre l'amputation que dans la continuité du fémur ; M. Thierry fils, comme chargé de l'exécution de l'opération, s'abstenait de toute opinion, prêt à se conformer à celle de la majorité, tout en inclinant cependant du côté de son père. On se sépara en se donnant rendez-vous pour le lendemain dans la maison. J'avais eu soin de la faire évacuer par toute ma famille et de rester seul auprès du malade, afin de prévenir toutes les influences nouvelles et de nous mettre à l'abri de toute fâcheuse impression. Le malade fut averti que l'opération aurait lieu le 13 ; c'était précisément le jour où devait finir une neuvaine qu'il avait chargé secrètement sa mère de faire à la Vierge ; il accepta pour ce jour-là.

Le 12, quatorze des premières célébrités chirurgicales ou médicales de la France se réunissaient dans une pièce de la maison : M. Alexandre Thierry qui devait opérer, M. son père, le doyen d'âge de l'assemblée, MM. les docteurs Lisfranc, Breschet, Blandin, Pinel-Grandchamp, Natalis Guillot, beau-frère de M. Thierry, Ricord, Despretz, Tessier, etc., assistés de M. Veyne, l'ami du malade, et alors interne de M. Ricord, ainsi que de deux autres internes dont je regrette d'avoir perdu les noms.

La consultation dura près de deux heures; les opinions de part et d'autre furent soutenues avec la plus grande déférence et dans les marques du plus vif intérêt. Les voix ayant été recueillies, on m'appela au sein de l'assemblée, pour me faire part du résultat définitif; ce fut M. Breschet que l'on chargea de porter la parole. Huit de ces messieurs étaient d'avis que dans ce cas la chirurgie n'avait rien à faire, que toute opération serait désastreuse et sans succès, le fémur étant dans un état de dégénérescence complet et sur toute sa longueur, et de plus, selon l'un de ces messieurs, le système veineux étant affecté, dans toute l'économie, d'une phlébite, dont la saphène de la cuisse malade portait des signes évidents; quatre autres voix avaient opiné à la désarticulation du fémur, ne modifiant l'avis des huit autres confrères qu'en ce sens, que de cette manière l'opération chirurgicale avait une chance de succès.

Un seul, et c'était M. Thierry-Valdajou père, était d'avis que l'amputation devait avoir lieu dans la continuité du fémur, garantissant que le fémur était sain et qu'il n'existait pas d'inflammation des veines.

Je déclarai à ces messieurs que je me rangeais absolument de ce dernier avis, et que dans ma conviction personnelle, conviction que j'avais puisée à toute heure de la journée et de la nuit dans les soins que, depuis neuf mois, je donnais au malade, il me paraissait impossible que le fémur fût intéressé dans la désorganisation qu'annonçait la tumeur. « Cette grande tumeur, leur dis-je, que j'ai vu se former et dont je n'ai pas cessé de suivre le développement, est un organe d'une incontestable unité, dont le pédicule part de la protubérance interne de la tête du tibia ; c'est de là qu'elle tire son origine et sa vie, espèce de fongus parasite de cette portion de l'os, lequel est désorganisé dans toute l'étendue de son tiers supérieur environ. Cette fongosité, dont j'ignore la nature physiologique, mais dont je garantis la régulière organisation, se glisse comme un manchon sous la peau et autour des muscles de la cuisse et de la jambe; en sorte que si on pouvait la saisir par son pédicule et qu'elle pût passer par cette ouverture, on pourrait en débarrasser le malade par une simple incision à la région de la tubérosité du tibia ; quant au fémur, il est sain ainsi que la rotule, et j'ose répondre du succès de l'opération, si l'on consent à amputer dans la continuité de l'os.

Dans ce cas, dirent tous ces messieurs, la volonté formelle du père doit l'emporter sur tous nos avis ; la responsabilité ne pèsera que sur lui-même, et, dans l'espèce, un père ne saurait jamais avoir tort, quand les avis sont partagés. En conséquence ils montèrent avec moi pour procéder à l'opération ; mais le malade s'y opposa formellement, se fondant en apparence sur ce qu'on lui avait indiqué le lendemain, et qu'on ne devait pas ainsi le tromper, comme s'il devait manquer de courage ; mais en réalité parce que ses arrangements religieux avec sa mère n'étaient pas encore terminés, ainsi que je l'ai dit plus haut. Il ajouta qu'il désirait n'avoir le lendemain autour de lui que six personnes, et que sa jambe fût soutenue par son père, qu'il chargeait de veiller à ce que l'opération se fît comme il l'avait comprise. Il avait ouï dire, par une voisine qui nous aidait chaque jour à le panser et dans les bontés de laquelle il plaçait toute sa confiance, que ces messieurs devaient revenir le lendemain, au nombre de plus de cinquante, pour se concerter de nouveau.

Le lendemain 13 octobre, ses volontés furent ponctuellement suivies ; MM. Lisfranc, Thierry, père et fils, Pinel-Grandchamp, Guillot, Despretz, étaient au rendez-vous, assistés de MM. Veyne et Jamin, internes des hôpitaux. Le matin le malade avait demandé à manger comme à son ordinaire. Ces messieurs voulurent monter à huit heures et demie ; il fit observer que l'heure n'était pas encore arrivée, vu que le rendez-vous avait été fixé pour neuf heures.

A neuf heures, il dit : « Je suis prêt ! »

Et l'opération commença. Nous le transportâmes sur la table ; je mis un genou à terre, afin d'appuyer le pied du malade plus solidement sur ma main droite qui le supportait, la gauche supportant la bosse. M. Thierry fils exécuta avec une élégance et une précision qui lui méritèrent les éloges de M. Lisfranc, lequel surveillait d'un œil la ligature des artères, faite par MM. Pinel et Thierry-Valdajou, et de l'autre l'attitude du père, dans le cas où le cœur lui aurait manqué.... Le courage ne m'abandonna qu'à l'instant où il n'était plus nécessaire; la jambe venait de me rester entre les mains. L'on m'emporta dans la salle basse, et tout s'acheva heureusement. En examinant l'os du fémur, M. Lisfranc s'écria : « Il n'y a plus de crainte, l'os est sain, il est blanc comme de l'ivoire; les muscles de la cuisse sont en bon état, l'opération doit réussir. » La bonne voisine, qui ne nous abandonna pas dans cette circonstance solennelle, et se chargea d'envelopper la jambe pour l'envoyer à l'amphithéâtre, vit sortir des larves d'insectes de la plaie dont nous avons parlé plus haut; mais ce ne fut que quelques jours après qu'elle nous parla de cette circonstance. L'amputation fut faite par la méthode circulaire, peut-être un peu trop haut, tant la discussion de la veille avait fait impression même sur la conviction de l'opérateur. On lia quatorze à quinze artères; on acheva le pansement par la méthode ordinaire. Le malade fut replacé dans son lit, et, dès ce moment, je fus assisté, pour le veiller, par des jeunes élèves, dont nous n'oublierons jamais les bons services, M. Veyne qui était déjà notre ami, MM. Jamin, Aumerle, internes, et Ducom, pharmacien des hôpitaux.

Les premiers pansements furent faits, avec un empressement et un désintéressement qui ne sont pas de ce siècle, par MM. Thierry père et fils, assistés de MM. Veyne, interne, et Aumerle, externe des hôpitaux; mais le régime et la médication furent continués d'après ma méthode. Le jour de l'opération, l'opéré prit un consommé deux heures après, et le soir il mangea un œuf frais; le lendemain il fit ses trois repas comme à l'ordinaire; de temps en temps je lui passai avec la main de l'eau sédative autour du cou, sur les tempes, sur le front, sur le grand trochanter du moignon et sur le ventre; son lit était constamment saupoudré de poudre de camphre, et il prenait trois fois par jour du camphre à l'intérieur. A la faveur de ces précautions continuées chaque jour et chaque nuit ponctuellement, jamais il ne lui est survenu le moindre mouvement fébrile; seulement comme je n'osais pas trop le déplacer les premiers jours, crainte de troubler le travail de la cicatrisation, et que sa maigreur était extrême, nous nous aperçûmes quelques jours après qu'il s'était formé une escarre au coccyx, et que la surface du périoste était en partie à nu ; je me hâtai de saupoudrer de camphre cette dénudation de la surface osseuse, de la recouvrir de pommade camphrée, puis de charpie, et pardessus tout d'une large plaque de diachylon. La plaie prit peu à peu tous les caractères de la cicatrisation, qui fut complète vers le mois de février. Dès ce moment, et la leçon était grave, je repris mes frictions à la pommade camphrée sur les parties du corps surtout qui portaient le plus les empreintes du *decubitus* et qui se montraient vergetées de maculatures, et il ne survint plus d'autre accident de ce genre. Quand il y avait insomnie, on donnait au malade un quart de grain d'opium (un centigramme).

Dès le dixième jour je me chargeai de tous les pansements ; d'abord je me servis d'un cérat de Galien camphré :

Huile d'olive.	10 parties,
Cire vierge.	1 »
Camphre en poudre.	3 »

Je nettoyai la plaie à l'eau chaude, j'essuyai avec des linges blancs; je passai un peu d'alcool camphré sur le pourtour du moignon, je saupoudrai la cicatrice avec de la poudre de camphre, appliquai une forte couche de cérat au moyen de plumasseaux de charpie que je maintenais avec des bandes de diachylon, puis des bandelettes longuettes fixées par plusieurs tours de bandes, le tout assujetti par des bandes de diachylon prolongées jusque sur les muscles fessiers. Aussitôt après, frictions sur l'épine dorsale, la poitrine, et de temps à autre usage de la cigarette de camphre ; à la moindre menace d'élévation du pouls, eau sédative autour du cou, au poignet, et sur le front.

Les premières ligatures se laissèrent tirer trois semaines après l'opération ; mais malheureusement une foule d'autres avaient été liées ensemble, ce qui faisait qu'on ne pouvait plus les arracher qu'à la fois ; ce ne fut que le 8 janvier que les dernières cédèrent ; le malade éprouvait les plus vives douleurs à toutes les tentatives que je faisais pour les tirer, et même, avant chaque pansement, il ne consentait à commencer qu'après que je lui avais donné ma parole d'honneur que je n'y toucherais pas.

Dès le 8 janvier 1842, la cicatrisation de la fistule marcha rapidement, et, dès le mois d'avril, le malade s'essayait aux béquilles, difficilement d'abord, à cause de l'émaciation effrayante de la bonne jambe, laquelle avait de la peine à s'étendre. Au mois de juin il supportait une jambe de bois dont le cuissard est en cuir, mais dont la construction, tout élégante qu'elle est, laisse beaucoup à désirer, et fait que le malade préfère encore, aujourd'hui 16 février 1843, l'usage des béquilles. Du reste, il n'a pas cessé un seul instant, pendant tout le cours de sa convalescence, de faire ses quatre repas par jour, et de jouir d'une bonne santé. Dès le mois d'avril, il s'était remis au dessin et à la gravure ; les huit planches de cet ouvrage qui portent son nom ont été gravées par lui à partir du mois de mai, et je ne sache pas de graveur qui aurait pu exécuter, avec plus d'intelligence et de fini que lui, un travail de ce genre. Il chasse depuis le mois de septembre dans le jardin, et se sert même alors de ses béquilles, ce qui ne l'empêche pas de tirer juste. Il a été chasser à Torcy, près Lagny, et quinze jours à Compiègne ; il rentre en ville avec sa jambe de bois, mais il ne s'aventure pas loin sans prendre les voitures ; le moignon, coupé un peu court, n'a peut-être pas encore acquis assez de force, ou le cuissard est trop défectueux. Il éprouve quelquefois des petits retours de mélancolie ; mais tout cela se dissipe en fumant une heure, et jouant au billard avec ses camarades. Il a exécuté, en février 1843, les dessins sur bois ci-après et la gravure de l'anatomie de sa jambe (pl. 12), avec une habileté qui prouve que les souvenirs du malade n'influaient pas beaucoup sur les impressions du dessinateur.

1294. Je me suis étendu sur les détails de cette observation, parce qu'elle résume tous les genres de succès de ma méthode de médication, et que je la propose comme un spécimen dans tous les cas de ce genre, dans tous les cas d'opération chirurgicale. Ni saignée, ni application de sangsue, ni diète ; nourriture aromatisée à toutes les époques ; 25 centigrammes de camphre à prendre trois fois par jour au moyen de quelques gorgées d'eau ; frictions fréquentes pendant dix minutes sur l'épine dorsale, l'abdomen, la poitrine et sur toutes les parties sur lesquelles le corps repose ; lotions à l'alcool camphré dans les environs de la cicatrice ; lotions à l'eau sédative sur le front, les tempes, autour du cou, sur la poitrine, le dos et sur le poignet, dès que le pouls s'élève et jusqu'à ce que tous les symptômes fébriles soient dissipés ; usage constant des cigarettes de camphre ; quand la constipation se déclare, vingt-cinq centigrammes d'aloès entre deux soupes, plus un lavement à l'aloès (deux grammes) et à l'huile camphrée (un gramme de camphre dans l'huile).

A la faveur de cette médication si simple, mais rigoureusement observée, je réponds du succès de toute opération chirurgicale ; l'opéré se trouvera ainsi à l'abri et de ces typhus qui désolent nos prisons et nos hôpitaux, et de ces dégénérescences gangréneuses que toute la médication antiphlogistique n'a jamais pu prévenir, et que, selon nous, elle couve et fomente.

1295. Je reviens maintenant à l'ÉTUDE PATHOLOGICO-ANATOMIQUE de la jambe amputée, pour en déduire plus bas la détermination de la cause morbipare de ce terrible mal. Les figures en bois ci-jointes représentent le plâtre de cette jambe que M. Alex. Thierry a fait prendre après l'amputation. La jambe pesait trente-deux kilogrammes ; elle avait quatre-vingts centimètres de circonférence dans sa plus grande largeur. Fig. 1, jambe vue par le côté externe ; — *f*, fémur dénudé par la rétraction des muscles ; — *c*, muscles de la cuisse serrés par une courroie pour procéder au moulage ; — *d*, protubérance correspondant à la tête éclatée du péroné ; il commençait à s'y former un ulcère par la mortification des tissus de la peau ; — *g*, portion inférieure de la bosse ; la peau y est marquée de grosses vermiculations ; — *a*, partie supérieure de la bosse ; — *b*, tubérosité latérale ; — *u*, ulcération ou plutôt solution de continuité qui s'opéra dès le milieu de décembre, à partir de la malléole externe, et mit à nu le périoste du péroné *p* ; on remarque en haut une fistule sèche et qui devait se continuer jusqu'à la tête du tibia; — *t*, tendon d'Achille.

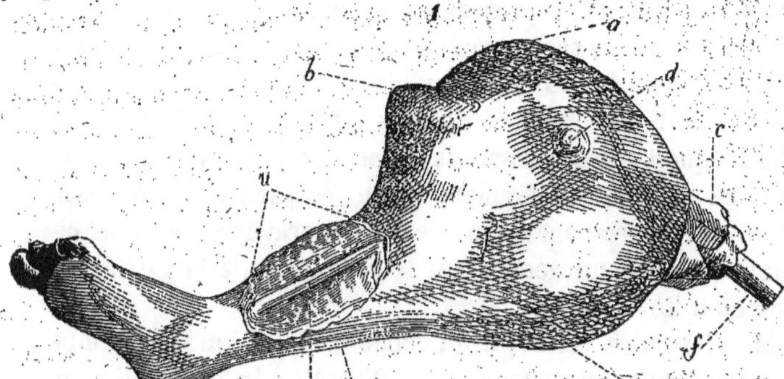

Fig. 2, la même, vue par le côté interne.

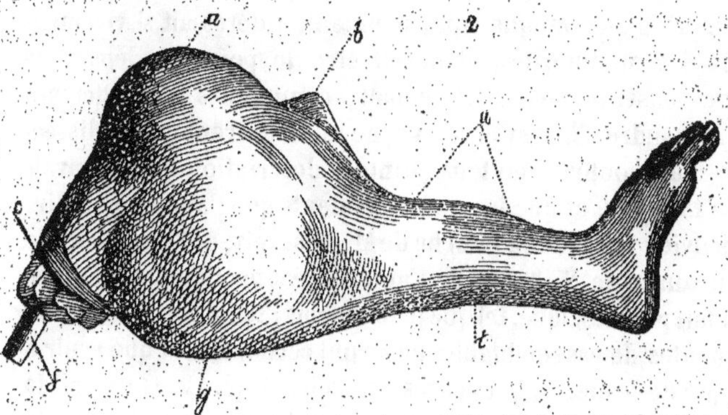

Fig. 3, la même, vue par-devant. Les mêmes lettres désignent

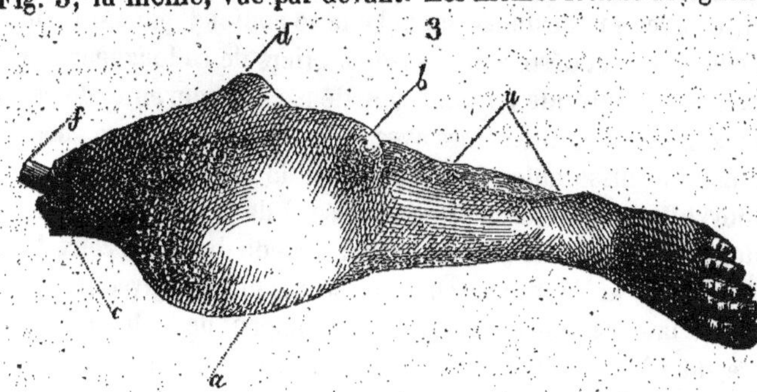

les mêmes régions. A cette époque la jambe était dans une demi-flexion équivalente à un angle droit environ.

La fig. 2, pl. 12, représente cette jambe avec la coloration et les accidents de surface qu'elle possédait la veille de l'opération ; *a*, lames de couteau vasculaires qui s'avançaient par côté en irradiant, et surtout en-dessous sur la peau de la cuisse, à mesure que l'accroissement de la bosse faisait des progrès. On voit des gerçures tuberculeuses sur les parties de ce dessin gravé qui correspondent à *g* et *a* des gravures sur bois ci-jointes. La couleur générale de la peau de toute la partie malade était lie de vin.

M. Alexandre Thierry avait confié la dissection de la jambe à M. Despretz, prosecteur de la Faculté ; la préparation se trouvant achevée, il paraît qu'un mauvais vouloir, dont chacun pourra reconnaître et le nom et l'origine, a fait disparaître cette pièce anatomique, qui, pourtant, intéressait si vivement alors les anatomistes, et devait être le point de départ de graves enseignements. Cependant, comme dès le lendemain M. Alexandre Thierry et M. Veyne m'assurèrent que la dissection avait confirmé en tous points la description que j'en avais faite la veille, et que les renseignements que j'ai pu recueillir, en janvier 1843, de la bouche de M. Despretz, ont corroboré le témoignage de M. Thierry ; j'ai fait exécuter l'anatomie de ce produit pathologique, tel que je le conçois ; les observations subséquentes de cas semblables ne feront certainement que venir à l'appui de ce dessin, que représente la fig. 1, pl. 12. On y voit la masse encéphaloïde (*can*) s'insérer sur la partie supérieure du tibia, os avec la substance duquel elle se confond par un vaste pédicule ; l'os est désorganisé jusqu'au tiers de sa longueur ; sa substance est devenue comme spongieuse et empreinte de cavités communiquant les unes avec les autres. Cette masse encéphaloïde se glisse entre la peau *pp*, et la surface externe et aponévrotique des muscles de la cuisse et de la jambe ; tous les tendons qui s'insèrent sur la portion malade du tibia, ceux du couturier, du grêle interne surtout, se confondant avec le pédicule de la masse encéphaloïde, et participant de la dégénérescence du tibia. La tête du péroné est séparée, par usure, de celle du tibia, et c'était entre le *péroné* et le *tibia* que se faisait jour le lobe *b* de la masse encéphaloïde. Les muscles du reste de la cuisse *mm*, et ceux de la jambe, tout émaciés qu'ils étaient, n'en conservaient pas moins leurs rapports et leur structure anatomique, l'artère crurale et les veines ne paraissant pas même souffrir de cet énorme développement. Quant aux veines et artères de la peau, comme elles ne recevaient plus rien de leurs communications latérales, et que la compression venait de plus en plus étrangler, pour ainsi dire, la circulation du sang dans leurs parois, il se formait, au-dessus de la bosse, des espèces de réservoirs de sang artériel en stagnation, qui produisaient toutes ces *lames de couteau* disposées en forme de doigts ouverts ou de feuilles palmées, que l'on distingue sur la figure 2, planche 12; chaque lame était ainsi une extravasation superficielle d'un sang artériel, forcé de rebrousser chemin en arrière, faute de pouvoir se distribuer latéralement.

1296. DÉTERMINATION DE LA CAUSE MORBIPARE DE CETTE LONGUE MALADIE. Dès les premiers symptômes qui se manifestèrent au mois de septembre 1841, il me vint dans l'esprit qu'il s'était introduit quelque larve dans la partie douloureuse, ou au moins quelque petit *gordius;* nous habitions, du reste, alors, une de ces maisons que le vendeur ne construit que pour tromper la bonne foi de l'acheteur ; maisons malsaines et dont le moindre vent enlève la toiture. A chaque ondée, il pleuvait dans nos chambres, comme par des gouttières ; et il fallait s'empresser d'établir des réservoirs sur tous les points menacés. Aussi, tout pourrissait en conséquence. surtout les planchers qui étaient parquetés en mauvaises voliges, dévorées de vrillettes (953). Je ne voulais d'abord diriger le traitement que d'après cette idée; mais il fallait agir vigoureusement, et les occupations du malade ne le permettaient pas toujours. Dès le 5 février la maladie se compliqua d'une érosion des cartilages de la cavité interne du *tibia*, dont un fragment détaché par le mouvement du condyle interne du fémur fit office de corps étranger ; mais les douleurs ostéocopes qui, de jour en jour, descendaient dans la substance du tibia, et que la malade assimilait à l'action taraudante d'une vrille qui lui serait entrée dans l'os, ne me laissèrent plus le moindre doute sur la cause de cette maladie, et dès ce moment, je ne me dissimulai plus la gravité du mal ; la cause morbipare s'étant déjà mise à l'abri de l'action des médicaments, dans le sein d'un étui aussi compacte et aussi épais que l'os de la jambe. Comment agir localement contre une cause revêtue d'un bouclier aussi épais que ce mur de phosphate et de carbonate calcaire qui forme la paroi d'un os? autant vaudrait-il entreprendre de guérir un malade, en appliquant le remède sur la cloison qui le sépare de nous. Je suivais chaque jour de l'œil les progrès du mal, essayant, par de nouveaux efforts, des médications nouvelles dirigées dans ce sens-là, et je retombais à chaque fois accablé de mon impuissance. Les produits du parasitisme de ces causes morbipares ne tardèrent pas à se montrer sur le lieu d'invasion, c'est-à-dire sur la bosse interne de la tubérosité supérieure du tibia. Je voyais ce tissu parasite redescendre de là sous le jarret, tout en augmentant de volume. Si à cette époque nous avions eu le courage de porter le fer et le feu sur le point d'insertion, ou bien de pratiquer une simple incision sur la région où j'indiquai le pédicule, et d'y introduire un bâtonnet de potasse caustique, nous aurions certainement étouffé dans son germe ce développement, qui finit par acquérir, en septembre 1841, de si énormes dimensions, sous l'influence des cataplasmes de feuilles de noyer. La cause morbipare n'aurait peut-être pas été détruite pour cela ; car le caustique n'aurait peut-être pas étendu le bienfait de son action au delà du pédicule des effets morbides du parasitisme. La cause morbipare animée, la larve finit par détruire l'adhérence de la tête du péroné et du tibia ; et ces deux portions d'os se séparèrent violemment, en septembre 1841, à la suite d'un simple mouvement imprimé à la jambe.

Mais le temps des métamorphoses approchait ; les larves se frayèrent une route de sortie le long du péroné, ce qui détermina, quinze jours avant l'opération, la plaie *u* que l'on voit sur l'une des figures ci-dessus, page 507. L'émigration de ces larves durait encore le jour de l'opération. D'après la description que m'en a donnée la personne qui fut chargée de nettoyer la jambe amputée, il me semble qu'elles pourraient bien appartenir à des œstres ou des larves ossiphages de mouches. Car le travail interne, que l'on remarquait dans l'intérieur de la tête du tibia, ne saurait être que le résultat du parasitisme d'une larve, et la fongosité qui fut la conséquence de ce parasitisme était un de ces développements anormaux de superfétation, que le parasitisme de certaines larves détermine dans les tissus vivants; développement anormal qui se frayait une route, par des dédoublements, là où les dédoublements sont le plus faciles, c'est-à-dire entre les muscles et la peau; ce qui fit qu'à une certaine époque, ses deux bords vinrent se rejoindre comme deux valves, et comme par une commissure, par-dessus le genou, à la hauteur indiquée par la lettre *a* des trois figures sur bois de la page 507. A cette époque, cette tumeur encéphaloïde très-épaisse sous le jarret devait avoir au moins cinquante centimètres d'envergure. En un mot, cette énorme bosse enveloppait les muscles de la cuisse et du haut du mollet, comme un vrai manchon bivalve. Sa substance participant de la nature chimique de l'os devait être phosphatée, mais non ossifiée, substance cérébriforme en quelque sorte, organisée d'une manière tout aussi cellulaire, tout aussi régulière, ayant à sa surface des circonvolutions, saillies externes et relief des compartiments cellulaires internes, organisée enfin sur le type de la masse cérébrale, et présentant, à chaque section de l'instrument tranchant, les mêmes stries, qui sont le profil des cloisons des cellules contiguës, ainsi que je l'ai démontré ailleurs (*).

1297. Comment l'invasion avait-elle eu lieu? On se rappelle qu'à l'âge de dix ans, un coup de pavé avait déjà désorganisé au moins la portion la plus externe de la tubérosité du tibia, et qu'à la suite de ce coup il s'était formé sur cette place une boule molle et indolente. On se souvient encore qu'à l'âge de douze ans, ayant été traîné plusieurs fois la tête sur le pavé, il était resté à l'enfant une débilité nerveuse, qui affectait principalement le côté gauche, et qui se traduisait chaque année par des menaces assez prononcées d'hémiplégie. A l'époque de la croissance, la partie interne de la tubérosité du tibia a donc

(*) *Nouv. syst. de chim. organiq.*, tom. 2, § 1616.

dû rester stationnaire, et par suite de sa première désorganisation, et par l'affaiblissement de l'influx nerveux nécessaire à son développement. Ce tissu osseux ne manquait donc pas de présenter à l'invasion une prédisposition favorable; sa consistance spongieuse et facilement pénétrable offrait aux filaires et aux larves toutes les conditions possibles, pour parvenir vite à se mettre à l'abri des frottements externes, qui les écraseraient sur l'heure, si ces parasites lancinants s'arrêtaient quelques instants au périoste. Une fois à l'abri des frottements, il fut facile aux auteurs de cette cruelle maladie de se mettre à l'abri de l'action anthelmintique des médicaments, en plaçant entre leurs corps et ces poisons toute l'épaisseur de la paroi osseuse, et établissant le foyer de leur nutrition et de leurs ravages jusque dans la moelle, où le malade ressentait et désignait du doigt le travail ostéocope.

Quiconque aura médité les principes de cet ouvrage, et s'en servira comme de guide dans l'évaluation des circonstances que je viens de poser, devinera sans peine, ainsi que nous venons de le faire, l'auteur de ces terribles maux.

1298. Nous n'avons placé ce cas dans ce chapitre que sous le rapport chirurgical, et pour donner un spécimen du traitement appelé à assurer le succès des opérations traumatiques; nous désirons qu'on l'adopte dans les hôpitaux, sauf à le modifier de manière à lui prêter un air de nouveauté, afin de se conformer au système qui veille sur nos œuvres. Cette innovation serait un bienfait pour l'humanité. Je me résume :

Tenir l'opéré dans un endroit sec et aéré, a une température constante de 15 a 20°, a l'abri des émanations et miasmes putrides, pour prévenir les empoisonnements miasmatiques, par les tissus taillés a vif.

Les lotions d'eau sédative remplacent les émissions sanguines, et arrêtent dès leur début tous les mouvements fébriles (1290). Une nourriture aromatique et complète, y compris le vin généreux, a la place de la diète, qui doit être bannie souverainement. Cinq grains d'aloès entre deux soupes a dîner, pour combattre la constipation. Frictions fréquentes avec la pommade camphrée sur le dos, le ventre, la poitrine,

ET SUR TOUTES LES PARTIES SUJETTES À FROTTEMENT, POUR PRÉVENIR LES ESCARRES ET ULCÉRATIONS, POUR IMPRIMER UNE IMPULSION HEUREUSE AUX MOUVEMENTS MUSCULAIRES ET À LA CIRCULATION. NETTOYAGE DES CHAIRS AVEC L'ALCOOL CAMPHRÉ, SURTOUT DANS LE VOISINAGE DE LA CICATRICE. POUDRE DE CAMPHRE HABITUELLEMENT ENTRE LE MATELAS ET LES DRAPS DE LIT, POUR ÉLOIGNER TOUTE ESPÈCE DE VERMINE. PANSEMENTS DE LA PLAIE AVEC COUCHE ÉPAISSE DE POUDRE DE CAMPHRE, PUIS POMMADE CAMPHRÉE (*); CHARPIE SAUPOUDRÉE DE CAMPHRE, AFIN DE PRÉVENIR TOUTE TENDANCE À LA PUTRÉFACTION. USAGE CONTINU DE LA CIGARETTE DE CAMPHRE, POUR GARANTIR LES POUMONS; CAMPHRE PRIS À L'INTÉRIEUR, TROIS FOIS PAR JOUR, À LA DOSE DE VINGT-CINQ CENTIGRAMMES CHAQUE FOIS, AU MOYEN D'UNE GORGÉE D'EAU, POUR MAINTENIR LES INTESTINS À L'ABRI DE TOUTE INVASION HELMINTIQUE (**).

Avec une médication semblable, je le demande à ceux qui auront bien voulu méditer les principes de cet ouvrage, par où l'insuccès pourrait-il se faire jour?

1299. J'ai vu un cas des plus effrayants de fièvre puerpérale, avec péritonite, suppression totale du lait, perte d'appétit, émaciation et pâleur croissantes d'instants en instants, céder complétement, en un jour, à ce mode de médication; le deuxième jour, l'enfant reprenait le sein; il a deux ans aujourd'hui, et il se porte à merveille; je n'eus pas même besoin d'employer l'eau sédative et l'aloès; je me contentai de frictions camphrées et de camphre à l'intérieur, avec compresses d'alcool camphré sur l'abdomen. Dès les premiers instants de ce traitement, l'état de la malade prenait une tournure favorable.

1300. M. R*** est atteint depuis assez longtemps de deux hernies inguinales, qu'il maintient au moyen de bandages appropriés.

(*) La cire du cérat de Galien forme, sur les chairs, des croûtes qui s'attachent aux poils et rendent le nettoyage pénible pour le malade. La pommade camphrée ne produit rien de semblable, la chaleur de la peau suffisant pour la tenir à l'état oléagineux.

(**) Pour cela le malade se place gros comme un haricot de camphre solide sous la dent, l'écrase et le réduit en poudre, et aussitôt il avale une gorgée d'eau sucrée, qui emporte tout le camphre dans l'estomac, et débarrasse la bouche de toute saveur amère.

L'un de ces bandages vint à le blesser pendant qu'il se fatiguait à la chasse, ce qui détermina, sur l'anneau et sur tout le trajet de la hernie, une induration qui gagnait avec intumescence et les bourses et les muscles inférieurs de l'abdomen ; on aurait dit un cordon tendineux qui sortait de l'anneau pour se diriger vers les bourses. Le médecin fut effrayé du progrès du mal et ordonna que le malade gardât le lit. Les applications constantes d'eau sédative arrêtèrent la marche envahissante de cette induration, dès le premier jour, et la dissipèrent entièrement en une semaine environ. Le malade marchait dès le surlendemain de ces applications locales.

1301. En un mot, sur toute tumeur ecchymosée, violacée et meurtrie, sans solution de continuité, applications de compresses d'alcool camphré. Sur toute tumeur enflammée, avec pulsations artérielles ou non, applications de compresses d'eau sédative. Sur tout ulcère ou cicatrisation, couche de poudre de camphre obtenue avec la râpe ; par-dessus, couche de pommade camphrée, puis charpie camphrée ; le tout hermétiquement recouvert d'une plaque de sparadrap, appliquée intimement sur les chairs saines, avec toutes les modifications appropriées aux diverses complications. Voilà le résumé le plus succinct de la médication générale.

CHAPITRE VI.

PRÉCAUTIONS ET MÉDICATIONS ANTIENTOMIQUES (458).

§ 1er. — *Règles générales.*

1302. Toute maladie interne ou externe, qui ne provient pas des causes précédentes, est déterminée par l'action d'une cause animée patente ou cachée.

1303. Toute maladie de la peau, qui se traduit par un prurit continu, une éruption tuberculeuse ou vésiculeuse, et la déformation des tissus, est l'œuvre de l'érosion d'un insecte ou de l'infiltration de son venin.

1304. Toute maladie interne ou sous-cutanée, qui se traduit par un sentiment de reptation et d'érosion, par des bruits de craquement, par des douleurs lancinantes et ostéocopes, est l'effet de la présence et du parasitisme d'une larve ou insecte parfait à mandibules.

1305. Tout développement de tissus parasites, toute forme d'éléphantiasis, est l'effet d'un insecte suceur, ou d'une larve à trompe aspirante.

1306. Toute maladie des viscères qui ne rentre point dans l'une ou l'autre de ces règles générales, est l'œuvre d'un helminthe. Toute maladie intestinale, qui ne provient ni du vice de l'atmosphère ou de la nourriture, ni d'un empoisonnement, est une maladie vermineuse, et doit être traitée comme telle, *ipso facto*.

Quelle mortalité d'enfants, quand on les traitait tous par le système antiphlogistique ! et cela n'est pas tout à fait passé de mode. Combien les enfants se portent bien dans les pays méridionaux, où les bonnes femmes supposent toujours la présence des vers dans tous les cas de fièvres bilieuses et suburrales ! La bonne médecine sur ce point, ce sont les bonnes femmes qui la font. Elles sauvent leurs enfants, la médecine savante les tue. Honneur au préjugé et à la routine.

1307. Nos médicaments ne sont presque tous que des anthelmintiques, et ils n'ont jamais guéri qu'à la faveur de cette propriété-là; qu'on m'en cite un seul qui n'empoisonne pas les vers. Or, si le même médicament jouissait de la vertu de nous guérir d'une entité maladive, ou de nous en préserver; nécessairement, au lieu de nous débarrasser de notre vermine, il ne ferait qu'en favoriser la pullulation, en les préservant de la même maladie; car la vie a les mêmes règles et les mêmes lois, d'un bout de l'échelle à l'autre. Les médicaments ne sont donc que des poisons, dont la dose ne peut tuer que des infiniment petits; ce sont alors des vermifuges et des anthelmintiques.

1308. Il ne suffit pas, pour guérir une maladie, d'employer le médicament qui, entre les mains d'un autre médecin, a produit de bons effets; il faut encore en diriger l'emploi avec connaissance de cause, le diriger contre l'insecte qui est l'auteur du mal, et par conséquent déterminer exactement le siége qu'il occupe. Vouloir préserver ou débarrasser les poumons avec un breuvage, c'est faire, pour atteindre le mal, un détour qui finit par absorber, décomposer ou neutraliser le remède. Vouloir guérir de la gale par des remèdes internes, c'est le plus souvent l'entretenir. La thérapeutique n'est si incohérente dans ses principes et si variable dans ses résultats, que pour avoir toujours méconnu cette considération si simple. Le prestige de la nouvelle méthode que nous vulgarisons ne tient qu'à ce que, dans toutes nos prescriptions, nous cherchons à attaquer le mal d'une manière locale; notre but est d'atteindre la cause animée du désordre. Avant d'avoir dit ce mot de l'énigme, les effets que nous obtenions semblaient tenir du merveilleux. Il faut donc que l'histoire naturelle serve sans cesse de guide au médecin praticien.

1309. Parmi les vermifuges, on ne doit choisir que les remèdes qui tuent les insectes, sans nuire au malade. Débarrasser le malade de ses vers, au moyen d'un médicament désorganisateur (355), c'est le débarrasser d'une maladie, pour lui en rendre quelquefois une pire; c'est remplacer une cause morbipare par une autre.

1310. Quand on procède ainsi, il est facile de concevoir qu'avec un seul médicament on soit en état de guérir bien des maux de dénomination diverse. Le plus simple est celui que l'on doit toujours préférer, parce qu'on a l'espoir de le rendre plus tôt populaire. C'est ce que j'ai fait, sans me soucier ni du ridicule que la polypharmacie a de tout temps attaché à ces sortes de tentatives, ni de celui que, dans ma position politique, il paraît être d'une bonne administration qu'on ait soin d'attacher, dès leur apparition, à chacune des découvertes dont je dote mon pays. Se laisser mourir, plein de vénération pour la médication qui vous tue, et sans vouloir tenir son salut de celle dont on a été chargé de rire, c'est un acte de dévouement tout comme un autre; et je rends hommage à toute espèce de dévouement qui nous fait affronter la mort, jusqu'à celui qui portait les gladiateurs à adresser à César, leur maître, ces paroles d'esclaves, empreintes d'une vertu toute romaine : *Cæsar, morituri te salutant*. On s'est lassé enfin de cette rigidité de Spartiate; l'interdit est levé; sur les ailes de la publicité, mon remède ou plutôt ma médication a la permission d'arriver jusqu'à ceux qui ne m'aiment guère. Je m'en réjouis pour le bien de l'humanité entière; car je n'ai jamais vu un ennemi dans un homme, et je suis prêt à les soigner tous comme des frères, à quelque classe qu'ils appartiennent, et quelque mal qu'ils aient voulu me faire. J'ai devant moi de trop grandes choses, pour m'arrêter à ces misères-là.

Cependant, afin de faire disparaître le léger obstacle que ces considérations opposent encore à l'adoption de cette méthode si inoffensive et si peu coûteuse de prévenir et de guérir, je vais exposer ici la manière de préparer les éléments de la médication, et donner le mot de l'énigme de leur action. Il sera facile ensuite à chacun, à l'aide de quelques-unes de ces modifications, qui s'affublent des caractères d'une innovation, de se débarrasser de ce qu'a de gênant le souvenir d'un nom hostile.

A. PETITE PHARMACIE DE POCHE.

1311. Parmi la foule des huiles essentielles dont j'aurais pu me servir avec succès, j'ai adopté le camphre (379), d'abord parce que son état solide, par la sublimation, en facilite l'usage, et qu'il ne tache ni ne poisse les habits, ensuite parce que c'est un de nos plus grands antiseptiques; enfin, parce qu'il est éminemment vermifuge et vermicide. Toute la nouveauté de mon procédé consiste dans les moyens d'en diriger et d'en seconder l'action, avec connaissance de cause; je me sers à cet effet des préparations et des appareils suivants (*) :

(*) On trouvera chez Collas, pharmacien, rue Dauphine, n° 10, à Paris, ces préparations et ces appareils; je lui en ai cédé le débit, à la condition de me fournir chaque mois un certain contingent de ces substances, pour les pauvres de mon village qui s'adressent à moi; je n'ai pas d'autre intérêt dans la vente.

1312. Camphatières hygiéniques. Je les avais commandées d'abord à double fond, pour renfermer, l'un, la poudre de camphre, et l'autre, les cigarettes de camphre. Je les conseille aujourd'hui à quatre fonds, l'un pour la poudre, l'autre pour les cigarettes, le troisième pour contenir des grumeaux d'aloès de cinq centigrammes environ chaque, et le quatrième un flacon d'alcool à 40°. Une telle boîte doit pouvoir se porter dans la poche, et en voyage on doit toujours en avoir une sur soi. On possédera ainsi un moyen portatif de prévenir et de dissiper une foule de maux, dans l'espace de quelques quarts d'heure.

1313. Poudre de camphre. On peut l'obtenir de trois manières : ou bien en précipitant par l'eau le camphre de l'alcool camphré à 40° : celle-ci est extraordinairement fine ; ou bien en porphyrisant le camphre avec quelques gouttes d'alcool dans un mortier de marbre ; ou bien, enfin, en râpant le camphre à la *râpe à sucre*, et passant la poudre à un tamis fin. Je préfère ce dernier mode, parce que, par les deux premiers, le camphre retient toujours un peu d'alcool, ce qui en rend la cuisson plus grande sur les muqueuses ou dans les solutions de continuité.

1314. Grumeaux d'aloès. On concasse l'aloès succotrin, et on le tamise à un tamis qui ne laisse pas passer les grumeaux du poids de cinq centigrammes, et puis à un autre qui ne laisse passer que ceux-là. Avec la poussière on fabrique des pilules aloétiques.

1315. Cigarettes de camphre. On en fabrique au tour, en os, en ivoire, en bois des Iles, sur le modèle de celles en tuyaux de plume ou de paille, dont nous allons décrire la confection :

1° *Cigarettes en tuyaux de paille.* Soit un beau tuyau de paille de blé; on le coupe transversalement à angle droit, à deux ou trois centimètres de l'articulation nodale, du côté de son moindre diamètre, et à quatre à cinq centimètres de la même articulation du côté opposé ; on a alors un tuyau de paille taillé, comme le représente la fig. 5; on perce le nœud avec la pointe d'une longue aiguille, en ayant soin de ne pas fendre le tuyau; on insinue un morceau de papier joseph simple par le long bout, de manière à recouvrir le trou de l'articulation, on remplit de poudre de camphre le long bout, et l'on maintient la poudre avec un petit tampon de papier joseph, sans trop tasser.

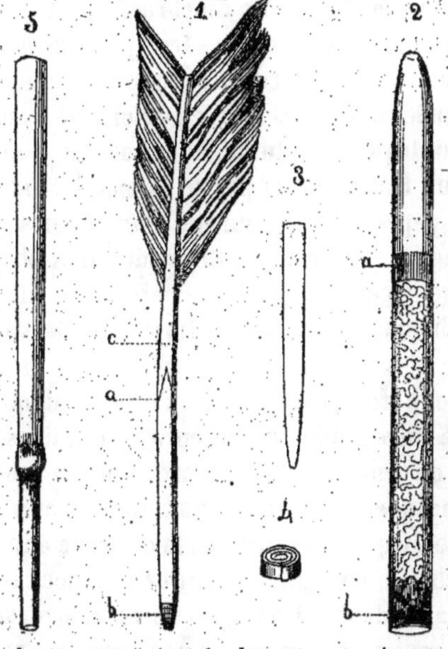

2° *Cigarettes en tuyau de plume.* Soit la plume, fig. 1; on tranche le tuyau en *a* carrément, comme sur la fig. 3; avec la pointe du canif, on détache en tournant la moelle qui s'accumule à la base *b*, et en obstrue l'orifice; on l'expulse en insufflant; on a alors le tuyau de plume net et tout préparé comme on le voit fig. 3. Sur le dos de la penne *c*, fig. 1; on enlève longitudinalement avec le canif une lanière que l'on enroule au bout de la pince, en une spirale que représente la fig. 4; cela fait, on introduit cette spire dans le tuyau de plume 3 par le gros bout, jusqu'à la distance de deux centimètres et demi du petit bout; cette spire, par sa tension de ressort, sert à retenir, à cette hauteur, le morceau de papier joseph simple qu'on y introduit, pour servir de diaphragme et arrêter au passage les grumeaux de camphre, tout en laissant passer l'air imprégné de ses vapeurs; on remplit alors le gros bout de poudre de camphre qu'on se garde bien d'y tasser, et on l'y maintient, au moyen d'un petit tampon de papier joseph qui ne s'oppose pas au passage de l'air; on a alors la cigarette, fig. 2, que l'on tient à la bouche par le bout libre. *a* est la place où le ressort 4 maintient le diaphragme de papier; *b* est le bouchon de papier, et l'espace compris entre *a* et *b* est rempli de poudre ou de grumeaux de camphre. Si l'on plaçait le diaphragme à l'orifice du petit bout, la salive ne manquerait pas de mouiller le papier; et, dès ce moment, le camphre n'arriverait plus à l'état de vapeur, mais à l'état de saveur; il ne servirait plus à embaumer la respiration, mais la salivation; ce serait un double emploi de l'ingestion. On peut faire des diaphragmes et des bouchons plus élégants, au moyen de papiers trempés dans des résines, pourvu qu'on ménage toujours un passage à l'air extérieur; on peut obtenir le même résultat, en mouillant avec la gomme les parois du tuyau de plume, à la hauteur *a* de la fig. 2, et y poussant un fragment de papier joseph, à l'aide d'un petit cylindre; le papier se colle sur les parois par ses bords et forme diaphragme. Toute cigarette fendue doit être considérée comme une cigarette perdue, parce que dès lors, l'air arrive à la bouche froid et non imprégné de vapeurs.

On aspire ces cigarettes à froid, c'est-à-dire qu'on se contente de faire passer l'air nécessaire à une ou plusieurs inspirations, par la capacité remplie de grumeaux de camphre; l'air en passant s'imprègne de vapeurs que l'on aspire. Quand la température est froide, on a soin de tenir quelques instants la cigarette dans la main ou dans la poche de son gilet, pour que la vapeur se dégage en plus grande abondance. Une cigarette ordinaire, si on ne la *machotte* pas, peut servir au moins une semaine; on a soin de la remplir de camphre chaque matin au moins, et toutes les fois que la quantité précédente est épuisée ou sur le point de l'être.

1316. ALCOOL CAMPHRÉ. Alcool à 40°, 1 litre; camphre, 60 grammes. Je me sers d'alcool à ce titre, d'abord, parce qu'il n'a pas l'odeur repoussante de l'eau-de-vie, ensuite parce que l'eau-de-vie laisse les compresses mouillées et froides, une fois que sa portion alcoolique s'est évaporée.

J'emploie quelquefois un hectogramme de camphre par litre d'alcool, je l'en sature même; c'est quand je veux laisser une couche épaisse de camphre sur la peau que je lotionne; les autres proportions sont plus économiques et donnent moins d'odeur.

1317. POMMADE CAMPHRÉE.

Axonge. . . . . 3 parties.

Faites fondre au bain-marie et versez-y

Poudre de camphre. . . . . . . 1 »

Remuez jusqu'à ce que la poudre de camphre soit dissoute, et retirez du feu pour laisser figer.

1318. HUILE CAMPHRÉE. Déposez par grumeaux une partie de camphre dans cinq parties d'huile ; exposez le mélange à une douce chaleur, agitez et retirez dès que le camphre est incorporé.

1319. VINAIGRE CAMPHRÉ.

Vinaigre rectifié.	100 grammes.
Camphre	30 »
Eau.	1 litre.

1320. EAU SÉDATIVE. La composition de cette eau est une des premières bases des succès que j'obtiens :

1° *Prenez*

Ammoniaque liquide. . . . . . . 100 grammes.

Versez-y

Alcool saturé de camphre. . . . . 2 »

Agitez et laissez le mélange se combiner une ou deux heures.

2° *Prenez, d'un autre côté,*

Sel marin gris, ou sel de cuisine. .	30 grammes.
Eau ordinaire.	1 litre.

Faites dissoudre, passez à travers un linge fort.

3° Mêlez alors les deux liquides, agitez fortement et tenez le flacon bien bouché.

Pour les peaux trop délicates, et les personnes gravées de petite vérole, on emploie 80 grammes au lieu de 100 grammes d'ammoniaque. Dans les cas de fièvre cérébrale, au contraire, et quand les applications n'ont lieu que sur le crâne, on porte la dose jusqu'à 130 grammes.

On a de la sorte trois degrés de cette eau :

	1er degré.	2e degré.	3e degré.
Eau salée.	8 parties.	10	16
Ammoniaque camphrée. .	1 »	1	1

Je ne me sers en général que du deuxième degré. On emploie cette eau en lotion avec la main, ou en compresses imbibées, en ayant soin de préserver du contact du liquide les yeux, la bouche, et les solutions de continuité. Les compresses trop prolongées rougissent un peu la peau, surtout celle du front; on répare cet effet en recouvrant de pommade.

Le savonule ammoniacal de camphre se précipite au fond de la bouteille ; à la rigueur et pharmaceutiquement, on pourrait transvaser, pour se servir de la liqueur à l'état le plus limpide; mais il y a un immense avantage à agiter la liqueur, à chaque fois que l'on veut s'en servir ; ce savonule agissant à lui seul d'une manière plus intime et plus continue.

1321. C'est avec ce petit nombre d'ingrédients que je soigne chaque jour, avec succès, un très-grand nombre de maladies, et les praticiens les plus probes et les plus consciencieux n'ont pas tardé à se ranger de mon avis à cet égard. Le plus grand service que l'on puisse rendre à la cause du progrès, c'est de simplifier l'art qui a pour but de préserver et de guérir nos semblables des maux qui nous affligent.

B. THÉORIE ET EMPLOI DE CES MÉDICAMENTS ET APPAREILS.

1322. Dans le plus grand nombre de cas, cette petite pharmacie de poche suffit à tous les cas de maladies entomogènes (355, 1175). Nous indiquerons plus bas les modifications exceptionnelles que réclament certains cas en particulier.

1323. Poudre de camphre. L'application de la poudre de camphre seule sur une surface suffit pour la débarrasser des parasites qui s'arrêtent à la superficie, et établissent là le siége de leur action morbipare. De là vient qu'en prisant la poudre de camphre, on se guérit de la plupart des cas de coryza, de tubercules internes, d'ulcérations et de migraines dont le siége est dans les sinus frontaux. On prise cette poudre comme celle du tabac, dont elle a tous les avantages antientomiques, sans avoir un seul de ses inconvénients toxiques ou de malpropreté. La poudre de tabac chasse à la vérité les insectes superficiels ; mais sa base alcaline et ammoniacale finit par cautériser, par tanner les surfaces, par émousser la finesse des papilles nerveuses, et par conséquent par perdre la puissance de son action sur les tissus sous-cutanés, à cause que la muqueuse a perdu sa faculté d'absorption, par la cautérisation ammoniacale ; d'où il arrive que les insectes sous-cutanés peuvent continuer leur œuvre à l'abri de l'action toxique du tabac, et qu'on n'en voit pas moins les gens qui prisent porter sous le nez des galons dégoûtants, qui n'en sont pas moins l'œuvre de quelque parasite. Le camphre, au contraire, outre qu'il provoque moins l'éternument et qu'il ne fournit que des écoulements incolores, le camphre pénètre fort avant dans les tissus, sans en altérer la superficie, et il les débarrasse ainsi, sans le moindre danger, des parasites qui les assiégent. J'ai peu vu de cas de coryzas, de migraines frontales et sourcilières, d'enchifrènement, d'ulcération du nez, qui aient résisté à l'action du CAMPHRE A PRISER.

La poudre de camphre a une autre vertu, par ses qualités éminemment antiseptiques et antifermentescibles (385), qu'il tient, comme toutes les autres huiles essentielles, de sa constante évaporation à la température ordinaire, ce qui fait que le corps qu'il recouvre est constamment enveloppé d'une atmosphère isolante, qui le préserve du contact de l'air extérieur que la vapeur du camphre absorbe. Ce qui donne au camphre une supériorité marquée sur les autres huiles essentielles, c'est qu'à la faveur de sa solidité il reste à la surface des tissus, et n'est point absorbé comme les autres par imbibition. Je suis convaincu que toute plaie guérirait sans danger et sans obstacle, si l'on avait soin de la tenir constamment recouverte de poudre de camphre seulement.

La poudre de camphre préserve les orifices d'organes, l'anus et organes génitaux de l'invasion des parasites. Tout prurit à l'anus cesse quand on en place au fondement ; tout spasme érotique tombe, dès qu'on en saupoudre les organes génitaux, soit que le spasme provienne du titillement des acares, ou des ascarides, ou des poux (et le camphre alors agit par ses vertus toxiques et insecticides), soit que le spasme provienne de la fermentation spermatique (et le camphre agit alors en paralysant cette fermentation, en l'asphyxiant, en la privant de l'aspiration de l'air extérieur, sans laquelle il n'y a pas de fermentation possible). Mais il faut que la poudre de camphre touche immédiatement l'organe. Aussitôt l'érection cesse, l'organe se ramollit, les désirs s'émoussent ; le camphre ramène ainsi le calme dans le physique, et la pudeur dans le moral. Cette assertion est fondée sur des centaines peut-être d'expériences positives. La chirurgie aura ainsi un puissant moyen de combattre immédiatement ces érections involontaires et opiniâtres, qui compromettent ou suspendent les opérations les plus pressantes, dans les cas des maladies des voies urinaires.

Et à cette occasion il est bon que je donne une explication philologique, sur un aphorisme qui a induit bien longtemps en erreur les praticiens au sujet des effets du camphre, et qui a fait mal à propos redouter ce genre de médication, comme étant susceptible de s'opposer au devoir conjugal. Depuis bien des années on trouve, à l'article *Camphre* de nos dictionnaires, ce vers qu'on attribue à tort à l'école de Salerne, et que j'ai cherché vainement dans les éditions les plus anciennes de ce petit traité d'hygiène en vers latins, que Jean de Milan dédia, dans le douzième siècle, au roi anglais, au nom de toute l'école :

Camphora, per nares, castrat odore mares.

D'où il se serait suivi qu'il aurait suffi de priser de la poudre de camphre, pour se rendre impuissant et inepte à la copulation. Mais déjà Valmont de Bomare (*Dictionnaire d'histoire naturelle*, 1764) avait fait remarquer l'absurdité de l'aphorisme, en rappelant que les gens qui travaillent continuellement sur le camphre n'ont jamais rien éprouvé de semblable ; et depuis que nous soumettons nos malades, hommes et femmes, à notre médication, nous n'avons jamais vu que les dames aient eu à se plaindre de ce que nous ayons maltraité, sous ce rapport, leurs époux.

Ce vers est faux; mais il ne l'est que par la substitution d'une lettre, et par une erreur de copiste; l'aphorisme, reprendra sa vérité en réparant la faute. Au lieu donc de lire :

> Camphora, per naRes, castrat odore mares;

Lisez :

> Camphora, per naTes, castrat odore mares.

C'est-à-dire que pour se conserver les organes mâles dans la pudeur de l'impuissance, il suffit de se tenir de la poudre de camphre sur les parties, ou bien du camphre entre les jambes, entre les fesses, *per nates*.

Un copiste, fort sur la quantité, se sera aperçu qu'avec *nates* ce vers pentamètre avait une faute; vu que dans *nates*, *a* est bref, il aura substitué à ce mot celui de *nares*, dont l'*a* est long; et, pour sauver la science d'une faute de quantité, il lui aura ainsi légué une bévue, qui s'est propagée jusqu'à nos jours. Crainte d'une recrudescence d'un purisme de ce genre, nous conseillerons donc d'écrire désormais :

> Camphora, sparsa nates, castrat odore mares.

La quantité sera dès lors sauvée, ainsi que la vérité, que nous exhumons, à l'aide de l'expérience directe, des vieux auteurs qui paraissent avoir connu le fait tout aussi bien que nous. Car les premiers peintres espagnols qui, le plus souvent, appartenaient à l'Église, pour se défendre de toute tentation, en face de leurs beaux modèles de vierge, avaient grand soin de se tenir du camphre dans l'intérieur de leurs hauts-de-chausse (*per nates*).

1324. Par la théorie que nous venons de donner sur l'action du camphre, on voit que son emploi sur les parties, bien loin de nuire à l'acte de la copulation, ne peut, au contraire, que lui être favorable; car en préservant l'organe du titillement des parasites ou d'une fermentation spermatique trop fréquente et trop intempestive, le camphre ne fait que conserver à l'organe sa puissance normale ; l'homme qui se sera tenu calme par ce moyen, alors qu'il n'aurait pu se satisfaire, n'en revient que plus fort et plus dispos à son devoir, dès que l'occasion de le remplir se présente, et sa moitié n'en souffre pas plus que sa santé (*).

1325. C'est pour cela que, dans tous les colléges, on devrait introduire, pour les jeunes gens et les jeunes personnes, l'usage constant des caleçons de natation avec de la poudre de camphre à la hauteur des parties, et qu'on devrait avoir soin de saupoudrer les draps de lit avec la poudre de camphre. Ces caleçons auraient de plus l'avantage de protéger l'abdomen contre les variations de température, si pernicieuses à cet âge-là, quand elles parviennent à ces sortes de surfaces.

La poudre de camphre dans le lit tient à distance, et les ascarides qui s'échappent de l'anus, et les insectes nocturnes qui troublent notre sommeil, ou compromettent, par leur invasion, notre santé d'une manière plus grave.

Dans les hôpitaux, dans les casernes et dans les prisons, l'introduction de cette dernière précaution préserverait les malheureux habitants de ces lieux des contagions vermineuses, auxquelles on doit attribuer toutes les épidémies qui s'y manifestent si souvent avec des caractères effrayants. Une fois que l'on

(*) Lorsque je publiai, pour la première fois, mes petits livres sur les *cigarettes de camphre*, certains médecins un peu plus hostiles que les autres avaient grand soin de citer aux dames le vers ci-dessus, afin de détourner les maris de l'envie qui leur prenait de se guérir de leurs rhumes de poitrine avec la vapeur séditieuse de camphre. En 1839 un des plus habiles avocats de province, qui avait gagné dans son art une extinction de voix, me fit part des craintes de sa dame à cet égard. Comme ma réponse était destinée à tomber entre les mains de la partie intéressée, je fus obligé de m'exprimer en latin auprès du mari, sauf à lui à l'expliquer à sa femme; et, à la manière de l'école de Salerne, d'où nous vient, à tort ou à raison, tout le mal, je lui répondis par les quatre vers suivants :

Camphora per nares non castrat odore maritos;
Pulvere sed phallum vulvamque aspersa remollit.
Mendacem fugat, at verum ipsa reducit amorem :
Quod semel abstulerat, mox duplum evanida reddit.

admettra que les ascarides s'échappent du corps humain par l'anus, mis en fuite soit par les condiments de la digestion, soit par l'action des médicaments amers ou par l'effet de la décomposition cadavérique, on sera bien forcé de convenir que les matelas, couvertures, paillasses, etc., des lits des hôpitaux, des casernes, colléges, prisons et autres grandes agglomérations d'hommes, doivent être infestés d'œufs d'ascarides, qui se transmettent ensuite sous forme épidémique. Ces épidémies seraient plus fréquentes encore dans les prisons, si jamais la stupide manie que manifestent certains esprits aussi étroits que méchants, pour les raffinements de la vindicte publique, vient à interdire, dans ces lieux, l'usage anthelmintique et préservateur *du tabac à fumer et à priser*.

1326. Ceci s'applique en partie aux médecins d'hôpitaux, qui défendent aux malades de fumer, et leur suppriment d'un coup, pour un mal de jambe ou une maladie locale, une habitude protectrice de leur digestion (219); aussi combien en voit-on qui y entrent pour un panaris et y gagnent la fièvre typhoïde? Aromatisez-les au moins d'une manière plus coûteuse, si vous voulez à toutes forces les priver d'un aromate qui leur coûte si peu et qu'ils ont tant pris en affection.

1327. ALCOOL CAMPHRÉ. L'alcool camphré a la propriété de pénétrer fort vite et par imbibition, ou plutôt par aspiration, à travers la peau recouverte de son épiderme habituel, et de porter l'action anthelmintique et antiseptique de sa médication jusque dans l'intérieur de nos plus profonds viscères. Ce médicament opère alors et de plus par l'action coagulante de son véhicule alcoolique; il peut donc resserrer les pores des séreuses et arrêter l'accroissement du liquide de l'empyème, épaissir un sang trop aqueux, et par conséquent activer une circulation trop paresseuse et donner de la sorte du ton aux organes et de la puissance aux fonctions. Placez une compresse d'alcool camphré sur la région du cœur, à l'instant presque vous calmez les palpitations les plus violentes, pourvu que ces palpitations ne viennent pas d'une déchirure des parois du cœur, d'un anévrisme. Appliquez une compresse d'alcool camphré sur la surface de l'abdomen, vous apaisez presque sur-le-champ les coliques, même les épreintes affreuses qui viennent de l'érosion du ténia. L'alcool camphré pénètre jusque dans les boyaux et y va faire lâcher prise aux helminthes les plus acharnés et les plus voraces, ce qui permet aux vermifuges internes de les expulser ensuite plus facilement et plus promptement.

J'ai retiré les plus heureux effets de cette médication locale, en la promenant sur toutes les surfaces, sous lesquelles j'étais en droit de soupçonner ou des foyers de putréfaction, ou le parasitisme d'un insecte (*), sur les ecchymoses et les conges-

(*) La vérité ne se révèle pas toujours à un seul homme ; et il arrive fort souvent qu'après une découverte, et lorsqu'on se livre ensuite à des recherches d'érudition, on finit par trouver que le fait en question n'avait pas toujours échappé à d'autres. Ces sortes de découvertes philologiques sont très-précieuses, comme véhicules de la découverte scientifique, à laquelle elles servent, pour ainsi dire, de passe-port. L'envie vous pardonne aisément celle-ci, consolée qu'elle est par celles-là. Comme j'ai beaucoup de choses de ce genre à me faire pardonner dans ce livre, je ne manque jamais l'occasion de citer à l'appui les opinions concordantes des auteurs oubliés. Or, sur le point qui nous occupe, nous dirons qu'Avicenne avait déjà constaté ce que nous avons découvert par une expérience de tous les jours. « Contre les vers, il recommande (livr. 3, fen. 16, traité 5, ch. 4, vers. 50) de frotter l'estomac avec des styptiques qui aient la propriété de les tuer, comme le sumac, l'hypocystis, l'acacia dissous dans le vin, les câpres, l'anis dans le vin, » et le vin des Arabes était fortement alcoolique. Au siècle d'Ambroise Paré, ces topiques antivermineux étaient fort en usage. « Quant aux petits enfants, dit-il (pag. 738, éd. de 1628), qui ne peuvent rien prendre par la bouche, il leur faut appliquer, sur le nombril, cataplasmes faits de poudre de cumin, incorporée avec fiel de bœuf et farine de lupin, absinthe, aurone et tenaisie, feuilles d'artichaut, rue, poudre de colocynthe, semence de citron, aloès, persicaria, mentastrum, feuilles de persiguier, costamer, zodoaire, savon mol. On applique telles choses non-seulement sur le nombril, mais sur tout le ventre et sur l'estomach... Outre plus, on leur peut appliquer sur le nombril, mais sur tout le nombril un gros oignon, lequel on creusera, et sera rempli d'aloès et thériaque, puis on le fera cuire sous la braise ; et le tout chaud, pilé avec amendes amères et fiel de bœuf... On pourra faire onguens et linimens de semblables matières, pour leur frotter le ventre. » Maloet, docteur régent (*Académie des Sciences*, 1708) ; Andry (*de la Génér. des vers*, tom. 1, pag. 85, et tom. 2, éd. de 1741), adoptèrent en l'abrégeant cette médication si rationnelle. Desault, de Bordeaux, vers la même époque, substitua, selon l'usage du temps, à ces médications inoffensives, les onctions sur le ventre avec les pommades mercurielles ; s'exposant ain i à substituer un empoisonnement à une maladie vermineuse (367). Quoi qu'il en soit, en 1838, tout cela avait été perdu de vue, avec l'idée des maladies vermineuses que l'école reléguait dans les rares exceptions ; et l'on se récriait déjà contre notre innovation audacieuse en théorie et en pratique, lorsque M. le docteur Schuster publia, dans les journaux

tions meurtries (*) et qui visent à la putréfaction. Dans ces cas, l'alcool camphré agit en coagulant l'albumine d'un côté, absorbant l'eau du sang extravasé et prévenant ainsi, par une espèce de dessiccation, la décomposition putride que la vapeur du camphre prévient d'un autre côté, avec une égale puissance, par ses qualités antiseptiques. Les coagulations albumineuses obstruent les capillaires et interceptent toute communication de la circulation entre la partie ecchymosée et les parties adjacentes saines, et préviennent ainsi le danger des infections par les veines.

1328. CAMPHRE PRIS A L'INTÉRIEUR. Le camphre m'a toujours paru le plus commode et le plus actif des anthelmintiques. Lorsqu'on observe attentivement son mode d'action, on ne manque pas de sentir, dès la première ingestion, un mouvement péristaltique sur les parois de la panse stomacale et un petit travail que j'appellerais volontiers de *dessaisissement*, qui fait que la douleur que l'on ressentait auparavant semble se

de médecine, que, sur nos indications, et avec une simple application d'alcool camphré sur le ventre, il avait fait cesser tout à coup les atroces douleurs d'entrailles que causait, à un jeune enfant venu depuis peu de Dorpat à Paris, le ténia endémique dans la première ville. On crut alors que nous pouvions, avec des compresses d'alcool camphré, tuer des ascarides et calmer les coliques qui en proviennent, quand on vit qu'on pouvait, par ce procédé, calmer ou réduire au silence le ténia, ce colosse des vers intestinaux, devenu si rare à Paris, grâce à la nutrition épicée et alcoolique des habitants de la capitale.

En 1812, le docteur Cruchet, de Montélimart, ayant annoncé avoir guéri des coliques néphrétiques avec des frictions faites, de quatre heures en quatre heures, sur la partie interne de la cuisse droite, avec une dissolution de six onces d'alcool, dix grains d'opium et vingt grains de camphre, toute la Société de médecine, en masse, s'éleva contre l'idée que cette guérison était due à ces frictions ; on n'en vit le succès que dans l'emploi des mucilagineux. (*Journ. génér. de méd. de Sédillot*, 1812, tom. 44, pag. 156.

(*) On se révolta, dans les journaux de médecine, contre cette idée, à l'époque où nous la publiâmes, pour la première fois (1838) ; nous avions l'air de proférer ainsi une *hérésie fort grave;* et pourtant notre découverte n'est qu'une exhumation d'une opinion anciennement classique, et puis entièrement oubliée; nous l'avions ressuscitée par l'expérience directe; la citation, peut-être, nous fera pardonner encore cette fois l'innovation. *Ecchymoma curatur*, dit Sauvages, *si gangrena metuatur, aquâvitæ camphoratâ, aquâ reginæ Hungariæ, pulveribus camphoratis.* (*Nosol. méthod.*, tom. 1, pag. 172, éd. de Daniel.) Nous osons garantir aujourd'hui que ce mode de médication est aussi infaillible qu'expéditif.

détacher des parois, comme par myriades de molécules, pour passer en masse dans les intestins ; on est sûr alors que l'estomac était envahi d'ascarides vermiculaires que l'action du camphre force à lâcher prise.

On se place à cet effet, sous la dent, la valeur de vingt-cinq centigrammes de camphre que l'on égruge en poudre fine en le mâchant du bout des incisives, et l'on avale ensuite une gorgée d'eau, ou de tisane de houblon, ou d'orangeade un peu amère ; tout le camphre est ainsi avalé. On procède de la sorte trois fois par jour : en se levant, avant midi, et le soir avant de se coucher ; ensuite dans la nuit, toutes les fois que l'on s'éveille. La dose peut s'élever de la sorte jusqu'à plus d'un gramme par jour. Voilà déjà plus de cinq ans que je suis, à mon grand avantage, ce régime : je me crois donc autorisé à le conseiller sans crainte à autrui.

Le camphre ainsi administré est, la nuit, un succédané de l'opium, moins le narcotisme : on s'endort au moins deux heures, après avoir pris la dose ci-dessus indiquée ; on dort du sommeil le plus doux, mais le plus profond, et l'on ne fait que des rêves indifférents et inoffensifs. Ce n'est qu'à la dernière extrémité que je le remplace par l'opium même.

Le camphre porte aux urines ; il les purifie en les aromatisant, et prévient ainsi la formation des calculs ou de la gravelle. Je n'ai pas rencontré un seul cas négatif à cet égard. En arrivant je trouve les urines rouges, sédimenteuses, chargées d'acide urique ; j'administre le camphre à l'intérieur et le malade urine limpide, même avant que je le quitte. Que l'on cesse l'usage du camphre, les urines redeviennent troubles, mais elles reprennent leur limpidité, dès qu'on en revient à cette médication. J'ai rendu témoins de ce fait bien des médecins qui veulent bien m'associer à leur médication, et cela même dans les cas les plus désespérés. J'en ai dans ce moment un exemple sous les yeux : Un vieillard qui a été opéré de la pierre par la lithotritie fut pris ensuite de rétention d'urine, et son urine était graveleuse ; il s'est mis au camphre, et la gravelle n'a plus reparu. Le camphre, ainsi que le goudron, l'essence de térébenthine, le copahu et autres baumes, passe, par la circulation, assez vite dans les organes urinaires qu'il débarrasse des causes morbipares animées qui les infestent, et où il paralyse l'action d'une infection provenue de toute autre cause ; c'est donc un moyen de prévenir les calculs, bien autrement positif que l'action si problématique du bicarbonate de potasse ou de soude.

Rien n'est plus commode à employer que ce vermifuge à l'égard des enfants ; on leur jette une pincée de camphre dans la bouche, et on leur fait vite avaler un verre d'eau, ce qu'ils ne refusent pas, tant ils ont hâte de se débarrasser de cette saveur.

1329. Godwin rapporte (*Medical and physical Journal* de L. Macartan, tom. 25, 1812) qu'une pauvre femme de Yorkshire, ayant les chevilles enflées à la suite d'un long voyage à pied, consulta un chirurgien qui lui ordonna de l'alcool camphré pour se frotter. L'odeur et la couleur plurent à la vieille ; elle ressentait, depuis plusieurs années, des douleurs d'estomac ; croyant que ce qui était bon à l'extérieur pourrait tout aussi bien réussir à l'intérieur, elle avala en conséquence près d'une once d'alcool camphré et se frotta scrupuleusement avec le reste; quelques heures après, elle rendit un ver solitaire de plus de trois aunes ; les douleurs d'estomac cessèrent et ne revinrent plus. Sur ce, le docteur ayant été consulté par une dame affectée du mal d'estomac, et qui croyait avoir un gros ver qui lui remontait à chaque instant dans l'œsophage (1015. 6°), il la guérit en lui faisant prendre chaque matin, à jeun, un petit verre d'eau-de-vie de genièvre avec deux petites cuillerées d'alcool camphré. L'appétit et la santé se soutinrent ; mais comme la dame ne rendit pas de vers, Godwin raisonna alors comme on raisonne encore, et conclut que la dame se trompait sur la cause de son mal ; qu'en conséquence la bonne vieille avait émis une fausse théorie médicale, en attribuant l'expulsion de son ver solitaire à l'action de l'alcool camphré. On ne veut jamais faire attention qu'un lombric qui meurt dans l'estomac est un morceau de viande crue que le malade digère, et que, partant, il ne rend plus que sous forme d'excrément. Quoi qu'il en soit, quelle malédiction n'aurait pas lancée la médecine antiphlogistique contre une médication aussi incendiaire! La bonne vieille avait raison et le docteur grand tort; pour arriver à la vérité, l'observation de la nature n'a pas de diplôme et elle s'en passe.

1330. Cependant je dois faire observer que la poudre de camphre opère, dans ces cas, avec tout autant de puissance et moins d'inconvénient que l'eau-de-vie camphrée; les sucs gastriques lui servent de dissolvant.

Le camphre ainsi pris à l'intérieur débarrasse de leurs helminthes, non-seulement le canal intestinal, mais encore tous les autres tissus, en passant dans le torrent circulatoire.

1331. EMPLOI DE L'ALOÈS. Dans cette médication, l'usage de l'*aloès* est un indispensable auxiliaire, non-seulement comme vermifuge intestinal d'un activité drastique, mais encore pour combattre la constipation que l'usage du camphre entraîne à sa suite; car les fonctions étant rétablies sur leur ancien pied, une fois débarrassées des parasites qui en entravaient la marche ou en absorbaient les produits organisables, l'appétit revient, la digestion s'active et se ranime; et si le travail ou le mouvement ne viennent pas donner un libre cours à l'écoulement de la bile, les matières fécales vont s'accumuler et durcir dans le côlon, au détriment de l'absorption propre à ce viscère et par conséquent de la fluidité du sang. Par son principe acide l'aloès dissout les matières fécales, augmente le mouvement péristaltique, et, expulsant des intestins, les débarrasse ainsi de ce qui les obstrue, et permet à leurs parois d'absorber dans ces matières liquides les principes particuliers à leur genre d'élaboration; par son principe amer et résineux, l'aloès est, d'un autre côté, un puissant anthelmintique; il chasse au dehors les helminthes; ou, en les tuant sur place, il les livre à la décomposition digestive ou fécale des intestins. Dans ce dernier cas, le malade en est débarrassé, sans en rendre avec leurs formes naturelles; il les rend sous forme d'excréments.

La manière la plus simple d'administrer l'aloès est d'en placer cinq à six grumeaux de cinq centigrammes chaque entre deux tranches de pain de la soupe, sur une cuiller, d'avaler cette double tranche d'un trait, et de manger le restant de la soupe et du dîner comme à l'ordinaire; ou bien on les loge entre deux pains à cacheter que l'on colle par les bords, ce qui en fait une pilule, ou bien enfin dans une pellicule de raisin ou de groseille; on se préserve ainsi la bouche du détestable goût d'amertume que l'aloès y laisserait en passant; la dose varie selon les tempéraments. Chez les personnes fortement constipées je fais prendre, dans la journée, ainsi que deux heures après dîner, du bouillon aux herbes; on va plus aisément, de cette manière, à la selle, ce qui a lieu vers le matin de cinq à sept heures, selon les constitutions et la nature de l'alimentation. Cette purgation n'empêche nullement de vaquer à ses affaires, et on la renouvelle tous les cinq à six jours.

L'usage combiné de l'aloès et de la médication camphrée exerce sur les organes utérins une puissance qui ne me trompe jamais; c'est une puissance d'excrétion et d'expulsion qui ramène les règles et facilite la parturition dans tout cas de gestation malheureuse.

J'ai vu, même après un an de cessation, les règles reparaître par ce moyen, chez des femmes de vingt-quatre et de quarante ans, même à la dernière période de leur maladie.

L'épouse d'un employé, mère de deux jeunes demoiselles, dont l'aînée a près de quinze ans, ne voyait plus depuis trois mois, qu'elle se trouvait tourmentée d'une constipation opiniâtre et d'une affection de poitrine qui inspirait quelques craintes. Le médecin ne vit dans ces symptômes qu'une maladie de poitrine, et administra en conséquence les émollients, les bains, et, je crois, la saignée; mais tout allait de mal en pis sous l'influence de ce traitement. En désespoir de cause, le mari vint me consulter; je lui demandai le jour où les règles arrivaient ordinairement; il se trouva précisément qu'elles auraient dû venir deux jours après. Je lui recommandai de pratiquer aussitôt des frictions d'un quart d'heure, six à sept fois par jour, sur les reins et l'abdomen, avec la pommade camphrée, d'administrer à quatre heures, entre deux soupes, cinq grains d'aloès à la malade et de la faire dîner selon son appétit, en ayant soin d'épicer sa nourriture. Deux jours après, dès le matin, le mari m'annonçait que les règles étaient reve-

ranime, la défécation prend son cours naturel, les urines s'épurent ; le malade s'est procuré ainsi, sans bouger de place, le double bienfait de la médication et du mouvement ; il a eu un surcroît réparateur d'aspirations et d'expirations cutanées.

Les maladies de la peau ne résistent pas à la fréquence des frictions, la pommade étant, pour leurs causes morbipares, un asphyxiant par son corps gras et un poison par son huile essentielle. Pour un lavement, j'emploie jusqu'à douze grammes de pommade camphrée, dans laquelle entre un cinquième de camphre, c'est-à-dire deux grammes et demi. Le meilleur lavement anthelmintique que je connaisse est un lavement de graine de lin, dans lequel on fait dissoudre quatre grammes d'aloès, douze grammes de pommade camphrée et un gramme de tabac à priser. Il se manifeste souvent, surtout chez les dames, des effets narcotiques qui sont dans le cas de leur procurer une légère syncope ; ne vous en effrayez pas, mais contentez-vous de leur passer sur le pourtour des lèvres et sur les tempes du vinaigre camphré (1319), et vous serez sûr de voir en un quart d'heure le malade se relever sans conserver la moindre trace de ses plus atroces douleurs d'entrailles, surtout si l'on a eu la précaution de lui faire prendre préalablement vingt-cinq centigrammes d'aloès par la bouche (1331), et qu'on l'ait un peu préparé à ces effets par du bouillon aux herbes avant et après.

Quand vous voudrez vous faire pardonner par la Faculté l'emploi séditieux de la pommade camphrée, n'oubliez pas d'y ajouter un peu de laudanum ou de baume de Fioraventi, si peu que rien, moins pour la quantité que pour la phrase de la formule. C'est le mot d'ordre, et tout le monde s'en trouvera bien ; car le malade ne s'en trouvera pas plus mal. (Voy. *Gazette des hôpitaux*, mardi 12 février 1839, pag. 73, feuilleton 2e colonne, en note.)

1334. Emploi de l'eau sédative. Par son principe alcalin et sa dose de sel marin (chlorure de sodium), cette eau, à la faveur de l'absorption des tissus, porte dans le sang un double véhicule pour la portion albumineuse ; elle redissout les caillots des congestions sanguines, sature les principes acides qui ont pu passer dans le torrent de la circulation ; elle remet donc en circulation le liquide des extravasations sanguines; enfin elle porte dans les vaisseaux, par la dose de camphre qu'elle tient en dissolution, un principe anthelmintique ou antiseptique que la circulation promène ensuite sur tous les siéges envahis par les causes morbipares animées. L'effet de cette eau est si prompt, que, dans les cas de migraines opiniâtres, par exemple, le malade compare la promptitude et le mode de son action à celui d'une calotte que l'on vous ôterait de la tête. La fièvre cérébrale, qui jusqu'à ce jour a été l'effroi et le désespoir de la médecine, disparaît en peu d'instants et comme par enchantement; le pouls le plus élevé tombe au rhythme normal dans l'espace de quelques minutes; la peau la plus brûlante devient fraîche souvent dès la première lotion; les helminthes intestinaux et autres genres de parasites lâchent prise par la simple application de compresses imbibées de cette eau sur la peau correspondante à la région envahie, sous la double influence du camphre qui les empoisonne narcotiquement, et de l'ammoniaque qui désorganise leurs tissus et les empoisonne chimiquement. L'emploi prolongé des compresses imbibées de cette eau laissant presque toujours un peu de rougeur sur la peau, il est bon de commencer le traitement local par de simples lotions à la main; comme elles suffisent le plus souvent pour dissiper les maux les plus ordinaires de ce genre, on se préserve ainsi du petit accident, bien peu durable du reste, qui accompagne l'autre mode de traitement. Quand on s'applique des compresses sur le front, il faut avoir soin de se garantir les yeux de l'eau qui s'écoule; on se place à cet effet un bandeau sur les arcades sourcilières.

Avant d'appliquer l'eau sédative sur le crâne, il faut avoir soin de pommader ou graisser fortement les cheveux, afin de protéger la chevelure contre l'action saponifiante de la base ammoniacale, qui finirait à la longue par rendre les cheveux secs et cassants.

1335. Emploi du vinaigre camphré. On peut remplacer ce vinaigre par celui des quatre voleurs ou de la reine de Hongrie, si on les a sous la main. Ce vinaigre s'administre pour combattre les affections provenant d'une infection ammoniacale et alcaline, dans le cas de digestions paralysées par la bile, de vomissements alcalins (161); l'orangeade, quand l'écorce y entre, produit d'analogues effets.

1336. EMPLOI DES CIGARETTES DE CAMPHRE. J'ai réservé pour la fin ce que j'ai à dire de l'emploi de cet appareil, parce que tous les autres ingrédients dont je viens de parler sont appelés à corroborer et à seconder cette partie de la médication hygiénique ou curative. On aspire l'air que l'on respire, en le faisant passer par le tuyau rempli de camphre, que l'on presse des lèvres seulement par le bout qui est vide; on aspire de manière que l'on sente dans la bouche une vapeur brûlante, et l'on a soin d'avaler la salive qui s'est imprégnée de cette odeur. Quand il fait trop froid, on a soin, de temps à autre, de réchauffer la cigarette dans la paume de la main. L'effet de cette médication est double : elle agit sur l'estomac par la salivation, et sur les poumons par l'aspiration de la vapeur ; elle porte ainsi directement le remède sur les parois qu'il s'agit de débarrasser de la cause du mal. Il est ridicule de vouloir guérir les poumons par un médicament que l'estomac digère et décompose, et qui, dans le cas où il ne se décomposerait pas par les progrès de la digestion, ne pouvant de là arriver aux poumons que par le véhicule de la circulation sanguine, n'y arriverait jamais à une dose suffisante pour produire l'effet désiré. L'idée de faire arriver le remède directement sur le poumon est trop rationnelle pour qu'elle soit tout à fait nouvelle. Hippocrate, ou au moins l'auteur de *Morbis*, a tenté d'introduire dans les poumons un liquide composé d'*ellébore* et de *fleur de cuivre*, remède qui n'eut pas un grand succès dans la pratique, on le conçoit bien ; on eut recours alors au véhicule de l'aspiration, ce qui était plus physiologique. Avicenne combattait les maux de poitrine par les fumigations d'arsenic, soufre éteint avec les gras des reins, myrrhe, costus, casia, crocus, aristoloche, styrax, galbanum, aloès succotrin, pétris ensemble en forme de mygdaléons gros comme une noisette, que l'on brûlait à la manière de nos pastilles du sérail (*lib.* 3, *Fen.* 10, *tract.* 1, *cap.* 40). P.-J.-G. Cabanis avait employé contre les forts rhumes les fumigations de soufre, benjoin ou autre baume qu'il faisait fondre pour cela sur une pelle chaude (*Obs. sur les obstructions catarrhales*, 1807, pag. 78).

Depuis longtemps il s'est introduit en Angleterre un usage importé des Indes ou de Java, contre ce qu'on y appelle les spasmes de poitrine; c'est l'usage des pipes et cigares de *stramonium*, espèce de succédané narcotique du tabac; mais, disent les auteurs, ce remède héroïque n'agit que contre l'asthme qu'ils appellent, dans leur langage, asthme essentiel. Cet usage a eu un instant une certaine vogue en France.

Mais comme la théorie des maladies pulmonaires manquait à la science, ces médications passaient de mode au moindre petit insuccès, et cédaient la place à d'autres plus dangereuses et moins raisonnables, en sorte que nous avons vu, il y a quelques années, qu'on a voulu combattre ces maladies par l'aspiration du chlore, c'est-à-dire guérir d'un rhume opiniâtre en désorganisant les tissus du poumon; le malade ne toussait plus de son rhume, mais de l'action irritante du chlore. La médecine avait triomphé du mal par un empoisonnement; et de raisonner ainsi elle n'a pas encore tout à fait perdu l'habitude (355).

Quand il s'agit d'un organe aussi délicat et aussi sacré que le poumon, il faut être bien réservé sur le choix des substances qu'on veut faire arriver directement sur la surface respiratoire; il ne faut pas que la substance qu'on y introduit y porte d'un côté le remède et de l'autre le poison. C'est pour cela que nous avons banni de nos moyens toutes les espèces de fumigations, parce que la fumée des herbes les plus inoffensives dégage une huile empyreumatique acide qui doit porter le désordre de la cautérisation sur les surfaces aspiratoires; c'est assez dire que nous proscrivons toute espèce de fumigation minérale, comme un empoisonnement lent, mais terrible, et sur lequel nous appelons hautement toute la surveillance de l'autorité. Le diplôme de médecin ne confère pas le droit d'empoisonner un malade; et un poison n'en est pas moins poison pour être administré selon la formule.

Lorsque j'eus découvert, d'un côté, que les maladies du poumon n'étaient en général dues qu'à l'invasion des helminthes qui s'y réfugiaient quand un accident quelconque les chasse de l'estomac, et d'un autre côté que le camphre avait la propriété de pénétrer dans nos viscères les plus profonds par simple application sur la surface abdominale, il me vint à la pensée qu'il suffirait d'en aspirer la vapeur pour chasser de nouveau les helminthes du poumon, et couper court de la sorte à la maladie de l'organe, en le débarrassant des vampires qui le titillaient. On conçoit que je ne manquais pas d'occasion de vérifier, par l'expérience directe, le résultat de mes inductions et de mes prévisions. Le premier coryza que je médicamentai par la poudre de camphre à priser, céda le soir même à la simplicité de cette médication anthelmintique. Le premier rhume de poitrine qui se présenta s'améliora et se dissipa en vingt-quatre heures, en ayant la précaution de tenir constamment contre les lèvres ou entre les dents un morceau de camphre. Vers la fin de 1838, au milieu de la nuit, une petite fille de deux ans, et qui avait toussé un peu dans la journée, fut prise tout à coup d'une crise assez forte pour que sa mère crût ne pas devoir différer de m'éveiller. L'enfant était brûlant de la fièvre; il y avait dans son regard abattu de la stupeur, et dans sa voix ce timbre croupal qui se traduit si bien par le sifflement *oui;* elle semblait dormir les yeux ouverts. Aussitôt je lui fis appliquer, sur l'abdomen et les reins, un large cataplasme de graine de lin arrosé à grands flots d'alcool camphré; quant aux boissons, elle se refusa constamment à en prendre. Je lui déposai des grumeaux de camphre autour du cou, je lui fis priser de la poudre de camphre, et toute la nuit sa mère eut soin de lui tenir près de la bouche un gros morceau de camphre, pour imprégner de vapeurs anthelmintiques l'air que la petite malade respirait. Dès la première application du cataplasme, on entendit dans le ventre de l'enfant un gargouillement vermineux, les quintes de toux disparurent peu à peu. Elle s'endormit jusqu'au lendemain matin; je la trouvai à son réveil très-calme et la peau fraîche. La toux revint le lendemain dans le jour; je recommençai la même médication, elle s'endormit de nouveau et se réveilla avec sa gaieté habituelle.

Avant ce cas, j'avais cherché un appareil pour rendre l'aspiration du camphre plus facile ; et, après bien des complications et des modifications plus ou moins difficiles à exécuter, plus ou moins coûteuses, je tombai, ainsi que cela arrive souvent, sur le procédé par lequel j'aurais dû commencer ; car il est le moins dispendieux et le plus simple, je veux parler des cigarettes de camphre en tuyaux de plume et de paille, cigarettes si légères, qu'on ne s'aperçoit pas, en travaillant, qu'on les tient à la bouche, et si faciles à s'échauffer, qu'il suffit de les tenir un instant dans la paume de la main, pour activer l'évaporation du camphre. L'usage de ce simple moyen me guérit en peu de temps, d'une longue maladie de poitrine que j'avais rapportée de mes cachots, et d'une expectoration qui m'exténuait à toute heure. La cigarette à la bouche, il ne m'arrivait plus de cracher une seule fois, pendant mes plus longues séances de travail. Le succès de cette médication fut confirmé de tout point par mes essais sur bien des enfants et bien d'autres personnes affectées de maux d'estomac et de poitrine. Je me hasardai dès lors à publier, sous forme de règles générales, la description de ce nouveau mode de traitement contre un certain nombre de maladies, mais surtout contre les maladies de poumons (*). Cette innovation n'entra pas dans la pratique, sans passer par le creuset, où passent depuis vingt ans mes travaux. Tel était alors l'état de la science, que cette médication si généralement adoptée aujourd'hui fut proclamée par les docteurs de la loi une hérésie qu'on me pardonnait en faveur de mes publications précédentes, et qu'on ne consentait à livrer au public que pour que le public en fît justice. « La note suivante, disait le rédacteur du *Bulletin de thérapeutique*, renferme des CHOSES TELLEMENT MERVEILLEUSES relativement aux effets thérapeutiques du camphre dans les maladies, qu'il ne faut rien moins que l'autorité scientifique de son nom et l'estime que nous avons pour ses travaux, POUR NOUS RENDRE A SON DÉSIR. Jusqu'à plus ample informé, M. Raspail nous permettra cependant de ne pas partager ses convictions sur l'efficacité curative des vapeurs du

(*) Voyez *Bulletin de thérapeutique*, 15 et 30 nov. 1838, tom. 55, pag. 312; et tom. 16, pag. 54. — *Gazette des hôpitaux*, 17 nov. 1838, et suiv., à dater du 29 nov. — Le journal l'*Expérience*, 22 nov. 1838, tom. 2, pag. 489.

camphre dans les maladies graves qu'il mentionne. Nous ne nions rien en thérapeutique, mais nous voulons voir, et voir plus d'une fois, pour admettre des résultats qui, s'ils étaient exacts, changeraient le MODE DE TRAITEMENT DE TANT D'AFFECTIONS. Du reste, nous faisons de notre mieux, puisque nous appelons l'expérimentation sur les moyens inoffensifs qu'il préconise. Nous verrons. »

Dans une lettre confidentielle, le même rédacteur m'écrivait : « N'ayant jamais donné place qu'à des résultats confirmés, et les vôtres n'étant et ne pouvant être pour nous qu'en question, jusqu'à ce que la pratique sur une assez grande échelle les ait confirmés, j'ai dû ajouter quelques lignes. Elles ne feront que fixer plus fortement l'attention sur les faits que vous signalez et dont je désire la vérification, comme thérapeutiste et comme ami de l'humanité. »

Toutes ces précautions exceptionnelles du journalisme d'alors indiquaient suffisamment que mon annonce présentait quelque chose de trop contraire aux doctrines et à la pratique de la médecine classique, pour qu'elle ne renfermât pas le germe d'une révolution médicale, dans le cas où elle ne serait pas une bévue. Je devais avoir fait une grande découverte, dans le cas où je n'aurais pas commis un acte de légèreté.

Or, il n'y avait pas quinze jours que le journal avait paru, que le public venait de toutes parts confirmer mes résultats sur une assez grande échelle. Dès le 10 décembre, le même rédacteur m'écrivait : « Déjà j'ai connaissance de quelques expérimentations heureuses faites avec le camphre, suivant votre méthode. J'ai reçu notamment hier soir une lettre d'un médecin distingué de la Belgique, qui est de nature à vous être agréable...... en voici l'extrait. Il est bon que vous le possédiez, afin d'en tirer parti, si vous le jugez convenable..... »

Extrait d'une lettre écrite au docteur Miquel, par le docteur Cunier, médecin de la garnison de Mariembourg (Belgique), 4 décembre 1838.

« Je suis depuis quelques jours dans une jubilation extraordinaire; imaginez-vous qu'au moment où j'ai reçu votre dernier numéro du *Bulletin de thérapeutique,* j'étais depuis deux jours dans un accès d'asthme, qui ne me laissait aucune minute de repos; en coupant le numéro, je jetai les yeux sur l'article de M. Raspail; vite je fis chercher du camphre, de l'eau-de-vie, un mortier avec son pilon. Je préparai de l'eau-de-vie saturée de camphre et une cigarette. Ma poitrine fut recouverte de la compresse; je commençai à ne respirer que par le tuyau de plume, dans lequel j'avais placé des grumeaux de camphre. Un quart d'heure plus tard, le spasme était tombé, plus de toux: le soir, je préparai une pommade camphrée avec laquelle je me fis frotter la poitrine, et je me couchai, toujours le tuyau en bouche. J'eus une excellente nuit, onze heures de sommeil non interrompu; et depuis lors, plus d'accès, plus de dyspnée, plus la moindre gêne de respiration. Aussi ai-je continué l'usage de la pommade et des cigarettes; quant au surtout, je l'ai remplacé par un mouchoir de coton ployé en quatre.

« Appelé hier chez un asthmatique qui souffre depuis vingt-cinq ans (le tailleur Jossiaux, de Mariembourg) d'accès d'asthme, je lui ai fait placer une compresse camphrée sur la poitrine, et je lui ai fait aspirer l'air par une cigarette de camphre. Eh bien, il existe chez cet homme une lésion du cœur et des gros vaisseaux, et au bout de deux heures, les battements du cœur s'étaient ralentis, la respiration se faisait facilement, la toux n'était plus suivie d'étouffements; Jossiaux a eu une bonne nuit..... Je suis d'une joie sans borne: le *stramonium* ne me faisait plus rien; les bains de pieds révulsifs n'enlevaient plus aux accès rien de leur violence; je m'attristais, et cela augmentait le mal et le rendait plus fréquent; je ne pouvais plus travailler..... »

Cette lettre était un bien beau correctif à la note du 30 novembre. Je m'attendais à la voir insérée dans le journal, comme un hommage rendu à la vérité, dans l'intérêt de l'humanité; mais des considérations particulières s'opposèrent à l'insertion; le rédacteur du *Bulletin* se mettait sur les rangs pour une place vacante à l'*Académie de médecine;* et chacun sait que notre nom n'est pas un passe-port pour y arriver. La lettre adressée au rédacteur du *Bulletin de thérapeutique* fut insérée plus tard dans la *Gazette des hôpitaux*.

Nous n'avions publié, dans la note ci-dessus, que les résultats pratiques, nous gardant bien de dire un seul mot qui pût faire soupçonner la théorie. Mais alors, voyant que ma médication était employée, sauf quelques modifications destinées à en dissimuler l'origine compromettante, je me hasardai à publier la théorie dans une série d'articles, dont les premiers parurent dans la *Gazette des hôpitaux*, sur la demande expresse du rédacteur de cette feuille, qui était alors une feuille d'opposition scientifique (*). Nouveau revirement par ordre après le onzième article ; la médecine était de nouveau en danger, non plus par la révélation de la pratique, mais bien par celle de la théorie que je professais. J'exagérais les vertus du camphre et des anthelmintiques, ainsi que le rôle que jouaient les helminthes dans le plus grand nombre de nos maladies. Comment ! je poussais l'hérésie jusqu'à dire qu'on pouvait prévenir et arrêter les progrès de la gangrène, en enveloppant la plaie d'une atmosphère de camphre ! ! ! A l'Académie de médecine le camphre était proclamé comme un échauffant ; comment guérir une inflammation de cette manière ? Je répondis par des faits longuement observés à ces argumentations improvisées. Il paraît que mes hérésies furent adoptées aussitôt avec quelques petites additions ; par exemple, un peu de *laudanum* pour colorer la pommade camphrée, l'huile de camomille camphrée au lieu de l'huile d'olive. Enfin la découverte avait suffisamment subi les épreuves premières des tracasseries ; nous en étions arrivés à l'épreuve du dépouillement et des discussions de priorité ; car, dès le 26 février 1839, le même journal, satisfaisant aux mêmes exigences, publiait une nouvelle série d'articles, d'où l'on devait conclure que je n'avais rien inventé, parce que je n'avais pas inventé le camphre, vu que la médecine l'avait employé avant moi.

(*) *Gazette des hôpitaux* des 17 et 29 nov. ; 1, 8, 13, 20, 22, 25, 27 déc. 1838 ; 5 janv. ; 5, 7, 12 fév. 1839.

Quand cette deuxième épreuve de toutes mes découvertes eut été subie, je publiai un petit livret populaire, afin de vulgariser et rendre domestique une médication aussi simple ; et le succès de ces petites publications m'a récompensé plus amplement que je ne m'y serais attendu, des petites tracasseries auxquelles je suis tant habitué (*). Dans ma petite sphère, et avec mes faibles moyens matériels, je puis me vanter d'avoir soulagé ou guéri plus de maux, depuis cinq ans, que la méthode scolastique et officielle n'en a tué depuis trente ; je maintiens le rapport des chiffres. Il y a, dans la vanité d'une bonne action, quelque chose de si naïvement consolateur, qu'on me pardonnera sans aucun doute d'être descendu dans les coulisses de la publicité scientifique, pour en extraire ces bien petits détails. Je reviens à la théorie des cigarettes de camphre.

J'ai dit que les cigarettes en tuyaux de paille ou de plume sont les plus commodes, et en même temps les plus efficaces, à cause de leur légèreté et de leur imperméabilité. J'en ai fait construire pourtant en ivoire, en bois des Iles, en argent et en or, pour le voyage et pour les occasions où les cigarettes en plume viennent à manquer. On pourrait en varier la forme de toutes les façons, et en construire en or et en argent, sous forme de fleur, de pensée, de violette, que l'on tiendrait à la bou-

(*) Dès qu'on a vu que les médecins les plus consciencieux adoptaient, en dépit de certaines influences occultes, la théorie et la pratique de cette méthode, le charlatanisme s'est hâté d'en détourner l'attention, à l'aide d'une publicité favorisée de haut, et par des imitations plus ou moins malheureuses, dont les cigarettes d'arsenic ont été à nos yeux le plus dangereux spécimen (355). Celles-ci avaient été précédées par le *fumigateur pectoral*, breveté le 13 octobre 1839, propagé sous le couvert d'une Excellence, approuvé en conséquence en décembre 1839 par l'Académie de médecine, ce comité scientifique de la vindicte ou des complaisances de l'autorité, et condamné enfin comme une fraude par les tribunaux, en 1842, sur les poursuites de la régie ; étrange accord des différents pouvoirs scientifiques, administratifs et judiciaires, dans un pays partisan de l'unité. Du reste, ce fumigateur se composait de raclures de plantes médicinales et narcotiques, belladone, *stramonium* (318), jusquiame et feuilles de solanées, roulées dans un papier couleur de tabac, dont cette innovation n'était de la sorte qu'une détestable contrefaçon ; on les fumait comme les cigares. Les cigarettes de camphre ont de sincères remercîments à adresser à la régie ; car c'est depuis la saisie des cigarettes de faux tabac que la publicité a été octroyée aux cigarettes de camphre, qui n'ont des cigares que le nom, car on les aspire et l'on ne les fume pas.

che en guise d'ornement. Pour voyager en hiver, par les champs et alors qu'on ne peut pas tenir les mains au dehors dans le but de réchauffer la cigarette, on se procure des cigarettes en tuyau de caoutchouc, et dont le réservoir est logé entre le cou et la cravate, la chaleur du cou suffisant au dégagement des vapeurs. Les cigarettes en ivoire et en bois laissant passer l'air par leurs pores, il arrive aux poumons une dose d'air qui provient du bout vide de la cigarette, et n'est par conséquent pas imprégné de camphre. Les tuyaux de plume, au contraire, sont imperméables, tant qu'ils ne sont pas fendus; dès qu'il se forme la moindre fente sur le bout vide, il faut les rejeter; l'air passant plutôt par la fente que par l'orifice du bout rempli de camphre.

Quand la vapeur du camphre arrive sur la surface pulmonaire envahie par les helminthes, et qu'elle y répand un sentiment agréable d'ardeur et de réchauffement, on éprouve une révolution intestine qui remonte à la gorge par un bruit spumescent et redescend dans l'œsophage. Si l'on avale la salive imprégnée de cette vapeur, on sent que ce mouvement intestin se porte vers le pylore et débarrasse l'estomac de ce qui commençait à en titiller les parois. Ce sont les ascarides vermiculaires que la vapeur de camphre déloge d'abord des poumons, et ensuite de l'estomac, pour les pousser de plus en plus à l'opposé de l'origine de la médication et les chasser dans les circonvolutions intestinales. Si l'on n'a pas soin de se débarrasser de cette peste, et que l'on quitte l'usage de la cigarette, la vermine ne tarde pas à remonter dans l'estomac, et de l'estomac dans les voies respiratoires, quand celles-ci se trouvent plus propices que les parois stomacales à ce parasitisme et à cette propagation. On ne doit donc pas se croire débarrassé à la première gorgée; et comme l'ascaride est le ver rongeur de l'homme, qu'elle nous vient sous forme d'œufs, par un bout, quand nous le chassons sous forme adulte par l'autre, l'usage de la cigarette doit être considéré comme un complément de l'acte de la digestion, comme un condiment préservateur de toutes les invasions que les eaux et les vents nous apportent. Quiconque ne fume pas le tabac, doit s'accoutumer à fumer les cigarettes de camphre, substance bien plus salutaire et bien moins désagréable que le tabac. On ne saurait s'imaginer d'avance le bien-être qu'on en éprouve, les avantages qu'on en retire et l'embonpoint qui en résulte. Les crampes d'estomac s'apaisent, l'appétit revient, les digestions profitent, la toux se calme et disparaît, les poumons se dilatent; les expectorations catarrhales, celles qui viennent du titillement des ascarides sur les muqueuses, sont taries; on ne crache plus de temps à autre que ces expectorations grumelées que nous avons dit être les dépôts des œufs des ascarides (1001). Car, à la moindre cessation de l'aspiration embaumée, les ascarides ont hâte de remonter l'œsophage et de venir pondre au moins, s'ils n'ont pas le temps de se fixer dans ces régions qui leur plaisent tant; et quand la vapeur de camphre revient les chasser de ces surfaces, il n'en reste pas moins de leur présence les tissus parasites provenant de l'incubation des œufs, qui sont bientôt expulsés par la violence des expirations, avant d'être arrivés à terme.

L'action de l'aspiration du camphre sur l'estomac offre quelque chose d'analogue à l'action de sa poudre appliquée sur les organes génitaux (1323). Elle diffère l'appétit pour le rendre plus fort ensuite. J'ai l'habitude de ne rédiger qu'à jeun, et je rédige, il y a longtemps, tous les jours depuis la pointe du jour, jusqu'à deux et même trois heures après midi; je ne quitte point ma cigarette pendant tout cet espace de temps; et je ne m'aperçois du besoin de manger que par le ralentissement de la verve d'écrire; je descends aussitôt et me mets à table avec un appétit qui fait que mon déjeuner, si sobre qu'il puisse être, est toujours mon meilleur repas. Voilà bientôt cinq ans que cette expérience ne s'est pas démentie un jour, ni chez moi ni chez aucun de mes autres malades; tous, sans exception, même ceux qui sont près de l'agonie pour lesquels on vient me chercher à la dernière extrémité, et qui par conséquent ont été soumis longtemps au régime de la diète, tous recouvrent presque instantanément l'appétit et digèrent comme dans un état de convalescence. Quand un malade ne prend pas volontiers la cigarette, il faut que ses poumons soient bien gravement endommagés.

Il n'y a pas jusqu'aux enfants à la mamelle, attaqués du muguet ou autres affections du canal alimentaire et des poumons, que je ne soumette à l'usage de la cigarette de camphre. Je leur place à cet effet avec précaution le bout d'une cigarette entre les lèvres, que j'ai soin de tenir pincées ensuite tout doucement avec les doigts, pour que l'air que l'enfant aspire ne puisse passer que par la capacité du tuyau de plume. Il est peu de maladies de ce genre, chez les enfants, qui ne se dissipent quelquefois en quelques instants, à la faveur de ce simple procédé d'aspiration embaumée.

1337. Sirop camphré, eau sucrée saupoudrée de camphre. Il est souvent fort difficile de décider les enfants à prendre de la poudre de camphre à l'intérieur. Je le remplace par le sirop de camphre ; la douceur du sirop sert ainsi de véhicule à l'amertume du camphre qu'il tient en suspension. L'action du sucre, comme véhicule d'un anthelmintique, se déduit de la combinaison de ce que nous avons dit au sujet de la digestion et des condiments (153, 213). Le sucre du sirop ne tarde pas à disparaître par sa combinaison avec les substances glutineuses ou albumineuses que renferme la paroi stomacale, et à se transformer en acide acétique ; dès ce moment les helminthes restent exposés à l'action immédiate du camphre qui est mis à nu, et qui n'est plus contrebalancée par l'action du sucre si favorable au développement des vers. C'est là la théorie de tous sirops, pastilles, juleps, loochs vermifuges. Le sucre sert à masquer à la bouche l'amertume de la substance anthelmintique ; mais, comme il ne tarde pas à se décomposer par l'acte de la digestion, le médicament reprend alors toute la puissance de son amertume ; autrement il serait contradictoire dans les termes, d'associer dans le même médicament le poison et l'antidote. Notre sirop camphré a remis en vigueur ou a fait naître tous les sirops balsamiques et pectoraux qui, depuis notre dernière publication, se sont rués dans la carrière de la publicité ou du monopole des droits privatifs. Une fois que nous eûmes dit que notre médication ne tenait pas exclusivement au camphre, que nous n'employons cette substance qu'à cause de l'éminence de ses qualités, qui du reste existaient avec plus ou moins d'intensité dans une foule d'autres substances, que nous connaissions enfin au moins cinquante succédanés du camphre, dès ce moment chacun en prit une que lui avait laissé l'autre, pour en composer un remède secret, et du moins, sur ce point, l'humanité n'avait à craindre que pour sa bourse, ce qui n'est pas mortel.

---

§ 2. — *Applications de ces médications aux cas particuliers.*

Première classe : Entomogénoses végétales (1187, 1200, 1205, 1214).

1338. Pour préserver ou débarrasser les végétaux des parasites qui les déforment ou les dévorent, je me sers indistinctement de toutes les espèces de succédanés du camphre, mais surtout de la fumée de tabac, et des émanations de l'essence de térébenthine ou de goudron.

1° Contre les pucerons, cochenilles (745, 777), etc., la fumée de tabac suffirait ; mais il faudrait recommencer sans cesse. L'essence de térébenthine ou le goudron durent plus longtemps; il suffit d'en étendre au pinceau sur une portion fort circonscrite d'un tronc d'arbre, ou d'un support voisin, pour porter la mort dans les rangs de ces parasites épidermiques. Contre les cochenilles, on peut asperger les plantes qui en sont infestées, avec une eau chargée des principes de l'essence de térébenthine ou du goudron. Il faut en dire autant des pommiers qui sont dévorés par le puceron lanigère.

2° Contre les larves qui rongent les racines (951, 1°, 2°), on emploiera de l'eau ci-dessus, dont on arrosera fréquemment la terre ; ou bien de l'eau de tabac, de feuilles de noyer ou d'aloès. Pour en préserver les racines annuelles ou bisannuelles, il faut avoir soin, dans les différents labours, de faire suivre la charrue par des porcs ou des poules, deux sortes d'animaux qui sont tout aussi friands des larves du hanneton, de l'émeraudine, etc., et savent très-bien les déterrer en fouissant ou en grattant. L'écobuage est un moyen insecticide plus puissant encore ; mais tous les terrains ne sont pas composés chimiquement, de manière à pouvoir retirer un égal avantage de ce procédé d'incinération.

3° Quand on rencontre un tronc d'arbre assiégé par des larves xylophages (952), on a soin de recouvrir la plaie ou les orifices des perforations, avec un mélange de parties égales d'argile, bouse de vache pétrie avec un vingtième d'essence de térébenthine; de cette manière on intercepte et l'on empoisonne l'air qui pourrait parvenir à la larve; on l'asphyxie doublement. On se sert du même mastic pour remplir les creux des arbres, et en badigeonner les crevasses et les dénudations; on les préserve de la sorte, et des ravages des insectes qui pourraient chercher un asile dans ces anfractuosités, et des progrès de la carie que détermine sur ces surfaces dénudées l'action immédiate du hâle et de l'air. J'ai mis ainsi à fruit deux magnifiques pruniers, mais dont le tronc était rongé jusqu'à la moelle, ce qui les frappait de stérilité; il y avait trois ans qu'ils ne rapportaient plus une seule prune acceptable; l'année de cette médication, ils en furent couverts. A la longue il pousse, dans ce nouveau milieu terreux, des racines qui remplacent cette perte de substance, et alimentent de nouveau cette partie du tronc, qui n'est d'ailleurs lui-même qu'une racine hors de terre.

4° Contre les chenilles qui dévorent les feuilles ou les fleurs, on emploie la fumée de tabac et l'odeur d'essence de térébenthine. En ayant soin de tremper chaque année les échalas de la vigne dans du goudron, on arrivera à chasser les larves de la pyrale, et à tenir à distance le papillon qui voudrait pondre sur la feuille au printemps. On fera bien de donner, de distance en distance, quelques coups de pinceau avec le goudron ou l'essence, sur le treillage des tonnelles et des espaliers, ainsi que sur le tronc des arbres à fruits. Quand les arbres sont trop élevés, et que du reste la multiplication des chenilles est devenue trop considérable, on se sert d'une longue perche, ou d'une série de roseaux ajoutés bout à bout, à l'extrémité desquels on attache de longues feuilles de papier roulées en flambeau; on promène ainsi la flamme de branche en branche avec une certaine rapidité, qui permet de flamber les chenilles, sans compromettre la séve et l'écorce verte des rameaux. Je suis parvenu à débarrasser de la sorte les arbres fruitiers, des chenilles qui couvraient leurs branchages comme une lèpre grouillante; les chenilles tombaient comme une pluie d'insectes sous l'influence de la chaleur ; ce qui n'empêcha pas cet arbre de porter en abondance de très-beaux fruits.

5° On protége les grains et grenailles, de la teigne, du charançon, de l'aleucite, etc., en recouvrant les tas avec des toiles goudronnées, en plaçant de distance en distance, dans les greniers, des pots d'essence ou de goudron, ou bien en déposant des sachets de camphre de distance en distance, à un pouce de profondeur, sur toute la périphérie du tas. Les fumigations de plantes balsamiques, de résines, de bois d'aloès, etc., produiraient les mêmes résultats.

6° Toute plante qui manque d'eau, de terre et d'air subit, par l'effet de la langueur qui l'affecte, une modification dans ses sucs, une maturation dans ses tissus, qui la rend prédisposée à être envahie par une foule d'insectes. Les insectes, en général, ne recherchent, comme nous, dans les plantes, que les organes devenus, par étiolement ou maturation, incapables d'un développement ultérieur. Le caractère herbacé ne convient qu'à un certain nombre de larves ; c'est un poison pour d'autres. Donc le meilleur anthelmintique, pour les plantes comme pour nous, c'est une bonne nutrition ; le développement normal est toujours un excellent vermifuge. Considérez cette plante des bords des eaux, dont les racines vont s'alimenter d'eau et de sels terreux jusque sous le lit de la rivière ; comme elle pousse des tiges vigoureuses, des feuilles luxuriantes de verdure et des bouquets de fleurs d'une élégante propreté ! Que l'eau vienne à lui manquer, que la famine vienne flétrir ses feuilles ; tout à coup elle est assaillie par des hordes d'insectes et de vermines, qui s'en partagent la surface par ordre de races et de goûts.

2e *classe* : Applications de la méthode préservatrice et curative aux entomogénoses animales et humaines.

1339. La réflexion qui termine ce dernier paragraphe est une allégorie, ou plutôt une similitude de ce qui arrive aux animaux et à l'homme. Mieux ils sont nourris, éclairés, exercés, plus ils sont à l'abri de l'invasion des parasites qui nous assiégent, dès que la misère, qui n'est que la famine lente et à l'état chronique, vient à frapper nos tissus d'une précoce maturation et les préparer à l'émaciation. Les privations nous livrent pieds et poings liés à toute la horde des causes désorganisatrices; la pauvreté appelle la maladie, *comme un abîme invoque un autre abîme*. Quand la médecine a ordonné la diète au riche, elle a fait, sans le savoir, ce que l'Église de son côté a voulu faire par la cérémonie du mercredi des Cendres; elle a imposé au riche les tortures du pauvre et les conséquences de la pauvreté; elle a fait de la vindicte sociale. Nous qui ne voulons plus de vindicte ni contre les uns ni contre les autres, au lieu de faire descendre le riche au rang des pauvres, nous désirons que l'on élève, sans dépouiller autrui et en se conformant à la nature individuelle de chacun, le pauvre et le travailleur au bien-être de la vie, qui est aujourd'hui le monopole exclusif du riche.

1340. Tous les extrêmes, en fait d'organisation, se touchent par leurs effets; les excès de table et le manque du nécessaire, la débauche et la famine, le trop et le trop peu désorganisent ou épuisent les organes ainsi que les vésicules, et mûrissent les tissus, c'est-à-dire les poussent plus vite sur la route qui conduit à la mort, par une agonie progressive. C'est cette agonie de l'épuisement qui est favorable à l'invasion des parasites. Si la gale est l'apanage du pauvre, la maladie pédiculaire est en général celui des puissants et riches trop repus.

1341. Voulez-vous obtenir en peu d'années une belle population, préservez les hommes de l'oisiveté qui énerve, de l'obscurité qui étiole, du froid qui engourdit et paralyse, de la faim qui épuise, de la débauche qui corrompt, de la vermine à qui tous les excès lèguent notre corps en héritage ou au moins en affermage. C'est là le but de toute société bien organisée; c'est assez dire que la nôtre ne l'est pas.

1342. Une organisation mal conçue, mal venue à terme, incomplète enfin, est une prédisposition permanente à l'invasion de tous les parasitismes. Les tissus frappés en naissant d'atonie, de langueur, d'étiolement et d'une maturation précoce, réunissent toutes les circonstances favorables à la nutrition des insectes externes ou internes. La vie de l'individu n'est qu'un long état valétudinaire, qui ne semble s'alimenter que de médications anthelmintiques ; autrement la désorganisation s'y fait jour sur tous les points que l'on néglige de défendre, et les humeurs froides se manifestent tantôt par un bout, tantôt par un autre. *Gaudeant benè nati.*

1343. Les condiments et les raffinements culinaires ne sont que des anthelmintiques préservateurs; l'art culinaire doit être l'auxiliaire de l'hygiène. Épicez hautement vos mets, et n'écoutez plus l'école antiphlogistique à cet égard. On se récrie à la première bouchée, on s'y fait à la seconde, on n'y pense plus après le repas, car on digère à merveille. Assaisonnez donc hautement vos mets, même et surtout les mets que vous servez à l'enfance; vous lui referez bientôt la santé.

1344. Les médicaments dont on se trouve bien n'opèrent, en général, que comme anthelmintiques; il n'en est pas un seul qui, à la dose à laquelle on les administre, n'ait la puissance de chasser ou de tuer les vers. Il est contradictoire dans les termes de prescrire ces médications, et en même temps la diète et le régime, de nourrir avec de la gomme celui qu'on médicamente avec des baumes et des antiscorbutiques. La santé devient ainsi la toile de Pénélope; la médecine défaisant chaque jour son propre ouvrage, de la meilleure foi du monde et sans aucun calcul intéressé, mais cependant, et à son insu, au grand profit de ses visites d'abord et des juleps de l'apothicaire. Si vous ordonnez des baumes, des astringents, du cochléaria, du cubèbe et du copahu, pourquoi défendez-vous la moutarde, le sel, le poivre, l'ail, les épices enfin? Est-ce que le cubèbe n'est pas plus fort que le poivre? et le cochléaria tout aussi fort que l'ail? On n'y pensait pas, voilà tout. Quant à moi, ma première médication, pour les femmes même et les enfants, est de rétablir la nutrition sur les bases de celle de l'homme fort et robuste, et de leur administrer au repas toutes les espèces de condiments. Il m'arrive fort souvent de n'avoir pas besoin d'autres remèdes, et jamais de rencontrer à la suite le moindre petit accident.

1345. Tous nos soins de propreté, même les soins de luxe,

sont des précautions anthelmintiques ; le riche remplace l'odeur d'ail de la pauvreté par le musc ; il se protége de la même manière à plus de frais. Chaque classe a sa méthode de se défendre et de se préserver : Henri IV préférait celle du pauvre. La propreté des mains, du corps, de la barbe, du visage, la pommade des cheveux et de la barbe, ce sont des moyens hygiéniques, surtout parce qu'ils sont antientomiques. Quand les anciens attachaient tant de prix à s'arroser de parfums et à embaumer leurs longues barbes dans des flots d'ambroisie, ils se préservaient ou se délivraient de bien des maux cutanés; ils faisaient de l'hygiène à grands frais. On conserve mieux sa santé dans un appartement propret, dût-il être élégant, que dans un taudis encombré, poudreux et humide; ce que j'ai toujours aimé le mieux dans les mœurs de Paris, c'est l'élégance de la mansarde, avec son papier frais, son carreau ciré et frotté, son petit lit en bois de noyer, et l'absence de toute espèce d'ordures. Qui pourrait calculer le nombre de maladies que l'on évite avec tous ces petits soins d'intérieur ! et combien je pardonnerais à la police, sur mon compte courant, s'il lui venait jamais dans la pensée d'imposer à chacun, riche ou pauvre, la propreté comme une cote personnelle ! Les législateurs anciens connaissaient mieux que nous les vrais intérêts des hommes ; leurs lois les plus sévères ne sont pas des lois fiscales, mais des lois cosmétiques et hygiéniques. Les Indiens suspendent leurs cases aux branches d'arbres pour n'être pas dévorés des parasites cutanés ; c'est, sans le savoir, pour nous préserver aussi de pareilles causes de maux, que la prescience, cet instinct que la science ne saurait dépraver, nous a amenés à préférer les étages supérieurs au rez-de-chaussée; nous y sommes plus loin des causes désorganisatrices. Les lieux bas et humides sont des foyers permanents de toute sorte de pullulations animées et morbipares; on y entre bien portant, on y tombe vite malade; tout s'y étiole, tout y dépérit; et la pauvre famille en conclut, quand il n'y a plus de remède, que cette maison lui a porté malheur.

1346. Toute maladie cutanée, toute maladie interne, à laquelle on ne reconnaît pas pour cause l'une de celles que nous avons spécifiées ailleurs (458), est, à nos yeux, une maladie entomique et helmintique, c'est une maladie vermineuse ; et l'on retirera les plus grands avantages de commencer par la traiter comme telle. Ce point de doctrine résulte évidemment de tous les développements de cet ouvrage, qui lui ont, pour ainsi dire, servi de préliminaires. Pour moi, je n'ai pas eu une seule fois à me plaindre d'avoir procédé en vertu de cette théorie, depuis que j'ai eu fixé mes idées à cet égard.

1347. Mes moyens hygiéniques, que je pourrais varier de mille manières, je les ai rendus bien simples, afin de les rendre plus vite populaires : ils se réduisent à une nourriture fortement aromatisée et d'une complète cuisson (1177), à préserver les poumons par une aspiration qui les embaume (*cigarettes de camphre*), l'estomac, par une nourriture anthelmintique d'abord, et ensuite, comme succédané des condiments, à prendre à l'intérieur, trois ou quatre fois dans les vingt-quatre heures, un grumeau de camphre de la valeur de vingt-cinq centigrammes, à l'aide d'une gorgée d'eau ; de protéger les intestins par la dose de vingt-cinq centigrammes (plus ou moins) d'aloès pris entre deux soupes, tous les cinq à six jours, et quelquefois par des lavements aloétiques (un gros d'aloès) mêlé au tabac à fort petite dose, ou à deux gros d'*assa fœtida ;* de protéger la peau par des lotions à l'alcool camphré, ou des frictions fréquentes à la pommade camphrée, et la tête par des lotions à l'eau sédative ; de se préserver enfin des contagions nocturnes si fréquentes dans les établissements publics (colléges, prisons, hôpitaux, auberges, etc.), en ayant soin chaque soir de saupoudrer ses draps de lit de poudre de camphre. Depuis que j'étudie l'efficacité de l'ensemble de ce traitement, je puis le déclarer, je n'en sache pas de plus hygiénique et de plus facile à retenir et à observer. C'est pourquoi je l'ai adopté, de préférence à tous ceux de même nature que j'ai expérimentés avant de mettre celui-ci en usage.

1348. Nous avons entendu quelquefois reprocher à ce système de précaution et de médication, qu'il était trop simple pour suffire à tous les cas que nous avons spécifiés dans le livret que nous avons fait distribuer *gratis*. Pour répondre à cette objection, je n'ai eu qu'à dépouiller le programme de la médication employée habituellement par mes critiques ; et j'ai trouvé qu'il se réduisait à la diète édulcorée, à la saignée et aux sangsues, aux bains sinapisés et aux cataplasmes de graine de lin, un peu plus souvent laudanisés que d'habitude, depuis nos révélations. Cette méthode est encore bien plus simple que la nôtre ; et si elle n'est pas une panacée, ce n'est pas faute d'être employée à tout. Nous en évaluerons plus bas la puissance.

1349. Quant à l'application thérapeutique de cette méthode si simple aux divers cas maladifs, il suffira, pour l'apprécier, de décrire ici, avec la concision que m'imposent les limites de cet ouvrage, les résultats que j'en ai obtenus depuis plusieurs années. Pour faciliter ces recherches, je vais ranger par ordre alphabétique toutes les maladies dont j'attribue la cause aux vers (entomogénoses, 1175). Je compléterai ainsi, par des indications rationnelles, les lacunes que l'expérience directe, dans une pratique aussi restreinte que la mienne, qui est toute bénévole et gratuite, n'a pas encore eu l'occasion de combler.

ÉNUMÉRATION ALPHABÉTIQUE DES ENTOMOGÉNOSES HUMAINES.

ABCÈS, apostème, apostume, fistules, bubons, tumeurs blanches. (*Abcessus*; ἀπόστημα, ἀπόστασις, ἐκπύησις, ἐμπύημα, Hipp.).

Amas de pus qui s'est formé, soit sous les téguments, soit sous les aponévroses générales ou partielles des muscles, à la suite de la désorganisation des tissus produite par l'action mécaniquement désorganisatrice, soit d'un corps étranger qui s'y est introduit à la manière d'un aiguillon barbelé, soit d'un parasite à mandibules ou à tête épineuse (1026, 1044). L'abcès est ainsi une conséquence d'une acanthogénose ou d'une entomogénose, conséquence qui peut devenir à son tour une occasion permanente d'intoxication intime et d'infection purulente. Lorsqu'on a donné issue à l'épine ou chassé la cause animée de cet effet de décomposition, on n'a pas pour cela guéri la maladie; et il reste à amener au dehors et à faire évacuer artificiellement le liquide désorganisateur. Quand la cause est inanimée, la nature seule peut la chasser au dehors; quand elle est animée, on l'empoisonne, en tenant la région correspondante constamment recouverte avec des compresses d'alcool camphré ou d'eau sédative. Pour que l'alcool camphré séjourne plus longtemps sur la partie sensible, on a soin de recouvrir les compresses avec un surtout de mousseline fortement empesée, et que l'on colle sur les chairs environnantes en imbibant les bords avec un peu d'eau; l'alcool ne passe pas à travers l'amidon. Le plus souvent cette médication suffit pour guérir les effets, en détruisant la cause. Mais quand le foyer est trop profond, le bistouri seul est en état d'ouvrir au pus une issue au dehors; on panse la plaie avec des antiseptiques et des antientomiques, crainte que les auteurs du mal n'existent encore tout vivants au fond de leur œuvre; on se sert à cet effet de charpie saupoudrée de camphre, que l'on plonge dans la fistule artificielle; on la recouvre de pommade fortement camphrée; et pour prévenir la fièvre, on lotionne souvent, et toutes les fois que le pouls s'élève, avec de l'eau sédative (1320); on nourrit le malade comme s'il était bien portant (1298). On modifie ce traitement d'après les règles établies dans cet ouvrage, si l'on vient à présumer que l'auteur de ces ravages se tient à une certaine distance du clapier où vient s'accumuler le pus; car c'est toujours à la cause que la médication doit s'adresser en premier lieu. Lorsque la cause morbipare de l'abcès s'est introduite dans le sein d'une glande, il est plus difficile de l'y atteindre et de l'en déloger, à cause de l'imperméabilité de ses parois. Il faut en dire autant, quand le siége de la cause purulente est parvenu dans la moelle d'un os; comment traverser ces murs de phosphate et de carbonate de chaux, pour atteindre le germe qu'ils recèlent? Quoi qu'il en soit, comme les collections purulentes ne se forment pas tout d'un coup, on doit viser à les prévenir tout d'abord, au lieu d'attendre que la somme du produit soit devenue trop considérable. Dès que la moindre douleur lancinante se fait sentir, appliquez sur place des compresses d'eau sédative, vous étoufferez le mal dans son germe, il disparaîtra comme un accident. Si la collection est déjà formée, commencez par avoir recours à la même médication ; par sa base alcaline, ce topique fournira un véhicule à l'albumine coagulée et la remettra en circulation, à la faveur de l'absorption ; par sa base antiseptique, elle en préviendra la décomposition et coupera court à l'infection.

ALIÉNATION MENTALE (manie, folie, fureur, furie, idiotisme. *Mania*, Lin.; *Amentia*, Sauv.; *Morosis*, Lin. — Μανίη, μώρωσις, παραφροσύνη, παραφορὴ, παρακοπὴ, παράκρουσις, παράληρος, παράνοια, Hipp.).

Lorsque l'auteur de tous ces maux travaille le système nerveux à la périphérie du corps, ou sur les surfaces intestinales, et que l'aliénation ne provient que de l'afflux au cerveau des produits de ses désordres, tout cela cède vite à notre médication externe et interne. Pendant les accès de ses souffrances, tout malade a l'esprit aliéné.

Lorsque l'auteur de ces ravages s'est introduit dans la boîte crânienne, et qu'il en est encore à son début, les fureurs les plus violentes sont guérissables. Lorsque l'œuvre de la destruction de la pulpe cérébrale est achevée, la plus légère manie est incurable, même après la disparition du parasite et la complète cicatrisation de la solution de continuité. Car la symétrie des organes, d'où résulte la combinaison des idées, a disparu sans retour ; et dès lors l'un de ces organes est toujours en avance sur l'autre.

Cependant même alors qu'on ne peut pas guérir, il est encore permis de calmer et de soulager, à la faveur de notre médication. Appliquez constamment de l'eau sédative sur le crâne; je prouverai plus bas, à l'article *céphalalgie*, qu'elle a la propriété de pénétrer bien vite à travers les os du crâne, de remettre en circulation les congestions, et de frapper de mort les causes animées. Ajoutez à cette médication la médication interne complète, les frictions, et les lotions à l'eau sédative, le camphre et l'aloès tous les quatre ou cinq jours à l'intérieur; tout se dissipera en peu de temps, si l'œuvre n'est qu'à son début, et que la désorganisation soit réparable ; mais dans tous les cas le mal n'empirera pas et recevra de ce traitement un soulagement notable. Que pourraient faire des soins et traitements moraux et les douches, pour tuer l'auteur du *tournis* (1088)?

La cause animée des maladies mentales, sans changer de nature, peut faire passer la folie par tous les tons de la gamme nosologique, selon qu'elle envahira au hasard l'organe de telle plutôt que de telle propension.

ANÉVRISME. Dilatation et déchirement des parois du cœur ou des artères.

Quand cet accident n'est pas l'effet mécanique d'une violente compression et d'un effort qui pousse violemment le sang dans la capacité d'un vaisseau, elle provient d'un parasitisme qui imprime un développement insolite aux parois des vaisseaux, ou qui en altère la substance. Quand les artères ainsi affectées sont à la périphérie, on a recours à l'opération manuelle, pour supprimer la communication de la poche anévrismale avec le courant normal de la circulation. Mais comment recoudre les parois intimes du cœur et des gros vaisseaux qui en émanent? Pour obtenir ce résultat, il faudrait satisfaire aux deux conditions suivantes : s'opposer, par une compression mécanique, aux progrès de cette tendance à la dilatation, afin que la puissance indéfinie du développement puisse ressouder les bords de la déchirure, en rétrécissant progressivement la solution de continuité; s'opposer ensuite à la décomposition du sang extravasé, pour prévenir l'infection circulatoire. L'emploi de l'eau sédative est contre-indiqué dans ces sortes de maladies; la base ammoniacale ne ferait qu'affaiblir la trame des tissus, et favoriser leur altération et leur déchirement ultérieur. On remplace ce topique par l'alcool camphrée, qui contracte les membranes, coagule et préserve de la putréfaction le sang extravasé. Il peut arriver des cas où l'action immédiate de ce topique produise, sur le cœur, des effets contraires à ce qu'on se propose d'obtenir. Car il peut se faire que la coagulation du sang extravasé soit un obstacle plutôt qu'un secours apporté à une circulation anomale. Il faut que le médecin assiste lui-même à l'administration de cette médication, afin de la modifier, selon les résultats, et en raisonnant d'après ces données.

Aussi, quand je veux reconnaître si les palpitations de cœur viennent d'un anévrisme ou de l'invasion des helminthes dans la plèvre, le péricarde, ou la capacité du cœur, je n'ai qu'à appliquer l'alcool camphré ou l'eau sédative sur la région du cœur. Si l'anévrisme existe, l'eau sédative, en redissolvant les congestions sanguines, semble transporter ses battements dans la veine et l'artère pulmonaire ; et l'alcool fatigue le cœur et augmente souvent la force et le nombre des palpitations. Si au contraire le cœur est intègre, les palpitations les plus violentes se calment et s'apaisent presque instantanément par la seule application de l'alcool camphré en compresse. Mais tout cela varie selon les modes intimes et inappréciables dont s'est faite la déchirure ; et dans toutes les maladies du cœur je commence toujours par essayer l'un ou l'autre de ces moyens.

J'ai eu à traiter une petite bossue de seize à dix-sept ans affectée de fortes palpitations de cœur, à la suite d'excès de jeux gymnastiques. L'alcool camphré produisit un étouffement, l'eau sédative transporta les palpitations au-dessus des oreillettes et presque sous la clavicule. Tout cela venait de la faible capacité de la boîte thoracique. Je recommandai une alimentation peu substantielle, le libre cours du ventre, et pendant quelque temps le plus complet repos. Les tentatives maladroites du redressement de la taille exposent le plus souvent les sujets aux maladies incurables du cœur ; ne leur déchirez pas le cœur en cherchant à leur redresser une vertèbre.

Je traite depuis quatre mois un homme d'une stature colossale, et qui, depuis plusieurs années, à la suite de tours de force exagérés, est pris d'une affection de cœur, laquelle ne lui laissait plus ni repos ni trêve. L'eau sédative le calme et lui permet des occupations de la main ; de temps à autre il y joint les frictions à la pommade entre les deux épaules ; il se met à la nourriture aromatique et à l'aloès tous les quatre jours environ.

Quand cette médication ne parvient pas à seconder la nature dans son travail de réparation des tissus, elle calme les souffrances du malade et lui prépare une agonie sans douleurs. Je citerai, entre beaucoup d'exemples de ce genre, le suivant.

M. D....., adjudant-major de la garde nationale, âge de cinquante-quatre ans, vieux militaire de Napoléon, souffrait depuis un an d'une oppression de poitrine accompagnée de palpitations. On l'avait traité pour un rhume négligé et pour un ramollissement du cerveau. Je le trouvai au lit, les pieds enflés, l'œil égaré et inquiet, se plaignant d'une douleur sur le pariétal droit; je ne vis là, après l'avoir ausculté, qu'une affection très-avancée du cœur, dont le siége me parut dans les vaisseaux pulmonaires. L'application de l'eau sédative fit disparaître d'abord la douleur de tête et diminua l'enflure des pieds; les frictions à la pommade camphrée entre les deux épaules rendirent le jeu aux poumons; l'application de l'alcool camphré sur la région du cœur apaisa les palpitations; le camphre et l'aloès à l'intérieur ramenèrent l'appétit. Le malade commençait à se réjouir; mais l'enflure des pieds remonta vers la jambe. Je me retirai en avertissant les parents que le mal était incurable et que le malade n'irait pas à trois semaines, mais que mon remède l'empêcherait de souffrir. C'est ce qui eut lieu; la veille de sa mort, le malade avait encore sa pleine connaissance, et me faisait adresser ses remercîments pour l'avoir soulagé jusqu'au bout. Il est fort probable que la maladie de ce brave militaire n'était provenue que des efforts qu'il avait été obligé de faire pour s'acquitter des devoirs de son état, dans l'instruction de la garde nationale.

Dans les anévrismes des artères, je joindrais volontiers à la compression constante les applications constantes de compresses d'alcool camphré, protégées contre l'évaporation par un surtout de mousseline fortement empesée. La nature aurait ainsi le temps de réparer la déchirure, à l'abri des dangers de la fermentation des liquides stagnants. Peut-être pourrait-on appliquer la même méthode aux anévrismes du cœur, une fois qu'on aurait reconnu que l'alcool camphré n'en contrarie pas la marche.

ANGINE, mal de gorge, esquinancie, amygdales (*Angina*, Boerrh.; *Cynanche tonsillaris et pharyngea*, Sauv.; παρίσθμια, Hipp.).

Acanthogénose (1173) ou entomogénose (1175) qui provient

de l'introduction de poussières vulnérantes ou d'un parasite, pour la plupart des cas, dans les glandes de l'arrière-bouche (amygdales), la glotte et l'épiglotte, la luette et l'isthme du gosier.

Applications d'eau sédative en cravate autour du cou ; à l'extérieur, poudre de camphre sur la glande proéminente, tenue appliquée avec une plaque de sparadrap. Poudre de camphre tenue aussi constamment qu'on le pourra dans l'arrière-bouche ; quand on l'a crachée, gargarismes avec l'alcool camphré étendu de vingt fois d'eau ; aspiration de l'eau sédative ; camphre et aloès à l'intérieur. Le plus souvent, et au début, la poudre de camphre suffit pour arrêter et faire disparaître tous ces symptômes en deux jours. J'ai vu ce résultat sur une brave mère de famille qui se mourait de la poitrine, et que l'on me confia à la dernière extrémité. Tout le fond de la gorge était enflammé, et la déglutition devenait de plus en plus difficile ; la poudre de camphre triompha de cet accident en deux jours. L'usage de la cigarette de camphre est éminemment propre à préserver de l'esquinancie.

ANTHRAX, charbon, pustule maligne (640), feu persique, anthrax (ἄνθραξ, Hipp.).

Entomogénose envenimée (1188, 8°) cutanée ou interne.

La piqûre d'une épine, d'une abeille, d'une mouche, d'un cousin, dont le dard se serait envenimé dans la pourriture, suffirait pour occasionner la pustule maligne ; le plus souvent elle est l'œuvre d'une tique envenimée (640).

On doit avoir pour but, dans le traitement de l'anthrax, de couper toute communication du foyer morbide avec le torrent de la circulation, et puis de tuer l'insecte ou d'en paralyser les effets. On applique sur le bouton de l'alcool camphré ; on combat l'enflure adjacente par des compresses d'eau sédative. On renouvelle l'alcool camphré jusqu'à ce que toute la chaleur du bouton soit tombée, et l'on prend à l'intérieur du camphre ainsi qu'une nourriture fortement alliacée ; de plus, quand les symptômes cérébraux ont déjà commencé à se manifester, applications de compresses d'eau sédative sur la tête.

LE CLOU, PHLEGMON, FURONCLE (δοθιὴν, Hipp.), n'est qu'un

charbon dont la cause n'est pas envenimée. Je me contente d'appliquer sur le clou une forte couche de poudre de camphre, que je recouvre d'une lame, soit de taffetas gommé, soit de sparadrap, et je ne renouvelle le pansement que lorsque l'appareil tombe de lui-même.

APHONIE, extinction de voix (*Aphonia*, Linn ; ἀφωνίη, ἀναυδίη, Hipp.).

Ascarigénose ou acanthogénose (1217, 6°), par application spécialement des helminthes, ou d'une poussière quelconque, sur les cordes vocales et sur les parois adjacentes de la trachée. Une de nos meilleures duègnes de théâtre se présente un jour à la répétition avec une complète extinction de voix, elle devait jouer le soir, elle répond au directeur qu'elle jouera ; elle prend la cigarette de camphre, aspire fortement, et joue le soir comme d'habitude. Le même cas s'est présenté bien des fois au théâtre, où l'usage des cigarettes de camphre s'est établi peu à peu. Le refroidissement subit qui vous prend à la gorge peut produire l'aphonie ; mais un peu de chaleur suffit pour remédier à cet accident.

APHTHES de l'âge adulte, MILLET, BLANCHET, MUGUET des enfants (ἄφθαι, Hipp.)

Acarogénose (1188), Nob. On jette de temps à autre dans la bouche de la poudre de camphre, que l'on fait avaler ensuite. On fait fumer habituellement la cigarette, et l'on lotionne le corps avec l'alcool camphré, ou l'on frictionne doucement avec la pommade.

APOPLEXIE ou paralysie complète ; HÉMIPLÉGIE ou paralysie d'un côté du corps ; PARAPLÉGIE ou paralysie des membres inférieurs ; PARALYSIE partielle et rhumatismale d'un organe ou d'un muscle (*Apoplexia*, Lin. ; *Paralysis*, Lin. ; *Atonia*, Lin. ; *Arthritis rheumatica*, Sauv. ; ἀποπληξίη ἀποπληκτὸν τι τοῦ σώματος, παράλυσις, παραπληγίη, παραπληξίη, Hipp.).

Entomogénose (1175) qui supprime la communication d'un centre nerveux général ou partiel avec les organes qui en dépendent, que la cause morbipare agisse directement et par déchirement, ou indirectement et par la compression exercée sur la masse cérébrale, ganglionnaire ou nerveuse.

Dès que les premiers symptômes se manifestent, larges lotions d'eau sédative sur le crâne, sur l'épine dorsale et sur tous les membres qui paraissent être affectés. L'exemple que j'ai déjà cité est, je crois, une preuve suffisante de la surprenante efficacité de cette médication, qui réunit à une action dissolvante une action anthelmintique prolongée; en sorte que son absorption paralyse la cause et en répare les effets, en dissolvant et remettant en circulation les congestions et les obstacles aux communications vasculaires. Les attaques de goutte se calment par ces applications ; et bien des cas de douleurs rhumatismales cèdent à cette médication, à laquelle on joint les frictions à la pommade camphrée. Quand la communication nécessaire aux mouvements musculaires complets est supprimée sans retour, il n'y a pas d'art au monde qui soit capable de la rétablir ; l'art protége, mais ne refait pas des organes; il se console de son impuissance à créer, en soulageant les maux qu'il ne saurait faire disparaître. Quand l'eau sédative est inhabile à guérir des douleurs rhumatismales, c'est que la communication a été interrompue par l'action du froid, c'est que dans cette région il cesse de se dégager assez de chaleur pour suffire aux contractions musculaires et à l'afflux excitateur des nerfs ; dans ce cas, il faut avoir recours à la chaleur artificielle, en appliquant sur le siége de la douleur des corps qui retiennent longtemps leur chaleur sans la céder à l'air ambiant (sachets remplis de farine de grains d'avoine, de plâtre, etc.) ; et dès qu'on enlève ces sachets, frictionner à force le malade avec la pommade camphrée. J'ai retiré souvent les meilleurs effets de ce traitement des douleurs rhumatismales rebelles à tout autre. N'oubliez pas que le rhumatisme peut venir, soit de l'incubation des œufs des helminthes dans les aponévroses, la substance propre et les tendons des muscles, soit de l'altération complète ou passagère du rameau nerveux qui est destiné à y distribuer le mouvement et la vie. Comme la nature sait réparer ses pertes de substance, l'art ne doit avoir en vue que de protéger ce travail réparateur ; mais il ne doit pas se décourager de ce que cette réparation est lente. Dans ce cas, s'il y a amélioration par les frictions, ne perdez pas espoir, redoublez de zèle, et peu à peu tout rentrera dans l'ordre avec le temps.

ASTHME (*Asthma*, Sauv.; ἆσθμα, Hipp.).

Acanthogénose (1175) ou ascarigénose (1217, 6°) fixée spécialement sur les parois des bronches, et y déterminant la formation de produits parasites, qui interceptent l'air expiré et l'air aspiré, ce qui amène un vice grave dans la fonction de l'hématisation. Quand c'est une poussière qui en est la cause, la maladie guérit peu à peu par expectoration; mais quand elle est due à la présence de l'ascaride ou à l'incubation de ses œufs, il faut avoir toujours en vue d'attaquer la cause du mal sur le siége qui en est envahi. J'ai dit plus haut les premiers succès de la médication (1336), et ces succès ne se sont plus démentis depuis cette époque; j'ai eu à traiter moi-même plusieurs asthmatiques; dès les premières inspirations de la cigarette, ils se sont sentis soulagés, et quelquefois ils n'ont pas eu besoin de seconder ce moyen par l'application de la pommade ou de l'alcool camphré sur la poitrine; leur première nuit a été excellente, et la plupart d'entre eux ne dormaient presque plus depuis huit ou dix ans. Depuis lors il me serait impossible de compter tous les asthmatiques qui, profitant de la publication de mes petits livrets, n'ont eu qu'à se traiter eux-mêmes, pour se sentir délivrés de leurs suffocations habituelles. Cependant il ne faudrait pas croire que l'asthme ne revienne pas, si l'on cesse l'usage de la cigarette et de la nourriture aromatique. Les poumons ne changent pas de prédisposition d'un seul coup par la force d'un remède; et les ascarides étant notre ver rongeur, dès que la médication ne leur interdira plus l'entrée des poumons, ils y reviendront, si la nature individuelle de cet organe leur convient mieux que les parois des intestins. Au reste, l'usage de la cigarette est encore moins incommode que celui de la pipe; et que de gens retomberaient moroses et malades, s'ils cessaient de fumer le tabac?

Je connais un asthmatique, d'une taille athlétique, qui, ayant passé maître, après avoir été longtemps ouvrier, s'est livré à une inaction complète; il renonça au travail dès les premiers symptômes d'un asthme qui l'a tourmenté pendant dix ans, à divers intervalles; ses accès sont effrayants à voir; on dirait une respiration de taureau qui ne peut se faire jour qu'à travers une trachée-artère de fauvette. Il y a trois ans qu'il s'est mis à l'usage de la cigarette, ce qui l'a débarrassé de la gravité de ses accès ; mais dès qu'il est soulagé, il cesse ce moyen hygiénique, reprend ses habitudes d'inaction et sa nourriture fade et douce; il se croit sauvé pour toujours. Au bout de deux à trois mois, un accès le reprend, il étouffe ; on m'appelle ; je le lotionne à flots avec de l'eau sédative, je lui entoure le cou avec une cravate imbibée de cette eau ; je lui en applique une compresse sur le crâne ; la dyspnée se calme ; je le fais frictionner sur le dos et la poitrine avec de la pommade, plusieurs fois la nuit et le jour, et tout finit par disparaître. Du reste, à l'auscultation, rien n'indique aucune espèce d'embarras dans les bronches ou ailleurs. Cet asthme ne provient que d'une constriction externe occasionnée par le gonflement des carotides, le spasme des muscles du cou, et surtout des sterno-mastoïdiens. Les poumons sont en si bon état, que l'on dirait que le malade fait un peu semblant de l'être, et il m'arrive souvent, malgré moi, de croire que tout cela est simulé à présent ; mais j'éloigne vite cette idée comme une mauvaise pensée. Je dois ajouter que cet homme, dans la force de l'âge, ne se livre à d'autres excès qu'à celui du devoir conjugal, et qu'il se porte à merveille, quand il voyage et qu'il fait des absences. Je lui certifie qu'il serait à l'abri de toute récidive, s'il reprenait un travail modéré et s'il s'absentait chaque semaine, tout en continuant le régime ci-dessus, auquel il se hâte d'avoir recours dès qu'il est menacé d'un accès.

L'asthme dont nous venons de parler, s'il n'est pas un pseudo-asthme à présent, pourrait prendre le nom d'asphyxie par strangulation spasmodique (159). Il revient presque à l'*asthme* de la synonymie nosologique.

BLEUE (MALADIE), Sandifort, Goélis (*Crinones*, Etmuller (720) *Comedones veterum ;* Varus sebacé, varus congénial, *Varus comedo* des modernes).

Helminthogénose sous-cutanée (1216) des enfants nouveau-nés (*). La superficie de la peau paraît d'un bleu noirâtre, par

(*) In urinis nonnullarum prægnantium, syrones quidam exigui et rubelli apparent, quod infallibile conceptionis argumentum. (Moufet, *Ins. siv. minim. anim. Theat.*, pag. 268.)

la production d'une multitude de petites tannes microscopiques bleuâtres, qu'Etmuller a prises le premier pour des vers.

Le 1er août 1839, un jardinier du voisinage vint nous appeler pour porter du secours à son enfant âgé de trois jours, qui se mourait sans pouvoir ni boire ni avaler, et dont la peau devenait noire comme de l'encre, surtout dans les accès convulsifs qui le prenaient d'instant en instant. La sage-femme et le médecin l'avaient condamné, comme ne pouvant pas vivre. La mère de mes enfants s'y transporta aussitôt, elle qui connaît parfaitement bien comment on doit soigner ces petites créatures. A peine avait-elle entouré le cou de l'enfant avec une cravate d'alcool camphré, que la face commençait à reprendre une couleur naturelle, et que le *trismus* des mâchoires se relâchait de sa rigidité. On appliqua un cataplasme arrosé d'eau-de-vie camphrée sur l'abdomen, et l'on plaça un gros morceau de camphre près de la bouche pour embaumer la respiration. En dix minutes, la peau avait repris une teinte normale, la suffocation avait disparu, et l'enfant poussa un vagissement qui indiquait suffisamment le besoin de l'allaitement; car il ouvrait les yeux et suçait le doigt; mais la mère n'ayant pas encore le bout formé, on tira du lait avec une pipe, et on lui en fit boire sans désemparer, avec un cuiller, la valeur d'un verre. L'enfant parut se trouver dans un bien-être qui ne se démentit plus, il passa une excellente nuit; car le soir et et dans le jour on continua à lui donner à boire et à renouveler la compresse d'alcool camphré. Mais le lendemain matin la garde enlève l'appareil vers l'heure de la visite du médecin et de la sage-femme; on redonne du sirop à l'enfant, au lieu du lait de la mère; les convulsions recommencent; le médecin ordonne un bain, les convulsions y empirent; les bains ne peuvent qu'être favorables à la pullulation des vers intestinaux. Après le départ du médecin et des commères, le père effrayé a recours aux cigarettes de camphre qu'il place entre les lèvres du petit enfant (1336), en ayant soin de les lui pincer; il reprend les applications d'alcool camphré; et dès ce moment tous les symptômes se dissipent. Mais les commères reviennent à la charge; on suspend ce traitement, on gorge de nouveau l'enfant de sirop, on lui supprime le lait de la mère ; l'enfant retombe dans un état pire qu'auparavant. Le père trouve l'occasion de reprendre la médication anthelmintique, l'enfant revient tout aussitôt à lui. Mais enfin les commères l'emportent et ne désemparent plus, pour faire respecter l'ordonnance du médecin ; et l'enfant meurt en peu d'heures, victime des soins qu'on lui prodiguait mal à propos. Nous étions à l'époque où, selon l'usage antique et solennel, notre méthode était contremandée par ordre supérieur.

J'ai eu depuis à traiter deux ou trois fois des enfants dont la peau commençait à se charger en couleur, et dont les parois buccales donnaient quelques signes de muguet ; le mal a été vite enrayé au moyen de cette médication. J'y joins quelquefois, soir et matin, une cuillerée à café de sirop de chicorée ; mais toujours le lait de la mère ou de la nourrice (1248).

BOULIMIE, faim canine, faim-valle (*Bulimia,* Sauv.).

Appétit excessif, qui vient de ce que certains helminthes, tels que le *Tænia solium* ou *canina*, absorbent à leur profit tous les produits de la digestion stomacale, et affament ainsi le malade comme s'il ne mangeait rien. Les helminthes seuls guérissent de la boulimie. Il ne faut pas confondre avec la boulimie les exemples de voracité extraordinaire qui ne viennent que d'une organisation exceptionnelle, et d'une capacité abdominale hors de ligne. Voyez-en un exemple dégoûtant et effrayant dans les mémoires de Percy, au sujet d'un nommé *Tarare*.

BRULURE (1166).

Pommade ou huile camphrée constamment appliquée sur la peau, pour prévenir la décomposition putride des surfaces et l'action du contact de l'air. On lotionne le corps ou les environs de la plaie avec l'eau sédative, afin de neutraliser les effets de l'infection acide de la brûlure et pour dissiper les symptômes du mouvement fébrile qui se manifeste après l'accident. Une couche de gomme ou de gélatine et colle forte suffirait au besoin pour protéger les surfaces cautérisées. Si la plaie était profonde, on la traiterait absolument comme toute autre plaie (1266).

CACHEXIE (prononcez *cakecsie*; καχεξία, Hipp.).

Amaigrissement, pâleur, disposition et habitude maladive du corps, provenant, soit d'un vice de naissance, soit de privations, mais surtout de la pullulation des helminthes sous l'influence d'une nutrition incomplète, ou fade et douce. La cachexie est une prédisposition permanente à l'invasion de tous les maux. Un germe mal fécondé ne produit jamais une plante vigoureuse ; il ne faut pas s'attendre de refaire la nature en la soulageant ; l'art n'enfante pas des miracles. Si la cachexie n'est qu'une conséquence helminthique, on peut espérer que le malade reprendra par notre médication complète son premier embonpoint. Si elle résulte d'un vice de naissance, on préservera de cette manière le malade de souffrances et de plus graves accidents ; on lui fera parcourir sans trouble et sans tourments le cercle que la nature a assigné à sa frêle existence. L'exercice convenable, une nourriture fortement aromatisée, des frictions au moins le matin et le soir sur le dos et la poitrine, l'aspiration constante du camphre, le camphre et l'aloès, pris selon la méthode (1347), une cuillerée de sirop antiscorbutique chaque matin à jeun, de l'eau de houblon ou de chicorée aux repas, ou bien l'usage de la bière de Strasbourg ; pour les enfants et les femmes, un doigt de vin généreux à chaque repas ; du bon vin pour les hommes ; c'est de cette manière que je vois les tempéraments les plus délicats reprendre la santé et suffire à la tâche dévolue à leur organisation. Je préserve ainsi le malade des helminthes ou je l'en débarrasse.

CANCER, *tumeur qui ressemble à un cancre de mer*, Amb. Paré, pag. 38 (*), cancer des auteurs (καρκίνος, καρκίνωμα, υποβρύχιον, Hipp.).

Ichneumogénose (1213) ou érucigénose (1212), déterminant le développement indéfini d'un organe parasite et de superfétation, qui finit par absorber à lui seul la nutrition de l'organe sur lequel il est implanté, et par le transformer en entier en sa propre substance. En dédoublant la peau, la tumeur semble refouler devant elle la circulation artérielle et veineuse et supprimer la circulation latérale, ce qui produit

(*) Voyez, pour la justesse de la similitude, pl. 12, fig. 2 de cet ouvrage.

ces lames de couteau rouges et cancriformes qui cheminent et avancent sur la peau avec les progrès de la tumeur sous-cutanée. Le cancer varie d'organisation, d'aspect et de structure, selon le lieu d'élection qu'a choisi de préférence la cause créatrice de cette organisation parasite. Le cancer des os n'est pas le même que le cancer des muscles, des nerfs, des tendons et cartilages, des glandes; le cancer utérin diffère du cancer du nez et de la face; les caractères extérieurs et de la peau du cancer du sein ne sont pas les mêmes, lorsque le développement prend sa route dans la cavité des plèvres et se glisse par l'aisselle entre les côtes et l'omoplate, que lorsqu'il chemine entre les côtes et la peau : c'est dans ce dernier cas qu'il se dessine par des expansions cutanées cancroïdes. Le cancer des os est cérébriforme ; celui des glandes est sanieux et polypiforme; celui des muscles est carcinomateux, d'une substance plus colorée à l'intérieur. Or, tous ces caractères se modifient à l'infini, selon que la cause créatrice de tissus trouve à travailler, chemin faisant et successivement, sur des os, des muscles, des glandes et des nerfs; cette cause établie là, comme dans une citadelle à fortes murailles, semble se jouer de toutes les ressources de l'art assaillant; elle ne redoute que le fer et le feu, tant les parois deviennent imperméables à l'action de toute autre médication. Mais le chirurgien arrive toujours trop tard pour enlever ce produit anormal; comment le bistouri parviendrait-il à étouffer le mal dans son germe? et le germe de ce mal est partout, jusque dans les plus petites molécules qu'a pu atteindre la première impulsion imprimée par le parasitisme de la cause créatrice; or, pour continuer son développement, le germe n'a pas besoin que la cause persiste; tout germe survit à ses auteurs. Le feu est préférable au fer, il opère dans une plus grande sphère et expose à moins d'accidents; mais il faut l'appliquer au début, et à tous les nouveaux débuts, dès qu'on s'aperçoit que ces apparitions de nouveaux tissus résistent aux applications d'alcool camphré, d'eau sédative et de pommade camphrée sur les parties de la peau entamées par une fistule ou une suppuration. Pratiquez, dans le sein de la tumeur glandoïde, un commencement de désorganisation, en y promenant la pointe d'un petit stylet, et puis introduisez dans la cicatrice un petit bâtonnet de potasse caustique, recouvrez la petite incision avec du sparadrap, et recommencez toutes les fois qu'il se présente une nouvelle proéminence; puis traitez la plaie avec la poudre de camphre et la pommade camphrée, et n'attendez jamais, pour guérir, que le développement soit extrême; vous seriez, en effet, alors obligés de trop retrancher au tout pour qu'il puisse refaire sa perte de substance. Il est cruel d'assister les bras croisés à la marche envahissante d'un mal qui dévore le malade sous vos yeux.

Le cancer tout formé n'est pas une maladie proprement dite, c'est une nouvelle vitalité, un nouveau développement, un nouvel organe. Les médicaments qui guérissent les organes malades ne font qu'en favoriser, qu'en protéger la formation. N'attendez rien des pommades et onguents, n'ayez recours qu'à ce qui désorganise; on n'empêche pas avec des pommades une jambe ni un bras de pousser.

Cependant il serait possible que l'expatriation prévînt ou arrêtât le cours de ce mal, les causes animées ne s'accommodant pas de tous les climats. Il est possible aussi que, par le véhicule de la circulation, on puisse atteindre un jour la cause de ces désordres. Mais on n'a pas encore trouvé ce remède par ingestion. L'iodure de potassium, qui a produit de bons effets sur des tumeurs et exostoses de nature syphilitique, est impuissant contre le cancer.

J'ai eu à soigner une petite fille de douze ans affectée d'un commencement de cancer au sein, dont la position semble s'être beaucoup améliorée par son transport à cent cinquante lieues de Paris, et par l'usage complet de la méthode camphrée et aromatique.

CARDIALGIE, ardeur d'estomac, gastrodynie, gastrite, gastralgie, dyspepsie (*Cardialgia, Dyspepsia*, Sauv.; *Morbus ventriculi*, Hoffm.; καρδιαλγίη, καρδιωγμὸς, Hpp.).

Maladie vermineuse (1239) dont les caractères varient selon l'âge, le sexe et la constitution des individus. Je n'ai pas encore rencontré un seul cas de maux d'estomac internes qui ait résisté plus d'un jour à la simplicité de notre médication ; il me suffit quelquefois, pour soulager et guérir, de remettre le malade à la nourriture aromatique et à l'usage du vin généreux (ail, clou de girofle, oignons brûlés, force poireaux, une tête d'épingle de muscade dans le pot-au-feu ; rôtis assaisonnés d'épices, moutarde, etc.). Mais comme cette médication digestive ne fait que chasser les ascarides de l'estomac sans les détruire, et qu'ils y reviennent dès que la digestion a décomposé l'action anthelmintique des condiments vermifuges, j'ai recours à la médication camphrée complète (camphre à l'intérieur trois fois par jour, aloès tous les cinq jours entre deux soupes, aspirations camphrées avec la cigarette, lotions fréquentes du corps, surtout sur le creux de l'estomac (1327), avec l'alcool camphré ou l'eau de mélisse, ou l'eau de Cologne, etc.). Ce régime guérit les gastrites et gastralgies les plus invétérées en quelques jours, et en préserve à tout jamais, si on le continue. Il serait fastidieux d'énumérer tous les cas qui sont à ma connaissance, ils se réduiraient tous à la même formule ; soulagement indicible dès les premières aspirations, et guérison complète en quelques jours. Jamais la gastrite n'a été plus endémique qu'à l'époque de la plus grande vogue du système antiphlogistique ; les helminthes devaient s'accommoder de ce traitement tout autant que le médecin porté vers la clientèle. Qui parle de gastrite ou de gastralgie depuis l'introduction de la méthode aromatique ? Cependant ce n'étaient pas les exemples qui manquaient en faveur des bons effets de cette méthode avant Broussais, c'était la théorie ; car voici un cas emprunté à l'édition de Pinel de 1807, tome 3, page 198, et qui semblerait inspiré par notre nouveau système : « J'avais prescrit, dit Pinel, un liminent camphré (*un gros de camphre dans une once d'huile d'olive*) pour remédier à une dysphagie spasmodique très-violente, dont une femme de soixante ans disait être attaquée depuis six mois ; au lieu d'employer le liminent à l'extérieur, elle avala peu à peu le tout dans une soirée, et je fus fort étonné, le lendemain, de la trouver guérie... l'usage des amers eut ensuite un effet marqué pour obtenir la guérison (d'une petite récidive). » Évidemment cette femme fut guérie d'une maladie vermineuse par un vermifuge ; on ne pensait pas ainsi alors, on avait sous les yeux un cas d'entité spasmodique guérie, contre l'ordonnance du médecin, par un liminent qui, dès lors, ne pouvait plus être qu'un antispasmodique (1329).

CARREAU (*Scrophula mesenterica*, Sauv.; *Tabes infantum*, Sydenh.).

Hydatigénose abdominale (1221) et ascarigénose (1217), ou maladie des enfants qui leur survient après le sevrage, ou quand ils retournent de nourrice à la ville; l'abdomen se distend et acquiert un volume énorme. Le lait, surtout celui des paysannes, réunit les qualités d'un vermifuge puissant à celles d'une nourriture délicieuse (1247) (*). Quand on sèvre l'enfant et qu'on ne le nourrit plus que de mucilagineux sucrés, on ne tarde pas à le voir languir d'une manière ou d'une autre, en proie à la première espèce d'helminthe dont les œufs arriveront dans ses intestins. Que si ce sont les œufs des hydatides que le ténia aura déposés par inoculation dans la cavité du péritoine ou dans la substance du foie, le ventre se ballonnera outre mesure, l'enfant sera hydropique à la première période du mal; et si l'on n'y met ordre, la maladie passera vite à sa fatale terminaison.

Vers le mois de mai 1842, on m'apporta un enfant qu'on venait de ramener de nourrice, et qui, quelques jours après, avait été atteint du carreau; c'était pourtant un gros et bel enfant né de parents fort sains. Je lui frictionnai le ventre avec de l'eau sédative, lui fis prendre trois grains (quinze centigrammes) d'aloès dans un peu d'eau, et j'ordonnai aux parents de recommencer souvent les frictions, tantôt à la pommade camphrée, tantôt à l'eau sédative, tantôt à l'alcool camphré sur l'abdomen, et puis de le mettre à une nourriture épicée et au sirop antiscorbutique tous les matins. L'enfant se remit de cette indisposition; mais les parents cessèrent la médication, dès que le petit malade se trouva hors de ce danger. Deux mois après le carreau le prit encore; cette fois j'étais absent. On eut

(*) *Quamdiù solo lacte utuntur infantes, tamdiu à vermibus immunes sunt. Ablactatos vel carnium esui indulgentes infestant sæpius.* (Sauvages, Nosol., tom. 3, p. 107.

recours au médecin du lieu, qui voulut suivre une médication toute contraire, cataplasme, sangsues, diète et sirops; la maladie empira vite et l'enfant mourut en fort peu de temps.

CATALEPSIE (*Catalepsis, Apoplexia cataleptica,* Sauv. et Cullen.).

Maladie provenant surtout d'un vice dans le centre de la circulation sanguine, qui fait qu'elle reste en suspens pendant un court espace de temps; en sorte que l'influx nerveux n'étant pas suspendu et les organes musculaires conservant leur contractilité, en l'absence de la volonté, les membres du malade conservent la flexion et la position qu'on leur imprime. Mon frère Victor Raspail, qui a été successivement soldat dans la garde impériale, puis capitaine d'infanterie, et enfin, commandant de place à Novarre, sous l'empire, et qui reçut, des mains de l'empereur, une des premières croix d'honneur qui furent distribuées dans les Invalides, pour sa belle conduite de chef de partisans, dans la défense des îles Ioniennes, avait été atteint, à Corfou, d'un coup de feu vers la région du cœur, en voulant parer une balle qui s'adressait à son commandant en chef. Il lui en resta une catalepsie qui le prenait, au milieu de ses plus grandes émotions, et principalement sur le champ de bataille, où, malgré les ordres exprès de l'empereur, il se rendait au premier coup de canon. Comme c'était en marchant à la charge que ce mal le prenait, alors que son cœur cicatrisé ne suffisait plus au mouvement de son enthousiasme, il tombait la face contre terre. Mais quand il fut revenu à la maison paternelle, spolié, destitué et disgracié à la suite des événements de 1815, on le voyait rester quelquefois immobile, les yeux ouverts, pendant un quart d'heure; crainte d'accident, on se hâtait de l'étendre sur le pavé, d'où il se relevait après la crise, sans effort et sans souffrance. Un demi-verre de vin produisait sur lui le même effet que la triste mélancolie de ses plus beaux souvenirs; il semblait s'endormir debout dans sa catalepsie. Cet homme, aussi distingué par sa bravoure que par la douceur de son caractère et la régularité de ses mœurs, est mort en 1816, d'un coup de sang, à la suite d'un nouvel accès de tristesse; on l'a trouvé étendu derrière la porte de sa chambre, qu'il était prêt à ouvrir.

La catalepsie peut provenir d'une lésion traumatique, comme d'une lésion helminthique à la région du cœur ou des gros vaisseaux. Il n'y a donc pas de doute que les lotions d'eau sédative à grands flots ne préviennent les accès ou n'en abrégent la durée.

CATARRHES, (fièvre catarrhale, toux, rhume de poitrine, grippe ou follette ou *influenza*, coqueluche (*) (*Pleuritis humida*, Stoll ; *Peripneumonia notha*, Sydenh. ; κατάρροος, ῥεῦμα, Hipp.).

Helmintogénose pulmonaire (1217) par suite, soit de l'aspiration des œufs soulevés par le vent, soit de l'émigration des ascarides vermiculaires ou autres des régions de l'abdomen, d'où le refroidissement les chasse et les fait remonter dans les poumons; maladies qui, fort légères au début, sont dans le cas de revêtir successivement des caractères de plus en plus graves et de passer à la phthisie pulmonaire, si la médication est inhabile à déloger de l'organe respiratoire les helminthes qui le désorganisent, en titillant ses parois. L'usage seul de la cigarette de camphre suffit souvent pour dissiper tous ces symptômes; et cet hiver nous avons vu peu de cas de ce genre, parce que cet usage s'était tout à coup répandu. J'ai un petit enfant de deux ans qui, aux premières atteintes de la toux, demande lui-même la cigarette; il sait que ce moyen l'empêche de tousser. Quand ce moyen ne suffit pas pour faire disparaître tous les symptômes, j'ordonne les frictions à la pommade camphrée sur la poitrine et entre les deux épaules, je fais prendre des évacuants par le haut et par le bas, tout en continuant l'usage de la cigarette. Point de diète, point de bains, nourriture aromatique ordinaire; respiration de temps à autre avec l'eau sédative, et la maladie disparaît bien vite. J'ai vu des rhumes négligés de deux ans, avec amaigrissement et quintes violentes, se dissiper en huit jours par cette médication. Quant aux rhumes moins invétérés et guéris en deux à trois jours, je ne les compte plus; car depuis longtemps, dans le village, on n'a plus

(*) Ce fut en 1510, à Paris, que le catarrhe épidémique prit le nom de *coqueluche*, parce qu'il s'emparait de la tête, des épaules, du dos, des reins, et les couvrait comme d'un long *coqueluchon* ou *capuchon*. La même épidémie se reproduisit en 1558, 1577, 1580, à Paris; en 1591 dans toute l'Allemagne; puis en 1712, 1803, 1804, 1831, 1833, 1837, dans toute la France et même l'Europe.

besoin de moi pour s'en guérir et en guérir les enfants ; l'usage de la cigarette est devenu un traitement domestique. Ces maladies étaient pourtant avant la découverte de ce moyen le désespoir de la médecine, et ce moyen est pourtant bien simple en théorie et en pratique. Je me suis bien des fois exposé tout exprès à attraper un rhume, en sortant par un temps froid la tête découverte; en rentrant je dissipais bien vite ma toux, en aspirant fortement la cigarette de camphre. Quand le rhume vient d'un froid violent qui est tombé sur la tête et la poitrine, on doit aussitôt s'entourer le cou d'une cravate imprégnée d'eau sédative nº 1 ; s'en lotionner souvent le front et le crâne ; se frictionner la poitrine avec de la pommade camphrée, et prendre cinq grains d'aloès soir et matin ; car dans ce cas tout souffre et est en retard, la digestion comme la respiration.

CÉPHALALGIE, céphalé, mal de tête, migraine, fièvre cérébrale. (*Cephalitis*, Sauv.; κεφαλαλγίη, καρηβαρία, Hipp.).

Entomogénose ou helminthogénose frontale ou cérébrale (1207). Quand le mal de tête ne provient que de l'introduction d'une larve ou d'un helminthe dans les sinus frontaux, la simple aspiration du camphre à priser, ou du tabac, ou de toute autre poudre anthelmintique suffit pour dissiper le mal, en refoulant à l'intérieur l'helminthe, ou faisant rejeter la larve au dehors. J'ai vu un cas de ce genre, dans lequel j'avais ordonné de renifler de la pommade camphrée fortement ; le malade sentit un refoulement qui lui abandonnait les sinus frontaux, pour se reporter tumultueusement dans la trompe d'Eustache, avec bourdonnement d'oreilles. La cause animée, fuyant et se débattant contre la graisse qui lui asphyxiait les organes respiratoires, avait passé derrière le voile du palais et s'était réfugiée, comme devant le danger, dans ce repaire presque impénétrable.

Lorsque la cause animée s'est introduite dans la capacité de la boîte crânienne, et qu'elle y devient l'artisan de tous les désordres moraux ou physiques qui caractérisent ou l'aliénation ou la fièvre cérébrale, selon qu'elle a pénétré assez avant dans la substance du cerveau ou qu'elle est encore arrêtée aux méninges ; avec nos moyens la maladie n'est pas incurable ; mais quelquefois la convalescence est longue et demande des précautions d'autant plus grandes que les ravages sont plus invétérés. Quand la fièvre cérébrale n'est qu'une conséquence de congestions sanguines qui se produisent dans le cerveau, sous l'influence d'une cause, qui agit partout ailleurs que dans la région crânienne, avec les compresses d'eau sédative le mal se dissipe en bien peu d'instants. On m'apporte chaque jour des enfants atteints de ce que les médecins appellent fièvre typhoïde compliquée de fièvre cérébrale ; étouffant, râlant, brûlant ; les artères des tempes battant très-fort, avec constipation au début et diarrhée ensuite, embarras gastriques et souvent vomissements filants et bilieux, l'œil abattu ou effrayé, la voix perclue. Je leur applique des compresses d'eau sédative, des cravates imprégnées de la même eau autour du cou et sur l'abdomen ; je leur frictionne le dos et la poitrine avec la pommade, et leur fais avaler deux ou trois grumeaux d'aloès ; ils sont soulagés avant de sortir, et deux jours après je les vois jouer sur la route. Ainsi plus de glace sur la tête, plus de diète, plus de saignées ou de sangsues dans ces cas de fièvre cérébrale. Ce serait un crime désormais d'avoir recours à ces remèdes désespérés, quand on a une médication aussi prompte et aussi bénigne.

Je joindrai ici à ces renseignements l'histoire de la plus terrible expérimentation que j'aie eu à faire de l'efficacité de ma médication, et à laquelle je dois la découverte de l'eau sédative.

J'habitais en 1840 une bicoque bâtie en terre, moellons et voliges ; assez bien crépie cependant et assez bien tapissée pour tromper l'acheteur ; je n'en sache pas de plus malsaine, et je ne sais pas pourquoi l'autorité locale n'a pas l'œil ouvert sur d'aussi iniques spéculations. A chaque averse, la pluie tombait en torrents par la toiture soulevée, et imprégnait les planchers et les murs d'une humidité qui durait au moins huit jours. Ce séjour ne tarda pas à me porter malheur, à moi le premier ; il devait plus tard et successivement porter malheur à d'autres (1295) ; *voy.* de plus l'article FIÈVRE.

Au mois de janvier 1840, je me sentis pris d'une légère

constipation, accompagnée, comme de coutume, d'un peu de congestion cérébrale. Ayant entrepris à cette époque quelques recherches météorologiques sur cette pitoyable théorie d'étoiles filantes, qui est la plaie actuelle de nos publications hebdomadaires, je sortais assez souvent d'auprès d'un bon feu pour aller observer l'état du ciel, soit au dehors, soit à la fenêtre. Je ressentais bien une petite aggravation à mon mal, mais je n'y faisais pas attention, tant j'étais sûr de conserver l'estomac et la poitrine en bon état, grâce à ma médication habituelle. J'éprouvais un tintouin continuel dans l'oreille gauche, et je n'en ai pas été débarrassé depuis. Ma chambre était couverte en zinc, et le plafond en plâtre avait été crevassé par les pluies; la nuit, la température se refroidissait vite et presque subitement. Une nuit je me sentis pris plus que d'habitude, et dès cette époque je gardai le lit, plongé dans une somnolence assez grande, et forcé à la diète la plus rigoureuse par une inappétence que rien ne pouvait plus me faire surmonter. La céphalalgie devint de plus en plus intense, résistant à la puissance des applications d'alcool camphré sur la tête, aux prises de camphre, qui m'avaient débarrassé jusque-là de ces sortes d'indispositions.

Dès les premiers jours de la crise, j'éprouvais comme un effet des plus sensibles d'une reptation qui partait de la crête médiane de l'os frontal, se dirigeait en serpentant sur la suture qui sépare le pariétal gauche du frontal, qui revenait ensuite sur ses pas, se dirigeant sous la suture sagittale, jusqu'à la hauteur du trou occipital, et voyageait de là vers l'un ou l'autre sinus postérieur. Quand j'éternuais à la suite d'une prise de camphre, il me semblait que les méninges se déchiraient en lambeaux; dans mon imagination je les comparais à du parchemin desséché. Les applications d'alcool camphré sur la tête ne faisaient qu'accroître et le mal et la précédente similitude; car dans un cas de congestion cérébrale, l'action de l'alcool ne peut qu'ajouter à l'intensité du coagulum, par son avidité pour la partie aqueuse du sang. Il arriva un moment où, malgré tout mon stoïcisme habituel, la douleur m'arrachait des cris aigus et me portait à invoquer des secours dont je me suis passé toute ma vie. Le moindre rayon de lumière semblait me déchirer les yeux, qui s'enfonçaient alors dans l'orbite; on était obligé de me tenir nuit et jour plongé dans la plus complète obscurité. La vue se perdit tout à fait, il me devint impossible de distinguer une seule lettre d'imprimerie; le moindre regard que j'arrêtais sur quelque chose me causait les plus violents redoublements de douleur; je me croyais aveugle pour toujours. Ce fut à cette époque que Me Martin (de Strasbourg), député, vint m'apporter à examiner la procédure et surtout les rapports d'expertise du procès intenté à la demoiselle Boeglin, déjà condamnée à mort à Colmar, comme prévenue d'avoir empoisonné son père et ses frères, et dont la cause venait d'être renvoyée, après cassation, devant les assises de Strasbourg. L'affaire était pressante; mais mon mal était bien affreux. J'avais à examiner, sans le secours de mes yeux, si cette fille pouvait être considérée chimiquement innocente ou coupable, et ensuite d'en dire mon avis, sans pouvoir l'écrire de ma main. Mon fils aîné me prêta son assistance; cette lecture fut interrompue bien des fois par mes redoublements de cris et de douleurs. Enfin il en ressortit dans mon esprit l'innocence de cette pauvre fille. Je recueillis toutes mes forces, je dictai, j'écrivis sans voir, au moyen d'une espèce de régulateur de la main; l'intérêt que je prenais à cette affaire diminuait l'intensité de mes souffrances; j'eus le temps d'achever mon rapport; et mon état porta bonheur à l'accusée; elle fut acquittée à Strasbourg. A peine avais-je fini ce travail, que je retombai dans une situation pire; on me veilla toute une nuit, me croyant à l'agonie. Un moment de répit m'ayant laissé toute ma liberté d'esprit, combinant alors tout ce que j'avais ressenti avec les idées que me suggérait ma théorie, je me posai ce dilemme : puisque l'alcool camphré ne me calme plus, il faut ou que le mal provienne d'une congestion sanguine, ou que l'imperméabilité des parois s'oppose à ce que le remède atteigne la cause animée qui me ronge les méninges ou les sinus cérébraux. Si au lieu d'alcool je donnais l'ammoniaque pour véhicule au camphre, peut-être parviendrais-je à porter plus vite le remède sur le siége de l'une ou de l'autre cause de mon mal. Je savais, d'un autre côté, que le sel marin, cet autre véhicule de l'albumine, pénètre assez vite à travers le crâne, et calme souvent à lui seul la migraine et la céphalalgie. Je composai aussitôt le mélange que depuis j'ai appelé *eau sédative*, et m'en appliquai de larges compresses sur toute l'étendue du crâne. Il s'était passé à peine quelques minutes, que je sentais un soulagement, dont je ne pouvais plus me dissimuler les progrès toujours croissants; mes accès devenaient de moins en moins fréquents, mes douleurs de moins en moins intenses. Je me mis à l'orangeade amère, et j'y pris du goût. Quelques jours après, j'eus la force de me lever; mais on m'habilla, car je ne pouvais baisser la tête, sans éprouver, à la région du cervelet, une douleur qui m'aurait fait tomber en syncope.

Un jour du mois de février, il faisait beau, je me sentis envie d'aller prendre le soleil et respirer l'air des champs ; mes enfants m'accompagnèrent crainte d'accident, car mes jambes me supportaient à peine et je chancelais en marchant. Arrivé à un quart de lieue sur l'avenue de la mairie, il fallut m'arrêter ; je m'adossai contre un arbre, assis sur un pliant, enveloppé dans mon large manteau, et je m'assoupis pendant une grande demi-heure, dans une somnolence qui avait pour moi quelque chose de délicieux ; je me levai plus dispos et continuai ma route. Le lendemain, je recommençai ma promenade sans accident. Ma convalescence dura plus d'un mois; je continuai de temps à autre l'application de l'eau sédative sur la tête ; mais pendant longtemps il m'était impossible d'éternuer, sans que la secousse ne me répondît d'une manière violente à l'occiput. Il m'en est resté un tintement d'oreille et une vue presbyte qui me rend le nº 11 indispensable pour écrire. Je n'avais jamais porté de lunettes jusque-là.

Pendant les mois de mai et de juin suivants, les mêmes symptômes se manifestèrent trois fois en deux semaines chez l'aîné de mes enfants ; les applications d'eau sédative sur le crâne les étouffèrent au début. Le premier mot que me disait le malade, c'est qu'il sentait comme une larve d'insecte lui courir sur le cerveau, et je ne m'étais jamais représenté d'une autre manière la cause de mes maux ; il n'y a pas dans le cadre nosologique d'autre genre de cause morbipare qui soit capable de déterminer des douleurs semblables et des sensations aussi entomiques ; car nous ne croyons en rien, nous, en la puissance de ces entités, qui ne peuvent exister qu'à la faveur d'un verbiage indigne d'une époque aussi avancée que la nôtre dans la recherche de la vérité positive et expérimentale.

L'eau sédative (1320) est donc un remède à deux fins, un topique d'une pénétration rapide et d'un effet instantané, qui peut atteindre, à travers les os du crâne, et les congestions pour les dissoudre et les remettre en circulation, et les larves ou helminthes pour les frapper de mort, et les faire réabsorber en les dissolvant. Donc le traitement domestique de la fièvre cérébrale est trouvé ; car le succès de cette médication ne s'est pas démenti une seule fois depuis ; et pourtant les occasions de l'appliquer n'ont pas manqué à ma pratique. Un malade affecté depuis longtemps de violentes migraines disait, l'autre jour, que cette eau lui avait enlevé son mal comme on enlève une calotte de la tête. Toutes les fois qu'on prendra la maladie au début, il faudra à peine dix minutes pour en être quitte ; et souvent on n'aura besoin pour cela que de se passer de l'eau sédative au front avec la main.

CHOLÉRA-MORBUS.

Entomogénose ou plutôt myogénose intestinale (1189, 1204), à la suite d'une pullulation des insectes qui en sont les auteurs, qui fait que les œufs portés par les vents ou les cours d'eau potable, rendent ce mal affreux épidémique et contagieux. Aux premiers symptômes, dix grains d'aloès en poudre avec force bouillons aux herbes ; vingt-cinq centigrammes de camphre à l'intérieur toutes les heures ; lavement toutes les deux heures, composé d'un gros de pommade camphrée, un gros d'aloès et égale partie d'*assa fœtida*. Frictions avec la pommade camphrée ou à la térébenthine sur l'abdomen, le dos et la poitrine ; fortes aspirations de camphre ; applications de compresses de vinaigre camphré (1319) sur la région du cœur, autour du cou, pour saturer l'alcali volatil de la putridité qui cyanose le sang ; ensuite eau sédative pour redissoudre les congestions qui ont pu se former; frictions à la pommade camphrée jusqu'à ce que les symptômes soient entièrement dissipés. Cette médication attaquera la cause du mal par toutes les surfaces et l'expulsera entièrement, après lui avoir fait lâcher prise.

COLIQUES (*Colica spasmodica et flatulenta*, Sauv.).

Helmintogénose colique (1217); car toute colique qui ne vient pas d'empoisonnement est vermineuse. Aloès par le haut ; *assa fœtida* par le bas; ou bien le lavement dont nous avons parlé plus haut (CHOLÉRA), avec frictions sur l'abdomen à l'alcool camphré ou à l'eau sédative. A la faveur de ce traitement, la colique vermineuse ne dure que l'instant nécessaire pour que le remède ait atteint toute la longueur du canal intestinal, si atroces que soient les douleurs d'entrailles (1327).

CONSTIPATION.

Dès que l'on commence à perdre l'appétit, que le ventre se ballonne, que l'estomac est paresseux, que la tête s'alourdit et que le sang monte au cerveau, vingt-cinq centigrammes d'aloès entre deux soupes à dîner, ou, si le mal empire, dans une cuiller d'eau; bouillon aux herbes deux heures après; et tout se rétablit déjà, dès que l'aloès a séjourné quelques minutes dans la panse stomacale. Les personnes sédentaires, les hommes de lettres surtout, doivent tous les cinq à six jours avoir recours en dînant à cet expédient, et même augmenter la dose du double, s'ils s'aperçoivent, dès la première fois, que la dose ordinaire n'a pas été suffisante pour leur procurer une assez grande évacuation. Nous leur recommandons en même temps, comme moyen préventif, notre médication hygiénique (1347).

CONVULSIONS des enfants, convulsions tétaniques, danse de Saint-Guy ou chorée (1224), épilepsie et éclampsie ou mal caduc, haut-mal, maladie sacrée, maladie d'Hercule, mal de Saint-Jean, mal de la terre, tournis, etc. (*Convulsio*, Sauv.; *Tetanus*, id.; *Chorea Sancti Witi*, Sydenb.; *Epilepsias*, Linn.; σπασμοί, τετανὸς, ἐπιληψίη et νηπίων ἐκλάμψιες, Hipp.).

Entomogénoses et helmintogénoses (1217) dont le caractère varie selon que la cause morbipare animée s'attache à tel ou tel centre nerveux, qu'elle exerce son influence dans le canal intestinal, dans les cordons nerveux du mouvement ou sur la masse encéphalique. Quand la cause morbipare a son siége dans les intestins, il est facile de l'atteindre avec la médication ci-dessus, avec les anthelmintiques administrés largement par le haut et par le bas, en y joignant les frictions aromatisées. Les mêmes frictions viendront à bout, dans le plus grand nombre de cas, de la danse de Saint-Guy, en débarrassant l'appareil musculaire des helminthes qui en assaillent les centres nerveux. Quand le siége en est dans l'encéphale, je ne sache pas de plus puissant agent que les applications de l'eau sédative, 1er degré, sur le crâne et autour du cou, et sur la région du cœur. Les helmintogénoses intestinales peuvent simuler l'épilepsie, surtout chez les enfants; en sorte qu'on ne fera pas mal de débuter par la médication anthelmintique à l'intérieur, qui, du reste, ne ferait que seconder la médication extérieure. Le tournis prend les hommes comme les moutons : j'ai vu dans ma jeunesse un Juif du Midi, où les Israélites, en butte à toutes les vexations d'un peuple encore un peu fanatique, n'osaient pas se hasarder d'habiter hors la rue étroite, humide et obscure que l'ancien régime leur avait assignée pour y croître et s'y multiplier, et s'étiolaient ainsi dans une espèce de cachexie héréditaire; j'ai vu, dis-je, un Juif de dix-neuf à vingt ans qui se rendait chaque jour sur la promenade publique, décrivant sans cesse, en marchant autour d'un arbre, un cercle de deux à trois pieds de rayon, comme s'il l'avait tracé au cordeau.

Je n'ai pas traité encore d'épileptiques, mais bien force convulsions à leur début, mon remède ne leur permettant pas de devenir plus intenses; et j'en ai toujours retiré le plus grand succès.

CORS AUX PIEDS, DURILLONS, OIGNONS, POIREAUX.

Simples applications habituelles de pommade camphrée, recouvertes quelquefois d'une lame de sparadrap; traitement ayant pour but de prévenir les effets du frottement et de l'action de l'air.

CORYZA, rhume de cerveau (κορύζα, Hipp.).

Acanthogénose (1173), ou entomogénose (1175), ou ascarigénose (1217) ayant pris leur siége dans les sinus frontaux ou les autres anfractuosités nasales. Quand les prises de poudre de camphre ne suffisent pas pour guérir ce mal, ce qui est infiniment rare, l'introduction de la pommade camphrée dans le nez suffit pour en triompher; on a soin de s'en passer aussi entre les deux yeux sur la racine du nez; mais il ne faut pas manquer de joindre à ce traitement local le traitement anthelmintique général, non-seulement pour délivrer les intestins de la pullulation des ascarides qui alimentent le coryza de leurs émigrations, mais encore pour empêcher que les ascarides délogés des sinus frontaux ne se reportent sur la poitrine, ce qui ferait dire que le camphre a fait redescendre dans les poumons le rhume de cerveau.

COXALGIE SCIATIQUE (*Morbus coxarius*; ἰσχίας, Hipp.).

Helmintogénose par incubation (1006) dans la substance du nerf sciatique, dans les muscles de la cuisse ou dans les tendons et ligaments de la tête du fémur. La combinaison de l'emploi de l'eau sédative et de frictions avec la pommade camphrée suffira à la longue pour débarrasser le malade de cette douleur.

CRAMPES.

Arrêt de la circulation sanguine ou nerveuse dans un membre, sous l'influence d'une cause qui exerce, par elle-même ou par ses produits, une compression ou une altération morbide, sur le trajet du vaisseau ou du nerf principal. Larges lotions avec l'eau sédative, partout où l'on supposera qu'est le point de départ et sur tous les aboutissants.

CROUP (*Cynanche stridula; trachealis; Angina polyposa*, auct.).

Helmintogénose (1217) ou acarigénose (1181) trachéale, particulière aux enfants, chez qui la cause morbipare de la coqueluche trouve des tissus plus propices aux développements parasites. Dès que l'enfant se met à tousser, et avant qu'il fasse entendre un seul râlement ou cri caractéristique du croup ou de la coqueluche, on lui entoure le cou avec une cravate imprégnée d'eau sédative, on lui place une cigarette de camphre entre les lèvres, on lui frictionne le ventre, le dos et la poitrine avec la pommade camphrée, autant de fois et pendant tout autant de temps qu'on le peut. On lui administre deux fois par jour une cuillerée à café de sirop de chicorée, ou bien on lui donne deux ou trois grumeaux d'aloès, selon son âge ; et l'enfant est bien vite débarrassé. La coqueluche et le croup ne sont au début qu'un simple rhume. Le sifflement du croup n'arrive que lorsque la fausse membrane commence à intercepter l'accès de l'air ; si l'on empêche la formation de cette fausse membrane, le croup n'est pas encore croup. Or, pour cela, il suffit de débarrasser la trachée de la cause morbipare dont le parasitisme crée ces tissus de superfétation.

DARTRES furfuracées, squammeuses (***Herpes***, auct. ; λειχῆνες, Hipp.).

Les applications d'alcool camphré en compresses sur la surface envahie font cesser tout à coup la démangeaison et s'opposent aux progrès du mal. Quand les dartres sont aux mains ou aux extrémités, je les tiens plongées dans une vessie contenant une certaine quantité d'alcool camphré, soixante grammes environ, et attachée autour du poignet ou au-dessus de la cheville, après en avoir mouillé les bords ; en une nuit la guérison est complète. Quand les dartres sont purulentes, humides et confluentes, je me sers de poudre de camphre recouverte de pommade et maintenue par la charpie et le sparadrap. Quant au régime, tout ce qu'il y a de plus aromatique ; sirop antiscorbutique, boisson houblonnée ou à la chicorée, orangeade, etc.

DENTS (mal de), **ODONTALGIE.**

Helmintogénose ou érucigénose dentaire (1202). Quand la dent est cariée et si le siége de la cause morbipare est au fond de la carie, le mal se dissipe en deux ou trois minutes, en maintenant un grumeau de camphre enfoncé dans le trou de la dent. Si la cause morbipare est située sous la dent, on est obligé de passer de temps à autre de l'alcool camphré sur la gencive correspondante ; et s'il y a fluxion de la joue par suite de l'infection veineuse du virus de la carie, il faut appliquer sur la joue soit notre eau sédative, soit notre vinaigre camphré, si l'eau sédative ne produit pas l'effet désiré. Je ne veux pas que les dentistes s'en prennent à moi ni à mon remède, mais je leur réponds que ceux qui voudront suivre une médication aussi simple n'auront certainement pas envie de se faire arracher une dent; je n'ai pas encore vu un seul cas d'odontalgie rebelle à l'un ou à l'autre de ces traitements; et il est rare que le mal résiste à l'introduction du grumeau de camphre. C'est une excellente habitude, quand on a une dent cariée, d'y enfoncer chaque soir un peu de camphre en se couchant; on préviendra de la sorte bien des odontalgies.

DÉVOIEMENT, DIARRHÉE, COURS DE VENTRE (*Diarrhœa pituitosa*, Sauv.; *mucosa*, Cullen; *Leucorrhois*, Vogel; διαῤῥοίη, Hipp.).

Helminthogénose duodénale ou colique (1217), qui empêche la défécation, dépouille les intestins, par des développements parasites et des écoulements acides, de leur faculté d'aspiration et d'assimilation. On guérit de la diarrhée par les purgatifs amers, l'huile de ricin mêlée à l'aloès, joints aux lavements anthelmintiques. Quelquefois un simple lavement composé d'un gros de roses de Provins, d'un gros de camphre dissous dans l'huile, suffit pour débarrasser le malade, surtout si on joint à ce traitement notre médication hygiénique complète. J'ai arrêté un jour un cours de ventre, un débordement de matières noirâtres qui m'avait pris après avoir passé une nuit d'un violent été sur les sales matelas du dépôt de la préfecture de police; je l'ai arrêté, dis-je, en mâchant, faute de pouvoir obtenir du dehors un remède plus complet, de l'écorce d'orange que j'avais par hasard sur ma table.

D'autres fois des simples applications d'alcool camphré sur l'abdomen, ou des frictions à la pommade ont suffi pour couper court au mal.

Un maître boucher, dans la force de l'âge, ayant été traité par la méthode antiphlogistique pour une inflammation de poitrine : diète sévère, gomme, saignées copieuses, bains, etc., fut pris d'une diarrhée violente qui ne lui laissait plus ni repos ni trêve; le médecin l'abandonna comme à peu près perdu. Ayant entendu parler souvent de l'efficacité de ma médication aromatique, il me pria d'aller le voir. Je le trouvai si faible, qu'il ne pouvait plus se lever de son fauteuil sans être soutenu par sa garde; il pouvait à peine faire deux pas sans se trouver fatigué; sa figure était hâve et terne, son œil inquiet et souvent égaré; je ne lui adressais pas une seule phrase qu'il ne l'interrompît par cette autre : *Comme ça, vous croyez donc que j'en guérirai*. Je lui inspirai quelque confiance dans la révolution que j'allais apporter à son régime, en lui citant l'exemple de ses voisins qui s'en trouvaient si bien. Sa garde est une excellente femme qui s'intéresse aux malades et ne commère pas. On le frictionna cinq à six fois par jour et deux ou trois fois la nuit; il prit du camphre à l'intérieur et des lavements camphrés, se mit à fumer la cigarette ; on lui appliqua de l'alcool camphré sur la région du foie ; on lui administra dès le jour même un peu de nourriture aromatisée qui passa fort bien ; on en augmenta la dose progressivement. Le troisième jour, il faisait ses trois petits repas et il les digérait; au bout de quinze jours, il se promenait dans le village tout doucement, mais dans un bon état de convalescence; au bout d'un mois de traitement, il avait repris ses forces, ses habitudes, et n'avait certes plus peur de mourir; et depuis un an il se porte à merveille.

DIABÈTE ou flux excessif d'urine insipide ou sucrée (*Diabetes anglicus*, Sauv.; *mellitus*, Cullen).

Helminthogénose des voies urinaires (1217) dont le siége étant principalement dans les reins s'oppose à l'élimination complète des principes que l'urine normale reçoit de l'épuration du sang. Applications d'alcool camphré sur les reins et sur le bas-ventre, frictions fréquentes à la pommade sur les reins, mais surtout camphre trois fois par jour à l'intérieur à l'aide d'une tisane houblonnée ou d'une orangeade. Le camphre, passant à l'état d'intégrité dans les voies urinaires, y atteint plus vite la cause du mal. Dans toutes les maladies des voies urinaires, ce dernier moyen est de rigueur, et je n'ai pas encore rencontré de cas où la limpidité des urines n'ait pas été rétablie dans la journée, quand l'estomac fait ses fonctions.

DYSPEPSIE, faiblesses d'estomac, embarras gastriques, saburres, digestion lente et pénible.

Helminthogénose stomacale (1217), dont on se débarrasse bien vite avec quatre ou cinq grains d'aloès entre deux soupes, par l'usage habituel de la cigarette de camphre et l'ingestion du camphre trois fois par jour, puis une nourriture fortement aromatisée.

DYSSENTERIE (*Dysenteria*, Sauv.; δυσεντέριη, Hipp.) Diarrhée sanguinolente).

Ténigénose (1220) ou acarigénose colique (1189), etc.; maladie produite enfin par l'une ou par l'autre des causes morbipares animées qui agissent en désorganisant les parois du côlon d'une manière traumatique. Régime anthelmintique à l'intérieur et à l'extérieur (1347), avec lavements suivants: Roses de Provins, quatre grammes; huile saturée de camphre, six grammes; aloès, huit grammes, dans un véhicule d'amidon ou de graine de lin. — Aloès par la bouche et frictions camphrées sur le ventre jusqu'à cessation des symptômes. La dyssenterie ne résiste à ce traitement que lorsque les parois intestinales sont complétement décomposées et que l'infection purulente a eu lieu.

DYSURIE, difficulté d'uriner, avec accompagnement de douleurs (*Dysuria*, Sauv.; δυσουρίη, Hipp.).

Conséquences sur le canal de l'urètre du parasitisme des helminthes ou autres insectes, quand elles ne sont pas dues à l'introduction d'une poussière ou d'un corps étranger. Envelopper les organes génitaux mâles, avec de la poudre de camphre ou de la pommade camphrée, en introduire dans le vagin; faire des injections à l'huile camphrée dans le canal de l'urètre; prendre du camphre ou de l'eau de goudron à l'intérieur trois fois par jour, et fumer la cigarette, afin d'imprégner, par la digestion et l'aspiration, le sang, du baume qui doit parvenir, à la faveur de la circulation, jusque sur le siége spécial de la douleur. *Voyez* DIABÈTE.

ÉCROUELLES, SCROFULES, HUMEURS FROIDES (*Scrophula*, Sauv.; *Struma*, Lin.; χοιράδες, Hipp.).

Érucigénose (1212), ou helminthogénose (1215), ou acarigénose (1189), qui s'attachent plus spécialement aux individus dont la constitution se rapproche le plus de celle des enfants lymphatiques et dont les tissus, par suite de leur première organisation, restent imprégnés, à tous les âges, de sucs albuminoso-sucrés qui caractérisent la vie fœtale. Ces sortes d'individus caractérisés par des formes tuméfiées et non accidentées, par une coloration de cire blanche et un caractère moral voisin de l'indifférence et de l'apathie, se trouvent par là dans une prédisposition habituelle à ces sortes d'invasions. Ces organisations spéciales exigent l'usage constant et non interrompu de notre médication anthelmintique complète : Nourriture aromatisée et salée, boissons houblonnées, eau de chicorée à table, camphre trois fois le jour à l'intérieur, lotions fréquentes à l'alcool camphré, un gramme d'iodure de potassium chaque jour, en trois fois, dans la tisane de houblon, tant que le malade supporte ce dernier sel. S'il se manifeste quelque part une fistule, une plaie ou tache de nature scrofuleuse, on introduit dans la fistule de l'huile camphrée, on recouvre la plaie avec de la poudre de camphre en couche épaisse, on applique par-dessus de la pommade camphrée au moyen de plumasseaux de charpie, et l'on recouvre le tout avec une lame de diachylon que l'on colle autour du pansement. Le pansement tous les deux jours, pour nettoyer la plaie à l'eau de roses de Provins, et remplacer la poudre et la pommade. J'ai cité plus haut (1292, 5°) le cas d'un petit enfant, dont la jambe, tout entamée par un ulcère de nature scrofuleuse, a été guérie en deux ou trois mois ; et depuis j'ai eu deux ou trois autres occasions de m'assurer de l'efficacité de ce traitement.

ÉLÉPHANTIASIS, lèpre éléphantiasique, lèpre des Grecs et des Arabes (λέπρη, Hipp.).

Acarigénose (669) des parties extrêmes. Tenir la partie attaquée plongée jusqu'à guérison dans l'alcool camphré ou l'huile camphrée, ou bien dans l'huile aromatisée avec le tabac, ou le goudron, ou la térébenthine, ou toute autre huile essentielle et anthelmintique. Frictionner et lotionner souvent le corps avec de tels ingrédients.

EMPHYSÈME, tumeur ballonnée, distendue par des gaz.

Conséquences du parasitisme d'une cause morbipare animée, ou de l'action décomposante d'un agent toxique, ou bien, enfin, de l'établissement de la fermentation anomale, mais surtout acide, des sucs animaux. Applications constantes d'alcool camphré ou bien d'eau sédative sur l'enflure, l'eau sédative ayant pour but de saturer le gaz acide et de paralyser les progrès de la fermentation.

ENTÉRITE, INFLAMMATION DES INTESTINS, COLIQUE (*Enteritis*, Sauv.; *intestinorum inflammatio*, Boerhaav.).

Ascarigénose (1217) parvenue à son summum de pullulation. *Voy.* DIARRHÉE, DYSSENTERIE, COLIQUE, pour la médication qui en triomphe bien vite.

ÉPISTAXIS ou hémorragie nasale (*Epistaxis*, Vogel).

Entomogénose nasale (856) chez des sujets dont les muqueuses du nez sont d'un tissu facile à entamer et éminemment vasculaires. On introduit dans le nez, en reniflant, de l'alcool camphré qui bouche, par la coagulation du sang, les orifices béants des vaisseaux entamés, puis de la pommade camphrée pour calmer l'irritation des surfaces. Chez les enfants sujets la nuit ou le matin à ces sortes d'accidents, on a soin chaque soir, en les couchant, de leur introduire une forte dose de pommade camphrée dans les fosses nasales, afin de les défendre de l'invasion des helminthes qui peuvent remonter de l'estomac, ou des insectes qui viennent de l'extérieur.

ÉRÉSIPÈLE (*Erysipelas*, Sauv.; ἐρυσίπελας, Hipp.).

Acanthogénose cutanée et envenimée (1173), ou acarigénose (1181) sous-cutanée qui appelle le sang dans le réseau capillaire, lequel, se multipliant, multiplie les proportions des tissus et tuméfie les régions envahies en les colorant d'un rouge de nature inflammatoire. Tout ce mal se dissipe bien vite par la simple application en compresses de l'eau sédative 1er degré (1320), laquelle a la propriété de prévenir la décomposition septique, de tuer la cause morbipare animée, de saturer la cause toxique, et de remettre en circulation normale le sang extravasé.

On m'appela dernièrement chez une personne charitable pour examiner une pauvre fille d'auberge obligée de quitter son service, à cause d'une énorme enflure qui lui avait gagné les deux jambes et lui donnait une fièvre brûlante. Je lui enveloppai les jambes avec des compresses imbibées d'eau sédative, et la fis mettre au lit, avec invitation d'humecter de temps à autre les compresses. Au bout de deux jours, elle avait recouvré l'usage des jambes et venait elle-même chercher chez moi, ce qui est une assez longue course, l'eau sédative, pour achever le restant de sa guérison, qui était complète au bout de quelques jours.

EXOSTOSE, NODUS, OSTÉOSARCOME; — ANKYLOSE ou soudure osseuse des articulations (ἀγκύλη, Hipp.).

Entomogénose (1296) osseuse, ayant pour cause un être animé créateur de tissus. Quand l'application des topiques helminthiques à l'extérieur, et les boissons anthelmintiques (*assa fœtida*, iodure de potassium, eau de houblon, sirop antiscorbutique, etc.) ne triomphent pas du mal au début, et n'en arrêtent pas les progrès, ayez recours au feu pour atteindre, au moyen des produits de la désorganisation caustique ou celui de l'élévation de la température, la cause animée, si bien protégée contre l'action des autres médicaments par l'imperméabilité des parois osseuses au sein desquelles elle est parvenue à se cacher. Agissez hardiment; car le ravage des os, une fois consommés ne se répare pas aussi vite et aussi complétement que les ravages musculaires.

FIÈVRE (*Febris, Synochus*, πυρετὸς, πῦρ, Hipp.).

Comme l'effet immédiat de toute cause morbipare est de jeter dans la circulation un principe alcalin ou acide, ce qui détermine un trouble circulatoire, soit en moins, ou adynamique (317), soit en plus, ou inflammatoire avec intermittences et rémittences ou non (344), il s'ensuit qu'alors que l'on caractérisait l'entité morbide par le symptôme principal, il n'est presque pas de maladies qu'on n'ait classées à certaines périodes, dans les différentes fièvres. La gale était une fièvre (731), ainsi que toutes les autres maladies exanthémateuses; nous avions la fièvre gastrique (*V.* GASTRITE), la fièvre catarrhale (*Voyez* CATARRHE), la FIÈVRE bilieuse, pituiteuse, hectique, des camps, des prisons et des hôpitaux, inflammatoire, jaune, de lait, lente et nerveuse, maligne ou typhoïde, mésentérique, miliaire, muqueuse, pédiculaire (894), pestilentielle, puerpérale, pernicieuse, putride, scarlatine, synoque, vermineuse, vésiculaire, adénoméningée, adénonerveuse, adynamique, angioténique, cérébrale, hectique ou phthisique, ataxique par opposition à intermittente; toutes maladies provenant de l'infiltration dans le sang des produits d'une plaie ou d'une cicatrisation, soit traumatique et puerpérale, soit entomogénique. On ne doit désormais plus réserver le nom de fièvre qu'aux fièvres intermittentes, entomogénoses ayant leur siége dans les points de contact de l'estomac, du pancréas ou de la rate, avec intermittence ou de mue, ou de pullulation, ou d'émigration.

La fièvre typhoïde ou fièvre des prisons, hôpitaux, camps, colléges, etc., est une contagion ascarigène (998), par la multiplication indéfinie des ascarides, à la suite de la nourriture farineuse, fade, aqueuse, de la diète imposée dans ces lieux, et de la communication des œufs par le véhicule de l'air ou des matelas et linges infectés de cette vermine, autant que de toute autre. On arrive à l'hôpital pour un mal de tête; selon le hasard des circonstances et le genre de médication, on y gagne la fièvre typhoïde, cette fièvre si terrible alors qu'on la traitait par les évacuants ou par la méthode expectante, singulière méthode qui consistait à tout voir sans rien dire, et à assister les bras croisés, comme le ferait tout homme qui n'est pas médecin. Aujourd'hui, et depuis que nos révélations ont donné le mot de l'énigme de la fièvre typhoïde, les médecins ont adopté, en la modifiant plus ou moins, notre méthode anthelmintique, et la fièvre n'arrive jamais à sa période alarmante. « C'est un véritable triomphe, quand on la traite par le camphre! » s'est écrié un professeur (*), pendant qu'un médecin d'hôpital, médecin du roi, et un peu plus rétrograde que les autres, était sûr de ne pas échapper un seul de ses malades, en s'entêtant dans ses médications antiphlogistiques. Avec notre traitement complet, et continué jusqu'à soulagement manifeste, on enraye la maladie en dix minutes, et l'on en triomphe comme par enchantement. Eau sédative autour du cou, sur tout le trajet des carotides, sur

(*) *Gazette des hôpitaux*, 28 juillet 1842. *Voy.* de plus *Bulletin de thérapeutique*, juin 1842, article signé Delarroque.

le crâne; lotions sur l'abdomen, six grains d'aloès à l'intérieur, lavements camphrés avec aloès et roses de Provins; frictions à la pommade camphrée ou l'alcool camphré; et souvent le malade demande à manger le soir même, et il mange de bon appétit; j'ai eu tant d'exemples de succès de ce genre sous les yeux depuis cinq ans, que je n'hésite pas à traduire le résultat en règle générale; et pourtant il m'a fallu faire de la polémique pendant trois ans, pour inculquer ces principes à l'enseignement scolastique. Comme les fièvres de ce genre étaient enrayées dès leur début, la critique se ménageait le plaisir d'opposer que ce n'étaient pas de véritables fièvres typhoïdes; car, pour que la fièvre soit vraiment typhoïde par tous ses caractères, il faudrait qu'elle fût arrivée à la période où l'on ne peut plus la guérir! Or, comme, avec le secours de notre méthode, on empêchera la fièvre d'arriver jusqu'à ce point désespérant, il s'ensuivra que notre méthode aura effacé du catalogue l'entité de fièvre typhoïde.

Pour prévenir la contagion de ces sortes de maladies, nous recommandons d'avoir soin de saupoudrer chaque soir les matelas et les draps de lit avec de la poudre de camphre, et de nourrir les enfants et les hommes avec des aliments assez hautement épicés pour les rendre anthelmintiques; ne craignez rien et débarrassez-vous des anciennes manières de voir de l'école, en fait d'échauffants; bientôt toutes ces formules ne seront plus que propos de commères. Tous ceux que je traite devraient être bien échauffés depuis cinq ans, si ma méthode de nutrition hygiénique était échauffante. N'oubliez pas que les maladies des enfants ne sont en général que des fièvres vermineuses. Voulez-vous les en préserver? nourrissez-les d'une manière anthelmintique. Voulez-vous les en guérir? médicamentez-les avec des vermifuges, avec les nôtres, ou d'autres à votre volonté.

J'ai eu à traiter une fièvre puerpérale du caractère le plus effrayant chez une dame accouchée depuis quatre à cinq jours. Suppression subite du lait, figure hippocratique, ventre ballonné, amaigrissement progressif, œil égaré, et moral affecté; pouls faible par instants, agité dans d'autres; diarrhée presque continue. Frictions fréquentes à la pommade camphrée sur le dos, l'abdomen, la poitrine, et, dans les interruptions forcées du traitement, applications de cataplasmes arrosés d'alcool camphré sur le ventre, camphre à l'intérieur. Il n'en fallut pas davantage pour dissiper tous ces symptômes en quelques instants, et pour ramener le lait au bout de deux jours d'une manière complète. La malade était couchée dans un local humide, parqueté ; son lit était adossé contre des armoires, où la moisissure avait pris tous les produits d'histoire naturelle qu'on y avait déposés, et où abondaient, par conséquent, les acares. A mes yeux, cette maladie n'était qu'une acarigénose utérine (1189).

FISSURES et FISTULES A L'ANUS.

J'en ai guéri plusieurs, en faisant introduire habituellement de la pommade camphrée dans le fondement, et ordonnant aux malades de ne se laisser jamais surprendre par la constipation.

FLEURS BLANCHES, ou **FLUEURS BLANCHES, LEUCORRHÉE, BLENNORRHÉE, PERTES BLANCHES, CATARRHE DE L'UTÉRUS** (*Menstrua alba,* Sennert. ; *Leucorrhœa,* Sauv. ; *Menorrhagia alba,* Cullen ; ῥοῦς γυναικεῖος λευκὸς, πυῤῥὸς, Hipp.).

Ascarigénose utérine et vaginale (996). J'en guéris complétement le sexe, en enjoignant de s'introduire habituellement de la poudre de camphre tous les soirs dans le vagin, et même le jour, si cela ne suffisait pas. Cette maladie si commune dans la capitale et dans tous les lieux où les femmes se nourrissent, soit par préférence, soit par privation, de mucilagineux, de laitage, etc. ; cette maladie, dis-je, prépare toujours les voies à des maladies utérines d'un plus grave caractère, et souvent à des accès d'hystérie dont la santé peut avoir tout autant à souffrir que le moral. On ne saurait donc trop insister pour vulgariser cette médication nouvelle, et qui triomphe infailliblement de ce mal.

FONGUS, fongosités, champignons.

Les fongosités sont des cancers des tissus charnus et musculaires, comme les cancers sont des fongosités des tissus nerveux ou osseux ; il y a toujours eu là-dessous, soit au début, soit pendant toute la durée du développement, l'action créatrice d'une cause morbipare animée. Mais ici, dès le début, il est plus facile d'atteindre cette dernière, à cause de la perméabilité des parois.

GALE (*Scabies*, ψώρα, Hipp.).

Sarcoptogénose psorique (692). On guérirait en deux jours de la gale, sauf à recommencer, s'il y avait récidive par l'éclosion des œufs de l'insecte, en tenant le malade constamment enduit sur toutes les parties d'une couche oléagineuse, capable d'asphyxier l'insecte à l'instant où il sortirait de son terrier. On sait que les ouvriers dans la partie des huiles sont exempts de la gale, que les galeux qui embrassent cette partie s'en guérissent spontanément en quelques jours dans l'exercice de ces emplois. Les anciens ne guérissaient pas autrement leurs chevaux et leurs moutons galeux ; ils les frottaient d'huiles odorantes et d'onguents divers ; d'après Pline, Vitruve, Solin, ils les plongeaient dans les fontaines de pétrole et de bitume (*). Comparez cette médication populaire si promptement efficace avec ces médications si incendiaires que les doctrines humorales avaient introduites dans nos hôpitaux, et qui guérissaient de la gale, aux dépens de la santé des malades. Cependant, dans les fastes de l'histoire moderne on rencontre çà et là des retours d'instinct vers la médication antique ; mais la clinique des hôpitaux, toujours fidèle aux saines doctrines de l'école, ne se laissait pas si vite aller à ces innovations renouvelées des anciens.

Linné (*Amœnit. acad.*) avait avancé que cinq à six grains de musc pris en une seule dose, pendant deux jours, sont un excellent remède contre la gale et la clavelée des moutons.

Gardet et Sumeire avaient prescrit un liniment formé de dentelaire (*Plumbago europæa*) infusée dans l'huile bouillante. (*Journ. de méd.*, 1764, tom. 64, pag. 596.)

Waton employait en frictions l'huile saturée de tabac, ou une pommade à la clématite, et guérissait ses malades en cinq jours. (*Journ. de méd. militaire*, tom. 5, pag. 74.)

(*) *Utuntur ad scabiem jumentorum*. Pline, liv. 35, ch. 15. Vitruve, lib. 8, c. 3. Solin dit : *Unguentum medicum contra armentarios morbos*. Pag. 227, éd. de Vogel, 1645.

Astier a guéri la gale en quinze jours, en lotionnant deux fois par jour avec une décoction de menthe poivrée. Sédillot, Hirschel, avaient employé, peut-être d'une manière moins efficace, parce qu'elle était plus empirique que notre méthode actuelle, qui est fondée sur un fait d'observation, avaient employé, dis-je, le camphre à l'extérieur, dès 1807. Don Crell (*Empiric.*, lib. 2, cap. 10), Rivière (*Obs. communic.*, nº 659), avaient eu recours à l'huile de térébenthine. Le professeur Hecker (*de Novâ methodo psoram sanandi*), et Wichmann (*Étiologie de la gale*, pag. 165, 1791), rapportent qu'un auteur guérissait de la gale avec le résidu alcoolique des distilleries de grains ou de la bière kwas.

Nous terminerons cette énumération déjà fort longue par la citation d'un remède populaire des paysans du Holstein et des pays voisins. Quand ils ont attrapé la gale, ils se font des onctions sur tout le corps avec le goudron liquide, s'étendent sur une planche, et se font introduire de la sorte dans un four chauffé à 50 degrés centigrades, en ayant soin de tenir la tête au dehors ; ils y restent dans cette posture le plus longtemps qu'ils peuvent supporter cette haute température ; ils se nettoient ensuite avec du savon gris, et sont débarrassés pour toujours de la gale (*Bulletin de pharmacie*, août 1814). Ils ont ainsi asphyxié et rôti l'insecte, et imprégné leur propre peau d'une amertume qui séjourne longtemps dans les cellules de leur derme, et dont les acares ne sont pas friands.

Quant à nous, qui ne voulons pas enfourner les malades, nous proposons la médication suivante ; les hôpitaux pourront bien faire la dépense de tels appareils : soit un habillement en drap ou serge d'une seule pièce, et qui enveloppe le malade jusque sur le visage, sans gêner en rien la liberté des mains et des pieds ; on peut se le représenter par un pantalon à bas cousu à la ceinture avec une veste à manches gantées, et celle-ci cousue autour du cou à un capuchon qui enveloppe la tête jusqu'au front et au menton exclusivement. Que l'on trempe ce vêtement dans une huile goudronnée ou camphrée, ou bien imprégnée de tabac ou d'huile de térébenthine, et qu'on en habille le malade, de manière qu'il puisse se promener en sabots.

On recouvrira le tout d'un manteau de toile cirée, pour que le malade ne tache pas les meubles ou les personnes en les frôlant. En deux jours, tout au plus, il sortira guéri de l'hôpital. Crainte de *répercussion* (627), il fumera le tabac ou la cigarette de camphre.

A la rigueur, on pourrait se contenter de l'enfermer dans un tel surtout après l'avoir abondamment saupoudré de camphre, ou bien on le lotionnerait, aussi souvent qu'on le pourrait, avec de l'eau sédative ou de l'alcool camphré, ce qui suffirait pour le débarrasser de tous ses acares. Souvenez-vous bien qu'un fumeur de tabac d'habitude est moins exposé que les autres à attraper la gale ou les autres maladies contagieuses internes ou externes.

En un mot, désormais on ne se débarrassera de la gale que comme on le fait pour toute autre vermine ; et l'on ne parlera plus de gale invétérée, ainsi qu'on en voyait tant, il n'y a pas vingt ans.

GANGRÊNE, MORTIFICATION, SPHACÈLE (*Gangrena*, Sauv. ; τὺ γαγγραινῶσες, Hipp. ; σηπέδονες μελαιναι και ξήραι, pourritures noires et sèches, Hipp. ; σφακελος, id.).

La gangrène humide est une conséquence d'une décomposition traumatique ou entomogénique (416). La gangrène sèche et la gangrène sénile sont une espèce de décortication, par laquelle les tissus, ayant parcouru le cadre primordial de leur développement, se dessèchent, sont refoulés au dehors, se crevassent, et présentent l'aspect d'une vieille écorce d'arbre profondément crevassée, mais non dans le sens de ses fibres, et qui indique toujours une désorganisation subcorticale par le parasitisme d'une cause animée ; la couleur en est d'un violet très-foncé. Il ne s'agit dans ce cas que de protéger les tissus sous-jacents de l'infection purulente ; pour cela, on recouvre de poudre de camphre, puis de pommade camphrée, puis de linge et de diachylon, et on lave tous les deux jours au chlorure de calcium, avant de recommencer le même pansement. On peut aussi, avec le plus grand avantage, saupoudrer le sphacèle avec le salpêtre, et attendre un petit quart d'heure que la poudre ait fait son effet, avant de recommencer le pansement (1292, 9°).

GLAIRES de l'estomac, du poumon.

Entomogénose stomacale ou ascarigénose stomacale (1217), qui, ayant son siége sur la surface de l'estomac ou de la trachée, y détermine la formation de développements filants, analogues au blanc d'œuf, ou bien qui, ayant son siége sur les parois du duodénum, au-dessous du canal cholédoque, fait remonter la bile dans l'estomac, qui la chasse au dehors, comme étant contraire à son élaboration spéciale. Médication de la GASTRITE.

GLOSSITE.

Entomogénose de la langue (1217), quand elle n'est pas l'effet d'une qualité toxique d'une substance ingérée. Dans ce premier cas il suffit de se tenir la langue enveloppée de camphre, d'ail, piment, musc ou autres aromates, pour s'en guérir assez promptement.

GOITRE, gros cou (926) (*Struma, Thyrocelis, Bronchocelis.*)

Myogénose (832) ou ichneumigénose (915), créatrice de tissus, ayant son siége dans le système ganglionnaire du cou, et le plus souvent dans la glande thyroïde. Quand les tissus sont formés, il y a peu d'espoir de les faire fondre par des médicaments, sans compromettre la santé générale. La ligature, ou l'amputation ou la cautérisation bien dirigées pourraient peut-être amener un bon résultat; mais, dès la première apparition, l'application de l'eau sédative autour du cou, ou bien des sachets d'iodure de potassium, d'un mélange de sel marin et de sulfate de fer ou autres sels anthelmintiques, serait dans le cas d'étouffer le mal à sa naissance, en y joignant tout le reste de notre médication à l'extérieur et à l'intérieur ; car tout le but du médecin, dans cette maladie, est d'imprégner les tissus de tous les sels qui y manquent, et dont l'absence convient aux goûts de l'auteur de ces développements de superfétation.

GOUTTE. Hydarthrose ou hydropisie des articulations (*Podagra, Cheiragra, Arthritis; πόδαγρα ἀρθρῖτις*, Hipp.).

Entomogénose ou helminthogénose articulaire (1216), qui détermine dans les articulations une accumulation de liquide, la formation de concrétions isolées, ou le développement anormal des cartilages. Applications d'eau sédative sur l'articulation affectée, avec traitement interne général antientomique. Dans le plus grand nombre de cas, l'eau sédative suffit. Dans d'autres, on la remplace quelquefois par la pommade camphrée; d'autres fois, enfin, on applique des sachets de craie ou de plâtre fortement chauffés et brûlants. Jusqu'à présent, cependant, j'ai eu rarement recours à ces derniers moyens.

GRAVELLE, URINES GRAVELEUSES.

Entomogénose des reins ou de la vessie, qui précipite en infiniment petits calculs les bases de l'urine. L'usage du camphre à l'intérieur, et de la poudre de camphre autour des parties, joint aux frictions sur les reins, rend presque aussitôt la limpidité aux urines. J'ai en ce moment un rentier qui a été opéré de la pierre par la lithotritie, et chez qui, quelque temps après, les urines redevinrent graveleuses. Les urines ont repris leur limpidité, depuis que le malade s'est mis au régime camphré. J'ai cité déjà un cas analogue chez une personne atteinte d'une maladie mortelle de la poitrine. J'aurai plus bas occasion d'en citer un nouvel exemple à l'article Pylore.

GROSSESSE, GESTATION, ACCOUCHEMENT, ALLAITEMENT.

Ni saignées, ni bains trop fréquents, ni applications de cataplasmes émollients sur l'abdomen, toutes médications qui favorisent, au lieu de paralyser, les tendances à la fermentation anomale, que manifeste si souvent un organe aussi fortement injecté de liquide et de sang que le devient l'utérus. Je prescris les frictions sur le dos et les reins; des frictions infiniment douces sur l'abdomen avec la pommade camphrée; l'usage de l'aloès, tous les huit jours, d'une nourriture aromatisée, l'introduction de la poudre de camphre dans l'ouverture vaginale, et la grossesse suit ses phases sans trop d'accidents. C'est une médication protectrice et antientomique, à une époque où tous les tissus sont devenus éminemment propres au parasitisme, à cause des sucs albuminoso-sucrés, dont ils sont imprégnés. J'ai mentionné à l'article fièvre, le succès de ce traitement dans les cas de fièvre puerpérale, et plus haut sa puissance pour expulser heureusement les produits atrophiés d'une malheureuse gestation (1331).

HÉMATÉMÈSE, vomissement de sang (*Hæmatemesis*, Sauv.; de αἷμα, sang, et ἐμέω, vomir).

Entomogénose stomacale (500), la cause morbipare animée ou inanimée procédant par solutions de continuité et déchirure de vaisseaux. Vomitifs, aloès, camphre, ail, etc., pour chasser au dehors la cause animée, si elle existe. Si le vomissement continuait après cette médication, ce serait une preuve que la cause est inanimée, et il faudrait procéder alors avec les loochs, les blancs d'œufs, et de temps à autre les alcooliques, pour envelopper la poussière d'une couche inoffensive, avant de procéder aux vomissements, agir enfin comme dans un cas d'empoisonnement métallique (1274), en y joignant les applications de l'eau sédative autour du cou et sur le crâne, pour résoudre ou prévenir les congestions.

HÉMATURIE, ou pissement de sang (*Hæmaturia*, Sauv.).

Mêmes causes ayant leur siége dans les voies urinaires. Injections de liquides albumineux ou de lait, puis d'un liquide astringent pour coaguler les grumeaux d'albumine; puis d'eau amidonnée afin de donner une libre issue à l'urine; enfin, si le pissement continuait, ce serait une preuve que la cause serait animée. Applications d'alcool camphré sur les reins et le bas-ventre, puis d'eau sédative, et par-dessus frictions à la pommade camphrée; enfin, injections d'une dissolution aloétique et d'huile camphrée.

HÉMOPTYSIE, ou expectoration sanguinolente, hémorragie des poumons (*Hæmoptysis*. Sauv.; αἱματος πτύσις, Hipp.).

Acanthogénose ou entomogénose pulmonaire (441) procédant par solution de continuité; dans le second cas, application d'alcool camphré sur la poitrine et entre les deux épaules, aspiration de fumée de tabac et d'odeurs anthelmintiques, jusqu'à ce que tous les symptômes se dissipent, soit par l'expectoration de la cause, soit par son passage dans l'estomac, où on l'attaquera par l'ingestion des médicaments insecticides.

HÉMORRAGIE.

De quelque cause qu'elle provienne, l'hémorragie doit être au plus tôt arrêtée. Les eaux hémostatiques ont été de tous temps composées avec des huiles essentielles dissoutes dans l'eau ordinaire ou l'esprit-de-vin (*); mais les moyens mécaniques valent toujours mieux; dès qu'on voit couler le sang, pincez, si cela est possible et avant l'arrivée du médecin, le vaisseau par lequel le sang s'échappe, et liez-le en le tordant avec un cordonnet ciré. Quand l'ouverture des vaisseaux est inabordable à nos opérations manuelles, employez l'alcool camphré, et ensuite la pommade camphrée; le premier, afin de coaguler le sang et former bouchon à l'orifice, et en même temps de faire lâcher prise à la cause morbipare; et la seconde, pour calmer les premiers effets d'irritation produits par l'action de l'alcool camphré sur les surfaces dénudées. Les astringents, par leur acidité, peuvent produire les mêmes effets que l'alcool avec moins de cuisson. (Solution aqueuse de tanin, de racine et de péricarpe de grenadier, etc.)

HÉMORROIDES, flux hémorroïdal (*Fluxus hemorrhoidalis*, Hoffmann; αἱμορροΐδες, Hipp.).

Conséquences de l'action créatrice d'une cause morbipare animée sur les parois du rectum; boutons rouges et enflammés, gros comme des pois ou des cerises, qui obstruent l'orifice inférieur du canal intestinal. Tenir le ventre libre; se mettre au régime aromatique; introduire habituellement de la pommade camphrée dans le rectum et en couvrir le pourtour de l'anus; prendre fréquemment des lavements composés d'aloès, d'huile camphrée dans un véhicule amylacé. Ce traitement suivi avec régularité soulage et fait disparaître les hemorroïdes et en prévient le retour. Si l'on se contentait de la médication aromatique par le haut, il arriverait que les helminthes se reporteraient de préférence dans le rectum, où leurs titillements feraient naître les excroissances hémorroï-

(*) Voyez l'eau styptique du colonel Vivient, si célèbre en 1683, et le travail de John Bohnius, dans les *Act. Leips.*, avril 1683, ou *Collect. académ.*, tom. 7, pag. 592.

dales, ce qui ferait dire alors que la médication est échauffante et détermine l'apparition des hémorroïdes. Voyez par là à quoi tiennent les distinctions scolastiques de calmants et d'échauffants.

HÉPATITE, ou inflammation du foie ; **ICTÈRE**, ou jaunisse ; **ASCITE**, ou hydropisie ankystée du foie (ἴκτερος, Hipp.).

Helminthogénose hépatite (1217) produisant l'inflammation quand l'helminthe vit dans les tissus du foie ; l'ictère quand l'helminthe obstrue de ses produits le canal cholédoque. La douve est la cause habituelle de ce dernier résultat (1047) ; l'ascite, au contraire, provient de la formation des hydatides dans l'une ou l'autre région du foie (1073) ; toutes maladies qui, prises à temps, céderont à l'emploi combiné des applications d'alcool camphré sur la région du foie, si la peau offre encore une certaine épaisseur adipeuse ; mais mieux chez les personnes maigres, de frictions avec la pommade camphrée, sur les reins, l'abdomen et sur cette région des hypocondres, du camphre pris à l'intérieur, de l'aloès par le haut et par le bas, et de la nourriture aromatique. Une dame d'une soixantaine d'années, affectée de chagrins domestiques et se nourrissant mal, tomba dans un état de marasme et de jaunisse qui l'avait réduite à la forme d'un squelette revêtu d'un épiderme jaune; elle ne dormait plus et ne prenait presque plus de nourriture. Le mari l'amena dans le voisinage chez ses parents. Le premier jour que je lui appliquai la médication ci-dessus, elle éprouva déjà un bien-être qui lui permit un assez long sommeil ; le lendemain les pommettes commençaient à se colorer en rouge. Elle prit avec appétit des potages ; et pourtant elle n'avait pas encore eu recours aux lavements. Je la gardai douze jours, à la fin desquels elle commençait à avoir des selles moins glaireuses. Mais la position de fortune des parents ne leur ayant pas permis de la soigner plus longtemps, le mari se décida, malgré mes conseils, à la faire entrer à l'hospice, où, ayant été mise à la diète édulcorée, elle retomba dès le même jour dans son premier état; sa tête s'affaiblit sous l'impression d'une pareille position ; le soir elle commença son agonie, elle m'appela plusieurs fois à son secours dans ses accès de délire ; au bout de trois jours elle était morte. Avis aux antiphlogistiques dans les maladies du foie. J'avais offert de soigner et de loger gratuitement cette pauvre dame, tant j'étais sûr d'améliorer son état et de prolonger ses jours dans les consolations de la convalescence ; on n'osa pas accepter mon avis.

HYDROPISIE (*Hydrops*, Sauv. ; ὕδρωψ, Hipp.).

Collection de liquide produit par l'action de la pullulation, sur la surface des séreuses, d'un helminthe quelconque, mais surtout du ténia *hydatiforme* (1075). L'hydropisie tire ensuite ses noms spécifiques de l'organe dont les séreuses sont le siége du mal : *Ascite* ou *hydropisie*, proprement dite ; *hydropisie abdominale*, quand ce sont les séreuses de l'abdomen (péritoine, épiploon, mésentère et autres surfaces intestinales), qui sont envahies par les hydatides ; *hydrocéphale*, quand l'hydropisie a lieu dans la boîte crânienne ; *hydrocèle*, quand c'est dans les bourses ; *hydrothorax*, quand les plèvres en sont le siége et que la cavité thoracique se remplit d'eau ; *hydrorachis* ou *spina bifida*, ou *hernie épinière*, quand la collection se fait dans une des régions de la colonne vertébrale ; *œdème*, quand c'est le tissu cellulaire ou aponévrotique qui s'infiltre d'eau. On guérit ces maladies, quand la désorganisation des tissus n'est pas complète, au moyen de simples applications d'eau sédative ou d'alcool camphrée sur les régions affectées. Le malade se sent délivré de ses coliques, dès les premières applications. Il faut avoir soin de compléter cette médication externe par une vigoureuse médication anthelmintique interne.

HYSTÉRIE, NYMPHOMANIE, MAL DE MÈRE (*Hysteria*, Sauv.).

Helminthogénose et principalement ascarigénose (996, 3°), ayant son siége dans les parties génitales de la femme, pour produire tous les accidents hystériques, si l'helminthe s'attache à l'utérus ou dans l'intérieur du vagin, et la nymphomanie la plus lubrique, toutes les fois qu'il pousse ses excursions jusque sur le *clitoris*. On calme et l'on prévient ce redoutable fléau de la vie de la femme, avec la simple précaution qu'elle porte habituellement un caleçon hygiénique ayant un sachet de camphre à la hauteur des parties, et s'introduise habituellement de la poudre de camphre dans le vagin. Le sexe s'épargnerait bien des maladies de l'organe utérin s'il adoptait cet usage, en y joignant la médication anthelmintique interne et externe.

INCONTINENCE D'URINE, ENURIE.

Helminthogénose (1218) relâchant les organes musculaires qui s'opposent au constant écoulement de l'urine, ou déterminent une augmentation morbide de la sécrétion urinaire. J'ai délivré de cette incommodité des enfants qui pissaient au lit, en leur faisant appliquer de la poudre de camphre sur les parties, et une compresse d'alcool camphré sur les reins et le bas-ventre chaque soir.

INFLAMMATIONS, PHLEGMASIES.

Ces mots, qui ont joué un si grand rôle dans la nomenclature nosologique, ne signifient pour nous que des effets toujours faciles à maîtriser et à faire disparaître, au moyen de compresses ou lotions d'eau sédative, une fois qu'on a débarrassé le malade de la cause morbipare animée, qui déterminait sur les surfaces ce dégagement de calorique et cette accumulation de sang artériel.

MASTURBATION, MASTUPRATION, ONANISME ou CRIME D'ONAN.

Je ne sache pas de moyen plus puissant pour ôter aux enfants toute idée de ces jouissances solitaires, que de leur faire porter habituellement, sous un prétexte ou sous un autre, des caleçons hygiéniques, c'est-à-dire ayant à la hauteur des parties de la poudre de camphre, que l'on renouvelle chaque soir s'il y a lieu; puis on saupoudre les draps du lit avec de la poudre de camphre (1325). Il serait à désirer que cet usage s'introduisît dans les colléges et dans les pensionnats; on est coupable à nos yeux, envers les parents et la patrie, lorsqu'on porte les haines politiques jusqu'à proscrire, crainte d'avoir à fournir l'occasion de prononcer le nom d'un auteur, une médication capable de préserver notre jeune génération d'un vice qui fait dans ses rangs de si tristes ravages; on se montre bien faible d'esprit, quand on affiche tant de peur ou tant de rancune.

MENSTRUES (suppressions des), **AMENORRHÉE.** — **MÉNORRAGIE**, flux immodéré des menstrues (καταμηνια ἢ γυναικεῖα ὀλιγα ἢ πλεῖονα, Hipp.).

Helminthogénose utérine et vaginale (1013), ou plutôt ayant son siége dans les ovaires (1332). Il suffit de prendre quatre ou cinq grumeaux d'aloès tous les quatre ou cinq jours, et surtout, à l'approche de l'époque, de se pratiquer quatre ou cinq fois par jour des frictions à la pommade camphrée sur les reins, en y joignant le régime aromatique, pour rappeler les règles, même après un an de suppression. On ne fera pas mal d'introduire habituellement de la poudre de camphre dans les parties sexuelles, ce qui préviendra la suppression tout autant que la surabondance des menstrues.

NÉPHRITE, ou inflammation des reins (*Nephrites,* Sauv.; νεφρῖες, Hipp.).

Lombricogénose (1015) ou autre ayant son siége dans les cavités des reins ou dans les uretères. Applications chaudes d'eau sédative sur la région des reins; cataplasmes arrosés d'alcool camphré sur l'abdomen, injections d'huile camphrée dans la vessie; camphre pris à l'intérieur plusieurs fois par jour (1328).

OBSTRUCTIONS.

Effets produits par le travail d'une cause morbipare sur les canaux destinés à recevoir l'excrétion ou la sécrétion d'un organe. Pour combattre cet effet, il ne suffit pas toujours d'en avoir fait disparaître la cause. Le mal est incurable, dès que le conduit est oblitéré, ce qui est évident par son expression même.

OPHTHALMIQUES (maladies) (ὀφθαλμίη, Hipp.).

Je désigne sous ce nom générique tous les genres de maladies qui peuvent affecter le globe de l'œil, maladies qui peuvent changer de noms spécifiques, selon que la cause morbipare changera de région ; en sorte que la même cause est dans le cas de donner lieu à une *conjonctivite,* si elle se glisse dans la conjonctive ; à un *albugo*, si c'est dans la cornée transparente ; à la *cataracte,* si elle s'avance dans le cristallin ; à une *photophobie,* si elle arrive au foyer où se concentrent les rayons lumineux pour y reproduire les images ; à une *décomposition purulente* de l'humeur vitrée, si cette région est jamais envahie par des larves, qui, comme celles des mouches (840), ont l'horrible propriété de faire virer les tissus à la décomposition putride ; à l'*orgeolet* ou *orgelet* (de grain d'orge), si l'insecte détermine quelque chose d'analogue sur les bords des paupières ; enfin, à l'*amaurose* ou *goutte sereine*, au *ptérygion* de l'angle de l'œil ; à l'*ambliopie*, ou affaiblissement douloureux de la vue ; à la *fistule lacrymale*, etc., etc. Pour guérir les yeux des maux qui les affligent, il faut toujours avoir recours à la méthode anthelmintique ; elle m'a toujours bien réussi au début. L'inflammation de la conjonctive ne dure pas trois jours, quand on a soin d'y insuffler de temps à autre de la poudre fine de camphre, qui y détermine d'abord une certaine cuisson, un larmoiement passager, et fait bientôt disparaître les traces de l'affection inflammatoire. Dans toutes les autres affections de l'œil, pommade camphrée appliquée sur les paupières, eau sédative sur les tempes et sur le front ; poudre de camphre aspirée par le nez, et régime antiscorbûtique. Ceux qui portent des conserves à taffetas se trouveront bien de placer à tous les angles de leurs verres un petit sachet de poudre de camphre ; vous protégerez ainsi un organe que tant de larves d'helminthes ou d'acares se plaisent à envahir et à désorganiser. Les ophthalmies épidémiques ou contagieuses qui règnent si souvent dans les camps et dans les hospices d'enfants, ne sont, j'en avertis les médecins, que des helminthogénoses (1217) ; et il serait temps enfin qu'on ne traitât ces maladies que par la méthode anthelmintique, la plus hardie et la plus complète. J'ai à ma connaissance des faits déplorables qui devraient enfin éveiller la sollicitude des praticiens et des chefs de clinique. Un honnête ouvrier, ayant épuisé toutes ses économies afin de soigner sa femme, se vit forcé de déposer son enfant de deux ans momentanément à l'Enfant-Jésus : c'était un bel enfant, bien portant et parfaitement sain. Au bout de deux ou trois mois l'enfant est sorti aveugle à jamais, les globes des yeux oblitérés, les deux paupières agglutinées, sans que, la santé générale de l'enfant en ait reçu la moindre atteinte. Il paraît que, dans cet établissement, on traite ces maladies enfantines par la méthode rigoureusement antiphlogistique.

OTITE, OTALGIE, INFLAMMATION DU TUYAU AUDITIF (*Otalgia*, Sauv.; *Otitis*, Vogel; ὤτων πόνοι, Hipp.; *tintouin*, ou bruit continu dans le tuyau de l'oreille; βόμβοι, ἦχοι εν ὤσι, Hipp.).

Acanthogénose (1173), phimogénose (1174), entomogénose (1175), ayant son siége dans le tuyau auditif. Huile camphrée dans le tuyau auditif, puis abondantes injections à la seringue avec une eau aromatisée, aspiration de tabac à fumer ou des cigarettes de camphre. Si ce moyen ne suffisait pas pour débarrasser le malade de ses douleurs et de leur cause, il faudrait en venir au sondage et à l'extraction.

PALES COULEURS, CHLOROSE, entraînant à sa suite les mauvais goûts (*Pica*, Sauv.; *Malacia*, Vogel).

Cette maladie, si commune chez les jeunes filles, surtout à l'âge de puberté, tient autant à une helminthogénose ayant son siége dans l'utérus qu'à la même cause ayant son siége dans le foie. Tous ces médicaments ferrugineux tant prônés à l'intérieur ne proviennent que d'une fausse théorie; on a cru qu'en dissipant la coloration morbide et ramenant la coloration normale des surfaces on aurait tout aussitôt fini avec le mal; et l'on a pensé qu'en donnant une addition de sels ferrugineux à nos aliments, on restituerait au sang, par la digestion, la base colorante qui lui manque. Savez-vous, comme on dit à la commission des prix Montyon, qu'il y avait là une idée d'une bien haute portée? Malheureusement elle n'a pas jusqu'ici porté bien loin. Car ce n'est pas faute de ferrugineux que la chlorose se manifeste; puisque cette maladie survient aux filles qui se nourrissent des mêmes aliments que les individus les mieux colorés. Aussi a-t-on reconnu que les médicaments ferrugineux ne ramènent pas fort vite les couleurs normales, toutes les fois qu'à ces ferrugineux on n'ajoute pas une médication qui, sous le voile de l'accessoire, ne laisse pas que d'agir au principal, et comme anthelmintique : car ce dernier mot est tout le mot de l'énigme. Caleçons hygiéniques, lavements anthelmintiques fréquents, frictions camphrées sur les reins, aloès tous les trois jours entre deux soupes, camphre trois fois par jour, applications de compresses camphrées sur la région du foie et du bas-ventre ; nourriture fortement aromatisée ; et les pâles couleurs se dissiperont vite, les règles reviendront avec de meilleures idées et de meilleurs goûts.

PALPITATIONS DE CŒUR (*Palpitatio nervosa et hysterica*, Sauv. ; παλμὸς, Hipp.).

Helminthogénose (1217), ayant son siége dans le péricarde ou les parois du cœur, et produisant par ses titillements les accès spasmodiques de cet organe. Quand l'application de compresses imbibées d'alcool camphré ne calme pas au bout de quelques minutes ces palpitations, si violentes qu'elles puissent être, c'est alors qu'elles proviennent d'un vice organique du cœur, ou d'un accès d'hystérie ou de satyriasis.

PANARIS, tourniole, tourniote, mal d'aventure (*Panaritium*, *Paronychia*, auct. ; παρωνυχία, Hipp.).

Acarigénose (625) ou helminthogénose (1040), ayant son siége entre l'ongle et les chairs, ou dans les muscles, ou dans les ligaments des doigts. Je guéris les panaris et les soulage à l'instant même, en tenant le doigt plongé dans l'alcool camphré, ou même tout simplement dans la pommade camphrée pendant quelque temps. Si l'on est pressé, on se fait un *doigtier* avec des morceaux de vessie, que l'on remplit ensuite d'alcool camphré. Le *fourchet* et la *bleime* se traitent d'une manière analogue, en tenant plongé le pied de l'animal dans une vessie remplie d'essence de térébenthine ou d'alcool térébenthiné ou camphré, ou ayant en dissolution d'autres huiles vireuses. Le parasite ne résiste pas deux minutes à ce traitement, s'il peut en être atteint dans cet espace de temps ; car il suffit souvent de tenir le membre affecté dans l'eau, pour en soulager toutes les souffrances, la couche d'eau enlevant à l'insecte le contact de l'air.

PAROTIDES, OREILLONS ou **OURLES** (*Cynanche parotidea*, Sauv. ; τὰ παρ' οὖς φύματα, Hipp.).

Acarigénose (638) ou helminthogénose (1217), ayant son siége dans les glandes parotides ou celles qui sont situées dans le voisinage des oreilles. Gargarismes fréquents avec un gramme d'eau de Cologne ou d'alcool camphré dans un verre d'eau ; applications à l'extérieur de la poudre de camphre sur les glandes, puis d'un peu de charpie recouverte d'une couche épaisse d'alcool camphré ; le tout maintenu en place par une plaque suffisante soit de taffetas d'Angleterre, soit de diachylon. Nouveau pansement tous les deux jours.

PEAU (Maladies de la), **MALADIES CUTANÉES, DERMATOSES** (*Contagia pellis*, Van Helmont).

Acarigénoses (1188) ou helminthogénoses (1217) cutanées, et qui envahissent les muqueuses, dès que la peau ne suffit plus au parasitisme de l'insecte ou que la médication externe l'en fait fuir. Traitez sans exception toutes ces maladies dès leur début, comme nous l'avons dit pour la gale : scarlatine, rougeole, suette, vérolette, petite vérole, éléphantiasis, dartres, lichens, pustules, boutons. La pommade, soit camphrée, soit musquée, soit térébenthinée, et partout où les surfaces, soit entamées, soit en quelque sorte muqueuses, ne pourront pas supporter le contact de l'alcool camphré. Point de bains ni de saignée ; point de diète ; mais nourriture fortement aromatisée et aspirations aromatiques continuelles. Dès que le corps sera tenu plongé dans une couche oléagineuse aromatisée, vous verrez tout à coup les symptômes s'effacer et disparaître. La petite vérole ne deviendra jamais confluente et ne laissera jamais de traces sur la peau, si l'on a soin de tenir la peau recouverte d'une couche constante de pommade ou d'huile. J'ai traité de la sorte des invasions cutanées qui, chez les enfants, avaient l'air de prendre les caractères de la rougeole et de la scarlatine ; le mal s'est arrêté à son début, et tout s'est dissipé en deux fois vingt-quatre heures.

Le 20 février 1840, époque à laquelle la petite rougeole courait le pays et tenait au lit bien des enfants, j'eus à soigner une petite fille de quatre ans et demi, qui dans la nuit avait été prise de la maladie. Je la trouvai au matin triste, morne, somnolente ; elle avait éprouvé dans la nuit un prurit sur tout le corps ; elle se grattait vivement. Ses joues étaient d'un rouge écarlate, le dos et l'abdomen couverts d'une éruption de petits boutons rouges, proéminents, un peu distants les uns des autres, les paupières bouffies et les arcades sourcilières toutes rouges. J'étendis un liniment camphré sur les joues, le dos, l'abdomen ; je parsemai le ventre avec de la poudre de camphre ; je lui administrai une cuillerée de sirop de chicorée et deux pastilles vermifuges. A midi, elle se portait bien ; le prurit avait cessé, la rougeur des joues avait disparu, et l'enfant avait repris sa gaieté.

PESTE, FIÈVRE PESTILENTIELLE (*Pestis*. Auct.; λοιμὸς, Hipp.).

Acarigénose envenimée (642) et cutanée qui se manifeste par des pétéchies ou des bubons et phlegmons (638) et puis par les caractères d'une infection générale. Nous rappellerons, au sujet de la peste, un fait que nous avons déjà eu l'occasion de remarquer en traitant ci-dessus de la GALE ; c'est qu'on a souvent observé en Asie que les porteurs d'huile ou les ouvriers dans la partie des huiles ne sont jamais atteints de la peste, tant qu'ils ne se décrassent pas. Il y avait dans ce fait seul un traité tout entier de bonne médecine. Si jamais la peste ou le *choléra-morbus* revenaient en France, je suis convaincu que, grâce à la direction que nos recherches ont pu imprimer aux idées médicales, la contagion ne ferait plus d'aussi vastes et d'aussi rapides ravages ; car on ne quitterait plus le malade que l'on ne fût convaincu que la médication aurait atteint l'auteur animé du mal, avant de lui avoir laissé le temps de jeter dans la circulation une infection irréparable. Sur chaque bubon, poudre de camphre, puis pommade avec charpie, puis diachylon ; tout autour compresses constantes, soit d'alcool, soit de vinaigre camphré, soit d'eau sédative ; lotions fréquentes à l'alcool camphré sur tout le corps ; aspiration du tabac ou de la cigarette de camphre ; lavements à l'huile camphrée ; camphre et aloès à l'intérieur, plus nourriture assaisonnée fortement avec l'ail, la muscade, la moutarde, etc. Parfums aloétiques et musqués, etc., dans les maisons et lieux publics.

PHTHISIE PULMONAIRE (*Phthisis tuberculosa*, Auct.; φθίσις, φθόη, τῆξις, Hipp.).

Helminthogénose pulmonaire (1217) ayant son siége sur la surface du tissu vasculaire respiratoire, et y déterminant à la longue des tubercules dévorants, qui, rongeant la substance de cet organe et interceptant la communication du sang d'arrivée et du sang de retour, des capillaires afférents et des capillaires déférents, s'opposent peu à peu et progressivement à l'hématosation du liquide circulatoire, et jettent ainsi le désordre dans toutes les autres fonctions, qui se meurent d'épuisement, à mesure que le poumon se meurt de consomption. Tout rhume négligé, on le conçoit par notre manière de voir, peut se changer à la longue en phthisie pulmonaire ; celle-ci n'est curable que lorsque ses caractères encore trop équivoques se distinguent à peine d'un rhume négligé ; car dès que ses ravages trop profonds ont ouvert la porte à la tuberculisation sur une trop grande surface, comment éviter que l'un ou l'autre de ces tubercules, frôlés, froissés, entamés, crevés à chaque instant par les alternatives d'aspiration et d'expiration, ne vienne pas enfin jeter l'infection dans le liquide circulatoire et établir dès lors un cercle vicieux d'altérations reçues et d'altérations rendues, qui ne s'arrête plus que par le repos de la mort. Les expectorations, d'abord difficiles, deviennent ensuite abondantes, filantes et blanches comme de l'albumine, et enfin verdâtres comme la matière herbacée ; et le malade s'éteint, quand son dernier crachat a achevé de déchirer la dernière fraction du tissu respiratoire. Qui pourrait promettre de guérir à cette période ? L'art ne refait pas les organes, il ne les ressuscite pas ; il les soigne et les protége ; mais voilà où s'arrête sa puissance. Quant à soulager, nous avons droit par notre expérience d'assurer que, même dans ces cas désespérés, notre médication complétement et rigoureusement observée apporte au malade un soulagement tel, qu'il lui arrive souvent de se croire guéri, surtout quand les frictions sont souvent répétées.

PLIQUE POLONAISE (*Trichoma,* Sauv. ; *Plica,* Linné).

Phthirigénose du cuir chevelu (1209). Couvrir le cuir chevelu envahi d'une couche épaisse de pommade fortement camphrée, et la maintenir en place avec une vessie ou autre surtout imperméable ; régime antiscorbutique et aromatique à l'intérieur ; larges lotions à l'alcool camphré sur toutes les parties du corps.

PLEURÉSIE, PNEUMONIE ou **PÉRIPNEUMONIE VRAIE, POINT DE COTÉ, FLUXION DE POITRINE** (*Pleuritis*, Sauv.; πλευρίτις, Hipp.).

Helminthogénose (1217) ayant son siége sur la surface externe du poumon et sur la surface correspondante de la plèvre costale; ce qui détermine dans cette cavité séreuse un amas de liquide et de sérosités, dont la présence occasionne tous les symptômes et les désordres de cette maladie. Applications constantes de larges compresses d'alcool camphré ou d'eau sédative sur le thorax, frictions fréquentes à la pommade camphrée sur le dos et entre les deux épaules, cravate d'eau sédative autour du cou et sur le crâne, pour remettre en circulation le sang que le refoulement rejette vers la tête. Lotions à l'eau sédative partout où il y a enflure de la peau et des membres.

POLYPES (πολύπους, Hipp.).

Espèce de cancer qui se développe en se ramifiant. Ce mot désigne principalement ceux qui poussent dans le nez. Mais ces excroissances peuvent naître sur toutes les autres espèces d'organes, au cœur, dans l'utérus, les reins, etc. Helminthogénose (1217) ou entomogénose (1213), qui fera peut-être longtemps encore le désespoir de nos médications, même de celles qui sont dirigées dans notre sens.

PRIAPISME (*Priapismus*, Sauv.; **SATYRIASIS** (*Satyriasis*, Sauv.).

Erections opiniâtres sans et avec désirs vénériens. Acarigénose (1189) ou ascarigénose (1217) ayant leur siége dans le canal de l'urètre, à une hauteur plus ou moins rapprochée de la surface érectile de cet organe. Applications constantes de poudre de camphre sur toutes les parties; avec régime complet et nourriture anthelmintique.

PYLORE (obstruction ou occlusion du); — **PYROSIS**, ou ardeur d'estomac, Sauv.; *Soda*, Linn.; *Gastrodynia*, Sauv.; — **SPASME DE L'ŒSOPHAGE** (*Motus œsophagi spasmodici*, Hoffm.): — **CARDIALGIE** (*Cardialgia*, Sauv.; *Gastrodynia*, Sauv.); — **ANOREXIE** (*Anorexia*, Sauv.); — **PICA**, καρδιαλγία καρδιαγμὸς, Hipp.).

Érucigénose (1214), ou myogénose (1204), dont les caractères se modifient selon que la cause morbipare s'attache à telle ou telle région de la panse stomacale, sur laquelle elle détermine, par ses érosions, des ulcères et tumeurs qui, venant à obstruer les ouvertures soit pylorique, soit cardiaque, détermine des envies de vomir qui ne peuvent s'exécuter qu'avec les efforts les plus violents. Les habitants de la Norwége et de la Suède, ainsi que tous les peuples qui se nourrissent de viandes salées et simplement enfumées, sont fort sujets au diverses modifications de ces maladies, parce que la salaison ne détruit pas les helminthes des poissons salés, pas plus que leurs œufs (1177, 2°). Quand la tumeur déterminée par le parasitisme de la cause morbipare a acquis un certain volume, le malade sent comme une boule qui lui brûle l'estomac.

La méthode antiphlogistique ne peut que favoriser le développement de ces terribles maladies ; notre méthode hygiénique les préviendra toutes.

Le dimanche 9 octobre 1842, un riche fabricant de gélatine et de noir, de la banlieue, vint me consulter sur l'état alarmant de son épouse, âgée de quarante ans, femme d'une assez forte constitution, quoique sujette, sans doute à cause de son régime, à des douleurs fréquentes d'estomac ; elle était alitée depuis près d'un an ; depuis la veille, elle ne prenait plus rien qu'au même instant elle ne le vomît ; elle tombait ensuite dans des syncopes accompagnées de carphologie (1139), et ne pouvait plus retrouver le sommeil ; les urines étaient chargées d'acide urique. On arrivait bien tard ; mais pourtant notre médication ne pouvait pas nuire : applications constantes d'alcool camphré sur la région du pylore ; un demi-gramme de camphre toutes les trois heures, cigarettes de camphre, orangeade et tisane de houblon, eau sédative autour du cou, et de temps à autre à la tempe, et fréquentes frictions à la pommade sur le dos et sur l'estomac. Le dimanche soir, mieux ; le lundi matin, plus de vomissements, les tisanes passent, plus de fièvre, excellente nuit. Le mardi, elle peut prendre du bouillon qui passe bien ; le mercredi, elle joint au bouillon une nourriture un peu plus solide. Où est donc mon mal, disait cette dame, puisque je ne le sens pas? Le jeudi, convalescence complète.

Mais, sur les onze heures ayant reçu la visite de son médecin, homme très-avancé, et qui avait adopté complétement cette méthode, elle lui demande si elle ne pourrait pas sucer quelques grains de raisin, dont elle avait grandement envie pour dessert. Le médecin n'y voit pas un grand inconvénient, pourvu qu'elle ait soin de ne pas avaler les pepins. Immédiatement après son repas, les vomissements recommencent avec plus de violence; et l'on vient me chercher en toute hâte pour que j'aie à me consulter avec le médecin de la maison. J'examine la matière des vomissements, et je vois çà et là nager, au milieu de la matière glaireuse, des fragments de pulpe de raisin, dont la couleur était devenue verdâtre par l'effet d'une alcalinité ; et puis un pepin à chaque bouffée. Pour bien me convaincre que ces grumeaux verdâtres ne provenaient que de la pulpe du raisin, j'écrase les mêmes raisins qu'elle avait mangés dans l'eau, j'y verse un peu d'eau sédative, et j'obtiens exactement, pour la structure et la couleur, les mêmes substances que cette dame vomissait. Il faut savoir que dans ces sortes de maladies les raisins produisent toujours un pareil effet ; les malades, malgré toutes les précautions possibles, avalent toujours à leur insu quelques pepins de raisin, qui, par les mouvements du bol alimentaire, vont toujours érailler de nouveau et raviver les ulcères de l'estomac. Les vomissements ne cessèrent qu'au dernier pepin qui fut rendu, c'est-à-dire vers les onze heures du soir. Tout ce que je pus obtenir, par des applications d'eau sédative, de cataplasmes arrosés d'alcool camphré sur le ventre, d'eau sédative autour du cou, ce fut de prévenir les congestions cérébrales et par suite les syncopes. Du reste, nous reprîmes la médication précédente complétement. Le soir du vendredi mieux, bonne nuit. Le dimanche, 16 octobre, plus de douleurs à la région stomacale ; les urines redeviennent belles ; encore quelques vomituritions d'eaux filantes. A la faveur de l'aloès (1331), les règles, qui avaient cessé depuis un an, venaient de reparaître. Le 4 novembre tout passait, bouillon, soupe, vin ; seulement, la malade était d'une grande faiblesse. Elle ne vomissait plus; elle avait toujours les urines bonnes, et allait à la selle sans lavement.

Elle eut dans la nuit un peu de délire et les extrémités froides; on la calma et on la réchauffa avec de fréquentes lotions à l'eau-de-vie camphrée. Au premier symptôme de fièvre, on procéda avec l'eau sédative. Tout passa cependant fort bien, et les urines furent toujours d'aussi bon caractère que les selles.

Mais le dimanche on accourt me chercher, car la faiblesse devenait de plus en plus extrême, en dépit du bon état de toutes les fonctions. On n'avait pas tort de s'alarmer; l'ouïe se perdait, les yeux étaient phlogosés, la face était hippocratique; et à certains signes du ballonnement du ventre, j'augurai une perforation de la panse stomacale avec un commencement d'infection purulente, par le pus des ulcères stomacaux qui m'avaient paru, dès le commencement du mois, occuper toute la région inférieure de la paroi stomacale, jusques et y compris le pourtour du pylore. Je déclarai aux parents que mes soins devenaient désormais inutiles, leur conseillant, pour rendre l'agonie plus douce, de continuer les frictions avec la pommade camphrée, vu que c'était tout ce qu'ils pouvaient en attendre; je leur prédis que la malade ne passerait pas la nuit, s'ils abandonnaient la nature à elle-même, tandis qu'en la secondant on pourrait prolonger la vie de quelques heures. Cette dame s'éteignit le lundi 7, au soir. Pendant tout le cours de ce dernier mois, j'eus rarement besoin d'administrer un quart de grain d'opium, ou quelques gouttes d'Hoffman pour rendre du sommeil à cette malade; la dernière prise de camphre de chaque soir suffisait pour procurer un sommeil tranquille. Les effets de cette médication, dans un cas aussi extrême, parurent surprenants et au médecin et à la famille qui, jusqu'au dernier soupir de la malade, n'a cessé de croire à une complète guérison. Je ne m'étais pas fait illusion un instant sur le dénoûment de la maladie; avec des désordres aussi profonds, je n'avais attendu que du soulagement; on ne refait pas des organes perdus. Mais il est évident sans doute que si, dès le début, on avait pu mettre en pratique ce traitement, le mal n'aurait pas pris un tel développement, et qu'au lieu du *pylore*, on n'aurait eu à guérir qu'une douleur d'estomac, une gastrite.

RACHITIS, OSTÉOMALACIE, RACHITISME, NOUEURE, CHARTRE (*Rachitis*, Linn.).

Cette maladie peut provenir tout autant d'une cause de parasitisme que d'une mauvaise constitution primordiale. Quand le développement organisé n'a pas reçu une impulsion complète du bienfait de la fécondation et de la gestation ou incubation, l'être qui en provient n'est pas normal, faute d'harmonie dans les fonctions et de symétrie dans la constitution des organes. On soulage, on protége ces constitutions, on ne les réforme jamais; on les brise en voulant les redresser; on les torture, en les forçant; on les place sur un chevalet, en les livrant aux efforts du treuil et de la poulie. Lotionnez-les largement avec de l'alcool camphré chaque jour, aromatisez leur nourriture et leur boisson, embaumez leur haleine avec la cigarette de camphre. On pourra vivre longtemps de cette manière, et se montrer bon et utile, sans être beau.

RAGE, HYDROPHOBIE (*Hydrophobia*, Cœlius Aurelianus, Plutarque, Linn.).

Acarigénose (626; 1217, 12°) sublinguale, ou ayant son siége dans un centre nerveux principal de l'irritabilité. Cautérisez, immédiatement après la morsure, avec le feu ou les acides. Mais dès que la rage se déclare; lotionnez largement le corps avec de l'eau sédative; appliquez sur le crâne des compresses d'eau sédative, afin de combattre les congestions partout où elles se formeront, et de saturer le virus rabide. Faites mordre force oignons au malade, ce qui est facile au premier accès de rage qui le prend. Toutes les fois qu'il ouvre la bouche, jetez-y une grosse poignée de camphre, deux ou trois fois dans le jour une dissolution de vingt-cinq centigrammes d'aloès dans un demi-verre d'eau. J'ose assurer positivement qu'on retirera les plus grands avantages de cette médication anthelmintique.

SCORBUT (*Scorbutus*, Sauv.).

Helminthogénose (1178) gencivale et des parois buccales. On guérit le scorbut de mer par le régime des terres, par l'air et l'eau douce du continent, par les anthelmintiques aromatiques en gargarismes fréquents, la poudre de camphre sur les gencives et conservée plus ou moins longtemps dans la bouche. On guérirait, par la raison des contraires, le scorbut de terre, avec le sel marin, l'iode et les potions iodurées seules, mais surtout par les aromates et le camphre en particulier.

SEIN (engorgement des glandes du).

J'ai vu ces engorgements disparaître quelquefois dans les vingt-quatre heures, par la simple application d'eau sédative en compresses sur toute la surface du sein malade, non compris le bout.

SQUIRRE, cancer des glandes et parties molles.

Entomogénose (1213) par une larve créatrice de tissus de superfétation. Quand ce tissu est définitivement formé, on ne doit pas s'attendre de le détruire autrement que par le fer ou le feu. On peut le prévenir dès le début par des topiques anthelmintiques, mais non l'arrêter, une fois qu'il a reçu l'impulsion du développement.

SYPHILIS, vérole, grosse vérole, **MALADIE VÉNÉRIENNE, MAL ESPAGNOL, MAL FRANÇAIS, MAL NAPOLITAIN, FEU PERSAN** (*Syphilis*, Sauv.; *Lues venerea*, Boerrh.).

Entomogénose (1190, 4°) contagieuse, surtout et ordinairement par le commerce charnel ; d'où survient une infection générale, qui se traduit par des infections locales : *aphthes*, *bubons aux aines, chancres, ulcérations, roséoles, rhagades, cristallines*, etc. La médication doit être en même temps locale et générale ; mais il faut interdire à jamais tout ingrédient désorganisateur des tissus, et par conséquent le mercure et les sels mercuriels, le muriate d'or, l'arsenic (1275), etc. La nature ne manque pas d'autres substances capables d'empoisonner la cause morbipare de la maladie, sans empoisonner le malade. Parmi ces substances, les meilleures évidemment sont celles qui passent dans les urines, en conservant leurs qualités anthelmintiques ; salsepareille, baume de copahu, térébenthine, poivre cubèbe, camphre, musc, etc. Je me sers du camphre, parce qu'il est plus commode à employer ; mais la méthode de son emploi est entièrement fondée sur la théorie entomique de l'infection syphilitique; et, jusqu'à présent, j'ai vu tous les accidents primitifs et consécutifs céder à cette médication, qui n'a rien de pénible et de rebutant pour le malade. Je fais envelopper les organes génitaux mâles, et garnir le vagin, constamment avec de la poudre de camphre, ou au moins la pommade camphrée qui agit avec un peu moins d'énergie, mais produit une moindre cuisson. Partout où se montrent des chancres, des bubons, etc., j'applique dessus une couche de camphre de deux lignes d'épaisseur, que je recouvre avec une bonne couche de pommade camphrée, maintenue avec de la charpie et une plaque assez large de diachylon; pansement tous les deux jours. Je lotionne fréquemment le corps avec de l'alcool camphré. Le malade a soin de priser fréquemment de la poudre de camphre, de fumer constamment la cigarette. Il prend quatre fois par jour une dose de vingt-cinq centigrammes de camphre au moyen d'un verre de sirop de salsepareille, auquel on peut ajouter trente centigrammes d'iodure de potassium; tous les quatre jours vingt-cinq centigrammes d'aloès entre deux soupes; frictions fréquentes à la pommade camphrée ou musquée; nourriture hautement aromatisée; usage fréquent de poivre, piment, moutarde; lavements à l'amidon avec une simple goutte de solution de coloquinte. On imprégnera ainsi les tissus et le sang, dans toute l'économie, avec des odeurs et des sucs contraires aux goûts et à l'organisation de la cause animée de ce terrible fléau. Je puis garantir, par mes observations assez souvent répétées, que cette médication, en apparence incendiaire, a triomphé dans tous les cas et du mal, et de l'état de débilité et de marasme dans lequel la médication antiphlogistique avait jeté les malades.

J'ai été plus loin dans mes prévisions théoriques et mes expériences pratiques. Puisque ma médication, ai-je dit, est dans tous les autres cas tout autant préventive et préservatrice que curative, je puis me flatter qu'un jour elle sera appelée à préserver les hommes d'une contagion qui ne tend à rien moins qu'à abâtardir l'espèce. Pendant que je développais cette thèse devant un de mes meilleurs amis, homme de progrès s'il en fut jamais, et de dévouement pour la science tout autant que pour l'humanité : « Dans ta position, me répondit-il, ta théorie est exposée à rester longtemps à l'état de théorie, et à être privée de la sanction de la pratique : tu as besoin de quelqu'un pour l'expérimenter. Eh bien, ce quelqu'un ce sera moi. Je vois bien de tes lecteurs se révolter à la seule idée de ma résolution ; les hommes d'aujourd'hui sont pétris d'anomalies et d'une hypocrisie imposée par leur bizarre civilisation. Je suis célibataire, et ne dois pas me marier ; je ne me sens aucune des qualités d'un époux, et je ne veux pas rendre une femme esclave et malheureuse. Cependant j'éprouve des besoins ainsi que les autres hommes ; j'ai trois moyens de les satisfaire sans m'engager à rien : corrompre la femme d'un ami, séduire la fille d'un autre, ou bien aller me satisfaire dans ces lieux qui ne déshonorent que la pauvreté qui s'y vend pour avoir du pain. C'est ce dernier parti qui m'a toujours paru le moins compromettant pour l'acquit de ma conscience et le salut de mon âme ; et pourtant, je dois passer pour un libertin et un mauvais sujet, aux yeux de tous ces corrupteurs de femmes et de jeunes filles. Je m'en console en les plaignant, comme on plaindrait un galérien, dont le boulet serait un gros mensonge pesant sur la conscience. Je sors de ces lieux dans les mêmes sentiments que j'y étais entré : aussi loyal, aussi humain, aussi ami du pauvre, aussi enclin à plaindre la pauvre fille du peuple, sous les haillons de l'ignominie qu'elle a dès son berceau en perspective, comme un grelot attaché à sa pauvreté. Or il faut pourtant que je me fasse pardonner jusqu'à la nécessité qui pèse sur moi ; je veux que la science me soit légère, en vue de mon dévouement pour ses progrès ; je me constitue dès aujourd'hui le sujet de ces expériences, sur ce point scabreux de la question. *Honni soit qui mal y pense !* »

Ce qui fut dit fut fait ; l'expérimentateur donna dans tous les dangers les yeux fermés ; ou plutôt il rechercha, sans la moindre précaution, les occasions les plus difficiles, les sujets les plus compromis. Immédiatement après l'accomplissement du sacrifice, l'expérimentateur avait soin de se laver à grande eau, et de s'envelopper les organes pudiques dans une épaisse couche de camphre, qu'il gardait jusqu'à nouvelle nécessité. Jamais il ne ressentit le moindre symptôme. Il prescrivit la même médication à ces pauvres filles, qui s'en trouvèrent tout aussi bien que lui ; et quand les expérimentations parurent assez nombreuses, je pris le parti d'en vulgariser les résultats, non pas par le scandale de la publicité, mais par l'auxiliaire de l'autorité municipale.

Bénévole lecteur, quand vous aurez parcouru des yeux ce que je viens d'écrire sans le moindre artifice de style, et dont je vous garantis l'authenticité, n'en ouvrez pas la bouche, et ne le discutez pas à haute voix. Je demande cette faveur à votre critique ; je n'ai révélé ces choses qu'à la condition qu'il n'en serait plus parlé. Il est des mots que, dans les religions antiques, il était défendu de prononcer, il fallait se contenter de les lire ; le dieu ne les livrait qu'à la méditation, et non à la dispute.

Cela dit, il est bon que vous sachiez que ne voulant pas m'introduire furtivement dans les mauvais lieux, et désirant cependant faire continuer les expériences sur une plus grande échelle, j'adressai le programme de ma médication préventive et curative, le 16 février 1840, à M. le préfet de police, d'un côté, et au conseil municipal de l'autre. Il me semblait qu'une telle communication de la part d'un homme, dont ses ennemis même ont appris à reconnaître la véracité, valait bien la peine de provoquer une expérimentation régulière sur ces indications ; en effet, je la faisais sans bruit, *incognito*, crainte de blesser les susceptibilités politiques, et je m'adressais à un conseil chargé plus spécialement des intérêts de la cité. M. le préfet de police m'accusa le 3 mars réception de ma communication, et voilà tout ; le comité de salubrité publique n'en permit pas davantage. Le conseil municipal transmit ma communication à M. le préfet de la Seine, qui la transmit au conseil général des hospices et hôpitaux de Paris, lequel la transmit à l'un de ses membres qui en fit un rapport, selon ses habitudes ; et ce rapport anonyme me fut adressé, le 27 mai 1840, par M. le préfet de la Seine. Ce rapport est le spécimen le plus curieux qui soit jamais sorti de la plume de cet homme ; comme il était rédigé en mauvais espagnol bien plutôt qu'en bon français, il ne me fut pas difficile d'en reconnaître l'auteur, malgré le soin qu'il prenait de se tenir tapi sous le voile de l'anonyme ; et pour ne pas déroger à la loi chimique qui a voulu tant de fois que les rapports de l'auteur me fussent soumis à leur tour pour en dire mon avis, j'adressai au préfet un contre-rapport chimique, médical et philologigue, dont M. le préfet de la Seine m'accusa réception par cette phrase : « Je vous remercie de l'envoi qui accompagne votre lettre du 6 juin. » Je pense que le conseil municipal ne se sera pas arrêté à ces misérables procédés d'un homme dont chacun, dans l'administration, sait apprécier le caractère, et qu'on n'aura pas laissé tomber dans l'oubli un moyen préventif et curatif destiné à préserver la population d'une contagion qui la dévore et la dégrade. Tant pis si on a agi ainsi, à mon occasion ; moi j'ai continué à en agir autrement, en vulgarisant sous le manteau, et petit à petit, une médication dont tous les faits recueillis avec soin et prudence démontrent la souveraine efficacité.

Pour se préserver de la contagion, il suffit, après l'acte de la copulation, de se laver à grande eau, et de s'envelopper les parties à l'extérieur et à l'intérieur, jusque dans le vagin chez la femme et le canal de l'urètre chez l'homme, avec de la poudre de camphre, que l'on garde aussi longtemps que l'on pourra. Pour se guérir des symptômes et accidents consécutifs ou primitifs, la même médication suffira, avec les additions ci-dessus, pour la seconder et en assurer le succès ; voilà toute la méthode, que chacun pourra modifier ensuite, d'une manière ou d'une autre, d'après nos indications authelmintiques, et en remplaçant la poudre de camphre par toute autre poudre d'une égale efficacité.

TEIGNE, RASQUOU (*Favus, Porrigo, Tinea*, Auct.).

Phthirigénose (1209) qui s'attache au cuir chevelu. Couche épaisse de camphre sur toute la partie envahie, par-dessus couche épaisse de pommade camphrée, le tout recouvert avec une calotte de vessie. Lotions fréquentes, avec l'alcool camphré, sur toutes les parties adjacentes non envahies, pansement tous les deux jours. L'usage des pommades aromatisées prévient l'alopécie, et protége la croissance des cheveux.

TÉTANOS (τετανὸς, Hipp.).

Mouvements convulsifs ou plutôt spasmodiques, produits par une irritation des nerfs qui détruit l'antagonisme musculaire. Entomogénose nerveuse (1217, 10). Larges lotions à l'eau sédative, principalement sur les portions du corps qui paraissent être plus spécialement le siége de la douleur.

TUMEURS BLANCHES, GONFLEMENT DES JOINTURES, FAUSSES ANKYLOSES.

Entomogénose (1216, 2°) ayant leurs siéges dans les ligaments des articulations et dans les tissus adjacents, ce qui y détermine un gonflement qui simule quelquefois un cancer, et peut tromper les plus habiles. J'ai vu beaucoup de cas dans lesquels le chirurgien proposait l'amputation, et où la nature seule aidée de quelques médications a produit la guérison la plus complète. Un jour Dubois, ayant reçu le salut d'un amputé qu'il avait opéré il y avait bientôt dix ans, dit à l'un de ses collègues qui l'accompagnait : « Voilà un brave homme qui croit me devoir de la reconnaissance ; et pourtant, si c'était à refaire, aujourd'hui je ne l'aurais pas amputé. » Excellente leçon à qui de droit. Appliquez sur la tumeur eau sédative en compresses bien recouvertes de sparadrap en dessus et en dessous. Puis, si cela ne suffit pas, baumes de toute nature constamment et de manière que l'air extérieur ne parvienne jamais à la tumeur.

TYMPANITE, ou hydropisie gazeuse.

Même traitement que dans l'autre hydropisie.

URINE (rétention ou incontinence d').

Comme l'une et l'autre incommodité n'est qu'une entomogénose (1217, 5°), et que ces deux cas ne diffèrent l'un de l'autre que par le siége qu'occupe la cause morbipare, la même médication convient à l'un et à l'autre. Camphre en poudre autour des parties, surtout la nuit, camphre à l'intérieur trois fois par jour, et toutes les fois qu'on s'éveille la nuit.

URTICATION, ÉRUPTION SUBITE et ÉRÉSIPÉLATEUSE, avec phlyctènes.

On est venu m'appeler le 4 avril, à neuf heures du soir, pour un voisin qui, à l'instant de se mettre au lit, s'était senti pris sur toute la surface du corps d'une démangeaison insupportable, occasionnée par une éruption subite, laquelle avait fait de sa peau une *peau rouge*. L'épiderme était devenu rugueux, parsemé de bulles phlycténoïdes. Le malade est un de nos plus habiles artistes (*), âgé d'une soixantaine d'années, d'une santé de fer, et qui résiste à un travail de gravure de douze heures par jour. Il faut dire que le matin il s'était senti pris de coliques légères ; mais évidemment le mal du soir était indépendant du mal du matin. Je lotionnai tout le corps avec des flots d'eau sédative ; la rougeur semblait disparaître sous ma main ; je lotionnai ensuite avec de l'alcool camphré à 40°, et puis avec un peu de vinaigre ; au bout de dix minutes de ce traitement, la peau était redevenue lisse et avait repris sa couleur naturelle. Je fis prendre à l'intérieur, deux fois en trois minutes, un verre d'eau sucrée avec une cuillerée à café de vinaigre et une demi-cuillerée d'alcool camphré. Je me retirai en ordonnant une infusion de bourrache. Quelle était l'origine de ce mal ? On n'avait point mangé de moules à dîner, mais du poisson, que la marchande avait donné pour des carpes, et qui étaient bien de malheureux barbeaux (1177. N. B.), dont le malade avait mangé les œufs avec délices, laissant le reste du poisson à sa famille ; ce qui fit qu'ayant eu toute la jouissance, il en eut toutes les conséquences, et que sa famille ne se ressentit de rien. Les œufs de barbeaux et de brochets sont sujets à produire ces sortes d'empoisonnements, ainsi que les moules. Notre mode de traitement est applicable à ces deux cas, et l'on voit qu'il opère vite.

VARICES, dilatations des veines (κἰρσοι, ἰξίαι, Hipp.).

Conséquences d'une helminthogénose (1217, 9°) qui a opéré, comme cause créatrice de tissus, sur la tunique des veines (*Voyez* ANÉVRISMES). Applications d'alcool camphré pour res-

(*) Voyez-en une preuve dans la planche 6 de ce livre.

serrer la fibre des tissus et détruire la cause morbipare, si elle existe encore ; pommade camphrée par-dessus et usage de bas lacés pour maintenir les tissus variqueux.

VERS, VERMIFUGES (1302).

Lorsqu'on cherche à déterminer l'efficacité d'un vermifuge par l'expérience, il faut avoir grand soin d'opérer dans toutes les conditions du problème, et de reproduire dans l'expérience toutes les circonstances de la nature ; on s'exposerait autrement à tomber dans des erreurs et des anomalies théoriques que la pratique ne manquerait jamais de démentir. C'est pour n'avoir pas évalué l'importance de ces conditions, que Redi (*), en voulant déterminer, par l'expérience directe et immédiate, la propriété des médications employées jusqu'à lui comme vermifuges , pensa d'abord qu'en prenant les lombrics terrestres (965) pour sujets de ses recherches, il serait en droit d'appliquer aux ascarides lombricoïdes (1003) les résultats de ses expérimentations ; sophisme trop grossier, pour que nous nous arrêtions plus longtemps à le réfuter. C'est ainsi que Redi ayant vu les lombrics terrestres mourir, les plus petits en moins d'une heure, et les plus gros en deux heures, dans une eau saturée de sucre ; il en conclut, contre l'opinion reçue, que l'eau sucrée pourrait bien être un excellent vermifuge. Les lombrics terrestres s'asphyxiaient dans l'eau sucrée, comme ils s'asphyxieraient dans l'eau, puisqu'ils ne sont pas amphibies ; mais l'eau ingérée ne saurait asphyxier les lombrics intestinaux ; car cette eau ingérée est assez vite absorbée et digérée, ou bien elle passe vite dans les intestins ; de sorte que jamais le lombric ne sera exposé à y vivre dix minutes entièrement submergé (**). C'est donc

(*) *Osservaz. di Francesco Redi agli animali viventi negli animali viventi*. In 4°, 1684.

(**) Une telle manière de raisonner a été employée depuis par des helminthologues, qu'une étude plus approfondie de l'histoire naturelle aurait dû préserver de pareilles inductions. C'est ainsi que Scopoli révoque en doute l'assertion de Redi sur l'efficacité comme vermifuge des sels mercuriels, en faisant remarquer que nul n'est plus tourmenté des *vers à l'anus*, que les ouvriers qui travaillent habituellement aux mines de mercure d'Idria ; et Bremser (*loc. cit.*, p. 428) semble regarder ce fait comme une grave difficulté. Nous opposerons à ce fait, afin

sur l'animal infesté de vers qu'il faut désormais étudier les effets des vermifuges, et non sur les vers qui seraient sortis du corps de leur proie.

En opérant de la sorte et avec toutes les précautions et vérifications que la logique indique à l'expérimentateur, selon les différences des circonstances, on reconnaîtra que les vermifuges les meilleurs sont ceux que l'on tire des plantes ; que les plus dangereux sont les poisons minéraux, même à petites doses ; que toute huile essentielle, toute résine est un excellent vermifuge, à cause de son amertume ; que toute solution amère est dans le même cas ; que les meilleurs enfin et les plus efficaces sont ceux qui, à leur principe amer, joignent encore le principe drastique. Or, ces vermifuges sont connus dès la plus haute antiquité ; et il est à cet égard bien des découvertes modernes et des remèdes secrets, qui se trouvent en toutes lettres dans Pline, Théophraste, Dioscoride, Hippocrate, etc. (*).

de mieux l'expliquer, la proposition suivante : *Nul homme n'est plus tourmenté de vers à l'anus que celui qui a pris de l'aloès par la bouche.* Il est évident, en effet, qu'un vermifuge aspiré ou ingéré doit chasser, vers l'anus, les ascarides qui infestaient auparavant l'estomac ou les intestins.

(*) Les vertus anthelmintiques de la racine de fougère mâle étaient bien connues de Pline (lib. 27, cap. 9), ainsi que celles de l'absinthe (lib. 27, cap. 7 : *Pellunt animalia interancorum*) ; de la racine de grenadier (*radix decocta succum remittit qui tænias necat,* lib. 23, cap. 6) ; et ainsi de suite de toutes les plantes amères. Avant lui, Celse avait prescrit, aussi bien qu'il est possible, l'emploi de la racine de grenadier contre le ténia : « Nonnunquam, *dit-il,* lumbrici quoque occupant alvum, hique modò ex inferioribus partibus, modò fœdiùs ore redduntur ; atque interdum latos eos, qui pejores sunt, interdum teretes videmus. Si lati sunt, aqua potui dari debet, in quâ lupinum aut cortex mori decoctus sit, aut cui adjectum sit contritum hyssopum, vel piperis acetabulum, vel scammoneæ paulum ; vel etiam pridie, cum multum allium ederit, vomat. Posteroque die MALI PUNICI tenues radiculas colligat, quantum manu comprehendet, easque contusas in aquâ tribus sextariis decoquat, donec tertia pars supersit. Huic adjiciat nitri paulum, et jejunus bibat. Interpositis deindè tribus horis, duas potiones sumat, aut aquæ, vel muriæ duræ huic adjectæ, cum desidat, subjecta calida aqua in pelve. » (Corn. Cels., lib. 3, cap. 17.) Enfin, avant eux, Dioscoride avait expressément noté cette propriété de la décoction de la racine de grenadier, quoique d'une manière moins détaillée : « La décoction de la racine de grenadier prise en breuvage tue les vers larges du corps et les fait sortir hors du corps. » (Matthiole sur Diosc., liv. 1, ch. 127, trad. de Pinet, pag. 108.) En 1400, Avicenne, qui copia les Grecs et les Romains, reproduisit exactement toutes ces idées (lib. 2, traité 2, cap. 319).

Nous avons des constitutions plus disposées à la vermine interne que d'autres ; on a beau leur détruire leurs vers, on ne les en débarrasse jamais pour la vie. La médication préventive est pour ces natures-là aussi nécessaire que l'air et les aliments.

N. B. Nous le répétons en terminant, toute maladie qui cède à une médication anthelmintique est une maladie vermineuse (1) ; donc toute maladie à laquelle on ne reconnaît pas d'autre cause doit être dès le début traitée par la médication complète dont nous avons donné tant d'applications diverses dans les divers cas que nous venons de spécifier : eau sédative pour neutraliser les effets ; huiles essentielles et résines pour détruire la cause.

Quiconque voudra se conserver sain de corps et d'esprit et vivre longtemps, devra se tracer le régime suivant : Une nourriture fortement aromatisée et du vin du cru avec modération ; de l'exercice une demi-heure après le repas ; point de travail d'esprit, si ce n'est quand la digestion est déjà avancée. Prendre trois fois par jour, et toutes les fois qu'on est en proie à l'insomnie, vingt-cinq centigrammes de camphre, au moyen d'une gorgée d'eau. Fumer la cigarette de camphre en s'occupant ou se promenant. Prendre tous les huit jours au plus, et tous les quatre jours au moins, vingt-cinq à trente-cinq centigrammes d'aloès à son dîner entre deux soupes, et ce jour là du bouillon aux herbes en se couchant, puis le lendemain en se levant. On se préservera ainsi de toute espèce de maladies vermineuses.

---

§ 3. — *Observations critiques sur cette énumération nosologique.*

1350. 1° A ceux qui n'avaient pas encore la clef de la théorie et le mot de l'énigme, il a pu paraître un instant *merveilleux* (pag. 541), ce qui signifiait incroyable, qu'une médication aussi

(1) Lorsque, dans une maladie quelconque, le médecin voyait rendre des vers, il en concluait que la présence de ces vers compliquait la maladie. La maladie était simple, quand les vers ne se montraient pas au dehors.

simple et réduite à si peu d'ingrédients, fût en état de suffire à des maux de dénominations si diverses. Cependant sur ce point même, aux yeux d'un médecin de bonne foi, ils auraient eu tort; car le siècle actuel ne croit plus à la polypharmacie, et Sydenham lui-même se vantait de n'employer, dans le plus grand nombre de cas, que deux ou trois médicaments simples. D'un autre côté, la critique se trouvait sur ce point en formelle contradiction avec elle-même; car, lorsque je fais le dépouillement du droguet et du manuel opératoire de tous ces messieurs, je trouve que, dans le plus grand nombre de cas, tout leur traitement se réduit à la saignée, aux sangsues, à la diète, aux lavements amidonnés; seulement, si à la suite de cette médication le mal devient désespéré et que chacun y perde la tête, on a recours au hasard, et pour changer, à toute la polypharmacie des remèdes magistraux ou autres; ce qui, à cette époque de la crise, n'empêche pas le malade de succomber, mais du moins laisse un acquit à la conscience des parents, persuadés d'avoir épuisé toutes les ressources de la science, et de n'avoir rien à se reprocher.

La critique était donc, dès le début de nos publications, tout aussi peu polypharmaque que nous. Quel était donc son motif, en blâmant, chez nous, ce qu'elle admettait en principe dans sa pratique? Ce n'était certainement pas jalousie de métier. Mais notre médication n'est pas plus puissante aujourd'hui qu'alors. Pourquoi dès lors ne l'adoptait-on pas, ou ne la soumettait-on pas à l'épreuve de l'expérience? Je ne demandais que huit jours d'essai dans les hôpitaux, mais des essais publics, à la face de tous les juges compétents; jamais de ma vie, en effet, il ne m'arrivera de compromettre la cause sacrée de la vérité, en la déférant au tribunal de ces commissions si ridiculement scientifiques, qui sont juges et parties pour leur propre compte et pour le compte d'autrui; espèces de Perrin-Dandin de la science, qui seraient vraiment encyclopédiques, s'ils possédaient toutes les branches de connaissances sur lesquelles ils sont appelés chaque jour à se prononcer. Quoi qu'il en soit, on ne l'a pas fait; la plupart des médecins des hôpitaux se sont montrés à cet égard fort retardataires, au grand détriment de l'humanité ; et bien des fois, en lisant la *Clinique des Hôpitaux*, il m'a pris un serrement de cœur, persuadé que j'aurais guéri en deux jours, par ma médication, des maladies qui, au bout de deux ou trois mois, étaient arrivées à leur terminaison fatale. Si l'on en veut encore la preuve, je la tiens dans les mains ; car j'ai recueilli tous les articles.

2° Mais aujourd'hui la médication d'alors s'est modifiée et amendée ; si dans les grands établissements on ne procède pas encore bien, on procède un peu mieux ; on n'adopte pas tout à fait, mais on fait des mélanges ; on met partout un peu de camphre ou des succédanés que nous avons indiqués. Nous sommes donc sortis de la première période de toutes nos innovations, pour entrer dans la seconde. Dans la première, tout ce que nous inventons doit être considéré comme impossible et incroyable ; dans la seconde, rien de tout cela ne nous appartient ; nous n'avons rien inventé, et tout ce que nous disons avait été dit avant nous ; en sorte que le seul mérite qui pourrait nous en revenir, ce serait d'être plus érudits que nos contemporains et de savoir déterrer les bonnes choses qu'on a perdues de vue ; ce qui est très-flatteur pour l'omniscience de nos facultés. Vous verrez que bientôt ordre sera donné de dire que nous n'avons rien découvert, parce que nous n'avons pas découvert le camphre. Si ce virement de bord n'est pas un ordre du jour, c'est sans doute une fiche de consolation ; et nous qui aimons beaucoup à soulager et à consoler, nous allons avec plaisir contribuer, pour notre part, à une consolation aussi philologique.

Je ne sache pas un remède qui, dans les fastes de la médecine, n'ait été essayé tantôt dans une maladie, tantôt dans une autre, en sorte qu'il serait facile de démontrer que chaque remède a été employé au moins une fois contre chacune des maladies. Mais, comme on l'employait en vertu de théories qui n'avaient point de base fixe, il s'ensuivait que, dans telles mains, il produisait des effets tout autres que dans telles autres ; d'où il arrivait que chaque succès était contredit par un insuccès, et que le remède tombait presque aussi vite qu'il était préconisé.

3° Quiconque donnera la clef du mode d'action d'un médicament semblera n'avoir rien inventé par lui-même, parce qu'on trouvera toujours dans les livres un cas analogue, où le remède avait agi de la même façon, ce dont cependant personne ne s'était bien rendu compte.

Un seul fait fera mieux comprendre encore notre pensée et mettra le lecteur à même de bien apprécier la bonne foi de l'objection.

Nous avons découvert que le camphre appliqué sur les parties naturelles, avec une certaine constance, fait tomber tout à coup les spasmes du priapisme et du satyriasis, prévient les flueurs blanches et les écoulements involontaires; et nous avons dit qu'en cela le camphre agit localement, comme vermifuge, en débarrassant l'organe de l'incube qui l'irritait en le titillant.

Or, il s'est trouvé que l'école de Salerne avait prescrit de le priser pour amortir les mouvements de la chair, que Necker avait conseillé de faire prendre à l'intérieur le camphre comme on fait prendre le nénufar, pour préserver les étudiants, les séminaristes et les marins de toute idée impudique. Nous n'aurions donc rien découvert. Mais on a bien soin alors de ne pas faire remarquer que notre pratique est aussi différente de celle-là que l'est notre théorie en regard de l'autre; et l'on ne dit pas que, depuis Necker, nul n'a repris cette idée, ou qu'appliquée de la sorte, elle a été trouvée de toute fausseté. Le camphre pris à l'intérieur, chassant les ascarides vers l'anus, ne pourrait que rendre encore plus intense le mal qu'on se propose d'amortir. D'un caleçon à un looch (1325) il y a tout un siècle de différence; car il y a toute une révolution dans les doctrines médicales. Le camphre n'est qu'un moyen qui a bien d'autres succédanés à nos yeux, car il n'agit ici que par ses propriétés vermifuges. Le mode de l'administrer est tout un nouveau principe. Nous nous abstiendrons donc de répondre plus amplement à de semblables récriminations; nous rappellerons qu'avant nous, on a recommandé l'emploi du camphre dans bien des maladies contre lesquelles nous le prescrivons; mais que jamais on n'a érigé ces cas en règles thérapeutiques générales.

4° Le camphre ne remonte pas bien haut. Avicenne, qui vivait dans le onzième siècle, ordonne, contre l'hémicranie chaude, de placer, sur les tempes, des narcotiques, comme l'opium, les écorces de mandragore, l'aneth, la jusquiame, le camphre (lib. 5, part. 1, tract. 2, cap. 38). On l'appelait alors *kaphur* ou *kamphur*.

Matthiole, le bon Matthiole, avait vu un bien plus grand nombre de ces vraies propriétés du camphre, que nous avons découvertes de nouveau après lui (*). « Si on en oint, dit-il, le pénil, les reins et les testicules, il esteint les inflammations aiguës et ardentes des membres et restreint le flux du sperme et les flueurs blanches des femmes..... Si on en oint les reins et les testicules, il oste tout appétit d'arresser... Il préserve le corps de putréfaction. Il rend la peau du visage belle et nette..... C'est un remède fort souverain contre les bourgeons et pustules provenant au visage. » Cependant, dans un cas d'urétrite rapporté par le *Journal général de Médecine*, tome 105, page 216, et autres cas, le camphre a produit un priapisme douloureux ; ce qui fit que quelques auteurs le préconisèrent comme aphrodisiaque. Contradiction évidente, qui n'en est plus une depuis que nous avons expliqué son mode d'action : car Matthiole opérait immédiatement sur les parties, tandis que ses contradicteurs, ne s'occupant pas de protéger localement les parties, croyaient faussement devoir obtenir le même résultat, en administrant le camphre à l'intérieur, ce qui poussait sur les parties la cause animée du priapisme, en la chassant des intestins.

« D'avantage ledit camphre, d'après Ambroise Paré, résiste à toute putréfaction. » (Liv. 2, ch. 5, p. 277, éd. de 1664.)

D'après Murray (*Apparat. medicaminum*, tome 4, page 481), le camphre à haute dose, nuisible (ce qui est faux) aux personnes en bonne santé, n'incommode nullement les malades attaqués de fièvre bilieuse.

D'après Callisen (*Act. Soc. med., Hafn.*, vol. 1, pag. 418), le camphre employé depuis dix grains jusqu'à un demi-drachme, toutes les trois ou quatre heures, triomphe de la fièvre bilieuse putride; et C.-L. Bordot, de Strasbourg, dans sa thèse mau-

(*) Comment. sur Dioscoride, liv. 1, ch. 65, p. 58, traduct. de Pinet, de 1655.

gurale, 1803, recommande le camphre à haute dose contre la fièvre putride ou typhus d'hôpital. Gay jeune et Fauchier en avaient déjà retiré, dans les mêmes circonstances, de grands avantages, à Saint-Domingue, l'un en 1791, et l'autre en 1794 (*Journ. génér. de Méd.*, tom. 16, pag. 258, an XI). Double a employé avec succès, contre le croup des enfants, les frictions, sous forme de liniment volatil camphré, ainsi que les lavements camphrés dans les mêmes cas(*Journ. gén. de méd. de Sédillot*, 1807, tom. 28, pag. 21). Nous avons cité plus haut le succès du camphre à haute dose arrivé, contre la volonté de Pinel, dans un cas de resserrement spasmodique de l'œsophage (pag. 572).

Audouart (*Nouvelle thérapeutique des fièvres intermittentes*) a prescrit avec succès, contre les fièvres intermittentes, un mélange d'opium brut (quatre grammes), camphre (deux grammes), aloès succotrin (deux grammes). — Il serait inutile de pousser plus loin l'énumération des cas où le camphre a produit, entre les mains des médecins, ce que nous lui faisons reproduire.

Il n'en est pas moins vrai que les théories nouvelles, qui survinrent depuis le commencement du siècle, ne tardèrent pas à jeter l'interdit sur cet agent de guérison, ainsi que sur bien d'autres; en sorte qu'à l'apparition du choléra, en 1831, lorsque ce moyen de médication tendait à devenir populaire, la Faculté en corps, flanquée d'un magnifique rapport de l'Académie de médecine, recommanda, tout aussi haut que le fit Broussais, la médication toute contraire; car, d'après la Faculté, le camphre étant un échauffant, et le choléra une fièvre inflammatoire, c'était vouloir porter le feu dans l'incendie, que de traiter les malades de cette manière-là. Chacun sait si la Faculté, avec sa docte élucubration, a pu arrêter les progrès effrayants de la maladie. Que par malheur le choléra revienne; ou bien elle préconisera ce qu'elle avait condamné, ou l'on se passera d'elle et l'on guérira, sauf à donner, ensuite, une fiche de consolation à la docte Académie, en démontrant qu'il n'y a rien de nouveau sous la calotte du ciel, et qu'avant nos indications il était arrivé qu'on avait guéri de la sorte, mais, il est vrai, sans s'en douter.

§ 4. — *Observations critiques sur la méthode thérapeutique que nous cherchons à remplacer.*

1351. Dans toute espèce de cas de maladies aiguës et dites inflammatoires, par où commence-t-on le traitement? 1° la saignée ou les sangsues; 2° la diète; 3° des tisanes qui varient aujourd'hui, et visent à rentrer dans la bonne voie, mais qui, naguère encore, étaient scrupuleusement gommeuses, édulcorées, antiphlogistiques enfin; trois genres de médication qui sont vieilles comme Hippocrate.

1° La saignée et les sangsues tendent à désemplir les vaisseaux d'un sang qui s'y congestionne; sous ce rapport, ces deux moyens doivent produire un soulagement momentané; ils suspendent un des effets du mal; le malade respire. Mais il n'est pas guéri; il lui reste la cause, que la saignée n'élimine pas; car si l'on admettait que la cause du mal est dans le vice du sang, ce n'est pas en tirant un peu de sang que l'on corrigerait ce vice. Ce qui est certain, c'est qu'en diminuant la dose du sang on diminue les forces de la vie, on affaiblit les fonctions des organes, on les constitue dans un état de débilité qui est une maladie; on les préserve d'un grand danger par un danger d'une autre nature, qui peut paraître moindre pour l'instant, mais qui à la sourdine peut travailler à devenir pire. Nous avons démontré en effet assez longuement, que la débilité des organes et l'affaiblissement des fonctions est une prédisposition à tous les genres de maladies. En effet, supposez que le malade soit dévoré d'helminthes à l'insu du médecin, ce qui arrive souvent, on en conviendra à présent; qu'on lui pratique une large saignée, on aura calmé un instant la fièvre, en faisant tomber le malade dans l'adynamie; mais on aura empiré son mal, car rien n'est plus du goût des helminthes qu'une constitution débile et épuisée. Ils pulluleront donc dès lors d'une manière effrayante, sous l'égide d'une diète édulcorée, et à l'abri de ces vermifuges que nous nommons des condiments (1245). En faut-il davantage pour que la fièvre vermineuse prenne, dans un laps de temps plus ou moins court, tous les caractères d'une fièvre typhoïde? La saignée est donc contre-indiquée dans les cas de ce genre, parce que nous la jugeons de ce genre après coup. Mais *à priori* et dès le début, qui pense jamais à une fièvre vermineuse? Qui pourra donc profiter de nos avis, si ce n'est celui qui restera convaincu comme nous que toute fièvre intestinale est une maladie vermineuse?

Sans doute, quand la congestion cérébrale menace le malade d'apoplexie (1158), si l'on n'a pas d'autre moyen, on doit aussitôt saigner largement; car, avant tout, il faut prévenir la mort, sauf à donner une maladie. Mais si l'on avait à sa disposition un autre moyen de faire disparaître ces congestions, il faudrait proscrire la saignée dans ce cas même, mais surtout dans tous les autres. Or, ce moyen est aujourd'hui trouvé, et d'assez nombreuses expériences nous confirment dans cette conviction. L'eau sédative en dix minutes peut faire obtenir les résultats que ne donne pas toujours la saignée; elle dégorge les vaisseaux, redissout les congestions, diminue tout à coup l'inflammation, sans accompagner ce bienfait du plus petit désordre d'une autre nature. Donc dans le plus grand nombre de cas on doit renoncer aux sangsues et à la saignée. On ne privera pas ainsi le malade du liquide qui fournit à l'élaboration de tous les organes, et dont la soustraction complète, c'est la mort; dont la soustraction partielle, c'est la maladie.

2° La diète soustrait à la digestion la même puissance que la saignée à la circulation. Or, la digestion alimente la circulation; la suspendre, c'est constituer l'homme dans un état maladif et d'affaiblissement, qui est propre à favoriser la pullulation des helminthes, nos vers rongeurs, et peu propre à réparer des forces épuisées. A voir les médecins, même les mieux famés, jouer avec la diète, on serait tenté de croire que l'homme malade obéit à d'autres lois de développement que l'homme sain, et que nous pouvons vivre sans manger. Sans doute, quand le malade n'a pas faim, qu'il ne digère pas ce qu'il a ingéré, il serait absurde de le forcer à prendre de la nourriture; réformez ses fonctions, en débarrassant ses organes, et ne les encombrez pas d'une nouvelle matière à indigestion. Mais dès que l'effet est obtenu, dès que la médication a triomphé de l'inappétence, laissez cet homme libre de se substanter d'une manière convenable ; qu'il soit juge de ce qui lui convient. Dans ce cas, votre diète serait un homicide, dont on connaîtra maintenant, je pense, toute la gravité. Mais, dira-t-on, la fièvre va revenir, le pouls va s'élever, si le malade mange ; sans doute, si vous le médicamentez, comme on le faisait il n'y a pas encore longtemps. Mais n'ayez plus de ces craintes, avec notre médication ; vous calmerez cette fièvre en quelques instants, et la digestion s'achèvera sans encombre. Il n'y a pas de maladie si dangereuse dans laquelle je n'aie accordé la nourriture aromatisée, dès que le malade s'est senti en appétit ; et, à la faveur de nos moyens de médication, il n'est jamais survenu le moindre accident ; bien au contraire.

3° Les tisanes antiphlogistiques ne sont pas contre-indiquées dans notre système, pourvu qu'on les aromatise hautement. De cette manière, à côté du poison se trouve l'antidote, c'est-à-dire l'anthelmintique. Saignez un homme fort, condamnez-le à la diète, alimentez-le avec de la tisane de gruau ; vous le conduirez au tombeau lentement, il est vrai, mais d'une manière infaillible, à moins qu'une heureuse pensée ou le hasard ne vienne mêler un peu d'amertume à la perfidie de cette coupe empoisonnée par trop de douceurs.

4° Les bains, s'ils ne sont fortement aromatisés, nuisent plus qu'ils ne servent dans certaines maladies, surtout dans les maladies vermineuses et convulsives ; les convulsions redoublent dans le bain. Ils doivent être souverainement contre-indiqués dans le cas de fièvre puerpérale, quoi qu'en disent nos professeurs d'accouchement. Ne prenez des bains qu'en bonne santé, et encore aromatisez-les amplement.

5° Les médications les plus rationnelles de l'ancienne méthode, ces accessoires pour le médecin, et qui, à nos yeux, sont la cause principale de la guérison, ce sont les baumes à l'intérieur et à l'extérieur, les purgatifs et vomitifs, et la compression, laquelle a l'avantage de couper et d'intercepter la communication de l'infection ou de l'impulsion fécondante, et de broyer la cause animée des tissus fongueux.

6° Et pourtant, nous dira-t-on, on a obtenu des guérisons.

tout en suivant l'ancien système. Je répondrai que ce n'est pas en le suivant à la lettre, mais en le modifiant par de prétendus accessoires, en théorie, qui deviennent alors le principal dans le résultat. Les baumes, les aromates, les essences, quand on y a recours à temps, sont plus que dans le cas de réparer en peu de jours les tristes conséquences de la diète et de la saignée. La guérison est alors attribuée à ces deux dernières ; mais elle est l'œuvre exclusive de ces riens qu'on a employés sur la fin, et que le plus souvent on se garde de citer dans la rédaction de l'observation triomphante.

CHAPITRE SEPTIÈME ET DERNIER.

PRÉCAUTIONS ET MÉDICATIONS MORALES (*Antimaniaques*).

1352. J'inscris le titre de ce chapitre pour mémoire, mais non dans l'intention de le développer. Dans tous les autres je n'ai eu qu'à recourir à la nature, pour composer l'arsenal de ma médication. Dans celui-ci, il me faudrait recourir à la société; et la société est, sur ce point, un tant soit peu avare et de difficile composition; elle ne me permettrait pas de divulguer tout ce que j'ai à vous dire ; il vaut donc mieux que je ne dise rien de tout cela ; une parole incomplète est pire qu'une parole mensongère. Je résumerai ma pensée, faute de pouvoir la développer, en ces termes :

Se défendre de la haine et de l'oisiveté. Estimer à leur juste valeur les torts des hommes, afin de mieux savoir leur pardonner ; les torts de la fortune, afin d'avoir plus de forces pour les réparer. Aimer sans mentir, se quitter sans jalousie et sans colère ; apprendre à souffrir noblement, à se résigner stoïquement. C'est une grande science que de savoir avoir faim..... dans la société actuelle !... Que de maladies morales elle nous épargnerait !

QUATRIÈME PARTIE.

PHARMACOPÉE,

OU FORMULAIRE DES SUCCÉDANÉS DE NOTRE MÉTHODE (7, 1311).

1353. On a remarqué sans doute à combien de maux nous faisions servir le petit nombre de préparations qui composent tout notre droguet thérapeutique, et nous nous reprochons encore quelquefois d'en avoir trop à employer. Car si nous trouvions jamais qu'un seul médicament pût tenir lieu de tous les autres, il faudrait bien, et ce serait un grand bonheur pour les malades, y compris leur apothicaire et leur médecin, il faudrait s'en tenir à celui-là. Ce serait une *panacée*, ou, pour me servir d'une expression indienne, un *remède à tous maux*. Je vais plus loin, et je dis que si jamais cela se vérifie, c'est que l'espèce humaine, si abâtardie aujourd'hui par une fausse civilisation, se sera refaite et améliorée par des habitudes plus conformes à nos goûts et à notre nature; notre médecine, alors se réduira au rôle d'*hygiène*. Ce moment-là n'est pas encore venu; et pendant des siècles peut-être la multiplicité de nos maux exigera encore un certain nombre de remèdes. Mais il n'en sera pas moins vrai que les plus simples et les moins compliqués seront toujours les meilleurs. La complication des médicaments, qui ne date pas d'aujourd'hui, n'est qu'une preuve que l'on ne connaît pas la propriété véritable de chacun d'entre eux. De tout temps on s'est persuadé qu'à chacun de nos maux la nature devait avoir fourni un spécifique; entité thérapeutique pour entité pathologique. Mais la difficulté ensuite, alors comme aujourd'hui, était de préciser la nature de l'entité, afin de mieux choisir le genre de spécifique; et c'était là que le médecin s'embarrassait. Pour parer à cet inconvénient, on eut l'idée d'associer tous les spécifiques ensemble, afin d'en composer un seul que l'on administrait dans toute espèce de maladie; laissant ainsi, à l'entité maladive, le soin de prendre et de débrouiller, dans ce chaos, l'entité spécifique qui lui conviendrait davantage. On serait tenté de croire que cette idée est venue pour la première fois à Mithridate, roi de Pont, qui désirait, et pour cause, avoir à sa disposition un antidote contre toute espèce d'empoisonnement; car on a donné longtemps le nom de Mithridate ou antidote de Mithridate à la thériaque (*), médicament composé aujourd'hui de plus de soixante substances prises surtout parmi les baumes, et qui, d'après Pline, en renfermait cinquante-quatre : remède héroïque, ainsi que le sont tous les baumes, mais qui devint plus héroïque encore du jour où les empereurs romains prirent le parti de le faire composer dans leur propre palais, d'après la formule nouvelle de l'archiatre Andromachus, médecin de Néron, lequel y ajouta la chair de la vipère. L'empereur Antonin en prenait tous les matins à jeun, gros comme une fève. Andromachus l'avait surnommé *galene* ou baume tranquille et sédatif. La thériaque d'Andromachus est presque toute la pharmacie mise à la fois dans le mortier.

La science actuelle s'est beaucoup récriée contre l'emploi de ce pêle-mêle d'entités qui réduisait tout le formulaire à une seule opération; elle a posé en principe la simplicité des médicaments. Mais il fallait laisser cette idée à l'état de programme, ou être en état de nous dire positivement la vertu de chaque médicament en particulier, et dès lors n'en administrer qu'un seul à chaque maladie ou à chaque phase de la maladie; car autrement on s'exposait, en les combinant par trois ou quatre, à nous faire une thériaque incomplète; et thériaque pour thériaque, la plus compliquée est toujours la meilleure : on y risque moins d'oublier le spécifique du cas maladif qu'on a à

(*) De θηρίον, toute bête venimeuse en général, et en particulier la vipère.

traiter. Or, il n'est pas un seul praticien aujourd'hui qui ait par devers lui une idée positive de la manière d'agir du médicament qu'il administre ; je maintiens le fait comme démontré par les insuccès. Quand donc il se met à en aligner deux ou trois ensemble, il serait fort embarrassé de nous dire pour quelle part chacun d'eux doit entrer dans le soulagement qu'il espère en retirer. Ce n'est point un raisonnement dont il pose les prémisses ; c'est un essai qu'il fait et refait à chaque fois.

On blâme fort haut l'idée d'une panacée ; et pourtant, si l'on compulse, dans les archives de la science, pour chaque médicament simple, tous les genres de maladie dont la guérison a été attribuée à cette substance, on reconnaîtra qu'il n'est pas une seule de ces substances, que l'on ne fût autorisé à considérer comme ayant joué le rôle d'un *remède à tous maux*, d'une panacée, tantôt dans une main et tantôt dans une autre. Il y a donc un vice là-dessous, et ce vice est dans la méthode, tout autant que dans la théorie. Nous ne savons pas administrer, parce que nous ne savons pas sur quel organe il faut administrer ; quand le hasard nous fait rencontrer l'organe, il y a succès ; l'insuccès survient, quand l'application du médicament a lieu aux antipodes du siége de la maladie.

Indiquer donc distinctement le siége de la maladie, c'est en même temps simplifier le traitement et la pratique. Nous croyons avoir rempli en partie la première de ces conditions ; et ce qui nous confirme dans cette idée, c'est que, depuis nos premières révélations, nous avons vu la pratique, même la plus récalcitrante, procéder conformément à nos prescriptions, conséquences forcées de nos théories. On a mis un peu de côté le camphre, ou bien on l'a placé en troisième ligne sur la formule, comme si ce mot tout à coup avait pris un arrière-goût de sédition ; mais on a amplement fait usage, en compensation, de tous les baumes, huiles essentielles, que nous avions donnés comme succédanés du camphre. On pourrait bien ne prendre qu'un seul de ces baumes ; mais dès lors on tomberait trop dans la simplicité ; on n'aurait l'air que de remplacer un succédané par un autre. Que voulez-vous? tant que le médecin ne sera pas érigé en magistrat, il sera bien forcé de faire un peu de métier dans la formule ; pardonnons-lui de nous administrer quatre à cinq substances à la fois, pourvu que dans le nombre se trouve la bonne.

Ce que nous condamnons dans ces succédanés composés, ce n'est pas qu'on les prescrive, c'est qu'on les annonce, comme une panacée et comme une découverte. Je ne sache pas un seul brevet d'invention, pour un remède secret, qui n'ait été plus ou moins complétement formulé dans les livres ; la loi devrait donc enfin refuser le monopole à ces sortes d'innovations-là.

Quoi qu'il en soit, et afin de fournir aux praticiens les moyens de formuler à leur guise un succédané nouveau de notre médication, nous allons nous appliquer à donner, pour chacune de ces substances, la dose à laquelle on peut l'administrer au malade chaque jour ou toutes les trois heures. Quand on voudra obtenir un succédané composé, on n'aura qu'à prendre, pour chacun des ingrédients qui entreront dans le mélange, le quotient de la dose que nous indiquons divisée par le nombre des ingrédients mêmes. Avec ces simples indications, on pourra se passer des formules surannées et souvent irrationnelles de nos *codex*, même de ceux qui ont force de loi en France.

1354. Nous diviserons les médicaments en quatre classes : 1° Les *anthelmintiques* ou vermifuges ; 2° les *antifébriles* ou sédatifs ; 3° les *purgatifs* et *vomitifs* qui sont tous aussi des anthelmintiques ; 4° les *antiseptiques* ou *antiputrides* ; 5° les *antifongiques* ou *désorganisateurs*, c'est-à-dire qui ont pour but de désorganiser les développements de superfétation, cancéreux, squirreux, carcinomateux, etc.

On voit que nous supprimons sans retour cette vieille nomenclature de remèdes astringents, apéritifs, anodins, antispasmodiques, carminatifs, stomachiques, incisifs, détersifs, dessiccatifs, diaphorétiques, minoratifs, calmants, hydragogues, émollients, antiphlogistiques, pulmonaires, vulnéraires, etc. ; expressions basées sur la spécificité des remèdes et des humeurs ; c'est-à-dire sur deux idées dont nous avons démontré le peu de justesse dans le cours de cet ouvrage. Car le même remède peut produire tous les effets exprimés par ces diverses épithètes, sans agir d'une manière différente dans un cas que dans l'autre. Un exemple suffira pour mettre notre pensée dans tout son jour. Admettons une maladie essentiellement vermineuse, mais dans laquelle l'observateur n'ait aucune raison de supposer la présence des vers; que pourtant, guidé par une théorie ou par une autre, il vienne à administrer, je suppose, le baume de Tolu. Si les helminthes ont leur siége dans l'estomac, le baume de Tolu semblera agir alors comme stomachique; si leur action avait produit des convulsions, le remède passera pour antispasmodique; si les helminthes avaient établi leur siége dans la poitrine, l'odeur de ce baume, en pénétrant dans les poumons, en chassera les helminthes, ce qui le fera passer pour un remède béchique, pulmonaire, etc. Enfin, le remède prendra tout autant d'épithètes, et paraîtra jouir de tout autant de propriétés différentes, que la cause du mal qu'il expulse ou détruit changera de localité et d'organes; devenant échauffant ou antiphlogistique, calmant ou irritant, selon le hasard des circonstances les moins susceptibles d'être déterminées d'avance.

1355. On administre les remèdes à l'extérieur ou à l'intérieur. 1° Les remèdes externes s'emploient sous forme de bains, fomentations, cataplasmes, pommades, liniments, baumes, onguents, cérats, emplâtres, cautères, vésicatoires; 2° les remèdes internes s'emploient sous forme de fumigations, infusions, pilules, pastilles, lavements.

Nous proposons, pour tous ces termes, les définitions suivantes :

1° Pommades (nom tiré des *pommes* qu'on y faisait entrer). Incorporations des huiles essentielles, résines, baumes et sels dans l'axonge, le beurre et autres corps gras, qui se figent à la température ordinaire. On les incorpore au bain-marie (1317).

2° Liniments (de *linire*, oindre). Incorporations des huiles essentielles, résines, baumes et sels, dans les huiles ou corps gras qui restent liquides à la température ordinaire.

3° Baumes (de *balsamum*, qui vient de l'hébreu *ba lesem*, larme, perle qui adhère à l'écorce d'où elle découle). Ce sont des résines aromatiques de consistance sirupeuse, ou des incorporations de ces baumes avec d'autres ingrédients qui n'en détruisent pas la consistance.

4° ONGUENTS (de *ungere*, oindre, frictionner). Liniments parfumés, c'est-à-dire incorporés à des huiles ou baumes d'une odeur agréable et aromatique.

5° CÉRATS (de *cera*, cire). Incorporations des baumes, huiles essentielles ou sels dans un mélange d'huile (500 parties environ) et cire (100 à 125); la cire étant destinée à donner à l'huile une consistance qui se ramollisse à la température de la peau.

6° EMPLATRES (de ἐμπλάσσω, j'enduis). Corps gras (huile, cire), incorporés ou non avec des bases et des sels qui les rendent consistants et agglutinatifs; les emplâtres s'étendent sur des morceaux de peau de mouton.

7° SPARADRAPS. Emplâtres étendus sur des bandes de toile.

8° VÉSICATOIRES. Emplâtres de cantharides, destinés à produire des dérivations, au moyen d'une vésication cutanée.

9° CAUTÈRES. Applications du fer ou de la potasse sur un point circonscrit de la peau, afin d'y pratiquer une solution de continuité, au moyen de laquelle on entretient une suppuration artificielle. (Ces deux derniers moyens sont supprimés absolument dans notre méthode, comme deux tortures de la plus absolue inutilité.)

10° INFUSIONS. Dissolutions à froid, mais surtout à chaud, de sucs organiques, dans l'eau, l'éther ou l'alcool (infusions, ou aqueuses et proprement dites, ou éthérées et alcooliques, élixirs et vins médicinaux), destinées à être prises à l'intérieur ou à l'extérieur, en boissons ou en lavements. En général, on obtient les infusions aqueuses par le même procédé que le thé ou le café.

11° SIROPS (du mot arabe *siruph*, potion, ou du mot grec σίραιον et ὤψ, qui a l'air du moût cuit). Extraits édulcorés des infusions, réduits à consistance sirupeuse.

12° BAINS LIQUIDES, BAINS GAZEUX OU DE VAPEURS. Infusions aqueuses administrées en vapeurs par l'absorption cutanée. Le bain liquide est une fomentation générale et sous le plus grand volume possible. Les bains de vapeurs ne sont pas d'invention moderne : Ambroise Paré les a très-bien décrits et figurés sous le nom d'*estuves humides faites avec une vapeur ou fumée chaudes et humides* (livre 26, chap. 43, pages 739 et 438, édit. de 1664). Glauber, de son côté, les avait également décrits et figurés, sous la rubrique de *balneorum sulphureorum usus ; globi cuprei in balneis siccis* (*Furnorum philosophicorum pars altera*, Amst., 1651, tab. 1, pages 4, 47 et suiv). Dans notre méthode nous n'admettons les bains liquides que comme moyens de propreté ; et afin de les rendre plus hygiéniques, nous les aromatisons fortement. Quant aux bains de vapeurs au moyen de plantes aromatiques, nous n'y avons recours que contre les affections rhumatismales rebelles, et quand il s'agit de faire pénétrer plus avant, dans les muscles, les principes de la nature desquels on espère quelque soulagement.

13° Fomentations, au moyen de compresses imbibées du liquide d'une infusion et appliquées sur une partie quelconque de la peau. Les fomentations sont des bains liquides locaux et superficiels.

14° Cataplasmes (de κατα, par-dessus, et πλάσσω, j'enduis). Fomentations plus durables ; les compresses y étant remplacés par une pâte visqueuse de farine de céréales ou de graines de lin.

15° Lavements. Infusions administrées par l'anus, afin d'agir sur toute l'étendue du côlon, cette panse de la digestion fécale.

16° Fumigations. Préparations destinées à faire parvenir, sur la surface des poumons, sous forme de gaz, vapeurs ou fumée, les principes volatils qui doivent débarrasser l'organe respiratoire de la cause morbipare qui l'assiége.

17° Pastilles (diminutif de *panis*). Médicaments administrés sous forme de trochisques, et de consistance solide. Pâtes sucrées, destinées à masquer au goût l'amertume du principe actif.

18° Pilules (de πιλος, flocon de laine). Pastilles sphériques, destinées à être avalées sans être écrasées sous la dent. On les revêt d'une pellicule d'or ou d'argent, en les agitant au milieu de feuilles d'or ou d'argent battu ; ou bien on les recouvre d'une vésicule de gluten. On les revêt ainsi, afin qu'elles passent sans laisser la moindre saveur dans la bouche. Les pilules anthelmintiques, en arrivant dans les intestins avec toute leur intégrité, et presque leur volume, promènent de la sorte le vermifuge sur toute l'étendue des surfaces envahies. Il existe des graines, telles que la graine de moutarde (*Sinapis alba*), que l'on peut administrer en guise de pilules naturelles, et qui se comportent exactement de la même manière ; car le gonflement préparateur de la germination, qui a lieu à la faveur de l'humidité des intestins, fait que le principe anthelmintique qui réside dans les cotylédons chez les *sinapis* filtre à travers les parois du test, en quantité suffisante pour agir en qualité de vermifuge, insuffisante pour rubéfier la surface des intestins. Il faut avoir soin de les faire évacuer bien vite, crainte que la germination, s'accomplissant tout à fait, ne vienne à mettre en liberté une trop grande quantité du principe du sinapisme.

19° Poudres. Les poudres sont, pour ainsi dire, des pilules réduites à l'état d'atomes. Cet état de division multiplie leur action, en la reportant sur une plus grande étendue de surface.

Ces notions une fois bien comprises, le praticien qui ne voudra pas copier exactement la méthode que nous avons adoptée, et qui à nos yeux est encore la meilleure, pourra trouver, dans les tables suivantes, de quoi se composer des succédanés et des équivalents. Nous l'engageons à n'employer jamais que des remèdes simples ; mais si par caprice ou par théorie il lui prend envie de les composer de plusieurs substances, il réduira la dose de chacune d'elles à la moitié, au tiers, au quart, au cinquième, etc., selon qu'il fera entrer dans son médicament deux, trois, quatre, cinq, etc., de ces substances.

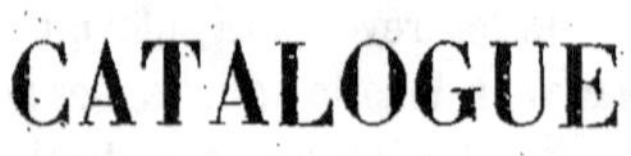

CATALOGUE

DES

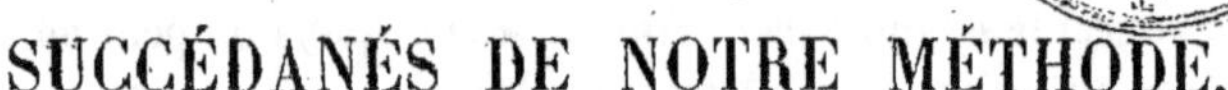

SUCCÉDANÉS DE NOTRE MÉTHODE.

CHAPITRE PREMIER.

MÉDICAMENTS ANTHELMINTIQUES ET VERMIFUGES.

PREMIÈRE DIVISION.

Médicaments tirés du règne organique.

N. B. Nous prenons pour unité de poids le gramme.

§ 1er. *Succédanés de la pommade camphrée (1517) pour les frictions.*

Faites fondre au bain-marie dans axonge ou beurre.......... 1,000

1. Camphre en poudre...... 300
2. Essence de térébenthine pure.................. 30
3. Goudron.............. 100
4. Bourgeons de peuplier.... 400
5. Baume du Pérou......... 100
6. — de la Mecque...... 50
7. Styrax.................. 50
8. Benjoin................ 100
9. Castoreum.............. 50
10. Copahu (*).............. 300
11. Cubèbe................. 300
12. Poivre noir.............. 100
13. Genièvre................ 300
14. Résine de gaïac......... 300
15. Essence d'absinthe........ 30
16. — rue............ 100
17. — angélique...... 30
18. — fenouil......... 30
19. — mélisse......... 30
20. — rose........... 30
21. — menthe......... 30
22. — armoise........ 30
23. — lavande......... 30
24. — bergamote..... 30
25. Vanille en poudre......... 30
26. Essence de girofle........ 30
27. Teinture de cannelle...... 200
28. Safran.................... 30
29. Tabac à fumer........... 300
30. Extrait de morelle (*)..... 200

(*) Les pommades 1, 2, 3, 10, 11, 12, 14, conviennent spécialement à toutes les maladies des voies urinaires et des organes génitaux, à cause de la facilité et de la rapidité avec laquelle ces substances anthelmintiques passent intégralement dans les organes urinaires.

(*) Les pommades 30 à 35 ne doivent jamais être employées sur des gerçures ou des plaies saignantes, et jamais en lavements.

31. Extrait de ciguë.......... 200
32. — aconit.......... 200
33. — jusquiame...... 200
34. — belladone....... 200
35. — stramonium..... 200

§ 2. *Succédanés du liniment camphré pour frictions et lavements* (1333).

N. B. On emploie les mêmes doses que ci-dessus, pour composer avec l'huile d'olive, de camomille, d'amandes douces, le liniment à frictions, et de ce liniment on n'en met que 4 grammes dans chaque lavement. On se procure un excellent liniment pour les plaies, en faisant infuser pendant quelques jours au soleil d'été, ou quelques instants sur le feu, tiges, feuilles et fleurs sèches et pilées de

Millepertuis (*hypericum perforatum*).................. 500
Dans l'huile d'olive........... 1,000

§ 3. *Cérats.*

Pour composer les cérats, ajoutez :
Aux pommades................ 200
Aux liniments................. 250
De cire vierge, au bain-marie.

N. B. Les cérats ayant plus de consistance que les pommades, recouvrent plus exactement les plaies et cicatrices, et les protégent mieux contre le contact de l'air (*).

(*) Il est bien peu d'onguents (μύρον, *unguentum*) composés qui ne datent de fort loin, et dont on ne trouve la formule dans les vieux auteurs. On attribue à Prodicus ou à Herodicus, disciple d'Hippocrate, l'invention de la médecine, dite *onguentaire*, parce qu'il fit un usage plus étendu des liniments embaumés. On appelait ces onguents *acopa* (qui ôtent la douleur). Voy. Galien, *Compos. medicaminum per gen.* lib. 7, c. 11). On appelait *myracopa* les onguents dans lesquels entraient des aromates. Depuis la publication de nos petits livrets sur l'emploi du camphre, la pratique a repris de mille manières, et en les modifiant, l'emploi des onguents que nos théories antiphlogistiques avaient relégués dans ces vieux usages dont on rit, et les vieux livres difficiles à lire. Chacun aujourd'hui s'est mis à adopter et à s'approprier une formule, à la faveur d'une petite addition ; nous avons même des brevets d'invention et de perfectionnement pour monopoliser la formule de prédilection et s'en faire des rentes. Nous espérons que le commerce des drogues n'aura pas à se plaindre de nous; quant aux malades, ils n'auront jamais à se plaindre de pareilles drogues.

§ 4. *Succédanés du camphre en boisson* (1328). *Infusions aqueuses ou tisanes.*

N. B. La quantité à prendre par jour de ces sortes d'infusions est un peu arbitraire et dépend beaucoup des habitudes et caprices du malade. Quand on veut lui faire prendre une quantité déterminée de substance en infusion, il vaut mieux réduire la tisane en consistance sirupeuse, après y avoir mêlé moitié de sucre. On administre de cette manière une plus grande quantité, sous un moindre volume. Nous allons opérer sur 500 grammes d'eau à prendre en une journée, d'heure en heure ou de trois heures en trois heures, le matin en se levant, avant midi, et le soir en se couchant.

1. Lichen d'Islande (*)......... 8
2. Chicorée sauvage........... 30
3. Gaïac en poudre (**)........ 30
4. Salsepareille............... 50
5. Daphne mezereum.......... 30
6. Cochlearia (***)............ 30
7. Racine de raifort............ 30
8. Cresson..................... 100
9. Beccabunga................ 30
10. Cerfeuil.................. 10
11. Capillaire................. 20
12. Erysimum.................. 30
13. Fleurs d'oranger........... 10
14. Feuilles d'oranger.......... 10
15. Écorce de grenadier........ 10
16. Absinthe.................... 10

(*) Rejeter la première eau.

(**) 3 et 4 usités spécialement dans les maladies syphilitiques pour pousser à la peau.

(***) Dans le sirop antiscorbutique entrent les numéros 6, 7, 8.

17. Sommités de mélisse........ 10
18. Gousses écrasées d'ail........ 10
19. Graines de moutarde blanche 10
20. Millefeuille................ 30
21. Myrte.................... 30
22. Fleurs de pêcher.......... 30
23. Cones de houblon (*)........ 10
24. Petite centaurée........... 10
25. Écorce de saule........... 10
26. Feuilles de houx........... 40
27. Gentiane.................. 40
28. Écorce de quinquina........ 20
29. Fleurs de violette.......... 30
30. — lavande.......... 20
31. — thym.......... 20
32. — menthe.......... 20
33. Tranches d'orange avec écorce (orangeade).............. 100
34. — de citron....... 50
35. *Helminthocorton*.......... 15
36. Fougère mâle............. 106
37. Racine de grenadier....... 50
38. Cannelle.................. 10
39. Muscade.................. 1
40. Anis...................... 10
41. Coquelicots............... 10
42. Têtes de pavot............ 10
43. Millefeuille.............. 50
44. Teinture de Tolu.......... 20
45. — copahu.......... 20
46. — cubèbe.......... 10

N. B. On vend sous le nom de thé suisse, ou vulnéraire suisse, ou faltranck, un mélange de plantes desséchées, récoltées sur les montagnes de la Suisse : feuilles et sommités d'absinthe, de bétoine, de bugle, calament, chamædrys, hyssope, lierre terrestre, millefeuille, origan, pervenche, romarin, sanicle, sauge, scolopendre, scordium, thym, véronique, arnica, scabieuse, chardon bénit, etc. On voit que le faltrank est une espèce de thériaque (1353) de plantes indigènes de nos montagnes.

(*) Les numéros 23, 28, spécialement contre les fièvres intermittentes. Laissez de côté la quinine et ses sels, dont l'emploi profite bien plus à la bourse du manipulateur qu'à la santé du malade. En tout état de cause, la tisane ou le vin de quinquina vaut mieux que ces sels; car dans les sels, son principe médicalement actif est en grande partie masqué ou dénaturé. Je m'offre à établir mon opinion sur l'expérience directe, si l'on veut bien ne pas faire juger la question par des commissions intéressées ou serviles.

§ 5. *Lavements ou infusions aqueuses à prendre par l'anus.*

Le lavement est au moins d'un demi-litre; on en prend quelquefois jusqu'à trois consécutivement, le premier étant presque toujours rejeté. Dans les maladies d'une grave intensité, accompagnées d'épreintes, de coliques et de dévoiements, il faut se hâter d'attaquer le mal, par le haut et par le bas, et n'abandonner le malade que lorsqu'on le voit dans un état satisfaisant de soulagement.

Pour un demi-litre d'eau, ci... 500

Faites infuser :

1. Helminthocorton............ 30
2. Lichen d'Islande............ 60
3. Tabac à fumer............. 2
4. Belladone (*).............. 2
5. Jusquiame................. 2
6. Stramonium................ 2
7. Têtes de pavot............. 10
8. Roses de Provins........... 8
9. Feuilles de houx........... 20
10. Gentiane.................. 20
11. Petite centaurée........... 60
12. Écorce de saule........... 30
13. Racine de grenadier....... 30
14. Térébenthine.............. 2
15. Goudron.................. 2
16. Copahu................... 2
17. Baume de Tolu............ 2
18. Assa fœtida (**).......... 10
19. Huile camphrée............ 30

(*) Les numéros 4-6 ne doivent être employés qu'avec la plus grande précaution et à la dernière extrémité, faute de mieux.

(**) L'assa fœtida pénètre tellement tous les tissus de l'économie, que l'haleine en est fétide immédiatement après le lavement. C'est un médicament désagréable; mais éminemment anthelmintique sous ce rapport, surtout quand les helminthes ont émigré des intestins dans les chairs.

N. B. Dans les maladies vermineuses et bilieuses (1549) des animaux, on peut employer pour les animaux de trait et autres de cette taille :

Térébenthine............... 30

Dans un seau d'eau blanche en boisson ou en lavement.

Pour les bêtes à laine et autres animaux de cette taille :

Térébenthine.............. 10

Dans un litre d'eau blanche ou d'orge.

Les autres doses doivent être multipliées ou diminuées, en raison de la taille des animaux à soigner.

§ 6. *Succédanés de la poudre de camphre* (1313), *ou médicaments en poudre à prendre par jour en trois fois à l'intérieur* (1328), *dans le véhicule de l'eau.*

N. B. Quand ces poudres sont trop amères, on les enveloppe dans deux hosties mouillées, ou bien entre deux tranches de pain de la soupe, ou bien dans une pellicule de raisin ou de groseille, etc.

Quinquina.................. 4
Cannelle.................... 4
Fougère mâle (avec purgation). 16
Lupuline, ou poussière du houblon...................... 5
Semen contra................ 3

Les autres substances à la même dose en poudre que dans les infusions aqueuses ci-dessus.

§ 7. *Succédanés de l'alcool camphré* (1316), *infusions alcooliques ou teintures.*

N. B. On en prend trois cuillerées par jour dans un verre d'eau sucrée. Pour les lotions et frictions, la quantité que l'on veut dans le creux de la main.

Dans l'alcool à 36°.......... 500

Versez et laissez dissoudre ou macérer.

1. Eau distillée de mélisse..... 49
2. Essence de citron.......... 25
3. — cannelle........ 14
4. Clous de girofle.......... 14
5. Noix muscade............ 7
6. Coriandre sèche........... 14
7. Racine d'angélique (*)..... 28
8. Essence de bergamote..... 48
9. — orange......... 48
10. — cédrat......... 24
11. — romarin......... 24
12. — néroli.......... 24
13. — lavande......... 8
14. — romarin........ 16
15. Teinture d'ambre (**)...... 16
16. Baies de genièvre......... 60
17. Anis étoilé.............. 60
18. Fleurs d'oranger.......... 30
19. Millepertuis.............. 300
20. Succin.................. 30
21. Baume de la Mecque....... 100
22. Baume de Tolu........... 100
23. Cubèbe (***)............. 100
24. Copahu................. 100
25. Ambre.................. 100
26. Bourgeons de peuplier..... 200
27. Styrax.................. 200
28. Écorce sèche d'orange (****). 300
29. Calamus................ 100
30. Quinquina.............. 200
31. Myrrhe................. 50
32. Absinthe............... 100
33. Opium (*****)............ 60

(*) Avec ces sept numéros réunis, on obtient l'*eau de mélisse* ou des carmes, en ne prenant que le septième de chaque dose.

(**) En réunissant les numéros 8-15, et n'employant que le huitième de leurs doses respectives, on obtient l'eau de Cologne. Pour composer les élixirs, on étend l'alcool de moitié d'eau, l'on y mêle moitié de sucre, et l'on décante.

(***) Voyez la note ci-dessus.

(****) Avec l'eau-de-vie trois-six, on a le curaçao, en laissant macérer quarante jours l'écorce d'orange dans l'esprit.

(*****) On ne doit se servir de cette teinture qu'en frictions ou pour arroser les cataplasmes. Le laudanum de Sydenham est composé de :

Vin de Malaga	500 gr.
Opium	64
Safran	32
Cannelle	4
Girofles	4

Vingt gouttes réunies de ce laudanum contiennent environ cinq centigrammes d'extrait

§ 8. *Teintures éthérées pour prendre à l'intérieur.*

N. B. A la dose de deux ou trois gouttes dans un verre d'eau, trois fois par jour.

Pour obtenir ces teintures, on laisse digérer quatre ou cinq jours les plantes aromatiques avec l'éther dans un bocal bouché à l'émeri, et l'on distille ensuite; on dose comme pour les teintures alcooliques. On peut employer les teintures éthérées, soit en vapeurs et en fumigations, soit pour en arroser les cataplasmes et en aromatiser les bains.

§ 9. *Pastilles et pilules succédanés du camphre pris à l'intérieur.*

N. B. Les pastilles et pilules ne doivent pas contenir plus d'un demi-grain (2 centigrammes et demi) des essences, résines et baumes ci-dessus désignés. Dès lors on peut en prendre.

Pilules à prendre par jour.

Opium	1 (*)
Quinquina	10
Copahu	10 à 20
Cubèbe	10 à 20(**)
Cannelle	30
Menthe	20
Térébenthine	2 à 4
Castoreum	10
Assa fœtida	10
Chicorée	50
Anis	50
Absinthe	30
Citron	30
Myrrhe	30
Musc	1 à 2
Vanille	20
Graines de moutarde	50
Ail	50
Poivre	10
Girofle	10

Je ne conseille, comme on le voit, en pilules, ni la belladone, ni la ciguë, ni la jusquiame, ni la noix vomique, ni le stramonium, etc., parce qu'il ne faut pas avoir recours à des poisons quand on a à sa disposition des équivalents inoffensifs; ni la morphine, la narcotine, la brucine, la vératrine, la strychnine, etc., parce que ces sels sont des poisons plus actifs sous un moindre volume, et qu'ils joignent au principe vénéneux de la plante un principe désorganisateur tiré de la manipulation, surtout quand on en sature la base ammoniacale avec un acide énergique. La décomposition digestive de ces sels élimine en effet l'acide qui ne peut manquer alors de se reporter sur les parois des intestins. J'ai dit plus haut ce que l'on devait penser de l'action merveilleuse de la quinine et du sulfate de quinine; il n'y a plus que les vieux engoués du prix Montyon qui ne soient pas encore revenus de leur routinière admiration pour ces sels *de duobus* et *arcana duplicata* du droguet moderne. Si, avec une huile essentielle, administrée d'une manière conforme à la théorie, on peut couper rapidement les fièvres, quel intérêt louable aurait-on à administrer à grands frais le sulfate de quinine? (Voy. *Nouveau système de chimie organique*, tom. 3, § 4370).

gommeux d'opium. On peut en donner douze gouttes à l'intérieur dans un verre d'eau et en lavement.

(*) Le soir pour combattre les insomnies, quand la poudre de camphre ne suffit pas pour procurer du sommeil.

(**) Selon que le malade le supporte. Voyez ci-dessus la remarque sur le copahu et le cubèbe. Les résines, baumes et huiles essentielles, ayant la propriété de passer en toute intégrité dans l'appareil urinaire, portent ainsi la médication antiseptique et anthelmintique dans les tissus les plus intimes des organes génitaux. Le camphre, le copahu, le cubèbe, jouissent principalement de cette propriété bienfaisante.

DEUXIÈME DIVISION.

Médicaments anthelmintiques tirés du règne inorganique.

1° Il faut proscrire rigoureusement, dans la médication de l'homme et des animaux, les sels mercuriels, arsenicaux, plombiques, antimoniés, de cuivre, le nitrate d'argent, le muriate d'or, comme sels désorganisateurs de tissus. Ce sont des anthelmintiques qui, tout en nous débarrassant de nos vampires, ne laissent pas que de laisser çà et là dans l'économie, des traces ineffaçables de leur action, et dont la gravité est en raison de la dose.

2° Les sels de fer, préconisés depuis longtemps contre la chlorose, ont été repris dans ces dernières années sous un autre nom. Le lactate de fer ne diffère à nos yeux que par les mots, du malate de fer du formulaire magistral de Cadet de Gassicourt (*), qui l'avait extrait de la pharmacopée autrichienne.

Le malate de fer n'est que de l'acétate glutineux de fer; et le lactate de fer n'est que de l'acétate albumineux de fer (**). Prenez en effet :

Acide acétique........... 1 litre.
Le blanc d'un œuf battu;

Mêlez ensemble et soumettez à l'ébullition. Écumez à mesure, deux ou trois fois au moins.

Puis, versez de la limaille de fer, et continuez l'ébullition un quart d'heure. Décantez et laissez cristalliser. Vous aurez un sel qui ne différera du lactate de fer que par des différences de manipulation.

Les sels de fer servent moins contre la chlorose (*voy.* p. 607) que contre la vermine, et ici encore leur action est plutôt mécanique que chimique. Le bol alimentaire contient toujours assez de fer pour suffire à la coloration du sang, quand il n'y a pas d'autre cause morbipare qui s'oppose à l'hématose. Or, dans la chlorose, ce n'est pas le manque de fer des aliments qui s'oppose à l'hématose; c'est la présence des helminthes qui absorbe à son profit les produits de la digestion duodénale et des élaborations tributaires de cette fonction. Administrez les anthelmintiques, d'après notre méthode, dans ce cas; et, sans la moindre addition de fer, vous guérirez, en peu de jours, de la chlorose.

3° Les bicarbonates terreux, dont la complète inutilité est suffisamment démontrée dans les maladies des voies urinaires, peuvent offrir quelques avantages pour saturer l'excès d'acidité d'une digestion normale; mais leur emploi ne fait rien à la cause morbipare, elle ne s'attaque qu'à des effets; c'est toujours à recommencer.

4° L'iodure de potassium, à la dose de 1 à 2 d'eau, dans 500 grammes par jour, est un sel par lui-même inoffensif, mais qui, en s'infiltrant dans le torrent de la circulation, charrie sur tous les points envahis l'iode que mettent en liberté soit l'acide gastrique, soit les acides qui émanent de la décomposition locale de la région envahie; et de cette manière, c'est un excellent anthelmintique contre les maladies des os qui ont pour cause un helminthe d'eau douce. Contre les helminthes marins, et pendant un voyage sur mer, son action peut-être ne serait pas aussi efficace.

(*) Edit. de 1812, page 185.

(**) Voyez *Nouveau Système de chimie organique*, tome 3, § 4011.

CHAPITRE II.

MÉDICAMENTS ANTIFÉBRILES ET SÉDATIFS, OU SUCCÉDANÉS DE NOTRE EAU SÉDATIVE (1320).

Dans un litre d'eau faites dissoudre :

1. Hydrochlorate d'ammoniaque. 30
2. Carbonate d'ammoniaque.... 10
3. Bicarbonate de potasse....... 10
4. Urine un peu vieille contre les maladies des animaux.

Employez en lotions jusqu'à ce que la fièvre ait cessé, que le pouls ait baissé, et que la peau ait repris sa fraîcheur habituelle.

CHAPITRE III.

MÉDICAMENTS VOMITIFS ET PURGATIFS, OU SUCCÉDANÉS DE L'ALOÈS (1314).

§ 1. *Vomitifs.*

N. B. Nous n'avons recours aux vomitifs que dans les cas d'empoisonnement (1274) ou d'occlusion du larynx et de la trachée-artère par la formation de tissus parasites (130).

1. Tartrate antimonié de potasse, 5 à 10 centigrammes.
2. Sirop d'ipécacuanha (*), 15 gram.

§ 2. *Purgatifs en poudre et en pilules et à prendre comme l'aloès* (1331).

Par jour.

1. Rhubarbe................ 1
2. Manne dans huile d'amandes douces.................... 60
3. Scammonée pour adulte.... 1
4. — — enfant.... 0,50
5. Jalap pour adulte.......... 1
6. — — enfant.......... 0,50
7. Elaterium..............(**) 0,20
8. Coloquinte................ 0,30

(*) Ou une cuillerée, à l'approche de chaque crise de la coqueluche ou du croup.

(**) 6 et 7 en six fois et de quart d'heure en quart d'heure.

§ 3. *Purgatifs oléagineux.*

1. Huile de ricin avec force bouillon aux herbes après 60
2. Huile de croton-tiglium... 0,5
3. — d'épurge dans une émulsion aromatisée...... 0,05

§ 4. *Purgatifs ou dissolutions aqueuses dans des sirops aromatisés.*

1. Séné....................... 8
2. Tamarin.................. 60
3. Casse en gousse et infusion.. 60
4. Coloquinte................ 0,3

§ 5. *Sels purgatifs.*

1. Calomélas dans miel.........(*) 1
2. Sulfate de magnésie (sel d'Epsum)...................... 10
3. Sulfate de soude (sel de Glauber)...................... 15
4. Phosphate de soude.......(**) 15

(*) C'est le seul sel mercuriel dont j'accepte l'usage, à cause de sa grande insolubilité.

(**) L'action de ces trois sels doit être secondée par le bouillon aux herbes.

§ 6. *Lavements amidonnés purgatifs.*

1. Huile de ricin pour adulte... 60
2. — pour enfant... 30
3. Miel de mercuriale......... 60
4. Jalap..................... 2
5. Scammonée.............. 2
6. Sulfate de soude (sel de Glauber).................... 50

N. B. Les vomitifs et purgatifs sont en même temps des anthelmintiques énergiques. Ils profitent donc à la guérison, par une seule et même opération, de deux manières différentes. Les vomitifs et les purgatifs agissent sur le canal alimentaire par une propriété qui suspend l'aspiration des surfaces et redouble leur puissance d'expiration. Ils opèrent de la sorte sur le canal intestinal des helminthes, de même que sur le canal intestinal des animaux supérieurs et de l'homme ; mais sur les helminthes, ils opèrent à haute dose et ils les tuent ; tandis que cette haute dose est fort minime pour l'homme qu'ils ne font donc que débarrasser des fèces et bol alimentaire qui lui pèsent, ainsi que des helminthes qui l'infestent. Il y a entre les vomitifs et les purgatifs cette différence, que l'action du vomitif se manifeste dès l'époque de la digestion stomacale, d'où vomissement ; et que l'action des purgatifs ne se manifeste qu'à dater de la digestion duodénale, d'où purgation. On pourrait dire que la base active des vomitifs est éliminée par le suc gastrique, qui est acide, et la base active des purgatifs l'est par l'alcalinité de la bile qui coule dans le *duodenum.*

Tout purgatif et vomitif est un poison à haute dose.

CHAPITRE IV.

ANTISEPTIQUES OU ANTIPUTRIDES SUCCÉDANÉS DE LA POUDRE DE CAMPHRE ET DE LA MÉDICATION CAMPHRÉE (1292, 9°).

§ 1. *Sur les ulcères gangreneux.*

1. Nitrate de potasse et poudre de charbon (*).
2. Chlorure de chaux en poudre.
3. Alun et acétate d'alumine.
4. Chaux vive.
5. Cautérisation par le feu.

§ 2. *En lotions et frictions sur le corps.*

Par litre d'eau :

1. Acide sulfurique........... 2
2. Vinaigre des quatre voleurs. 100
3. Eau de Cologne............ 50
4. Eau de mélisse............. 50
5. Toute dissolution alcoolique du § 7 du premier chapitre de cette 4e partie, page 647.

§ 3. *A l'intérieur.*

1. Limonade sulfurique ci-dessus,
2. Ou toute autre limonade.
3. Orangeade ou citronnade bouillie avec écorce.
4. Tout baume du § 7 ci-dessus, page 647, en boissons et en lavements jusqu'à ce que tous les symptômes se soient dissipés entièrement.

(*) Renouveler de quart d'heure en quart d'heure ; on saupoudre l'ulcère à la main, et puis on recouvre largement avec un baume liquide.

CHAPITRE V.

MÉDICAMENTS ANTIFONGIQUES OU DÉSORGANISATEURS.

Lorsqu'une impulsion de développement a été imprimée à l'une quelconque des vésicules de nos tissus, et que par suite de cette nouvelle fécondation (915), de cette superfétation anomale, un nouvel organe se forme, comme en se greffant, sur un organe normal, ce n'est plus là un cas de maladie proprement dite, mais seulement un cas de déviation du développement normal. Il ne s'agit plus ici d'écarter une cause de maladie par des médications qui la paralysent ou la mettent en fuite; il s'agit d'atteindre le germe de ce tissu envahissant, et de l'enlever sans aucun reste. Mais le bistouri ne l'atteint pas toujours, si adroite que soit la main qui le dirige, et si intelligente que soit la pensée qui scrute le mal. La désorganisation du tissu offre plus de chances de réussite; d'abord parce que la désorganisation opère sur une grande profondeur, quand le bistouri n'opère que sur des surfaces; et que, du reste, la désorganisation, plus à l'abri des hémorragies, permet d'aborder plus souvent l'opération, et de là recommencer sans danger, toutes les fois que le mal se montre de nouveau sur un point ou sur un autre.

Avant de pratiquer l'opération des cancers, fongus, polypes, squirres, etc., le chirurgien a l'habitude d'attendre que ces tissus parasites soient parvenus à des dimensions assez considérables. Il croit par là pouvoir circonscrire avec plus de facilité, en raison du volume, la masse à retrancher, et puis mettre à couvert sa responsabilité, en démontrant, par la nature du produit, que l'opération n'était pas contre-indiquée. Mais dans ce cas, à nos yeux, l'opération arrive toujours trop tard; car, ou bien on peut se flatter d'avoir enlevé tous les germes du mal, ou bien on n'a nullement cette certitude. Dans le premier cas, il n'en est pas moins vrai que les tissus adjacents ont été trop altérés par le progrès du mal, pour qu'on ait lieu d'attendre qu'ils se rétabliront d'une manière normale, et que les fonctions des organes voisins reprendront leur cours comme auparavant. Dans le second cas, le germe du mal ne pouvant plus cette fois prendre son développement qu'à l'intérieur, faute d'épaisseur suffisante dans les téguments qui le recèlent, rendra toute opération ultérieure impossible, et s'attaquera plus vite au foyer intime de l'élaboration vitale. Il faut donc renoncer à ce moyen désespéré, et d'une prétention que contredit presque à chaque fois l'événement.

Au contraire, dès que l'eau sédative ou tout autre fondant ne parvient pas à résoudre un développement cancéreux ou polypeux, si peu volumineux qu'il soit, ayez recours à la désorganisation par le feu ou les caustiques.

Faites rougir au feu une aiguille aiguisée à l'extrémité, et plongez-la dans le centre du tissu naissant, en promenant la pointe à droite et à gauche; recommencez l'opération coup sur coup et autant de fois que le raisonnement vous l'indiquera, et cela en ménageant la petite ouverture, et en vous gardant de l'agrandir. Puis appliquez force baumes dans la petite fistule, de la poudre de camphre en dessus, et recouvrez le tout avec du sparadrap. Il est possible que cette première opération étouffe dans son germe un développement parasite qui eût fini à la longue par absorber et dévorer à son profit la vitalité de l'individu. Ou bien plongez ce bistouri en aiguille jusqu'au centre de la tumeur, et insinuez dans la fistule une aiguille de potasse, ou de chaux caustique, ou de nitrate d'argent, et recouvrez la plaie avec des baumes ou du sparadrap, et recommencez l'opération, à partir de la naissance du mal, toutes les fois qu'un nouveau rameau se fera jour sur un point ou sur un autre. Quant à la fièvre, ne la redoutez plus, l'eau sédative en triomphe.

CHAPITRE VI.

FORMULES CLASSIQUES DE QUELQUES MÉDICAMENTS COMPOSÉS QUI SONT LE PLUS GÉNÉRALEMENT USITÉS DANS LA PRATIQUE.

N. B. Nous sommes loin de proscrire ces médicaments composés, espèce de thériaques à quatre ou cinq substances (1353); seulement nous pensons qu'une seule de ces substances opérerait autant que toutes les autres ensemble, et que nul aujourd'hui n'est en état de se rendre compte de la raison qui a présidé à de telles associations. On se sert encore de ces vieilles formules par tradition plutôt qu'en connaissance de cause. Je le répète, l'emploi de la thériaque était moins irrationnel que celui de ces triples ou quadruples médicaments; car il est plus probable que le principe efficace doit se trouver dans la totalité des remèdes que dans une petite quantité.

1. *Sirop diacode.*

Têtes de pavot blanc.......... 500
Cassonade.................... 2,000

Réduits en sirops.

N. B. Employé contre l'insomnie et l'agitation.

2. *Sirop d'orgeat* (1337).

Amandes douces............... 500
— amères..................... 500
Sucre blanc.................. 5,000
Eau de rivière............... 1,500
Eau de fleurs d'oranger....... 250
Essence de citron............ 250

3. *Sirop antiscorbutique* (p. 616).

Feuilles de cochléaria......... 750
— de beccabunga.............. 750
— de cresson d'eau........... 750
Racines de raifort............ 750

Pilez, exprimez le suc et prenez-en........................ 1,500

Que vous mêlez avec

Suc d'oranges amères......... 600
Cannelle concassée........... 4
Ecorce d'oranges amères...... 30
Sucre blanc.................. 2,000

Le sirop doit marquer 30 à 31° de Baumé.

4. *Sirop de chicorée* (1337).

Racines de chicorée sauvage... 125
— de pissenlit............... 125
— de chiendent............... 125
Feuilles de chicorée sauvage... 125
— de pissenlit............... 100
— de fumeterre............... 100
— de scolopendre............. 100
Cuscute...................... 60
Baies d'alkekenge............ 60
Rhubarbe..................... 200
Santal citrin................ 15
Cannelle..................... 15

Cassonade.................. 3,000
Eau........................ q. s.

5. *Elixir de Garus* (1337).

Myrrhe..................... 45
Aloès...................... 45
Girofle.................... 100
Muscade.................... 100
Safran..................... 4
Cannelle................... 24
Eau-de-vie................. 5,000

Rectifiez au bain-marie et prenez 4,500 de cet esprit rectifié pour

Capillaire................. 150
Réglisse coupée............ 45
Figues grasses............. 100
Eau bouillante............. 4,000
Sucre...................... 6,000
Eau de fleur d'oranger..... 400

La dose est de 15 à 30 gram.

6. *Sucre d'orge.*

Orge....................... 250
Safran..................... 1
Sucre...................... 1,000

7. *Poudre fébrifuge et purgative d'Helvétius* (1331).

Quinquina.................. 12
Sulfate de potasse......... 4
Nitre purifié.............. 4
Safran..................... 4
Gomme-gutte................ 0,6
Tartrate de potasse........ 4
Émétique................... 8
Jalap...................... 60
Suc d'ail.................. 4

8. *Grains de santé* (1331).

Aloès succotrin............ 100
Jalap...................... 100
Rhubarbe................... 25
Sirop d'absinthe........... q. s.

Pilules de 15 centigr.; quatre par jour.

9. *Poudre de Sedlitz*.

D'une part:

Sulfate de magnésie........ 10
Bicarbonate de soude....... 3

D'autre part:

Acide tartrique en poudre.. 2
Dans eau................... 250

10. *Sirop de salsepareille.*

Extrait alcoolique de salsepareille.................... 190
Eau pure................... 2,000
Sucre blanc................ 4,000

Dose 60 à 100 grammes par jour.

11. *Onguent basilicum.*

Poix noire................. 350
— résine................... 350
Cire jaune................. 350
Huile d'olive.............. 1,500
Camphre.................... 60

12. *Baume du commandeur.*

Racine d'angélique......... 15
Fleurs sèches d'hypericum.. 30
Alcool..................... 1,150
Myrrhe..................... 15
Oliban..................... 15
Aloès...................... 15
Baume du Pérou............. 4
Ambre gris................. 0,20
Benjoin.................... 90

13. *Baume opodeldoch* (1333).

Camphre.................... 30
Essence de thym............ 1
— de romarin............... 2
— de sauge................. 8
— de lavande............... 8
Baies de genièvre.......... 8
Savon blanc................ 240
Alcool..................... 1,000

14. *Baume nerval* (1333).

Huile de palmes............ 60
— de muscade............... 60
Moelle de bœuf............. 60
Essence de lavande......... 6
— de menthe................ 6
— de romarin............... 6
— de sauge................. 6

Essence de girofles.............. 6
Camphre.......................... 8
Baume du Pérou................... 15
Alcool........................... 50

N. B. Je ne grossirai pas cette liste de la foule de ces formules qui encombrent nos formulaires et nos *Codex*. On pourrait les multiplier à l'infini, en suivant la méthode qui a présidé à leur rédaction. Il suffirait pour cela de les renverser et de combiner les substances qui y entrent, en les mêlant dans le chapeau. Quiconque voudra se donner le plaisir d'en inventer une nouvelle n'aura qu'à se pénétrer de nos principes, et à se régler sur les proportions de notre formulaire réduit à sa plus simple expression. Il sera sûr de procéder de la sorte en connaissance de cause, tout en faisant du métier; mais il n'en obtiendra pas plus de succès que de notre méthode; nous osons le garantir. A ceux qui, après avoir médité notre ouvrage, chercheraient encore à jeter du ridicule sur la simplicité de notre médication, nous nous contenterons de répondre que de tout temps la polypharmacie a été le partage des esprits sans portée ou sans conviction, des marchands d'orviétan ou des *archiatres* (*). Sydenham se faisait gloire de n'employer, dans sa pratique journalière, que trois à quatre médicaments simples, dont sa longue expérience lui avait appris à connaître toute la portée et les ressources.

(*) Depuis qu'Andromachus, propagateur de la *thériaque*, a reçu le nom d'archiatre de Néron, on s'est évertué à savoir si archiatre signifie le *prince des médecins* ou le *médecin du prince* : ἀρχῶν τῶν ἰατρῶν, ἢ τοῦ ἄρχοντος ἰατρὸς. Les archiatres aujourd'hui peuvent n'être ni l'un ni l'autre; ils n'ont qu'un titre qui fait leur morgue, et ne les oblige à rien, pas même à soigner, et encore moins à guérir.

AVIS.

On trouve nos médicaments et leurs succédanés, nos appareils et nos cigarettes de camphre, chez notre pharmacien, rue Dauphine, n° 10.

On peut s'adresser à M. Bédier, émailleur, rue Chapon, n° 13, pour les cigarettes en ivoire, en bois parfumés, en or, émail, argent et de fantaisie, flacons d'alcool camphré et d'eau sédative.

On nous croira sur parole, quand nous assurerons que nous ne nous sommes réservé aucune espèce d'intérêt dans la vente de ces objets. Cet avis n'a d'autre but que de signaler à la confiance du public le pharmacien et l'artiste qui ont mérité la nôtre.

RÉSUMÉ GÉNÉRAL DE L'OUVRAGE.

La santé est l'état normal; le développement en est l'expression constante, dans les limites du cadre que la nature a tracé à chaque espèce.

La mort naturelle, c'est l'instant où le cadre est rempli.

La maladie est un accident qui suspend les fonctions ou les dénature et en détourne les produits.

La maladie ne s'engendre pas dans nos organes, elle leur vient du dehors.

Toute cause de maladie est d'une nature appréciable à nos moyens d'observation, alors même qu'elle se dérobeait à nos sens et à notre appréciation actuelle.

Les causes les plus fréquentes de nos maladies sont des causes animées et parasites. L'hygiène a pour but de les éloigner et de nous en défendre; la médecine a pour but de nous en débarrasser. Notre vie est ainsi un combat continuel contre les éléments, et contre des ennemis qui convoitent nos dépouilles. Aujourd'hui vainqueurs, demain vaincus, les végétaux et les animaux ne meurent presque jamais de leur mort naturelle; ils ne finissent pas, ils succombent. Dans ce combat acharné d'un seul contre des milliers de causes perturbatrices, il faut savoir se faire un bon bouclier, et se tenir constamment, et au moins de frais possible, sur la défensive; chacun doit avoir son hygiène favorite, et en suivre à la lettre les prescriptions, comme un règlement de conduite.

Parmi les plus terribles vampires, nous plaçons les préjugés sociaux; ils ne torturent pas moins cruellement que les autres. Le seul remède que je connaisse contre cette cause morbipare, c'est de la raisonner froidement, et les yeux fixés vers ces milliers de mondes, au milieu desquels notre terre n'est qu'un atome, et nous presque rien. Vieux enfants, qui vagissez jusqu'au tombeau, vous vous tourmenteriez bien moins, si vous saviez apprécier la vie, et vous entr'aider ici-bas. Aimez-vous les uns les autres et ne vous trompez jamais; là est tout le secret d'être heureux. Mais vous ne savez que vous condamner, vous trahir et vous venger réciproquement; l'homme est l'ennemi le plus acharné de l'homme, comme s'il n'avait pas d'autres ennemis qui conspirent dans l'ombre contre son existence. Vieux enfants, vous êtes bien insensés, en face d'une nature qui se montre en tout si bonne et si sage. La peur prend les dix-neuf vingtièmes de votre vie; l'amour prend à peine l'autre vingtième, et encore l'achète-t-il bien plus cher qu'il ne vaut; vieux enfants, vous êtes donc bien impotents du berceau jusqu'à la tombe.

Mais je n'ai pas mission ici de vous faire la morale : je ne me crois que celle de vous soigner et de vous guérir. Et voyez que de mal il faut se donner, pour vous apprendre à vous soigner de vos propres mains. Ce que vous avez de plus précieux, vous le confiez au premier venu, sans chercher à vous rendre compte des soins qu'il vous donne.

Il y aura bientôt cinq ans que j'ai pris à tâche de vous apprendre à vous connaître vous-même, et à vous préserver de vos maux. Je n'ai pas besoin de vous dire quelle est ma récompense. Qu'importe? je travaille pour vos enfants qui vaudront mieux que leurs pères ; car je travaille pour l'humanité. Cette considération seule m'empêche de rire de vos folies, de votre excellente crédulité envers quiconque entreprend de vous rendre dupes. Quoi qu'il en soit, et quoi que vous en pensiez, voici un petit formulaire hygiénique à votre usage et à celui des personnes qui sont appelées à vous soigner.

1° Satisfaire à tous les besoins que nous impose la nature, mais n'outre-passer jamais en cela nos forces et notre capacité.

2° Une nourriture largement aromatisée, du vin du cru et non travaillé, si âpre que soit le premier, si agréable que soit le second.

3° Enveloppez votre veille et surtout votre sommeil de parfums protecteurs de votre santé.

4° Parfumez-vous, embaumez-vous à l'intérieur comme à l'extérieur. La nature a partout eu soin de faire croître le baume à côté de l'aliment.

5° Dans la vie sédentaire, tenez-vous le ventre libre tous les quatre jours. Dans la vie occupée, le travail corporel est le purgatif le plus salutaire.

6° Nous avons mille baumes divers : que chacun choisisse le sien; moi j'ai choisi le mien, et je m'en trouve à merveille.

Vingt-cinq centigrammes de camphre trois fois par jour à l'intérieur; la nuit, toutes les fois que je m'éveille.

Frictions et lotions fréquentes à la pommade camphrée ou à l'alcool à 40° camphré.

Eau sédative contre la fièvre, et les embarras du cerveau.

Poudre de camphre entre les draps tous les soirs.

Trente centigrammes d'aloès entre deux soupes tous les cinq à six jours.

Nourriture hautement épicée et vin généreux chaque jour.

Résignation dans mes malheurs, modération dans mes petits bonheurs; bienveillance pour les bons, indulgence pour les fautes, pardon pour les torts; consolations puisées dans l'étude de la nature, qui nous apprend que le diamant n'est en définitive que du charbon.

Telle est ma méthode pour me bien porter de corps et d'esprit; que chacun la modifie à sa manière; je ne suis point exclusif. « J'avertis, ai-je dit plus haut (page 454), que je permets la térébenthine pour les animaux, le goudron pour le pauvre ouvrier en plein air, l'ail au paysan qui laboure la terre, le musc à la vieille coquette, à la petite-maîtresse et au ci-devant jeune homme, l'encens et l'ambroisie aux dieux. » Trouvez un inventeur de système plus tolérant que moi; à ce titre je réclame votre confiance pour le fond de tout ce que j'ai écrit, et votre indulgence pour la forme.

FIN DU DEUXIÈME ET DERNIER VOLUME.

EXPLICATION DES PLANCHES GRAVÉES.

PLANCHE PREMIÈRE.

*Histoire et anatomie de l'*acarus vegetans (577,672).

Fig. 1. Insecte vu en dessous par transparence.
— 2. Insecte vu en dessus à la loupe, par réflexion.
— 3. Appareil de la tête et du rostre.
— 4. *Hister* couvert d'œufs végétants de l'acare.
— 5. Acare attaché à la coque de l'œuf.
— 6. Acare parfait femelle vu à une loupe faible.
— 7. Plastron et abdomen de l'acare ci-dessus, vu par réflexion.
— 8. Œuf végétant à valves entr'ouvertes.
— 9. Ambulacre à ventouse de l'acare.
— 10. Ambulacre analogue de la patte des diptères.

PLANCHE II.

Histoire et anatomie du mâle de l'acare précédent et autres espèces.

Fig. 1. Acare mâle (577,606) vu par le dos et ombré.
— 2. — vu par l'abdomen et dessiné au trait.
— 3. Rostre et mandibules.
— 4, 5, 6. Onglet mobile des mandibules (567).
— 7, 8. Ambulacres (566),
— 9, 10, 13, 14. Mites du fromage et de la farine à leur extrême jeunesse et à leur complet développement (685).
— 11. Acare de la taupe (615).
— 12. Acare, auteur présumé des coussinets du *prunus insititia* (598). Voyez pl. 7, fig. 12, 15.

PLANCHE III.

Histoire et anatomie d'autres espèces d'acares.

Fig. 1, 2, 3. Acare devenu très-commun à Montrouge en 1839 (607),
— 4. 5, 7. 8. Acare des cages et des poulaillers (615).

Fig. 6, 9, 10, 11, 12. Œuf, ambulacre, divers âges de l'acare des feuilles ou *grise*. (*Acarus foliorum.*) (581).

— 13, 14. *Acarus holosericeus.* (*Trombidium holosericeum.*) (585).

PLANCHE IV.

Histoire de la plique des volailles, d'une dartre, d'une éruption cutanée, d'un pemphigus, et anatomie de la carie dentaire.

Fig. 1. Tête de petit dindon atteint de la plique et d'une tumeur sous l'œil (872).
— 2. Plumes invaginées.
— 3. Anatomie de la tumeur.
— 4. Fragment de la production morbide et lardacée.
— 5. Dartre venue au sein d'un enfant (1200).
— 6. Eruption au bras par la piqûre des acares (607).
— 7. Travail de la carie des dents (1205).
— 8. Pemphigus acarigène (610).

PLANCHE V.

Histoire et produits morbides de la punaise et du thrips.

Fig. 1, 2, 3, 4. Larve de la punaise-mouche (797).
— 5, 6, 7. Œuf et insecte parfait de la punaise des lits (794).
— 10, 11, 12, 13, 14. Thrips rouge et noir des céréales (784).
— 15, 16. Ergot du seigle (788).
— 17, 18, 19. Carie de l'ovaire du blé (786).
— 20, 21, 22. Charbon des épis (787).

PLANCHE VI.

Maladies des feuilles et leurs auteurs.

Fig. 1, 2, 3, 4. Blanc ou meunier de la julienne (783).
— 5, 6, 7, 8. Blanc ou meunier du chou (757).
— 9. Histoire du développement de l'*uredo labiatarum* (589,766).
— 10. *Uredo* avortant des *dahlia*.
— 11. Blanc ou meunier des feuilles de pois (591).
— 12. Histoire des galles vésiculaires de l'orme (789). Voyez pl. 7, fig. 10.
— 13, 15. Larve et effets morbides du cynips des feuilles du tilleul (912).
— 14. Effets morbides de la grise sur la page supérieure des feuilles de haricot (591).

PLANCHE VII.

Effets morbides des pucerons.

Fig. 1, 2, 8. Galles aphigènes des pétioles et jeunes tiges du peuplier (758).
— 3. 4, 5, 6, 7. Puceron qui les produit.
— 9, 11. Puceron, auteur de la galle vésiculaire des feuilles d'orme (759).
— 10. Vésicules aphigènes de l'orme. Voyez pl. 6, fig. 12.
— 12, 13. Coussinets acarigènes des feuilles du *prunus insititia* (898). Voyez pl. 2, fig. 12.
— 14. Puceron dévoré par une larve de *syrphus* (855).
— 15, 16. Puccinies des coussinets des fig. 12, 13 et autres (767).

PLANCHE VIII.

Histoire des ichneumons.

Fig. 1, 2, 3, 4, 5, 14. *Ichneumon* à coque (917).
— 6, 7, 8. Coque filée sous le ventre du puceron, 7 (918).
— 9, 10, 11, 12, 13. *Ichneumon* aphidivore (919).
— 15. Puceron servant de coque à la larve de cet *ichneumon* (919).

PRANCHE IX.

Fig. 1, 2, 3, 4, 10. Anatomie et histoire de l'*ascaris vermicularis* (975).
— 8, 9. Œufs (982).
— 5, 6, 7. Incubation de ces œufs dans les mucosités du nez et de la poitrine (1001).

PLANCHE X.

Fig. 1, 2, 3, 4, 5, 6, 7. Histoire et anatomie des vers cucurbitains du chien (1054).
— 8, 9, 10, 11, 12. Incubation des œufs de la filaire de la volaille (1032).

PLANCHE XI.

Caractères iconographiques des maladies de la peau.

Fig. 1. Gale humaine (732, 1193).
— 2, 3, 4, 5, 6. Divers herpes sarcoptogènes (1193).
— 7. Suette miliaire (1193, espèce 7e).

Fig. 8. *Rupia* (1209).
— 9. Muguet (1193, 8e espèce, 1re variété).
— 10, 11. Phlegmons acarigènes (1184, 1188).
— 12. Coloration par teintes de la contusion (*).
— 13. Vésicule de la vaccine au huitième jour (page 586 du deuxième vol.).
— 14. Pustules du cow-pox sur le pis de la vache (page 584, *ib.*)
— 15. Variole discrète (page 584).
— 16. — confluente (*ib.*)
— 17. Piqûres de puces et punaises (796).
— 18. — des cousins (811).
— 19. Pétéchies versicolores (997).
— 20. Mélanoses (page 590 du deuxième volume).
— 21. Produits siphilitiques (page 587, *ib.*).
22. Maladies pédiculaires (1209),
— 23. *Morbilli* (page 589 du deuxième volume).
— 24. Phlyctènes de l'érésipèle (page 581 du deuxième volume).

PLANCHE XII ET DERNIÈRE.

Développement et anatomie de la tumeur encéphaloïde qui a déterminé l'amputation de la jambe chez le jeune artiste qui a peint et gravé ces planches (1295).

(*) Imitez en couleur les dégradations de teintes du spectre solaire.

FIN DE L'EXPLICATION DES PLANCHES.

TABLE ALPHABÉTIQUE

DES MATIÈRES

CONTENUES DANS LES DEUX VOLUMES.

N. B. Le premier chiffre romain désigne le volume; le second, ainsi que le chiffre arabe, désignent la page. Les lettres Pl. et fig. renvoient aux figures des planches gravées.

A

B

D

E

F

N

O

P

Q

R

S

T

U

V

FIN DE LA TABLE ALPHABÉTIQUE.

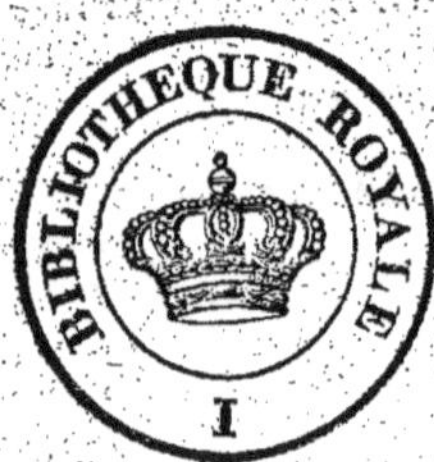

ERRATA DU DEUXIÈME VOLUME.

Page 82, ligne 31 : classe, *lisez* septième classe.
— 427, — 4 : moulin et, *lisez* moulinet.
— 623, — 32 : vomat, *lisez* sumat.

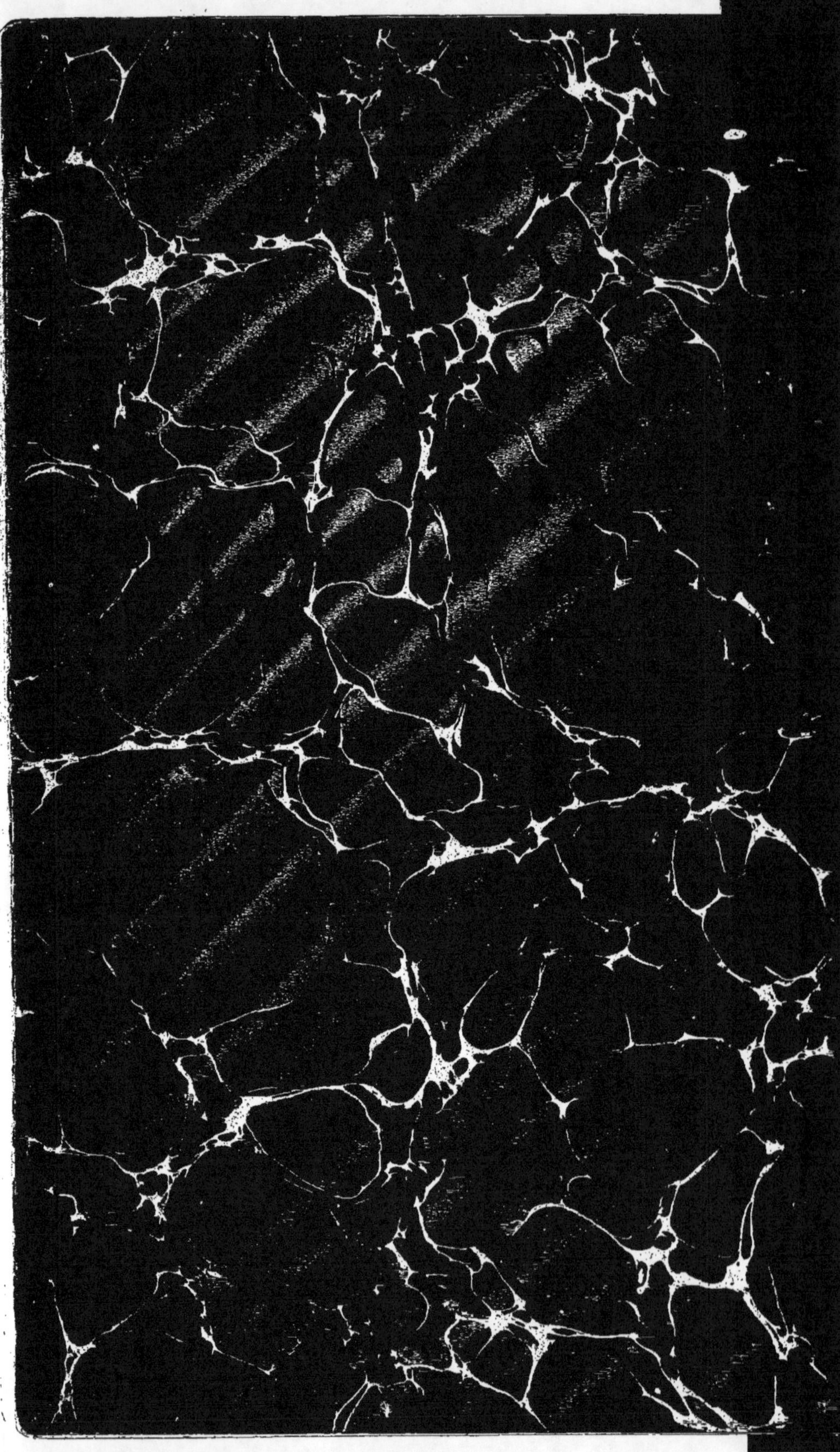

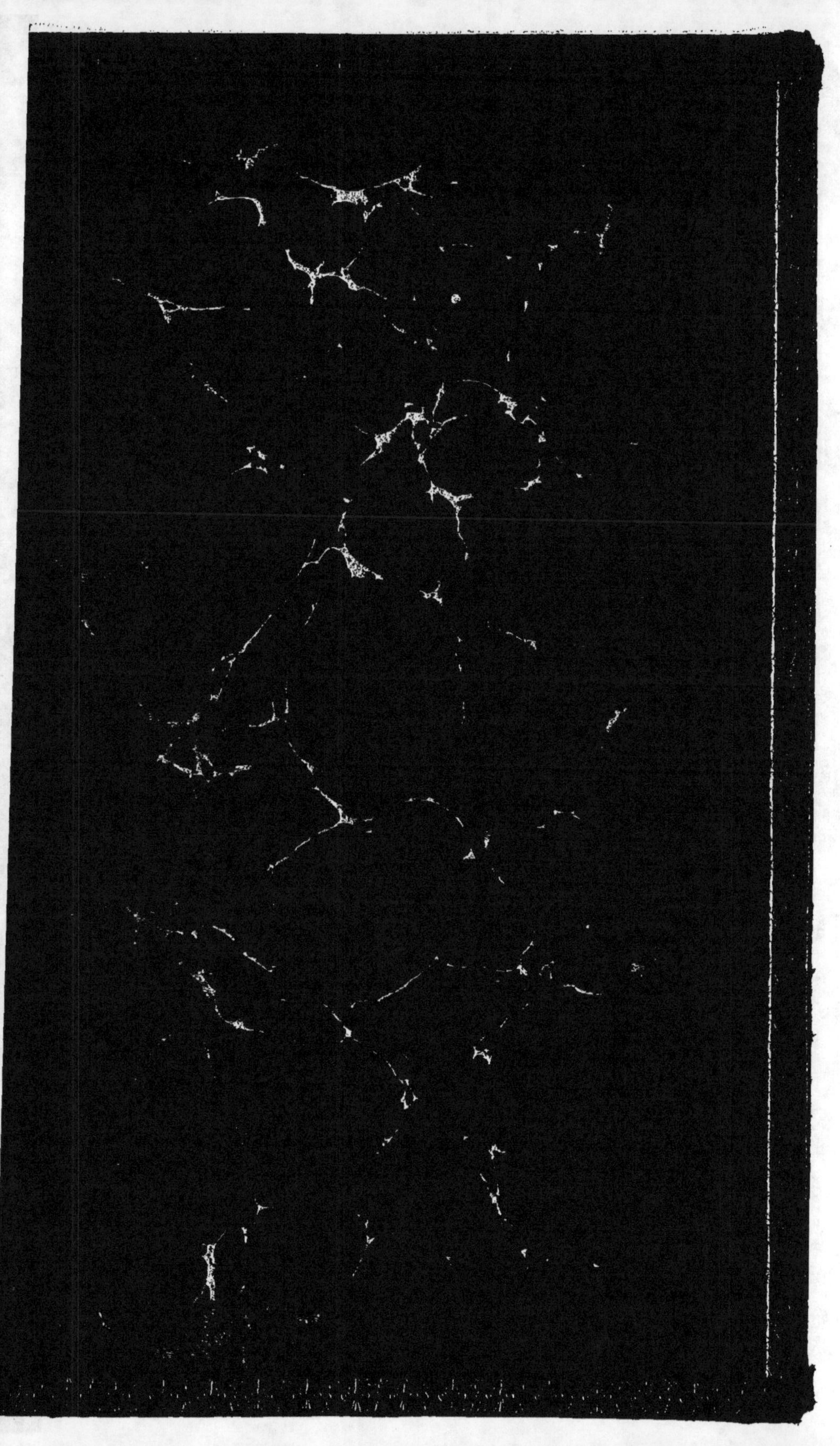

www.ingramcontent.com/pod-product-compliance
Lightning Source LLC
LaVergne TN
LVHW010114230826
846091LV00001BA/44
9782014432169